# Avant-propos

**Pourquoi une collection des *Sciences infirmières* ?**

La collection se propose de répondre au nouveau programme des études infirmières. Les enseignements entre les différents pays de la Communauté européenne sont harmonisés suivant le système LMD (licence, master, doctorat) et les instituts de formation en soins infirmiers (IFSI) dispensent la même formation. Celle-ci est découpée en UE (unités d'enseignement) et en semestres.

L'objectif de la nouvelle collection des *Sciences infirmières* est de répondre aux impératifs de ces enseignements.

Nous avons suivi d'aussi près que possible les objectifs et le contenu du programme d'enseignement, en particulier sur la manière dont il est dispensé en IFSI.

**Pourquoi un nouveau programme ?**

Le programme met l'accent sur le patient qui devient le centre des préoccupations. L'infirmier(e) mobilise ses compétences, bien définies pour soigner le patient.

**Comment cette collection a été réalisée ?**

Nous avons réuni des auteurs très expérimentés, médecins et cadres infirmiers connus pour leur compétence pédagogique et pour la qualité de leur travail en commun. Beaucoup ont participé au *Guide pratique de l'infirmière* et au *Dictionnaire médical de l'infirmière*.

**Que contient la collection des *Sciences infirmières* ?**

Les auteurs-directeurs de la collection se sont montrés particulièrement vigilants pour que les livres correspondent aux besoins des étudiants en soins infirmiers.

Les situations cliniques sont détaillées et les compétences infirmières mobilisées sont inscrites en vis-à-vis. Les situations intégratives, les actes infirmiers et les protocoles infirmiers sont également spécifiques du métier.

Chaque fascicule comprend aussi un cahier d'entraînement.

**Que veut être la collection des *Sciences infirmières* ?**

La lecture et l'apprentissage seront d'autant plus agréables que la mise en page, l'iconographie, l'impression tout en couleurs, faciliteront la mémorisation, rendant cet outil indispensable.

Nous souhaitons que cette collection soit la vôtre, nous serons donc réceptifs à vos remarques et vos suggestions. Nous avons créé cette collection avec enthousiasme et la volonté que les futurs infirmiers et infirmières disposent d'ouvrages qui leur permettront de réussir dans les meilleures conditions leur diplôme d'Etat.

G. Perlemuter, L. Perlemuter, L. Pitard, J. Quevauvilliers

# Table des matières

# Cahier d'entraînement

# Les concepts 1

Toute notre vie est bercée par des rythmes biologiques. Ces rythmes vont permettre à notre organisme de s'adapter en permanence afin de maintenir un état d'équilibre indispensable à la vie cellulaire.

Cet état d'équilibre ou «**homéostasie**» correspond à la capacité de notre organisme à maintenir un fonctionnement idéal malgré les variations environnementales.

Notre organisme, gouverné par nos rythmes, est totalement dépendant du métabolisme cellulaire. L'alimentation va être le moteur de ce métabolisme en apportant les nutriments nécessaires au bon fonctionnement cellulaire et au bon déroulement de la croissance.

De même, notre température corporelle va être régulée afin de pouvoir maintenir le bon fonctionnement des cellules.

## Rythmes biologiques et chronobiologie

Les activités biologiques et physiologiques varient dans le temps. Ces variations, loin d'être aléatoires, s'ordonnent de façon régulière, suivant des rythmes bien précis. L'étude de ces rythmes biologiques est définie sous le terme de «**chronobiologie**».

L'une des premières applications de la chronobiologie est l'administration d'un médicament à un moment précis de la journée, permettant un effet optimal de la molécule pour un dosage le plus faible possible.

Les rythmes biologiques vont s'étendre dans le temps. Un rythme est reconnu comme tel, dès lors que l'on observe un phénomène reproductible dont la valeur biologique ne varie pas ou peu.

La **période** représente la durée d'un cycle complet.

Le cycle menstruel va donc, par exemple, avoir une période de vingt-huit jours. L'amplitude représente la variation moyenne de la valeur biologique et on définit, en général, une valeur maximale et minimale.

Ainsi, la température corporelle est en moyenne de 37,2 °C et va avoir une amplitude d'environ 1 °C pour chaque individu, avec un minimum de 36,4 °C et un maximum de 37,8 °C.

Les rythmes sont classés en fonction de leur période. On distingue :

- le **rythme circadien**, ou rythme nycthéméral qui va durer environ vingt-quatre heures et comporter un jour et une nuit ;
- le **rythme ultradien**, ou rapide, va durer moins de vingt-quatre heures ;
- le **rythme infradien**, ou lent, qui va durer plus de vingt-quatre heures.

| | | |
|---|---|---|
| **Rythmes ultradiens** Période inférieure à vingt-quatre heures | Fréquence cardiaque. | La fréquence cardiaque est en moyenne de soixante battements par minute, au repos. Le minimum se situe de cinquante battements par minute (chez un grand sportif) à quatre-vingts battements par minute. |
| | Fréquence respiratoire. | La fréquence respiratoire se situe entre douze et vingt respirations par minute chez l'adulte. |
| | Sommeil. | Alternance entre le sommeil profond d'environ soixante minutes et le sommeil paradoxal d'environ vingt minutes. |
| **Rythmes circadiens** Période de vingt-quatre heures | Alternance veille/sommeil. | Le rythme circadien comprend un état de veille (jour) et de sommeil (nuit). |
| | Courbes de températures. | La température moyenne est de 37,2 °C et varie entre 36,4 °C et 37,8 °C. |
| | Sécrétion de certaines hormones. | Sécrétion de cortisol : faible la nuit et élevée le jour ; sécrétion de mélatonine : élevée la nuit et faible le jour. |
| **Rythmes infradiens** Période supérieure à vingt-quatre heures | Cycle menstruel. | Le cycle menstruel est d'environ vingt-huit jours, mais peut se réduire à vingt-trois jours et s'étendre jusqu'à trente-neuf jours sans que cela soit pathologique. |
| | Courbe de température suivant le cycle menstruel. | La température corporelle des femmes varie au cours du cycle menstruel. Sa moyenne est plus élevée après l'ovulation et jusqu'aux menstruations. |
| | Sécrétion de certaines hormones. | La FSH (hormone folliculaire) et la LH (hormone lutéale) varient au cours du cycle menstruel. |

Lorsque les rythmes sont très rapides, on va plutôt parler de **fréquence**.

Par exemple, on va déterminer la fréquence cardiaque qui est de soixante battements par minute. La période définirait un battement par seconde.

Dès 1965, des spéléologues placés dans des grottes aménagées avaient pu prouver que nos rythmes biologiques sont endogènes et donc soumis à ce que l'on appelle communément l'**horloge interne**. Néanmoins, des facteurs extérieurs et environnementaux peuvent intervenir et engendrer des dérèglements biologiques :

- le rythme circadien persiste en l'absence de lumière solaire mais peut se décaler progressivement d'un peu moins ou d'un peu plus de vingt-quatre heures ;
- une désynchronisation du rythme circadien s'accompagne de troubles atypiques tels que fatigue, mauvaise qualité du sommeil et de l'appétit, troubles de la concentration et des performances.

Ces troubles sont fréquemment rencontrés chez les personnes vivant autour du cercle polaire, où l'alternance jour/nuit est inexistante.

À l'heure actuelle, on sait que l'organisme dispose non pas d'une horloge interne mais de plusieurs, et que ces horloges sont sous le contrôle de gènes spécifiques appelés gènes *clock* pour gènes « horloges ». Ces gènes vont orchestrer la production d'enzymes et d'hormones permettant le maintien de nos rythmes biologiques.

Nos horloges internes permettent la sécrétion d'hormones qui vont permettre d'établir le rythme circadien :

- le **cortisol** agit ainsi comme une hormone majeure dans l'établissement du rythme jour/nuit ;
- la **mélatonine** est un facteur de synchronisation important.

Le rythme circadien est maintenu même en l'absence chronique de lumière solaire, sans laquelle il se décalera progressivement à un peu moins ou un peu plus de vingt-quatre heures. La lumière permet donc une « remise à l'heure » de notre horloge interne. Nos activités quotidiennes participent également au recalage du rythme circadien, tels les repas ou le travail.

Les pilotes d'avion sur de longues distances, par exemple, peuvent être désynchronisés.

Inversement, certaines pathologies vont entraîner des dérégulations des rythmes hormonaux, qui vont perturber le rythme circadien en modifiant nos horloges internes.

Parmi les rythmes essentiels au bon maintien du rythme circadien, on trouve également le **rythme du sommeil**.

En effet, le sommeil est un besoin fondamental et des troubles de celui-ci, que ce soit de sa durée ou même la modification des alternances de sommeil profond et de sommeil paradoxal, vont engendrer de graves perturbations tant métaboliques que psychologiques.

# Sécrétion de cortisol et de mélatonine et rythme circadien

Le **cortisol** est une hormone sécrétée par la zone corticale des glandes surrénales, glandes qui coiffent le pôle supérieur des reins.
Le cortisol est synthétisé à partir du cholestérol et sa synthèse est sous la dépendance de l'axe hypothalamo-hypophysaire. Le cortisol va en retour inhiber l'axe hypothalamo-hypophysaire et moduler ainsi sa propre production (figure 1.1).

Le cortisol est une hormone de «veille». Il monopolise les réserves afin de fournir l'énergie nécessaire à une activité diurne. Il a donc un effet hyperglycémiant en favorisant la production hépatique de glucose (gluconéogenèse), et il permet également la dégradation protéique et lipidique dans la plupart des tissus.

La production de cortisol présente un pic en début de matinée vers 8 heures, accompagné d'une augmentation de la température corporelle, puis va lentement diminuer jusqu'au soir. Le minimum de sécrétion se situe vers minuit et on observe ensuite une production de cortisol en fin de nuit pour atteindre le pic de 8 heures (figure 1.2).

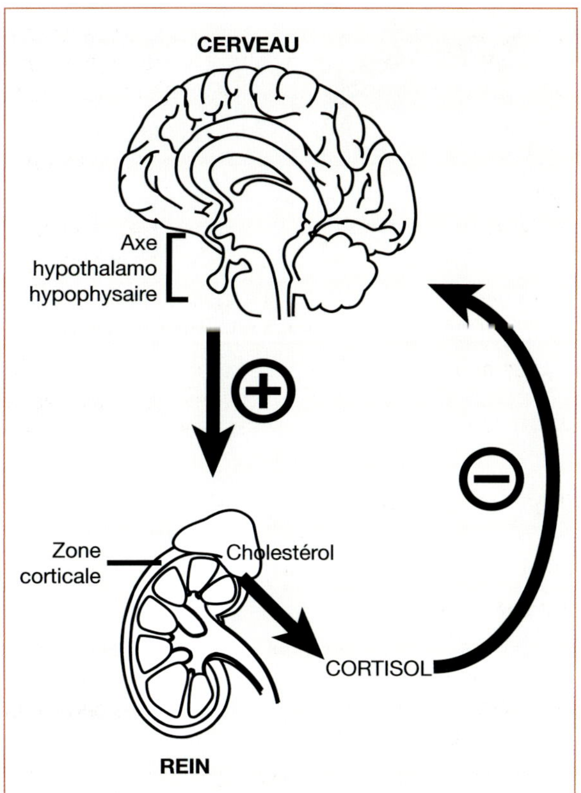


**Fig. 1.1** *Sécrétion de cortisol sous le contrôle de l'axe hypothalamo-hypophysaire.*

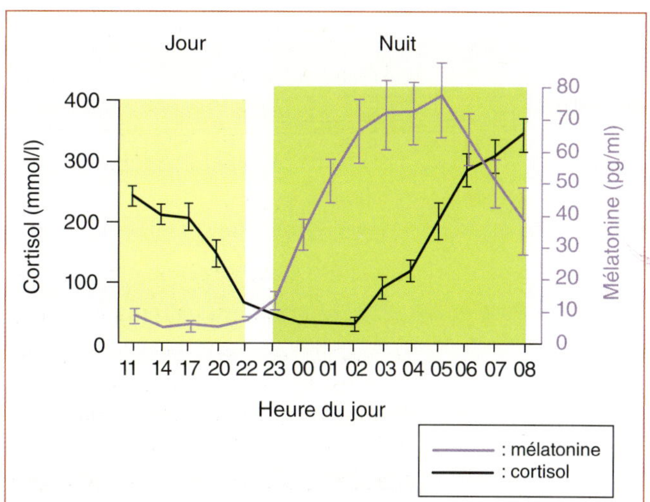


**Fig. 1.2** *Sécrétion de cortisol et de mélatonine (d'après Touitou et coll. 1994).*

La **mélatonine** est produite par la glande pinéale ou épiphyse (figure 1.3).

La glande pinéale est une petite glande endocrine située dans le cerveau, en arrière du troisième ventricule. Elle est surtout importante chez l'animal.

La glande pinéale assure, durant la nuit, la production de mélatonine à partir de la sérotonine qui dérive elle-même d'un acide aminé essentiel : le **tryptophane**.

Inversement au cortisol, la production de mélatonine est basse durant toute la journée et va augmenter dès la phase de sommeil pour être produite durant la nuit (figure 1.2).

La sécrétion nocturne de mélatonine permet le déclenchement de la phase de sommeil. La sécrétion de mélatonine apparaît ici comme un facteur de synchronisation qui est indirectement sous le contrôle de la lumière solaire. En effet, la lumière va atteindre les neurones des noyaux suprachiasmatiques (NSC), juste derrière le chiasma optique et propager l'information jusqu'à la glande pinéale.

La mélatonine est ainsi utilisée dans certains pays pour traiter les troubles du sommeil chez les personnes âgées ou bien encore chez les personnes soumises à des décalages horaires fréquents, comme les pilotes d'avion.

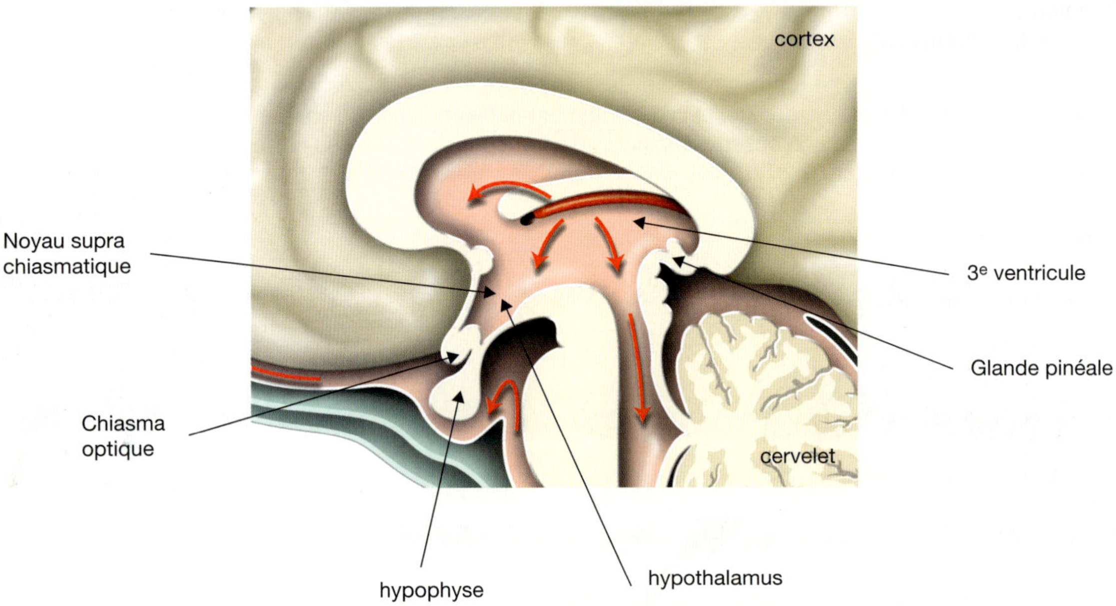


Fig. 1.3 *Localisation cervicale de la glande pinéale.*

# Les rythmes du sommeil et les perturbations du rythme circadien

Le sommeil se déroule en plusieurs cycles, allant de quatre à sept cycles selon les individus (figure 1.4).

Avant tout cycle, on observe une période d'endormissement qui est une étape de transition entre l'état de veille et le sommeil.

– La vigilance diminue,

– le rythme cardiaque est ralenti

– les muscles se relâchent.

Chaque cycle est ensuite d'environ quatre-vingt dix minutes et contient :

– une phase de sommeil profond ou lent,

– une période de sommeil paradoxal dit rapide,

– une phase intermédiaire.

La phase intermédiaire est une phase brève durant laquelle des réveils brefs vont soit engendrer un nouveau cycle de sommeil, soit permettre le déclenchement de la phase de réveil.

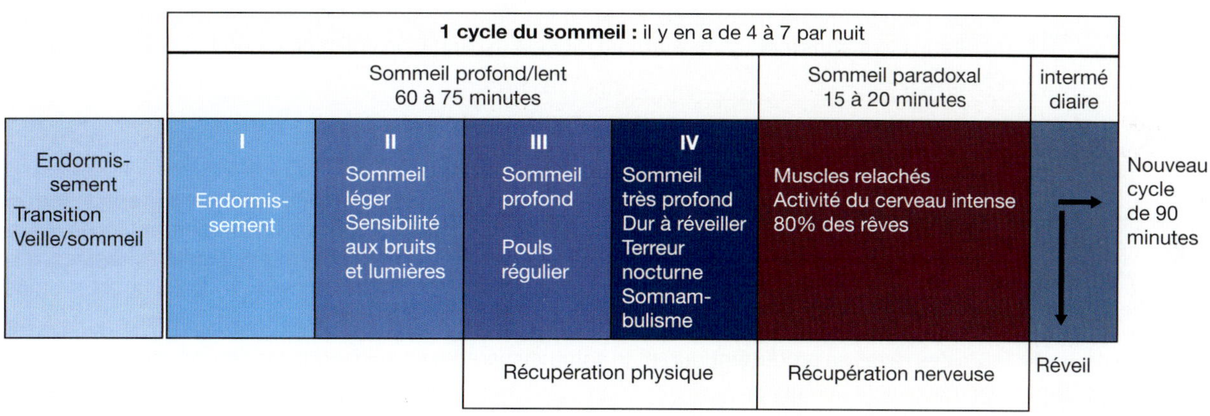


**Fig. 1.4** *Schéma des cycles du sommeil.*

## LE SOMMEIL LENT

La **phase de sommeil lent** dure de soixante à soixante-quinze minutes et comporte quatre stades :

- **Stade 1** : c'est un stade d'endormissement où l'on observe d'abord un état de somnolence, puis vient l'assoupissement.
- **Stade 2** : c'est un sommeil léger qui va représenter environ 50 % du temps de sommeil total. Durant ce stade, le dormeur reste sensible à ce qui l'entoure comme le bruit, l'éclairage ou des mouvements.
- **Stade 3** : c'est un sommeil établi dit profond. Durant cette phase, le pouls est ralenti et devient plus régulier.
- **Stade 4** : cette phase consiste en un sommeil très profond. Durant ce stade, le dormeur est coupé du monde extérieur et très difficile à réveiller. C'est à ce stade que peuvent se produire les terreurs nocturnes ou le somnambulisme.

C'est durant la phase de sommeil lent que l'hypophyse produit l'hormone somatotrope ou hormone de croissance. Cette hormone est essentielle à la croissance chez l'enfant, mais elle a également un rôle dans la récupération suite à la fatigue physique chez l'adulte, ce qui rend cette phase essentielle.

Lorsque surviennent des réveils inopinés, le sujet doit recommencer le cycle depuis le stade 1, puis 2, puis 3 et 4.

Les personnes souffrant d'apnée du sommeil dépassent rarement le stade 2 du fait des réveils fréquents induits par l'hypoxie. Le sommeil est donc de mauvaise qualité, puisque le stade 4, récupérateur, n'est quasiment jamais atteint, et cela explique l'installation d'une fatigue chronique chez ces individus.

## LE SOMMEIL PARADOXAL

La **phase de sommeil paradoxal** dure entre quinze et vingt minutes par cycle et représente 25 % du temps de sommeil total. Durant cette phase, les muscles sont complètement relâchés, mais le cerveau conserve une activité très intense, accompagnée de mouvements oculaires rapides, d'une respiration et d'un rythme cardiaque irréguliers. Malgré cet état « activé », le dormeur est profondément endormi.

80 % des rêves se produisent durant le sommeil paradoxal, qui favorise la récupération psychique et nerveuse de la personne.

Les dormeurs réveillés au cours du sommeil paradoxal se souviennent avec beaucoup plus de précision de leurs rêves que si on les réveille au cours du sommeil lent.

La durée des périodes de sommeil paradoxal, avec rêves, s'allonge progressivement au cours de la nuit. Ainsi, la première partie de la nuit voit prédominer le sommeil lent, profond, physiquement réparateur, tandis que la seconde partie est plus favorable à la récupération psychique et nerveuse.

# Nutriments, métabolisme et croissance

Un **nutriment** est une substance alimentaire utilisée par l'organisme pour assurer sa croissance, l'entretien et la réparation des tissus. Les nutriments, une fois à l'intérieur des cellules, vont participer à toutes les réactions biochimiques nécessaires au maintien de la vie cellulaire.

L'ensemble de ces réactions biochimiques représente le **métabolisme**. Le métabolisme va être un équilibre entre synthèse et dégradation de molécules permettant le bon fonctionnement cellulaire.

Cet équilibre ou homéostasie est naturellement rompu lors de la croissance, période durant laquelle l'anabolisme (synthèse), prépondérant, va permettre d'accroître la taille de notre organisme. De même, lors du vieillissement où un déséquilibre s'installe avec un catabolisme (dégradation) augmenté et un renouvellement tissulaire défaillant.

Les processus métaboliques sont donc soit anaboliques (synthèse), soit cataboliques (dégradation) (figure 1.5).

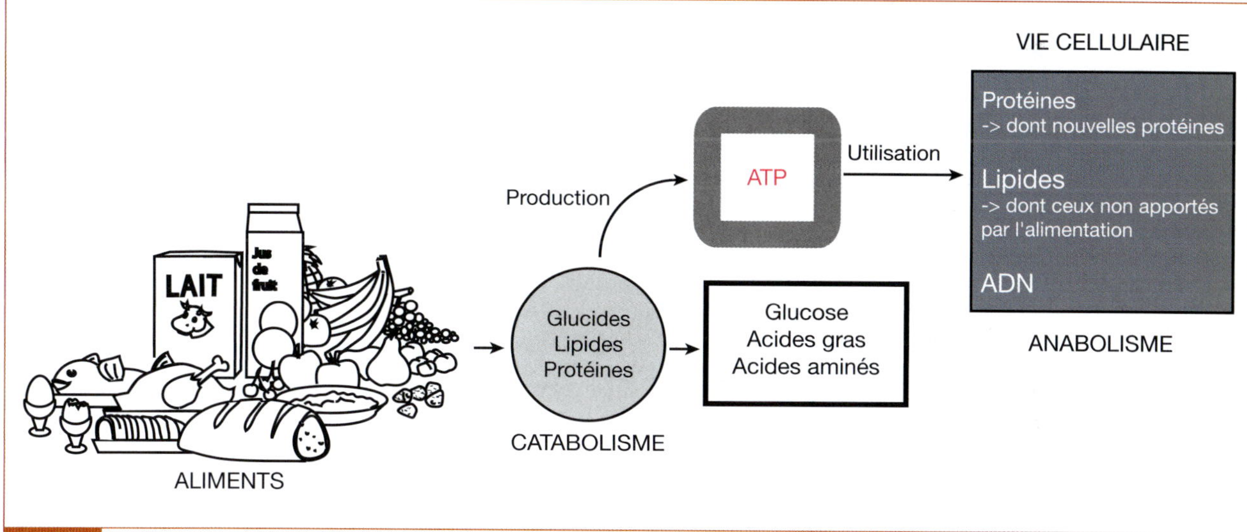


Fig. 1.5 *Catabolisme/Anabolisme.*

## Le catabolisme

Le **catabolisme** consiste à transformer des molécules complexes en substances simples, faciles à utiliser par les cellules.

Le catabolisme comprend la digestion des nutriments absorbés par l'individu, qui va permettre, à partir de l'alimentation, d'obtenir des molécules plus simples, tels que les lipides, les protéines et les glucides.

Le catabolisme est aussi la dégradation de ces glucides, lipides et protéines en molécules encore plus simples qui vont apporter aux cellules l'énergie nécessaire à toutes les réactions biochimiques.

L'énergie cellulaire est mise en réserve lors de la **phosphorylation oxydative** de l'ADP (adénosine diphosphate) en ATP (adénosine-triphosphate). Cette énergie servira à assurer les différentes fonctions de la cellule. La formation de l'ATP va engendrer une consommation d'oxygène et d'eau (figure 1.6).

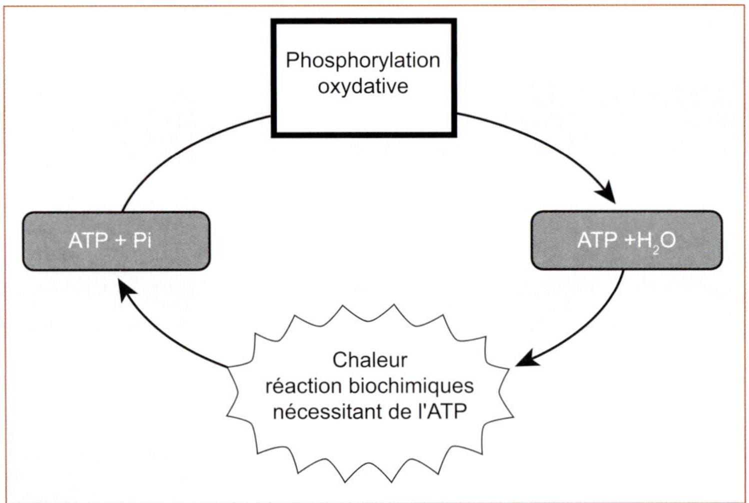


Fig. 1.6 *La production d'ATP.*

# L'anabolisme

L'**anabolisme** comprend l'ensemble des réactions qui permettent l'élaboration de grosses molécules à partir de plus petites. Par exemple, la synthèse des protéines à partir des acides aminés ou bien la synthèse de l'ADN à partir des nucléotides. Ces différentes réactions vont utiliser l'ATP, qui a été générée, entre autre, par le catabolisme.

L'ATP est la réserve d'énergie de la cellule; or l'ATP ne peut être stockée à l'état brut : excepté au sein des vésicules synaptiques des neurones, seuls des intermédiaires de la chaîne de production de l'ATP peuvent être stockés. L'une des priorités du métabolisme va donc être la production d'ATP. Toutes les cellules du corps humain sont capables d'utiliser le glucose pour produire de l'énergie *via* la glycolyse. Certaines cellules sont même totalement dépendantes du glucose comme source d'énergie, comme c'est le cas des cellules nerveuses.

Les réactions métaboliques vont engendrer la libération de substrats, par exemple, en cas de jeûne, permettant aux cellules de générer de l'ATP. Parmi ces réactions, on va trouver :

- la **glycolyse**, qui va permettre l'oxydation du glucose en pyruvate;
- la **lipolyse**, qui assure la dégradation des acides gras en acétyl-CoA;
- la **glycogénolyse**, qui permet la dégradation du glycogène en glucose;
- la **gluconéogenèse**, qui induit la synthèse de glucose à partir des acides aminés libérés du muscle *via* le pyruvate ou du glycérol qui provient des lipides (glycolyse à l'envers);
- la **cétogenèse**, assurée par le foie, qui convertit les acides gras libérés par le tissu en corps cétoniques.

Lorsque le besoin en ATP est moindre, comme lors de la période post-prandiale, on va stocker l'ATP dans des molécules plus complexes que le glucose ou l'acétyl-CoA par des réactions biochimiques comprenant :

- la **glycogénogenèse**, qui consiste à stocker le glucose sous forme de glycogène au niveau du foie et du muscle;
- la **lipogenèse** qui permet la synthèse des lipides et en particulier des acides gras stockés sous forme de triacylglycérols (ou triglycérides).

# La glycolyse

Cette étape, qui se réalise dans le cytosol, est présente dans toutes les cellules et va permettre de fournir du pyruvate. Ce pyruvate va ensuite rentrer dans la mitochondrie et être converti en acétyl-CoA. L'acétyl-CoA va ensuite être métabolisé *via* le cycle de Krebs ou cycle des acides tricarboxyliques. De l'ATP (énergie) et de l'eau sont directement produits lors de ces réactions. Ces réactions produisent surtout des coenzymes réduits qui vont permettre la synthèse d'ATP par une réaction de phosphorylation oxydative au niveau de la chaîne respiratoire des mitochondries (figure 1.7).

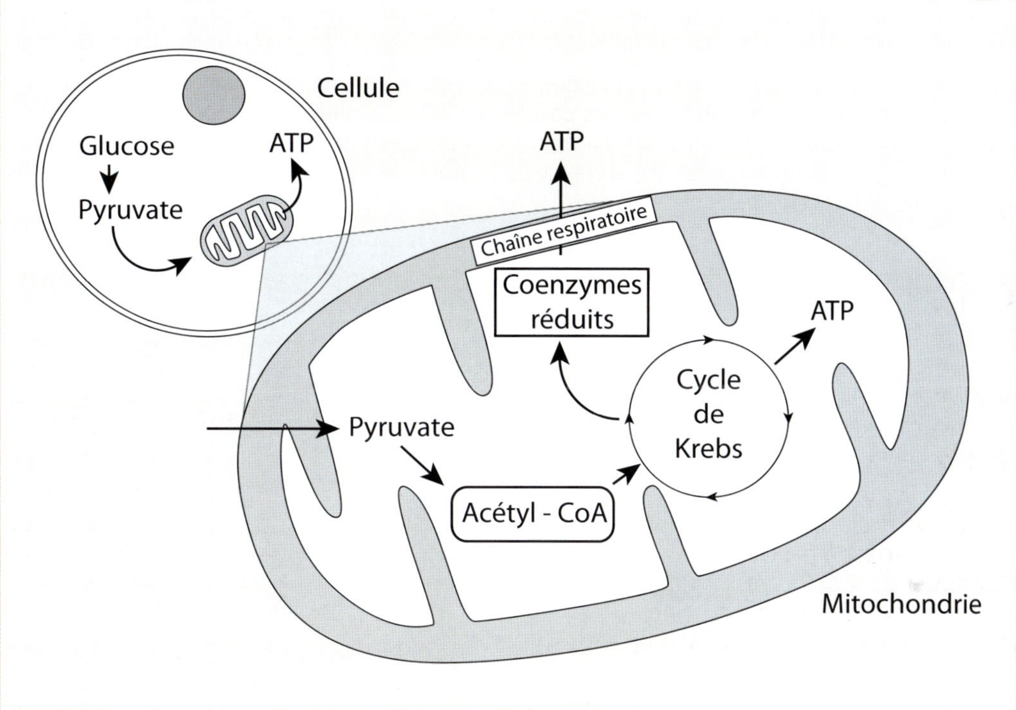


Fig. 1.7 *La glycolyse : dégradation du glucose en ATP.*

Il est à noter que le pyruvate issu de la glycolyse peut également être métabolisé en lactate en anaérobiose, c'est-à-dire en l'absence d'oxygène.

C'est, par exemple, ce qui se passe lors d'un exercice musculaire intense où l'apport en oxygène est insuffisant. C'est cette accumulation de lactate qui est à l'origine des crampes musculaires.

# La lipolyse

La lipolyse permet, d'une part l'hydrolyse des triacylglycérols (ou triglycérides) en acides gras, puis l'oxydation de ces acides gras jusqu'à la formation d'ATP.

La lipolyse commence par l'hydrolyse enzymatique des graisses alimentaires sous l'action des lipases pancréatiques et intestinales. Les triacylglycérols sont ensuite hydrolysés en glycérol et en acides gras. Les acides gras vont rentrer dans la mitochondrie et être dégradés par étapes successives, il s'agit de la ß–oxydation, appelée aussi hélice de Lynen.

La dégradation par la ß–oxydation va permettre de raccourcir les acides gras de deux atomes de carbone à chaque étape et permettre la production d'acétyl-CoA qui va, comme dans le cas de la glycolyse, servir de substrat au cycle de Krebs.

En fait, la glycolyse et la ß–oxydation couplées au cycle de Krebs ne produisent que très peu d'ATP par rapport aux besoins énergétiques des cellules. La majeure partie de l'énergie provient en fait des coenzymes réduits qui sont produits lors de ces réactions biochimiques. Cette énergie n'est transformée qu'à l'étape suivante, par la chaîne respiratoire des mitochondries qui produit de ce fait 80 à 90 % de l'ATP cellulaire.

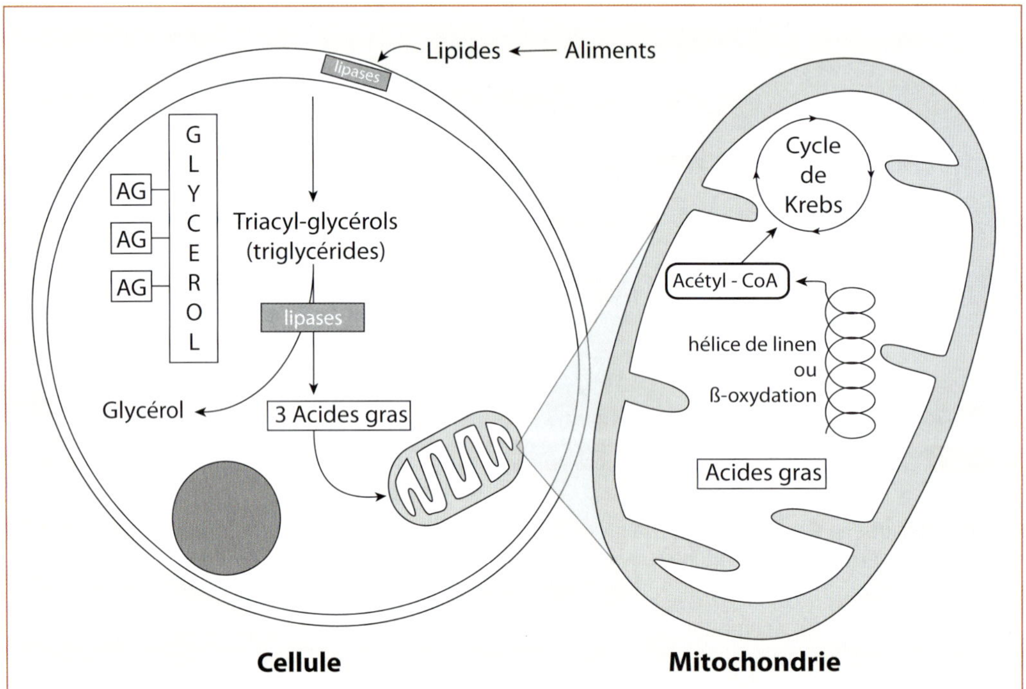


Fig. 1.8 *La lipolyse.*

# La glycogénolyse

Le glycogène est stocké par le foie ; on en trouve également dans le muscle.

La **glycogénolyse** consiste à dégrader le glycogène en glucose. Cette réaction biochimique fournit des glucoses qui contiennent un phosphate, c'est le glucose phosphorylé qui empêche le passage direct dans le sang. Si le foie est capable de transformer ce glucose phosphorylé en glucose simple, le muscle n'a pas l'enzyme capable de le faire. Le glycogène hépatique va donc fournir du glucose à tout l'organisme, alors que le glycogène musculaire ne peut être utilisé que par le muscle. Cependant, dans le muscle, le glycogène peut être dégradé partiellement jusqu'au lactate qui lui peut être dirigé vers le foie où, *via* la gluconéogenèse, il peut être transformé en glucose (figure 1.9).

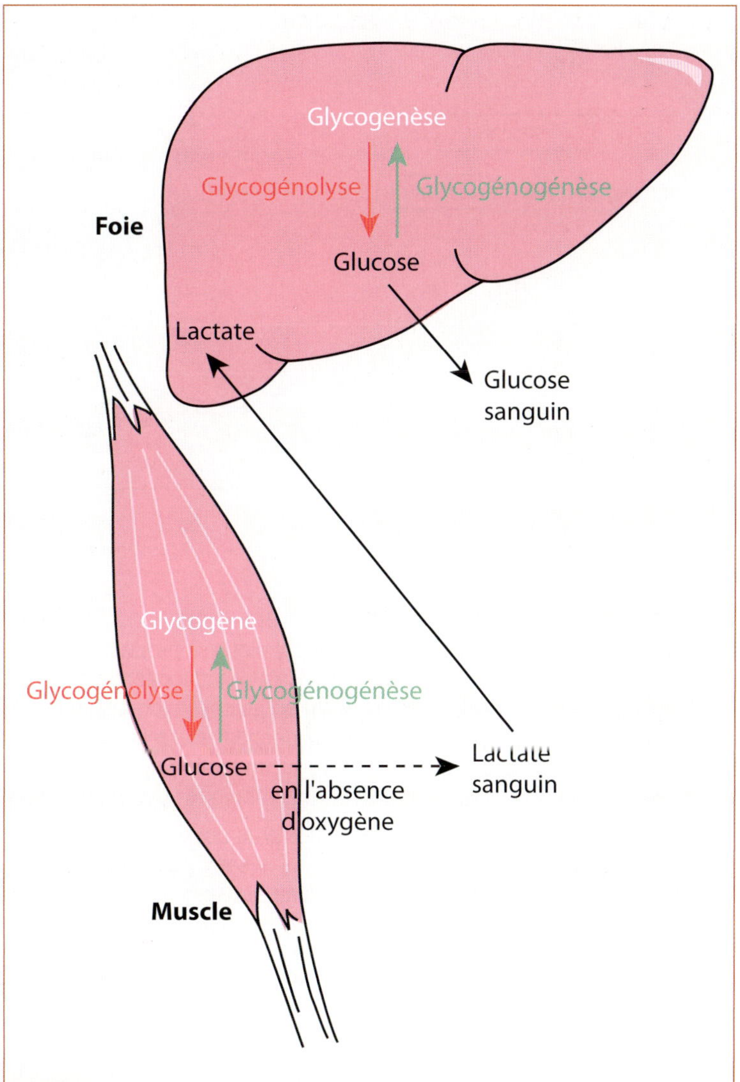


Fig. 1.9 *La glycogénolyse.*

Le rein et l'intestin possèdent également l'équipement enzymatique permettant d'effectuer la glycogénolyse, mais leur participation à la synthèse *de novo* de glucose est beaucoup moins importante que celle du foie.

# La gluconéogenèse

La production de glucose se fait majoritairement dans le foie et un peu dans le rein (dix fois moins) et l'intestin. Elle fournit du glucose à l'organisme en utilisant comme substrats le lactate et l'alanine venant du muscle et le glycérol venant du tissu adipeux (figure 1.10).

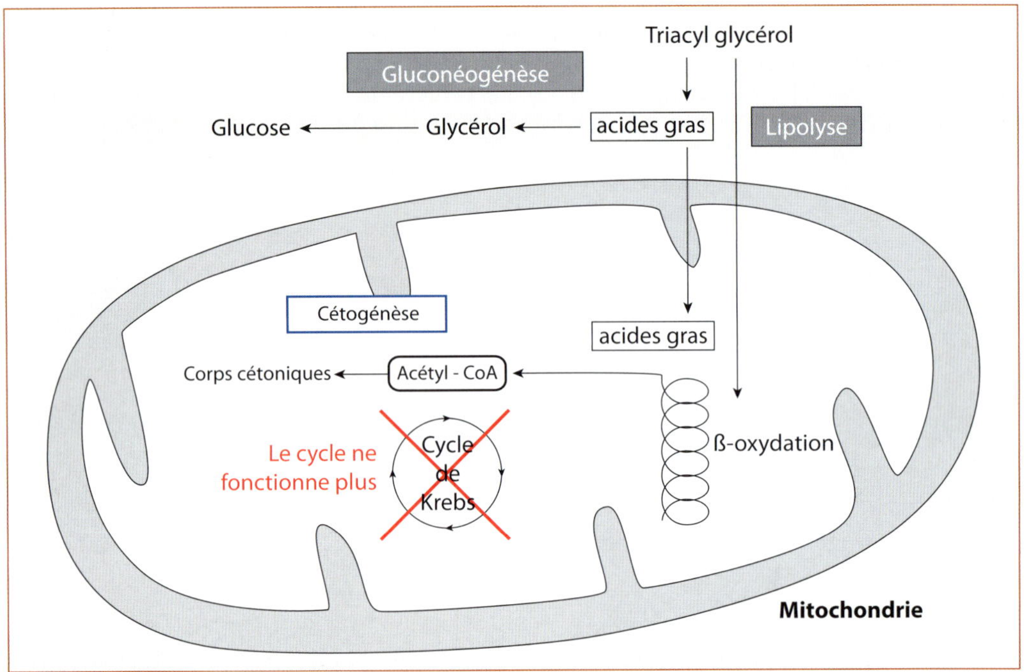


**Fig. 1.10** *La gluconéogenèse et la cétogenèse.*

# La cétogenèse

La **cétogenèse** n'a lieu que dans le foie. Cette réaction biochimique se produit lors d'un jeûne prolongé, supérieur à dix-huit heures, lorsque les réserves en glucose et en glycogène sont épuisées. Dans ces conditions, le cycle de Krebs ne tourne plus car le besoin en glucose bloque la voie de la glycolyse et favorise au contraire la production de glucose *via* la gluconéogenèse. La ß–oxydation des acides gras, uniques substrats énergétiques du foie, provoque alors l'accumulation de l'acétyl-CoA dans les cellules hépatiques. L'acétyl-CoA est donc transformé en corps cétoniques (comme dans le diabète).

Les tissus autres que le foie ne peuvent utiliser les acides gras pour générer de l'énergie. Le foie va donc fournir des corps cétoniques qui sont exportés dans le sang pour être utilisés comme substituts au glucose dans les muscles, le cœur et les cellules nerveuses.

En excès, les corps cétoniques s'évacuent dans l'urine ou s'évaporent par les poumons en provoquant une haleine rance et une acidose.

# La glycogénogenèse

La **glycogénogenèse** permet la synthèse de glycogène au niveau du foie et du muscle.

Le glycogène peut être composé de plus de cinquante mille molécules de glucose.

Les molécules de glucose sont associées en une chaîne principale, d'où partent de nombreuses ramifications serrées.

Le glycogène peut ainsi représenter à lui seul 10 % du poids du foie, et 1 % du poids des muscles.

# La lipogenèse

Les cellules de l'organisme peuvent avoir besoin de synthétiser des acides gras, composants essentiels des membranes biologiques. Il existe donc des voies de biosynthèse des acides gras dans les cellules.

Les cellules sont ainsi capables de synthétiser des acides gras à partir du glucose. Ceci permet aussi un stockage de réserves énergétiques sous forme de lipides, qui peuvent être stockés en plus grandes quantités par l'organisme que sous forme de glycogène.

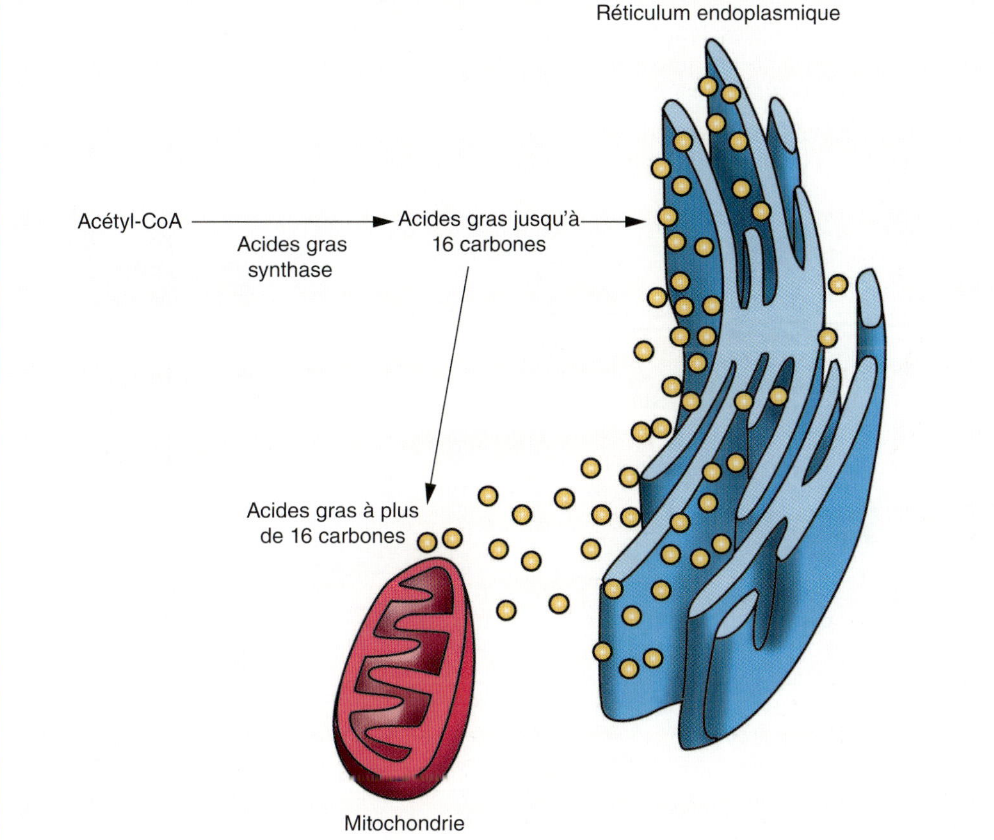


Fig. 1.11 *La lipogenèse.*

La lipogenèse permet la synthèse *de novo* d'acides gras saturés par condensation de molécules d'acétate à deux carbones.

Ce processus a lieu dans le cytoplasme des cellules, principalement du foie, des tissus adipeux et des glandes mammaires au niveau d'un complexe multi-enzymatique appelé acide gras synthase (figure 1.11).

Cependant, il ne permet pas de synthétiser des acides gras saturés à plus de 16 carbones comme l'acide oléïque (18 carbones) ou des acides gras insaturés. L'élongation des acides gras saturés au-delà de 16 atomes de carbone est réalisée dans le réticulum endoplasmique et la mitochondrie. La synthèse des acides gras insaturés à partir des acides gras saturés a lieu au niveau de la membrane du réticulum endoplasmique.

Les oméga-3 et oméga-6 peuvent ainsi être synthétisés dans le réticulum endoplasmique.

Les acides gras vont être stockés sous forme de triacylglycérol. La synthèse des triacylglycérols se fait par réactions successives en greffant sur une molécule de glycérol un acide gras, un deuxième, puis un troisième.

Les voies biochimiques décrites ci-dessus représentent une petite partie de toutes les réactions biochimiques d'une cellule.

On va trouver bien d'autres réactions qui vont permettre de générer tous les composants d'une cellule :

– synthèse et dégradation de l'ADN,

– synthèse des protéines à partir des acides aminés et dégradation,

– synthèse des lipides dont la synthèse du cholestérol et dégradation.

Ces réactions biochimiques vont être coordonnées entre elles par des enzymes communs ou par des molécules intermédiaires présentes dans plusieurs réactions biochimiques, comme on a pu le voir pour la production/dégradation du glucose.

Par exemple, l'acétyl-CoA, intermédiaire commun de la lipolyse et de la glycolyse mais également de la dégradation de certains acides aminés provenant de la dégradation des protéines par protéolyse.

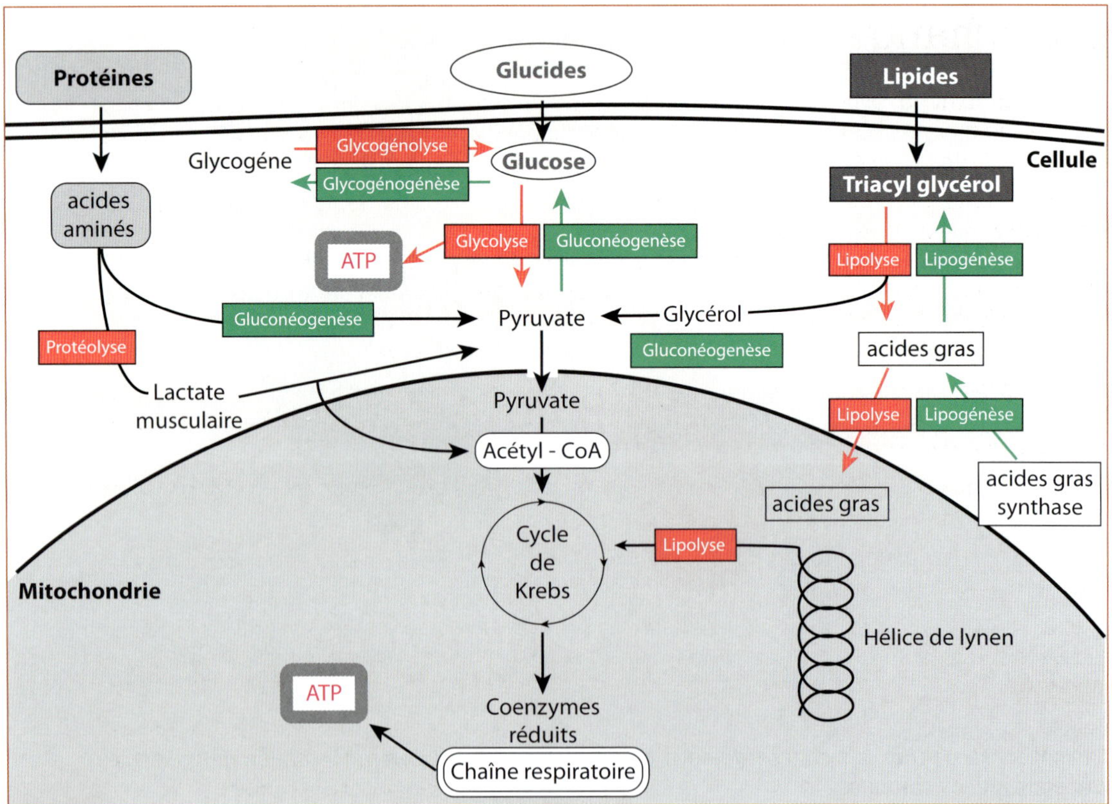


**Fig. 1.12** *Vue d'ensemble des voies métaboliques décrites.*

Ces interconnexions expliquent la complexité du métabolisme et pourquoi la dérégulation d'une réaction biochimique peut avoir des conséquences plus larges que simplement un défaut localisé.

Toutes ces réactions biochimiques ne peuvent se produire de manière satisfaisante que si la température corporelle est maintenue aux environs de 37 °C. Cette contrainte explique pourquoi notre organisme a développé différentes stratégies pour maintenir la température interne constante ou homéothermie.

# Régulation de la température corporelle

La régulation de la **thermogenèse** va comporter deux versants :

- la **thermogenèse** qui va consister à produire de la chaleur afin de maintenir la température aux alentours de 37 °C ;
- la **thermolyse** qui va consister à évacuer un trop plein de chaleur accumulée par l'organisme.

L'organisme va utiliser différentes stratégies pour produire et évacuer la chaleur. Le maintien de la température corporelle va être orchestré par l'hypothalamus qui joue le rôle de thermostat. Il ne faut pas oublier que l'homme peut également agir sur sa thermorégulation par son comportement, en s'habillant, se mettant à l'ombre, se baignant...

Bien que la température doive rester constante, on a vu plus haut que suivant les rythmes biologiques, la température va varier au cours de la journée pour atteindre son minima la nuit et également au cours du cycle menstruel chez la femme.

## Les échanges de chaleur

Le **rayonnement** correspond aux pertes ou aux gains de chaleur sous forme d'ondes infrarouges. En condition normale, 50 % des pertes de chaleur se font par le rayonnement. Par ailleurs, le flux de l'énergie radiante va du plus chaud vers le plus froid (figure 1.13).

La **conduction** représente le transfert de chaleur entre deux objets qui sont en contact direct l'un avec l'autre. Par exemple, en position assise, on transfère, par conduction, de la chaleur au siège. On utilise fréquemment la conduction pour faire baisser la fièvre en plongeant la personne dans un bain dont la température de l'eau est inférieure de 1 °C par rapport à la température corporelle. Le sang représente le meilleur exemple d'agent conducteur puisque, au gré de la circulation sanguine, il va permettre le transfert de chaleur entre l'intérieur et la surface du corps.

La **convection** permet le transfert de la chaleur de la peau à l'air. L'air chaud a tendance à s'élever, l'air réchauffé qui entoure le corps est donc continuellement remplacé par des molécules d'air plus froid ou vice versa. Le vent a ainsi un effet refroidissant.

L'**évaporation** de l'eau des surfaces du corps permet l'élimination d'une quantité importante de chaleur corporelle, car elle absorbe beaucoup de chaleur avant de se vaporiser.

Les réactions biochimiques qui existent dans tous les tissus produisent de la chaleur ; certains tissus ont un rôle plus important que d'autres de ce point de vue.

En effet, le foie a une activité biochimique très intense qui explique que cet organe est le plus chaud de tout le corps, avec 1 °C de plus que la température rectale. Le sang se réchauffe donc en traversant le foie.

Mais le tissu qui permet la production la plus forte de chaleur est le tissu musculaire. Au repos complet, il subsiste toujours une légère tension des muscles, appelée tonus musculaire, qui échappe totalement à notre volonté. Le maintien de ce tonus musculaire consomme de l'énergie. Comme cette énergie n'apparaît pas sous forme de travail mécanique, elle est transformée en chaleur.

Chez l'homme au repos, allongé et totalement immobile, on estime que les muscles interviennent pour environ 30 % dans la production de chaleur.

Le métabolisme basal qui représente l'activité incompressible de l'activité cardiaque, respiratoire et du tonus musculaire et l'activité biochimique de toutes les cellules va engendrer une production de chaleur constante. Il existe aussi une thermogenèse due à la prise d'un repas qui va augmenter la dépense énergétique : la thermogenèse post-prandiale. La production de chaleur suite à un repas va avoir deux composantes :

- une **composante obligatoire** qui correspond au travail du tube digestif. En effet, l'absorption d'aliments va engendrer une activité motrice, des sécrétions digestives et entraîner l'absorption des nutriments ;
- une **composante facultative** qui va varier selon les individus en fonction du sexe, de l'âge et de la génétique. Certaines réactions biochimiques vont dépendre d'activités enzymatiques qui peuvent s'avérer plus ou moins efficaces selon les individus parce que les enzymes présentes, codées par les gènes, sont plus ou moins efficaces.

C'est cette composante facultative qui explique, au moins en partie, les différences entre les individus à produire de la chaleur suite à un repas plutôt qu'à stocker cette énergie et entraîner une prise de poids.

Cependant, cette production de chaleur incompressible est insuffisante au maintien de la température corporelle de l'organisme lorsqu'il est soumis à un environnement froid ou chaud. L'organisme dispose donc de mécanismes autres pour réguler la température interne constante.

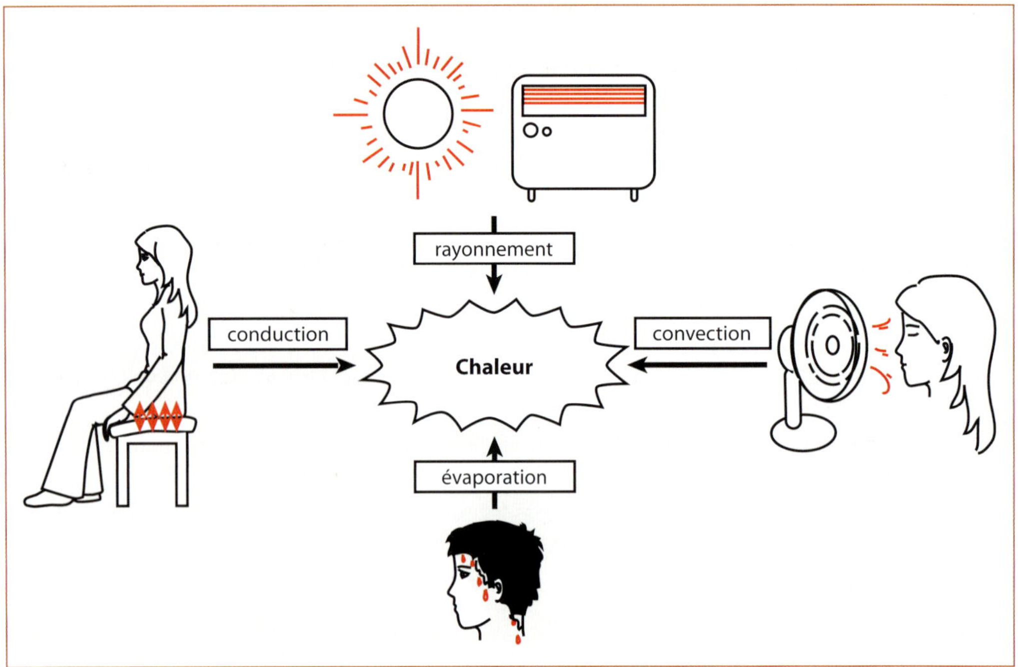


**Fig. 1.13** *Échanges de chaleur.*

## La thermogenèse

L'organisme va utiliser plusieurs stratégies pour se réchauffer : la vasoconstriction, la thermogenèse avec et sans frissons, la production d'hormones thyroïdiennes.

| Thermogenèse | Thermolyse |
|---|---|
| – Rayonnement,<br>– Conduction. | – Rayonnement,<br>– Convection,<br>– Conduction,<br>– Évaporation. |
| – Métabolisme de base,<br>– Thermogénèse due à la digestion,<br>– Vasoconstriction,<br>– Thermogénèse avec frisson musculaire,<br>– Thermogénèse sans frisson (bébé, enfant),<br>– Hormones thyroïdiennes. | – Vasodilatation,<br>– Sudation. |

La **vasoconstriction** des vaisseaux sanguins superficiels induite par l'adrénaline entraîne une diminution de la circulation à la surface du corps. Le seul dégagement de chaleur qui peut donc encore se faire est entre la couche de graisse, isolante et l'air. Les dégagements de chaleur sont donc très faibles. Cette vasoconstriction s'accompagne d'érection des poils et d'un arrêt complet de la sudation.

La **thermogenèse avec frissons** consiste à augmenter la production de chaleur par les muscles. Les **frissons musculaires** sont dus à des contractions musculaires involontaires qui n'entraînent pas de mouvement, et toute l'énergie biochimique est transformée en chaleur.

De la même manière, l'**exercice physique** volontaire va augmenter les contractions musculaires et dans ce cas, 80 % de l'énergie consommée par le muscle est dissipée sous forme de chaleur ; 20 % seulement est transformée en travail mécanique.

Il est donc facile d'accroître sa production de chaleur en augmentant le tonus musculaire ou les contractions dynamiques.

La **thermogenèse sans frissons** est plus efficace que les frissons musculaires. Il s'agit d'une réaction biochimique qui produit beaucoup de chaleur et qui permet à l'individu de continuer à utiliser ses muscles.

Elle se fait au niveau du tissu adipeux brun qui se trouve à côté des gros vaisseaux sanguins et à proximité des organes essentiels (peri-aortique, périrénal, péricarotidien).

Les lipides contenus dans le tissu vont servir de carburant et permettre la production de chaleur grâce à une protéine (la protéine découplante) spécifique à ce tissu.

Le tissu adipeux brun est présent essentiellement chez le nouveau-né et le bébé, chez qui les pertes de chaleur sont plus importantes et qui disposent d'une faible masse musculaire et peu ou pas de réserve de graisse.

Les **hormones thyroïdiennes** T3 et T4 vont accroître la vitesse du métabolisme et donc la production de chaleur, permettant ainsi à l'organisme de maintenir une température constante lorsqu'il fait froid.

# La thermolyse

Bien qu'il existe plusieurs stratégies pour permettre d'abaisser la température corporelle, l'organisme ne dispose que de moyens mécaniques.

Quand la température corporelle est supérieure à la température environnante, l'individu dissipe de la chaleur par rayonnement et par convection.

La vasodilatation des vaisseaux sanguins superficiels va favoriser le passage de la chaleur de l'intérieur du corps à la peau.

En revanche, quand la température extérieure est supérieure à celle du corps, la perte de chaleur se fait principalement par évaporation.

La sudation va entraîner des pertes d'eau importantes qu'il faudra compenser par un apport hydrique.

Des méthodes simples permettent également de réduire la température corporelle telles que le port de vêtements adaptés et une protection de la peau par des agents diminuant l'absorption de chaleur par rayonnement.

# La régulation centrale

Toute la **thermorégulation** se fait au niveau des noyaux hypothalamiques.

L'hypothalamus est constitué de cellules sensibles à la température et va ainsi jouer le rôle de thermostat.

Le thermostat est réglé environ à 37 °C. Néanmoins, dans des situations pathologiques telle que la fièvre, cette température de référence peut varier.

C'est la détection d'une variation de température extérieure qui met en route les régulations. Des récepteurs thermiques cutanés sensibles au chaud et au froid transmettent leurs informations vers l'hypothalamus *via* la moelle épinière. Il existe également des récepteurs centraux, dans la moelle, qui se projettent dans l'hypothalamus.

Au niveau hypothalamique, on va distinguer un centre de la thermolyse, plutôt dans l'aire pré-optique et un centre de la thermogenèse plutôt localisé dans la partie postérieure de l'hypothalamus.

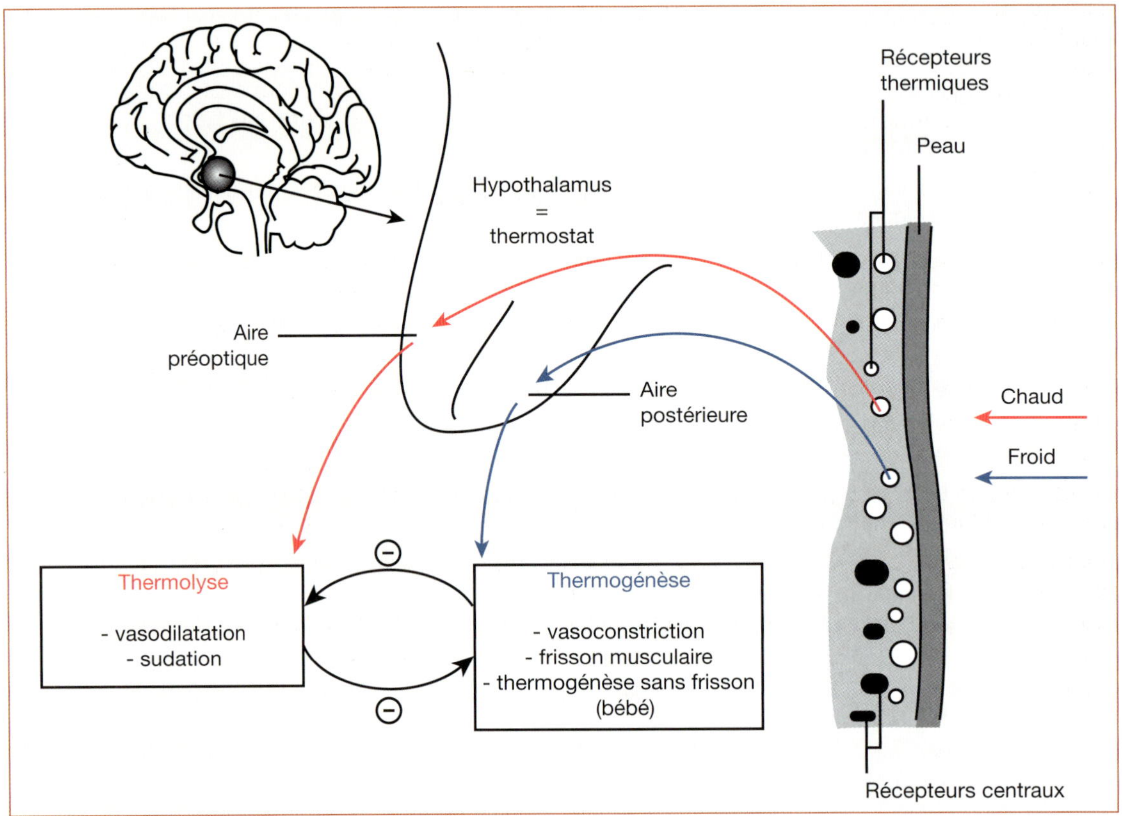


**Fig. 1.14** *Régulation centrale de la thermogenèse.*

L'hypothermie va induire l'inhibition du centre de la thermolyse et une activation du centre de la thermogenèse.

Cette activation va engendrer une vasoconstriction cutanée, des frissons, l'augmentation du métabolisme de base.

Inversement, en cas d'hyperthermie, l'activation du centre de la thermolyse va engendrer l'activation des glandes sudoripares et l'inhibition du centre de la thermogenèse, la vasodilatation.

C'est également au niveau de l'hypothalamus que la thyréolibérine (TRH) peut induire l'augmentation de sécrétion de thyréotrophine (TSH) par l'hypophyse, et réguler la production d'hormones thyroïdiennes par la glande thyroïde.

# Troubles de la régulation thermique

Une **hypothermie prolongée** va être associée à des conséquences mécaniques irréversibles comme les gelures. La baisse de la température corporelle entraîne le ralentissement puis l'arrêt des réactions biochimiques, un état de somnolence à partir de 25 °C qui diminue la vigilance et entraîne le coma. Une immersion brutale dans l'eau glacée peut rapidement entraîner la mort, en moins d'une heure, par fibrillation ventriculaire et arrêt cardiaque (hydrocution).

L'**hypothyroïdie** est associée à une frilosité et une légère baisse de la température corporelle qui s'explique par une diminution générale du métabolisme de base.

L'**hyperthyroïdie** provoque, au contraire, une hyperthermie par augmentation des hormones thyroïdiennes. Cette hyperthermie est, en général, modérée.

Le **coup de chaleur** a lieu quand la température extérieure augmente fortement et que l'humidité de l'air est proche de 100 %, ou bien lors d'un effort physique intense. Dans ces conditions, l'évaporation est insuffisante et les récepteurs hypothalamiques ne peuvent plus réguler normalement la température corporelle. Une hyperthermie peut conduire à la mort car des températures élevées vont faire coaguler les protéines, entraîner des hémorragies et la mort cellulaire. Pour faire baisser la température corporelle, la prise d'un bain avec une eau à une température inférieure de 1 °C à la température centrale s'avère efficace. La prise d'antipyrétiques va permettre d'agir directement sur la fonction des centres hypothalamiques.

L'**hyperthermie maligne**, extrêmement rare, est due à une réaction anormale à certains anesthésiques. Cette complication nécessite une prise en charge immédiate sans laquelle l'issue est toujours fatale.

Cette hyperthermie est due à une réponse musculaire intense entraînant entre autre une augmentation du potassium sanguin et une arythmie cardiaque. On observe une augmentation de la température corporelle de 1 à 2 °C toutes les cinq minutes d'où la nécessité d'une prise en charge immédiate.

La température corporelle peut augmenter au-dessus de la normale dans une situation totalement physiologique : la **fièvre**.

La fièvre est une perturbation de la régulation des centres hypothalamiques sous l'action de substances toxiques sécrétées par des agents pathogènes : les substances pyrogènes. Les pyrogènes exogènes vont induire la production de pyrogènes endogènes (interleukine 6 produite par le foie).

Ces pyrogènes vont augmenter la température de référence au niveau des centres hypothalamiques. La hausse brutale du thermostat hypothalamique entraîne d'abord une sensation de froid qui va induire une vasoconstriction, une sécrétion d'adrénaline, des frissons musculaires.

Lorsque les pyrogènes sont détruits par le système immunitaire, le retour du thermostat à son niveau normal entraîne ensuite une sensation de chaud qui induit vasodilatation et sudation.

# L'homéostasie 2

## Définition

L'**homéostasie** est la capacité du corps humain à maintenir une stabilité relative du milieu interne malgré les changements constants de l'environnement.

On considère que l'homéostasie est maintenue lorsque les besoins des cellules sont satisfaits et que le corps humain fonctionne bien. Ainsi, le corps doit maintenir une concentration stable :

– en nutriments,

– en oxygène,

– en ions,

– et il doit de plus ajuster l'activité cardiaque, la pression artérielle et l'activité respiratoire.

Ainsi, l'ensemble de l'organisme peut fonctionner correctement.

L'organisme prévient l'accumulation des déchets et assure la régulation de la température corporelle.

L'homéostasie dépend des actions activatrices ou stimulante et inhibitrices des systèmes qui régularisent les processus biologiques.

L'homéostasie concerne :

– les ions (sodium $Na^+$, calcium $Ca^{++}$, potassium $K^+$ ; anions : $Cl^-$, $CO_3H^-$),

– le sucre : la glycémie,

– le pH, l'acidité, le gaz carbonique,

– l'osmolarité,

– la circulation sanguine,

– la circulation corporelle.

La régulation de l'homéostasie se fait grâce :

– au rythme cardiaque,

– au rythme respiratoire,

– aux vaisseaux sanguins et à la pression artérielle,

– à l'élimination des déchets par les urines,

– à la sudation,

– à la contraction musculaire qui produit de la chaleur,

– à la faim et à la soif.

# Moyens de communication pour maintenir l'homéostasie

Le maintien d'une homéostasie nécessite des moyens de communication. Les deux moyens principaux sont :

- le système nerveux qui utilise les nerfs,
- le système endocrinien qui utilise les hormones.

Quelque soit la variable régulée (glycémie, calcémie, hormones thyroïdiennes, etc.), le mécanisme de régulation comporte trois éléments (figure 2.1) :

- le **centre de régulation** qui détermine la valeur de référence (par exemple, une glycémie entre 0,8 et 1,2 g/L) ;
- un **récepteur** qui surveille et réagit aux changements de valeur ;
- un **effecteur** qui produit une réponse au stimulus (figure 2.1).

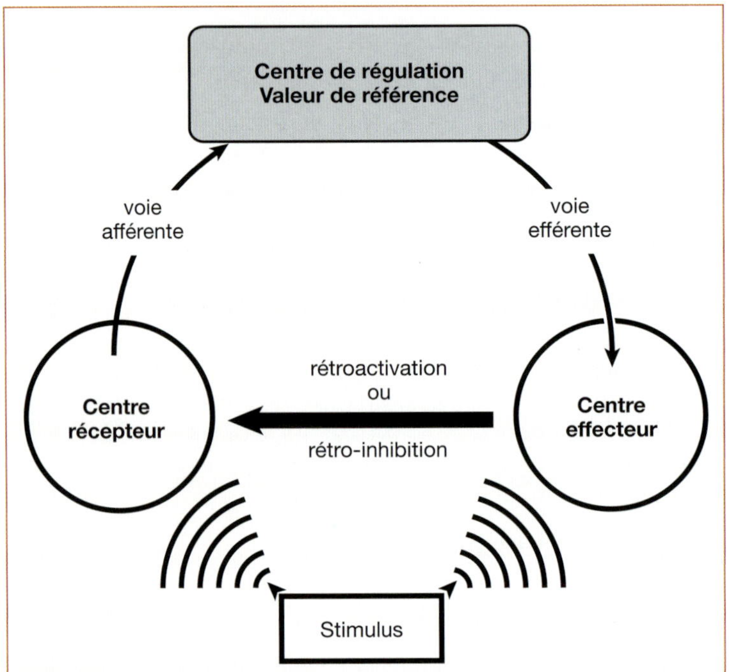


**Fig. 2.1** *Mécanisme de régulation.*

*Le centre de régulation établit la valeur de référence. Celle-ci est transmise par une voie efférente à l'effecteur qui va répondre aux stimuli. Le récepteur réagit au changement en envoyant par la voie afférente des informations au centre de régulation.*

# Mécanismes de rétro-inhibition (figure 2.2)

Un mécanisme de rétro-inhibition (figure 2.2) est un mécanisme qui provoque une diminution du stimulus original ou une réduction de ses effets. Il entraîne un ralentissement ou l'arrêt d'une réaction. Par exemple, lorsque l'on mange un repas sucré, le glucose passe dans le sang et entraîne une augmentation de la glycémie. L'équilibre homéostatique de la glycémie est rompu. L'augmentation de la glycémie stimule les cellules (endocrines bêta) du pancréas qui vont libérer de l'insuline. L'insuline va accélérer l'utilisation du glucose qui va être stocké pour en faire des réserves en période de jeûne. Grâce à l'insuline, la glycémie va revenir à la normale, la sécrétion d'insuline sera régulée et va diminuer.

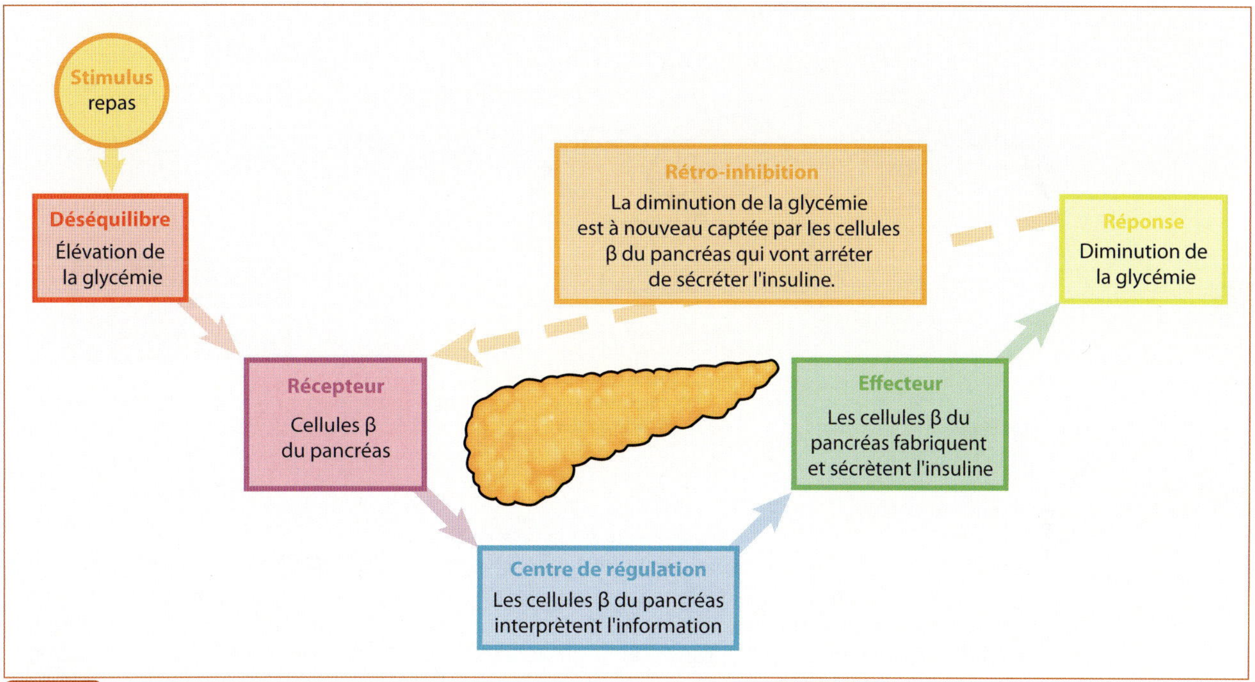


Fig. 2.2 *Mécanismes de rétro-inhibition.*

# Mécanismes de rétro-activation (figure 2.3)

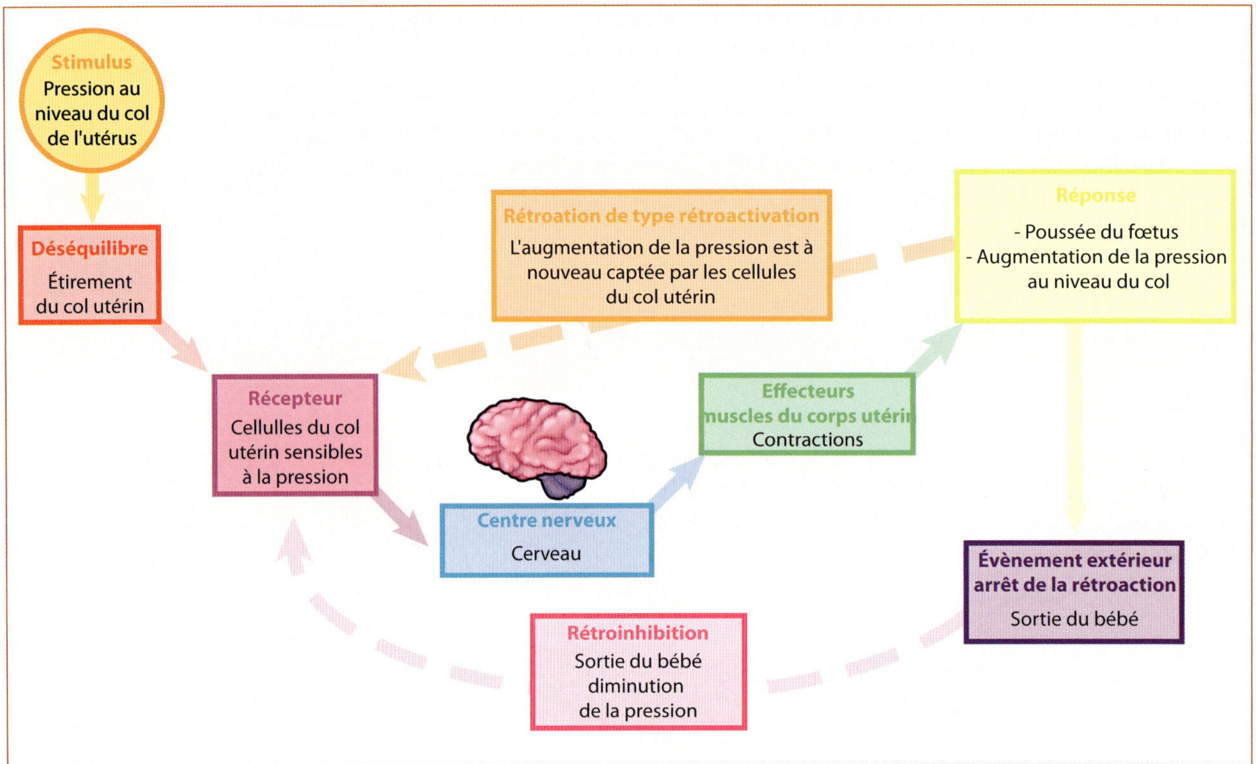


Fig. 2.3 *Mécanismes de rétro-activation.*

Les mécanismes de rétro-activation (figure 2.3) réagissent pour amplifier progressivement la réponse à un stimulus. Le but est de déclencher une série d'événements pour les auto-entretenir. Le risque de la rétro-activation est d'engendrer des cascades incontrôlables. Par conséquent, ces mécanismes ne sont habituellement pas utilisés pour assurer le maintien de l'homéostasie.

Un exemple de rétro-activation est la contraction du muscle utérin au cours du travail et de l'accouchement. Ainsi, lors de l'accouchement, les contractions utérines sont stimulées par l'ocytocine. Lorsque la tête de l'enfant exerce une pression sur les récepteurs du col utérin, ceux-ci envoient un signal à l'hypothalamus qui va augmenter la libération d'ocytocine. La tête de l'enfant appuiera de plus en plus sur le col et par suite, de plus en plus d'ocytocine sera sécrétée. Finalement, ceci entraînera la sortie de l'enfant. Lorsque l'enfant est libéré, la pression disparaît, ce qui met fin au mécanisme de rétro-activation. Dans ce cas, il n'y a pas de rétro-inhibition pour ne pas diminuer les contractions utérines lors de la descente de l'enfant.

# Les différents systèmes homéostatiques (figure 2.4)

Ceux-ci seront développés tout au long du texte, intégrés à travers les systèmes endocriniens, immunitaires, nerveux, respiratoires, etc. Les exemples de déséquilibres seront illustrés.

- Régulation de pH : système rénal et urinaire.
- Régulation de la température : thermogenèse.
- Régulation de la glycémie, de la calcémie, des hormones thyroïdiennes et de la vitamine D : système endocrinien.

# Interaction et interdépendance des systèmes

Les êtres humains, comme tous les animaux complexes, sont des êtres multicellulaires. Cette propriété implique que les fonctions vitales des différents systèmes sont interdépendantes. Aucun système ne travaille seul. Ils fonctionnent tous en synergie pour assurer le fonctionnement normal de l'organisme.

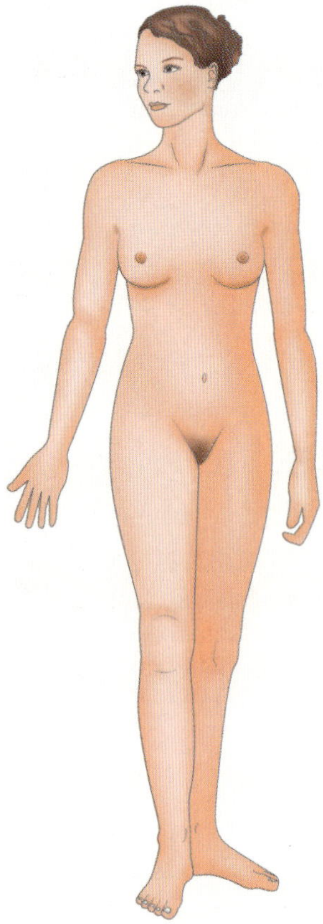

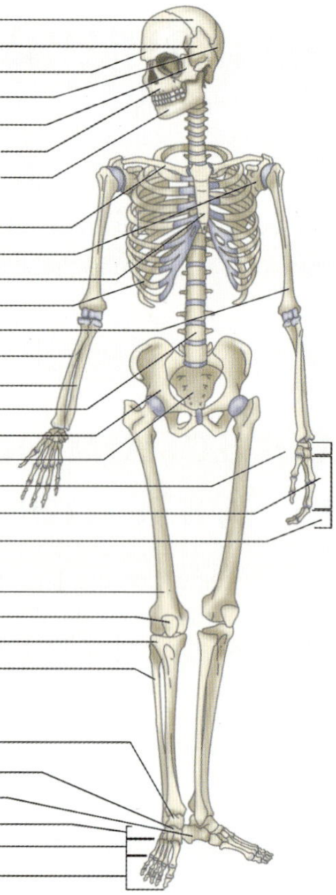


Le *système tégumentaire* comporte la peau et les phanères (poils et, parmi eux, les cheveux, les ongles). Ce système forme la couche externe de l'organisme. Il protège les tissus plus profonds et les organes contre les traumatismes. Il synthétise la vitamine D et contient les récepteurs de la sensibilité (pression, douleur) et les glandes sudoripares et sébacées.

Le *système osseux* : ce système comporte les os, les articulations et les cartilages. Ils constituent une charpente sur laquelle les muscles s'appuient pour produire les mouvements. Dans les os, on trouve la moelle osseuse qui assure la formation des globules rouges et des globules blancs.

**Fig. 2.4** *Différents systèmes.*

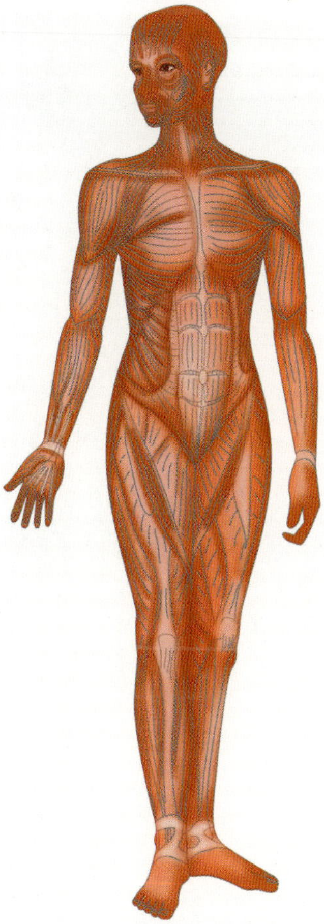

Le *système musculaire* : il permet de maintenir l'attitude physique, de modifier la locomotion et l'expression, et de maintenir l'attitude. Il produit de la chaleur.

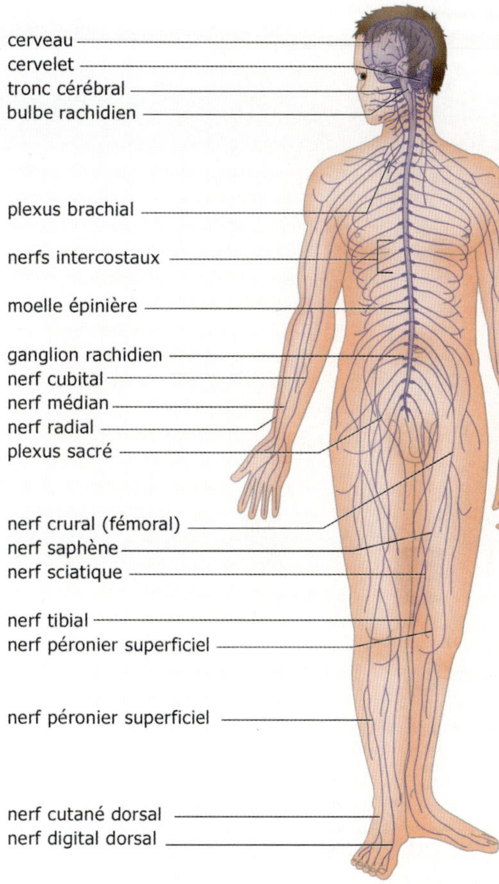


Le *système nerveux* : il comporte le cerveau, les nerfs, la moelle épinière et les yeux, qui sont un prolongement du cerveau. Il permet de faire réagir rapidement l'organisme aux changements internes et externes en faisant agir les glandes et les muscles.

**Fig. 2.4** *(suite)*

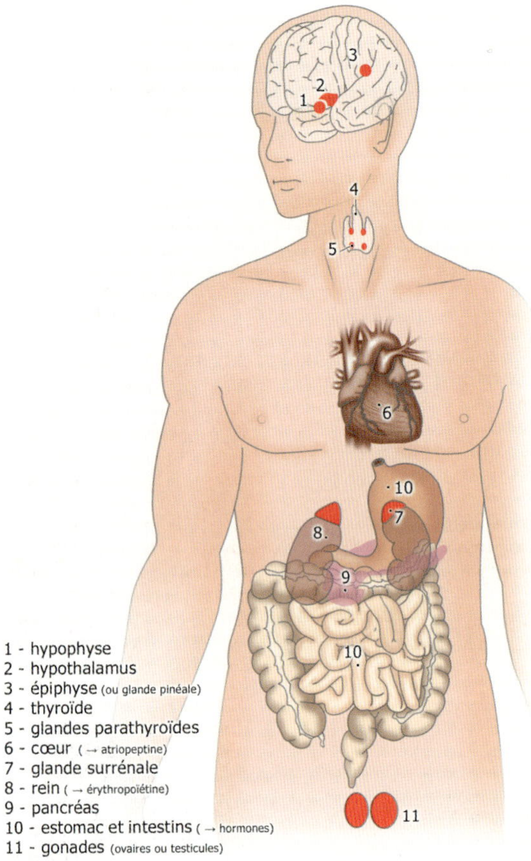


Le *système endocrinien* : il est formé des glandes qui fabriquent les hormones pour réguler d'innombrables processus, comme l'homéostasie des glucides, du glucose, du calcium, la croissance, etc. Les glandes principales sont les suivantes : hypothalamus, hypophyse, thyroïde, parathyroïdes, glandes surrénales, pancréas, testicules, ovaires, thymus, glande pinéale.

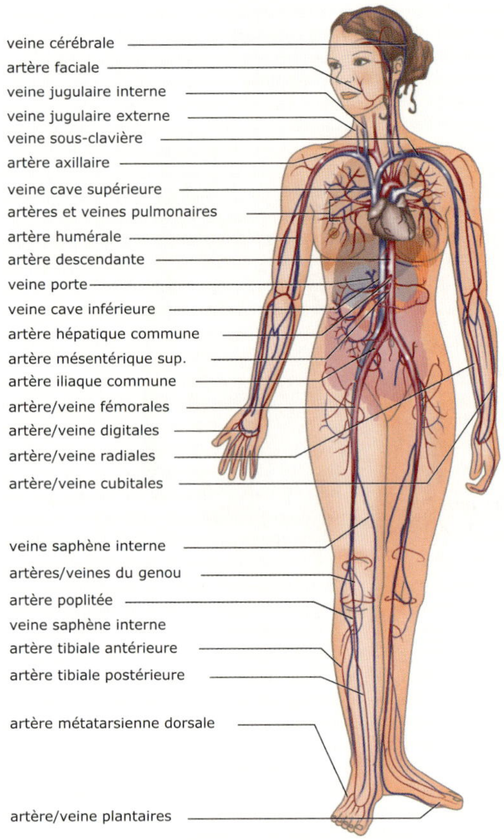


Le *système cardiovasculaire* : il comporte le cœur et les vaisseaux : le cœur envoie le sang dans l'ensemble de l'organisme ; les vaisseaux sanguins transportent le sang qui contient les nutriments, l'oxygène, les déchets, etc.

**Fig. 2.4** *(suite)*

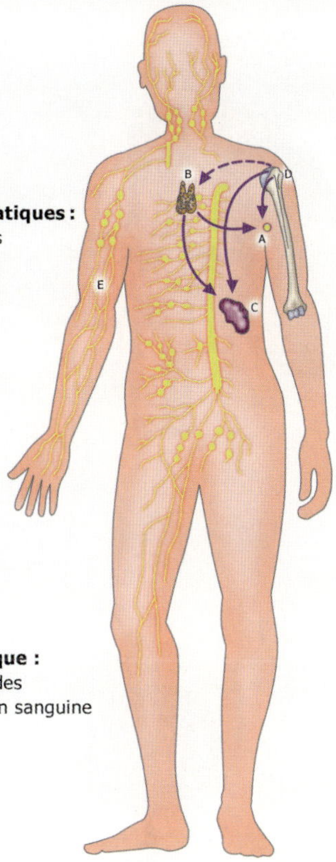

Organes lymphoïdes

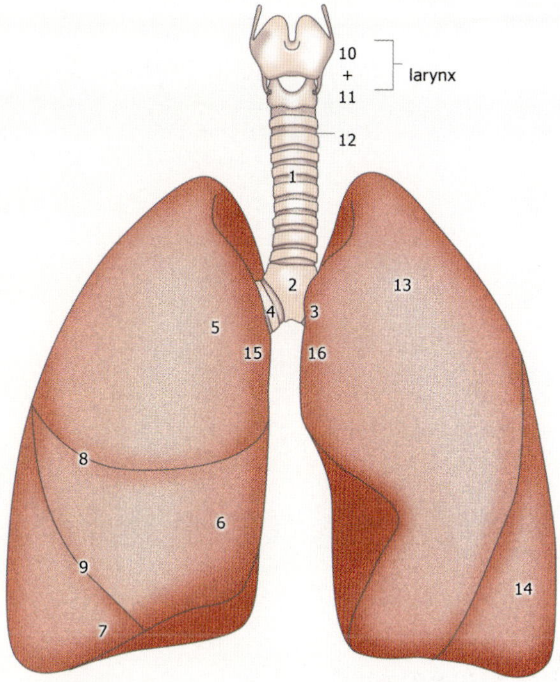


Le *système lymphatique* : il est constitué des vaisseaux lymphatiques, dans lesquels circulent la lymphe, qui contient les cellules de l'immunité (globules blancs ou leucocytes).

Le *système immunitaire* : il protège le corps en détruisant les substances et organismes étrangers à l'organisme à l'aide de globules blancs et d'anticorps. Les globules blancs sont produits par la moelle osseuse. Il comporte les ganglions lymphatiques, le thymus, la rate, la moelle osseuse et l'ensemble des globules blancs.

Le *système respiratoire* : il comporte les cavités nasales, le pharynx, le larynx, la trachée, les bronches et les deux poumons. Il assure l'approvisionnement du sang en oxygène et l'élimination du dioxyde de carbone (gaz carbonique).

**Fig. 2.4** *(suite)*

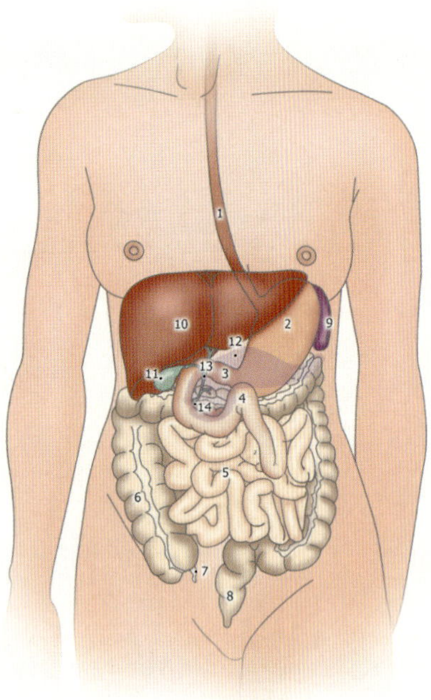

1 - œsophage
2 - estomac
3 - pylore
3 - duodénum
4 - angle duodéno-jéjunal
5 - intestin grêle
6 - côlon
7 - appendice
8 - rectum
9 - rate
10 - foie
11 - vésicule biliaire
12 - pancréas
13 - canal hépatique
14 - ampoule hépato-pancréatique

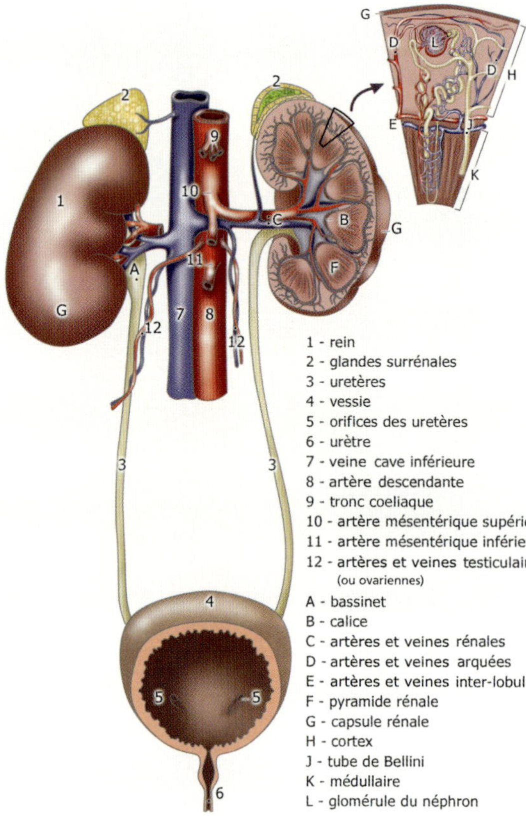

1 - rein
2 - glandes surrénales
3 - uretères
4 - vessie
5 - orifices des uretères
6 - urètre
7 - veine cave inférieure
8 - artère descendante
9 - tronc coeliaque
10 - artère mésentérique supérieure
11 - artère mésentérique inférieure
12 - artères et veines testiculaires (ou ovariennes)
A - bassinet
B - calice
C - artères et veines rénales
D - artères et veines arquées
E - artères et veines inter-lobulaires
F - pyramide rénale
G - capsule rénale
H - cortex
J - tube de Bellini
K - médullaire
L - glomérule du néphron

Le *système digestif* : il comporte la bouche, l'œsophage, l'estomac, l'intestin grêle, le gros intestin ou côlon, le rectum, l'anus, le foie et le pancréas. Il dégrade les aliments en nutriments qui vont être absorbés pour nourrir l'organisme. Il élimine les déchets par les selles.

Le *système urinaire* : il comporte le rein, les uretères, la vessie et l'urètre. Il permet au corps d'éliminer les déchets de l'organisme par les urines ; il régule l'équilibre hydrique et le pH.

**Fig. 2.4** *(suite)*

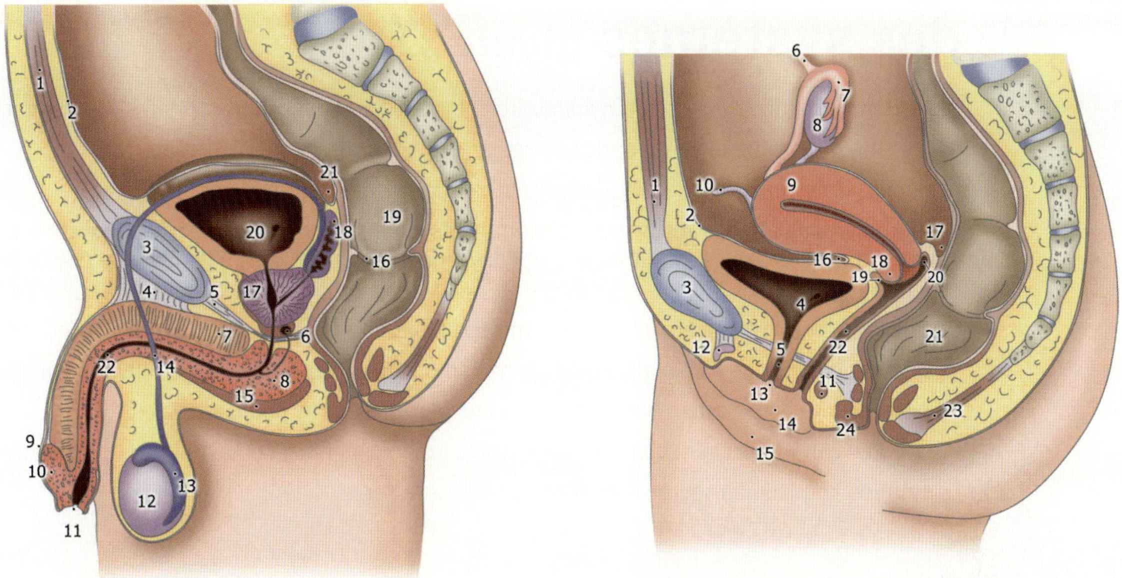

1 - muscle droit de l'abdomen
2 - péritoine
3 - symphyse pubienne
4 - ligament suspenseur du pénis
5 - ligament transverse du périnée
6 - glande bulbo urétrale de Cowper
7 - corps caverneux
8 - corps spongieux
9 - prépuce
10 - gland du pénis
11 - ostium externe de l'urètre
12 - testicule
13 - épididyme
14 - conduit déférent
15 - muscle bulbo-spongieux
16 - pli de Kohlrausch
17 - prostate
18 - vésicule séminale
19 - rectum
20 - vessie
21 - cul-de-sac récto-vésical
22 - urètre

1 - muscle droit de l'abdomen
2 - péritoine
3 - symphyse pubienne
4 - vessie
5 - urètre
6 - ligament suspenseur de l'ovaire
7 - trompe utérine (de Fallope)
8 - ovaire
9 - corps utérin
10 - ligament rond de l'utérus
11 - muscle transverse profond du périnée
12 - pilier du clitoris
13 - ostium externe de l'urètre
14 - petite lèvre
15 - grande lèvre
16 - cul-de-sac vésico-utérin
17 - cul-de-sac de Douglas
18 - col de l'utérus
19 - partie antérieure du fornix du vagin
20 - partie postérieure du fornix
21 - rectum
22 - vagin
23 - muscle élévateur de l'anus
24 - muscle sphincter externe

Le *système génital* : il est dédié à la reproduction. Il comporte, chez l'homme, les vésicules séminales, la prostate, les testicules et le pénis. Il comporte, chez la femme, les glandes mammaires, les ovaires, les trompes, l'utérus et le vagin. Les testicules produisent les spermatozoïdes et l'hormone sexuelle mâle (testostérone). Les ovaires produisent les ovules et les hormones sexuelles femelles (œstrogène et progestérone). Les glandes mammaires, situées dans le sein, produisent le lait.

Fig. 2.4 *(suite)*

# Un exemple d'interdépendance des systèmes (figure 2.5)

Le système digestif et le système respiratoire communiquent avec l'environnement extérieur.

Le système digestif laisse pénétrer des aliments.

Par le nez, le système respiratoire laisse pénétrer de l'oxygène.

Les aliments vont être transformés en nutriments pour passer dans le sang. L'oxygène passera également dans le sang. Les nutriments et l'oxygène seront distribués à l'ensemble des cellules de l'organisme.

Le système urinaire éliminera les déchets métaboliques, c'est-à-dire liés aux réactions chimiques.

Le système respiratoire éliminera le dioxyde de carbone (gaz carbonique) dans l'environnement.

Le système digestif éliminera par les selles les résidus d'aliments non digestibles.

Le système cardiovasculaire apporte l'oxygène et les nutriments à l'ensemble de l'organisme.

Le système endocrinien secrète des hormones dans le sang.

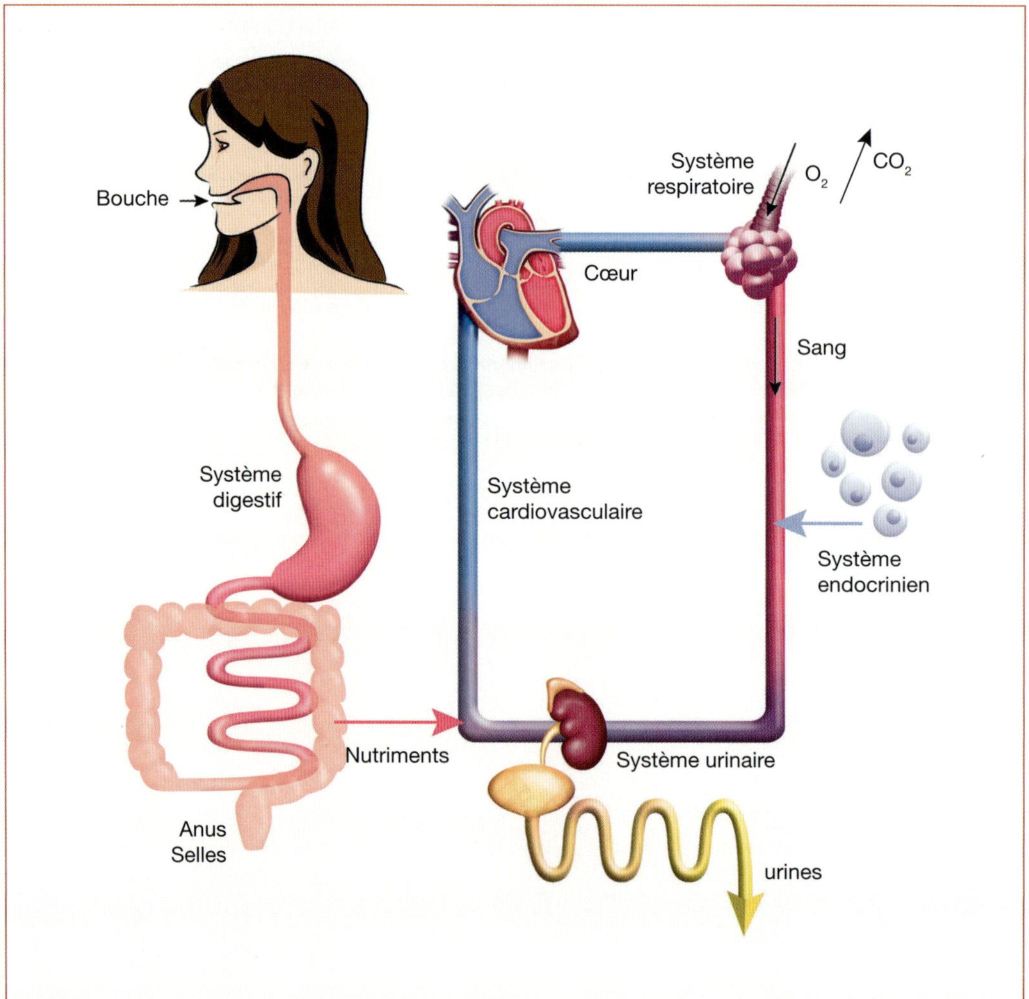


**Fig. 2.5** *Interdépandance des systèmes.*

# Homéostasie du calcium (figure 2.6)

La calcitonine synthétisée par la glande thyroïde stimule le dépôt du calcium dans les os. Lorsque la concentration sanguine de calcium diminue, les glandes parathyroïdes vont libérer de la parathormone (PTH). Par la suite, les cellules osseuses, appelées ostéoclastes, vont dégrader l'os et libérer du calcium dans le sang. La concentration sanguine de calcium va augmenter et va freiner la libération de calcitonine par la thyroïde.

**Application clinique**

**■ DEUX EXEMPLES DE RUPTURE DE L'HOMÉOSTASIE DU SYSTÈME OSSEUX ET DU CALCIUM**

L'**ostéoporose** (dégradation osseuse) se fait plus rapidement que le dépôt de calcium dans les os. Les os deviennent poreux et légers. Cette perte de masse osseuse n'entraîne pas de douleur au début. En revanche, l'os est fragilisé et peut se fracturer plus facilement. Ceci explique, chez les personnes âgées, le risque de fracture du col du fémur ou de tassement vertébral. Si de tels événements surviennent, l'ostéoporose devient alors douloureuse du fait de ces complications. L'ostéoporose peut être favorisée par un régime pauvre en calcium ou des troubles du métabolisme de la vitamine D ou de la calcitonine.

**L'ostéomalacie** signifie littéralement ramollissement de l'os. C'est une minéralisation insuffisante des os. Le calcium ne peut se déposer dans les os qui deviennent fragiles. Le principal symptôme est l'apparition d'une douleur en cas de pression sur les os. Des fractures peuvent survenir. L'ostéomalacie est liée à une carence en vitamine D. La carence en vitamine D diminue l'absorption digestive de calcium et entraîne une hypersécrétion réactionnelle de parathormone pour élever la calcémie en mobilisant le calcium osseux. Ainsi, la déficience en vitamine D entraîne une déminéralisation osseuse, qu'on appelle **rachitisme** chez l'enfant et **ostéomalacie** à l'âge adulte.

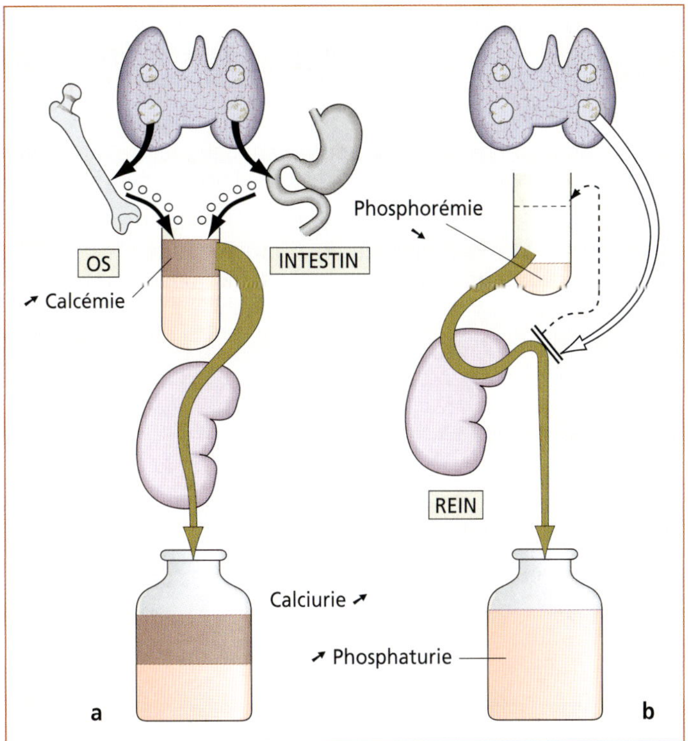


Fig. 2.6 Action des parathyroïdes sur le calcium et le phosphore.
a. sur le calcium : hypercalcémie, hypercalciurie secondaire ;
b. sur le phosphore : hyperphosphaturie, hypophosphorémie secondaire.

# Équilibre acido-basique

## Définition : l'eau et les sels

Les substances qui forment la structure et permettent le fonctionnement du corps peuvent être des composés organiques ou inorganiques.

- Les **composés organiques** contiennent du carbone.
- Les **composés inorganiques** sont toutes les autres substances chimiques : eau, sel et nombreux acides et bases.

L'eau est le composé inorganique le plus abondant et le plus important de la matière vivante.

Un sel est un composé ionique formé de cations (sauf ion $H^+$) et d'anions (sauf ion hydroxyle $OH^-$). Les sels dissous dans l'eau se dissocient en chacun des ions qui le composent.

Par exemple, le sel de table (NaCl, chlorure de sodium) va se dissocier en un ion $Na^+$ et un ion $Cl^-$. Tous les ions sont des électrolytes. Sous forme d'ions, les sels jouent un rôle vital dans le fonctionnement du corps : transmission des influx nerveux, des contractions musculaires, transport de l'oxygène, etc.

## L'équilibre acido-basique

Le maintien de l'équilibre ionique des liquides organiques est la principale fonction des reins. Lorsque cet équilibre est perturbé, l'organisme ne fonctionne plus normalement.

- Les acides et les bases sont des électrolytes. À l'opposé des sels, les acides et certaines bases forment des molécules dont les atomes sont unis par des liaisons covalentes.
- Les acides, qui ont un goût aigre, sont dans le corps humain des substances qui libèrent des ions hydrogènes ($H^+$). Ainsi, l'acide chlorhydrique (HCl), qui est sécrété par la muqueuse de l'estomac et intervient dans la digestion, se dissocie en un ion hydrogène ($H^+$) et un ion chlorure ($Cl^-$) : HCl $H^+ + Cl^-$.
- Les bases qui ont un goût amer sont des accepteurs de protons, c'est-à-dire qu'elles captent les ions hydrogènes $H^+$, les ions bicarbonates $HCO_3^-$ et la base la plus importante dans l'organisme.
- Le pH reflète la concentration en acides et en bases. Plus la concentration d'ion $H^+$ hydrogène est élevée, plus la solution est acide; plus la concentration d'ions hydroxyle $OH^-$ est élevée, plus la solution est basique ou alcaline. En chimie, le pH neutre est de 7. Néanmoins, en biologie, dans le corps humain, le pH neutre est de 7,4.

C'est le rein qui assure la régulation du pH, c'est-à-dire, de l'équilibre acido-basique de l'organisme.

# Squelette et système locomoteur 3

L'appareil locomoteur représente un ensemble fonctionnel comprenant des **os** unis entre eux par des **articulations**, et **mis en mouvement** par des **muscles.** Ces derniers se contractent grâce aux **nerfs** qui les innervent, mais la bonne exécution du mouvement, c'est-à-dire la coordination de la **fonction locomotrice**, est sous la dépendance de l'ensemble du système nerveux central.

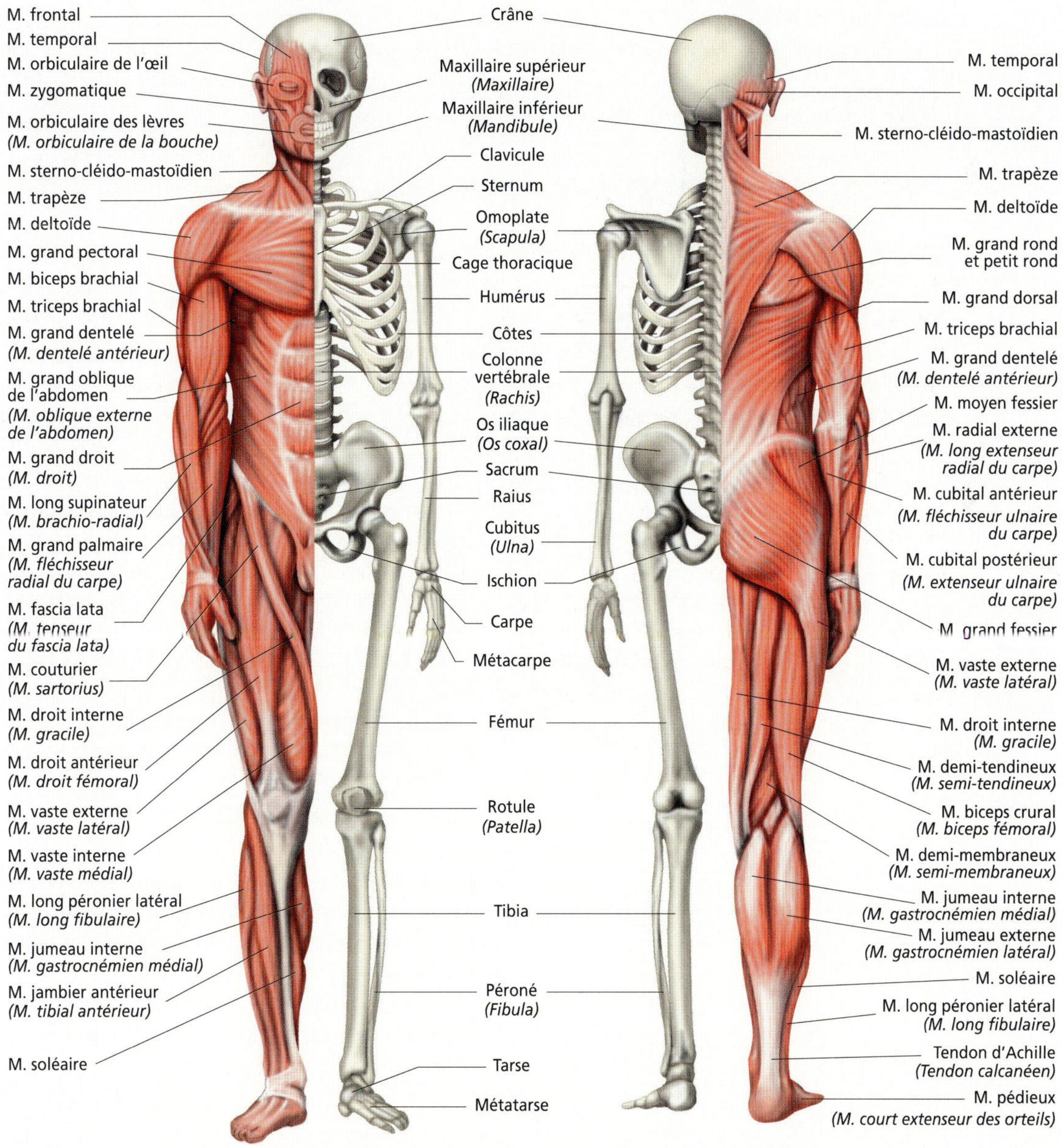


**Fig. 3.1** *Vue générale des muscles et des os.*

# Anatomie – histologie – physiologie

## Os et tissu osseux

### GÉNÉRALITÉS

Ce sont des pièces dures résistantes qui s'articulent entre elles pour constituer le **squelette,** véritable **charpente de l'appareil locomoteur**. Ils donnent insertion aux muscles, tendons et ligaments. On distingue :

#### *Dans le squelette*

- La colonne vertébrale, ou rachis, formée par la superposition des vertèbres.
- Le sternum et les côtes articulées avec les vertèbres correspondantes, constituant le thorax ou cage thoracique.
- La tête articulée sur l'extrémité supérieure de la colonne vertébrale.
- Les membres supérieurs rattachés au thorax par la clavicule et l'omoplate (*scapula*), qui constituent la ceinture scapulaire.
- Les membres inférieurs rattachés à la partie inférieure du rachis (appelée sacrum) par la ceinture pelvienne formée par la réunion du sacrum et des deux os iliaques. Ces os délimitent le bassin.

#### *Suivant la forme des os*

- Les **os plats**, caractérisés par la prédominance de la longueur et de la largeur sur l'épaisseur (omoplate-*scapula*) ; les **os courts** où les trois dimensions sont à peu près égales (os du carpe) ; les **os longs** dans lesquels la longueur l'emporte nettement sur les autres dimensions (humérus, fémur…).
- Un **os long** est constitué de trois parties (figure 3.2) :
  - La **diaphyse** : cylindre de tissu osseux dur et compact et dont la cavité centrale est remplie de moelle. C'est là que sont formées les cellules sanguines. Chez le petit enfant, tous les os sont remplis de moelle élaborant des cellules sanguines (moelle rouge ou tissu hématopoïétique). À partir de 6 ans, se produit une transformation progressive de la moelle rouge en moelle jaune graisseuse ne formant plus de cellules sanguines. Ainsi, chez l'adulte, la synthèse des cellules du sang est limitée à quelques os (sternum, vertèbres, côtes…).
  - Les **épiphyses** situées aux deux extrémités de la diaphyse sont deux excroissances osseuses renflées et recouvertes de cartilage.
  - Enfin, les **métaphyses** sont situées entre la diaphyse et l'épiphyse.

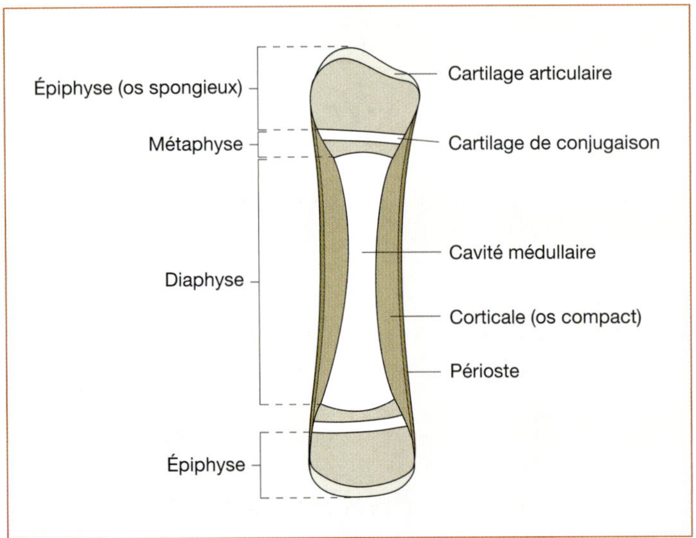


Fig. 3.2 *Constitution d'un os long.*

Les trois éléments sont vascularisés par des artères nourricières, métaphysaires et épiphysaires. Les nombreux petits orifices situés à la surface des os donnent accès aux canaux nourriciers.

Le **périoste** est une membrane fibroélastique qui recouvre tous les os, sauf au niveau des surfaces articulaires.

## TISSU OSSEUX

Le tissu osseux est un tissu hautement spécialisé composé de cellules particulières capables de sécréter une substance protéique sur laquelle se déposeront du calcium et du phosphore, conférant à l'os sa dureté caractéristique.

### *Éléments du tissu osseux*

- **Les ostéoblastes et les ostéoclastes,** cellules qui sont respectivement responsables des phénomènes de construction et de résorption osseuse au niveau des surfaces de contact entre les travées osseuses et la moelle.
- **Les ostéocytes,** cellules allongées qui se trouvent dans des cavités creusées dans la matière osseuse, et autour desquelles se produisent aussi une apposition et une résorption.
- **La substance interstitielle** est faite d'une substance organique (**matrice**) composée essentiellement de collagène (corps contenant un acide aminé particulier : l'hydroxyproline). Cette matrice baigne dans une substance fondamentale faite d'eau, d'électrolytes, de protéines.
- **Les sels minéraux** : calcium et phosphore vont se déposer sur les substances précédentes sous forme de cristaux appelés cristaux d'hydroxyapatite.

### *Mode de formation du tissu osseux*

- La **formation** du tissu osseux comprend tout d'abord l'édification d'une substance dite préosseuse, le **tissu ostéoïde**, édifiée par les **ostéoblastes**. Sous l'influence de la vitamine D, le tissu ostéoïde est alors très rapidement calcifié (on ne le retrouve pratiquement plus dans l'os normal) et devient le tissu osseux définitif. Les ostéoblastes sont capables de sécréter une enzyme particulière, la phosphatase alcaline, dont le dosage a un grand intérêt en pratique médicale courante.
- La **résorption** osseuse est un processus qui aboutit à la destruction des différents constituants du tissu osseux normal. Elle est due à l'action des **ostéoclastes** et elle est stimulée par l'hormone parathyroïdienne. Le phosphore et le calcium ainsi libérés retournent dans les liquides interstitiels.
- Ainsi, l'os est en perpétuel remaniement : **formation osseuse** d'une part, **résorption osseuse** d'autre part. Un **état d'équilibre** entre ces deux phénomènes est indispensable pour obtenir le maintien d'un os de bonne qualité.

### *Structure du tissu osseux*

Le tissu osseux est fait de lamelles osseuses accolées, mais l'agencement de ces lamelles diffère et permet de distinguer :

- Le **tissu osseux compact,** constitué de plusieurs lamelles cylindriques dont la structure d'ensemble est comparable à des tubes emboîtés les uns dans les autres. Le centre du système ainsi formé est un canal étroit, le canal de Havers. Le tissu compact forme la corticale de la diaphyse des os longs.
- Le **tissu osseux spongieux**, aussi formé de lamelles osseuses, mais irrégulièrement disposées ; ces travées limitent des espaces qui communiquent entre eux et qui contiennent le « tissu hématopoïétique », lieu d'élaboration des cellules sanguines. Le tissu spongieux occupe les métaphyses et les épiphyses des os longs.

### *Croissance des os*

- L'accroissement en **épaisseur** est assuré par les ostéoblastes qui occupent la partie la plus superficielle de l'os.
- L'accroissement en **longueur** est dû à la prolifération des cellules qui forment le **cartilage de conjugaison**, zone située entre la métaphyse et l'épiphyse. Le cartilage de conjugaison, à ne pas confondre avec le cartilage articulaire, une fois formé, va se calcifier et se transformer en os.

Durant toute la croissance, les deux processus, prolifération des cellules et ossification, s'équilibrent. Peu après la puberté, c'est le deuxième processus qui l'emporte, si bien que tout le cartilage de conjugaison s'ossifie et que la croissance s'arrête. La transformation en os des pièces cartilagineuses du squelette (encore appelée maturations) obéit à une chronologie précise. Sur des radiographies, il est possible d'évaluer « l'âge osseux » d'un enfant.

### *De nombreux facteurs influencent la formation, la croissance et la maturation des os*

- **Facteurs génétiques.** On connaît des maladies osseuses d'origine génétique (comme l'ostéogenèse imparfaite, maladie de Lobstein), des chondrodysplasies génotypiques dont la plus fréquente est l'achondroplasie ; dans cette maladie, le trouble porte sur l'activité des cartilages de conjugaison et entraîne un nanisme micromélique (petits membres) et macrocéphalique (grosse tête).
- **Facteurs mécaniques.** L'immobilisation favorise la diminution du tissu osseux (ostéoporose d'immobilisation, comme lors des fractures du rachis avec paraplégie ; état d'apesanteur comme on l'a remarqué chez les cosmonautes). À l'opposé, la marche et l'activité physique en charge stimulent la formation osseuse.
- **Facteurs vasculaires.** L'interruption de la vascularisation du tissu osseux entraîne une ostéonécrose (mort du tissu osseux). Il en est ainsi dans l'ostéonécrose de la tête fémorale qui complique certaines formes de fractures du col du fémur.
- **Facteurs métaboliques**
  - Le **calcium** est indispensable à l'organisme en général et au tissu osseux en particulier. Les besoins sont généralement satisfaits dans nos contrées par les produits laitiers de l'alimentation. Ils sont de 700 mg/jour chez l'adulte, 1 000 mg/jour chez l'enfant, 1 200 mg/jour chez la femme enceinte et de 1 500 mg/jour chez la femme qui allaite.

    Le calcium est absorbé dans le duodénum et dans l'intestin grêle ; la vitamine D est indispensable à son absorption. La carence en calcium et en vitamine D chez l'enfant est responsable du rachitisme.
  - Le **phosphore** est indispensable au tissu osseux ; il se trouve en abondance dans l'alimentation, et sa carence d'apport ne s'observe pas. Il est absorbé dans l'intestin grêle sous l'influence indirecte de la vitamine D et du calcium.

    Le défaut d'absorption intestinale du calcium et du phosphore, tel qu'on peut le rencontrer dans les suites de certaines opérations chirurgicales pour ulcère (gastrectomies avec exclusion duodénale) est responsable d'une grande partie des ostéomalacies de l'adulte.
  - La **vitamine D** est fondamentale. Elle est formée principalement dans la peau sous l'influence des rayons ultraviolets (exposition solaire) : le 7-déhydrocholécalciférol est ainsi transformé en cholécalciférol ou vitamine $D_3$. L'apport alimentaire est faible (lait, beurre, jaune d'œuf, etc.). Dans l'organisme, la vitamine $D_3$ est ensuite métabolisée dans le foie en 25-OH-cholécalciférol, puis repasse dans le sang pour gagner ses organes cibles : l'intestin, les os, les reins. Dans les reins, elle est encore métabolisée en 1-25-dihydroxycholécalciférol. Les deux métabolites ont une activité plus forte que celle de la vitamine $D_3$.

    Au niveau de l'intestin, elle favorise l'absorption du calcium et indirectement du phosphore. Au niveau de l'os, elle entraîne une calcification rapide du tissu ostéoïde, et elle exalte aussi la résorption osseuse.
- **Facteurs hormonaux**
  - L'**hormone parathyroïdienne** est responsable de la résorption osseuse normale par les ostéoclastes. Son excès de sécrétion dans les adénomes parathyroïdiens (hyperparathyroïdie primaire) entraîne une décalcification du squelette.
  - L'**hormone thyroïdienne** est indispensable à la croissance et à la maturation du squelette. Dans l'hypothyroïdie du nourrisson (myxœdème congénital), le retard de croissance s'apprécie sur les radiographies osseuses.

- La **thyrocalcitonine** a un effet opposé à celui de l'hormone parathyroïdienne et freine la résorption osseuse.
- L'**hormone somatotrope** hypophysaire stimule la croissance en longueur et en épaisseur des os. Son excès de sécrétion est responsable des troubles morphologiques osseux de l'acromégalie. Sa carence favorise certaines formes de nanisme.
- Les **hormones surrénaliennes** (cortisol, cortisone) et les médications dérivées de la cortisone favorisent une déminéralisation osseuse en freinant l'activité des ostéoblastes : ostéoporose cortisonique. Elles provoquent aussi, à forte dose, un retard de croissance; leur emploi doit donc être limité chaque fois que possible chez l'enfant.
- Les **androgènes** et les **œstrogènes** ont également une action sur l'os. L'ostéoporose postménopausique est très fréquente, liée à l'arrêt de la sécrétion œstrogénique.

# Articulations

## UNE ARTICULATION EST L'ORGANE D'UNION DE DEUX OU PLUSIEURS PIÈCES OSSEUSES

Sa fonction principale est de permettre la mobilité entre ces pièces. Il existe plusieurs types d'articulations : les **synarthroses** qui n'ont aucune mobilité : articulation des os du crâne; les **amphiarthroses** ayant une mobilité restreinte : articulation entre les corps des vertèbres par exemple; les **diarthroses**, enfin, qui ont une grande mobilité et contiennent un liquide appelé synovie ou liquide synovial.

**La plupart des articulations des membres sont des diarthroses**.

Les extrémités osseuses sont revêtues d'un cartilage articulaire lisse et brillant. Des **ménisques** (ou bourrelets) améliorent éventuellement l'adaptation des deux pièces osseuses (figure 3.3). La **capsule** articulaire, renforcée par des ligaments puissants, maintient en contact les deux os. La **membrane synoviale** recouvre l'intérieur de la capsule, délimitant une cavité remplie de liquide.

Les muscles et les tendons qui s'insèrent au voisinage de l'articulation en restent séparés par des **bourses séreuses** dont le rôle est de faciliter le glissement des muscles et des tendons (figure 3.3).

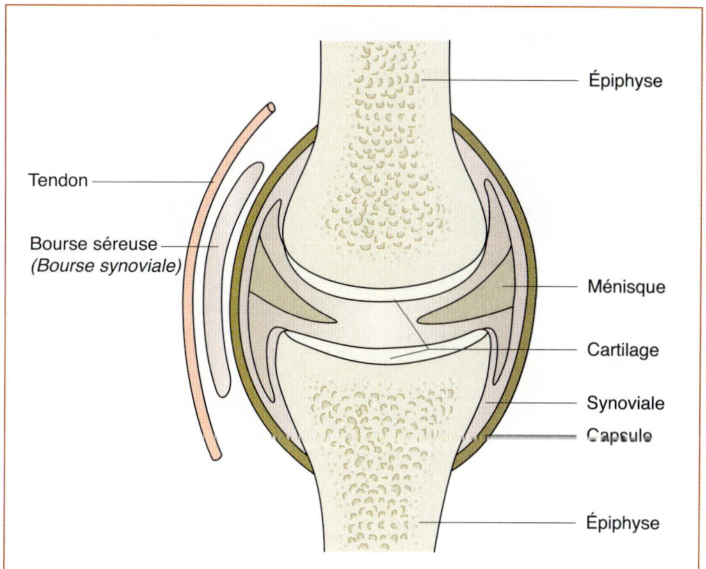


Fig. 3.3 *Schéma d'une diarthrose en coupe.*

## DEUX STRUCTURES CARACTÉRISENT LES ARTICULATIONS

### *Cartilage articulaire*

Il recouvre les extrémités osseuses au niveau de toutes les diarthroses, c'est un tissu blanc laiteux, brillant et lisse; son épaisseur est variable suivant les endroits.

Le cartilage articulaire est un tissu très différencié, avasculaire, pauvre en cellules qui sont appelées les **chondrocytes** et dont le rôle est de fabriquer le tissu cartilagineux. Ce dernier se compose de **fibres collagènes** et de la **substance fondamentale** (constituée de complexes d'hydroxyproline et de glycosaminoglycanes, les **protéoglycanes**), auxquelles le cartilage doit l'essentiel de ses propriétés physiques d'élasticité et de résistance mécanique. Au cours de la vie, le cartilage se modifie (notamment la substance fondamentale) avec une perte de son élasticité et de sa résistance.

Les possibilités de réparation du cartilage sont réduites car il n'est pas vascularisé et car les chondrocytes ne se renouvellent que très peu à l'âge adulte.

### Membrane synoviale

Elle recouvre, à l'exclusion du cartilage et des ménisques, la totalité de la cavité articulaire.

Sa fonction essentielle est d'élaborer le **liquide synovial**, ou **synovie**.

Ce liquide synovial permet d'apporter des produits nutritifs au cartilage; il joue également un rôle de premier plan dans la «lubrification» des surfaces cartilagineuses en contact. Il contient un corps particulier (qui n'existe pas dans le sang), l'acide hyaluronique, responsable de sa viscosité.

La membrane synoviale a aussi un rôle dans l'élimination des débris anormaux que pourrait contenir la cavité articulaire.

### Mobilité articulaire

Les articulations et les muscles permettent l'exécution de certains mouvements. Ceux-ci s'effectuent dans des plans différents que l'on peut classer en :

– **Mouvements de flexion-extension,** autour d'un axe transversal (horizontal) : la flexion rapproche les deux segments de l'articulation, alors que l'extension les éloigne (figure 3.4).

– **Mouvements d'abduction et d'adduction** autour d'un axe sagittal (vertical) : l'abduction écarte le membre (ou le segment du membre) de l'axe médian du corps; c'est un mouvement de latéralité externe. L'adduction est un mouvement inverse, c'est un mouvement de latéralité interne (figure 3.5).

– **Mouvements de rotation** autour d'un axe passant par la diaphyse de l'os. La rotation interne est le mouvement de rotation du segment du membre en dedans (c'est-à-dire vers l'axe médian du corps). La rotation externe est le mouvement opposé (figure 3.6).

– **Mouvements de prono-supination.** Ils se font uniquement à l'avant-bras dans les articulations du coude et du poignet, autour d'un axe passant par la tête du radius et par la tête du cubitus (*ulna*). La pronation est le mouvement de rotation par lequel le pouce est porté en dedans et la paume de la main en arrière. La supination est le mouvement inverse qui porte le pouce en dehors et la paume de la main en avant. Trois articulations permettent ce type de mouvement de la main : la radio-cubitale supérieure, la radio-cubitale inférieure et l'huméro-radiale (figure 3.7).

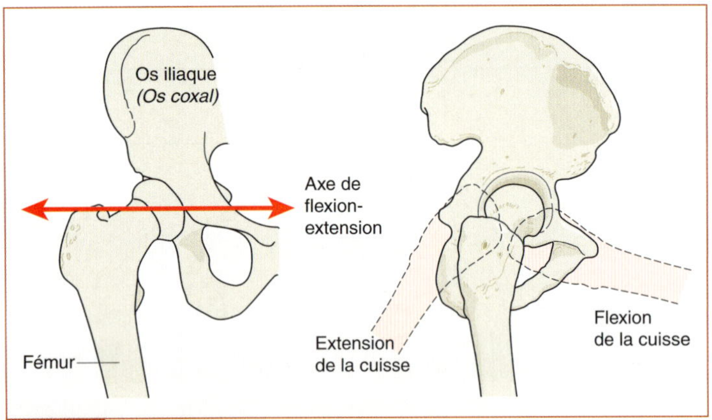


**Fig. 3.4** *Les mouvements de flexion-extension de la hanche.*

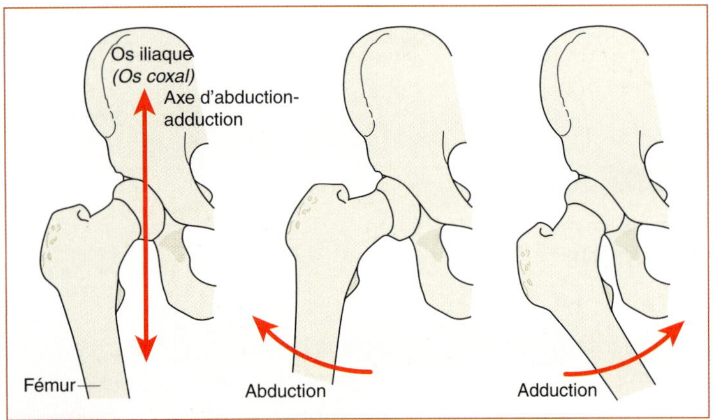


**Fig. 3.5** *Les mouvements d'abduction et d'adduction de la hanche.*

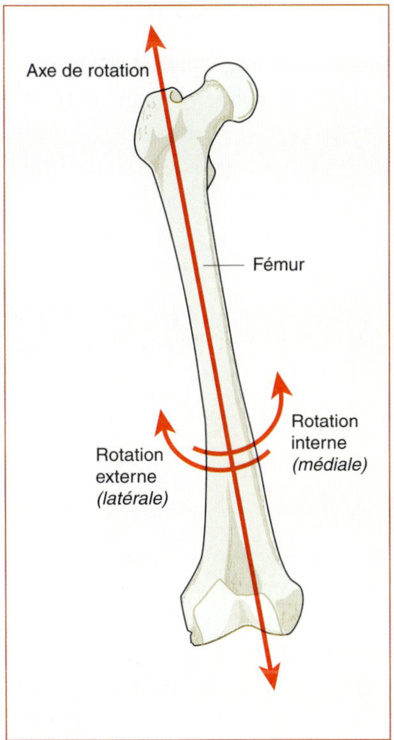


**Fig. 3.6** *Les mouvements de rotation interne et externe de la hanche.*

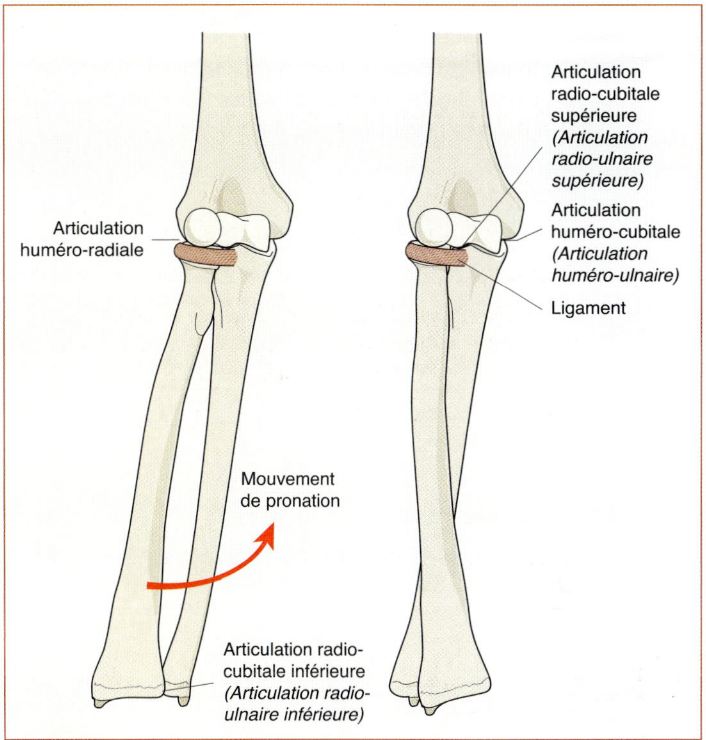


**Fig. 3.7** *Les articulations du coude et les mouvements de pronation-supination. La supination est le mouvement inverse de la pronation.*

# Muscles et nerfs de l'appareil locomoteur

Les muscles de l'appareil locomoteur sont des **muscles rouges ou striés,** les seuls capables de se contracter volontairement. Ils assurent le mouvement.

Ils sont composés de deux parties : l'une épaisse et charnue représente le segment contractile : c'est le corps; l'autre, plus étroite, très résistante, s'appelle **tendon** et forme les extrémités du muscle (figure 3.8).

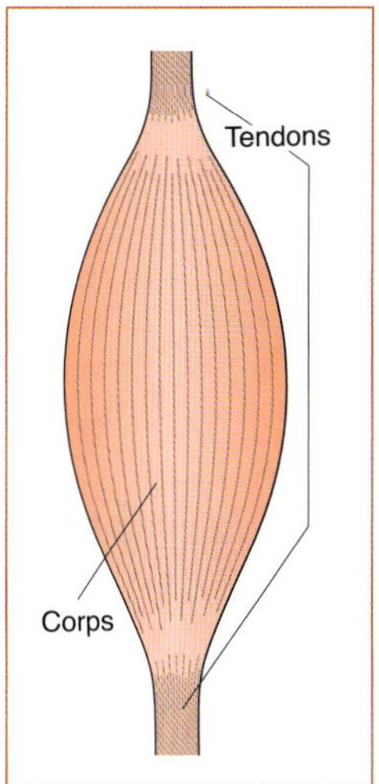


**Fig. 3.8** *Schéma d'un muscle rouge.*

Certains tendons sont courts, d'autres sont très longs; ils sont alors entourés par une gaine qui permet leur protection, mais aussi facilite leur glissement.

Les **aponévroses** (*fascias*) sont les gaines recouvrant les muscles et les séparant les uns des autres.

Le muscle est composé d'une multitude de fibres dont chacune reçoit un rameau d'un nerf moteur en un endroit appelé **plaque motrice**; c'est là que se produisent les phénomènes qui permettent la contraction de la fibre musculaire.

Les muscles de l'appareil locomoteur sont commandés essentiellement par les **nerfs rachidiens** (*nerfs spinaux*), en relation avec la moelle épinière. On en compte 31 paires : les nerfs cervicaux (8), dorsaux ou thoraciques (12), lombaires (5), et sacrés (voir *Anatomie du rachis*).

Chaque nerf rachidien (*nerf spinal*) va sortir du canal rachidien (*foramen vertébral*) par un défilé situé latéralement, entre deux vertèbres, appelé trou de conjugaison (*foramen invertébral*), et se divise alors en une branche postérieure qui se distribue à la région dorsale du corps, et une branche antérieure.

Toutes les branches antérieures des nerfs rachidiens (*nerfs spinaux*) naissant au niveau des vertèbres cervicales, lombaires et sacrées vont se réunir (on dit aussi s'anastomoser) pour former des **plexus**. Ces plexus vont à leur tour se diviser en branches collatérales et terminales destinées à l'innervation motrice et sensitive des membres supérieurs (figure 3.9) et inférieurs (figure 3.10) (voir *Anatomie descriptive des membres*).

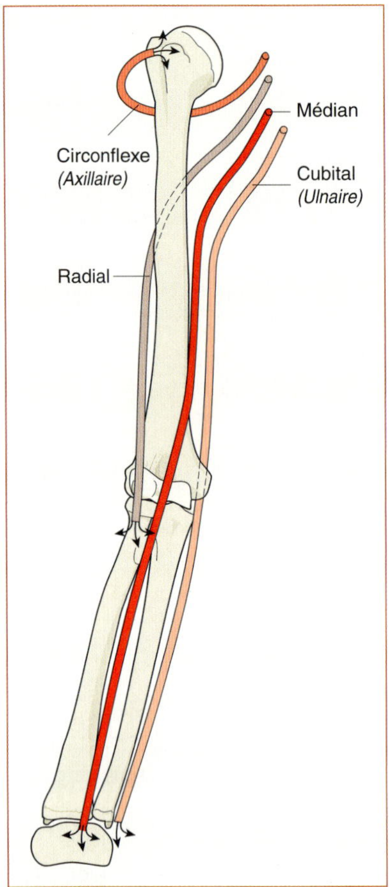


**Fig. 3.9** *Trajet des principaux nerfs du membre supérieur.*

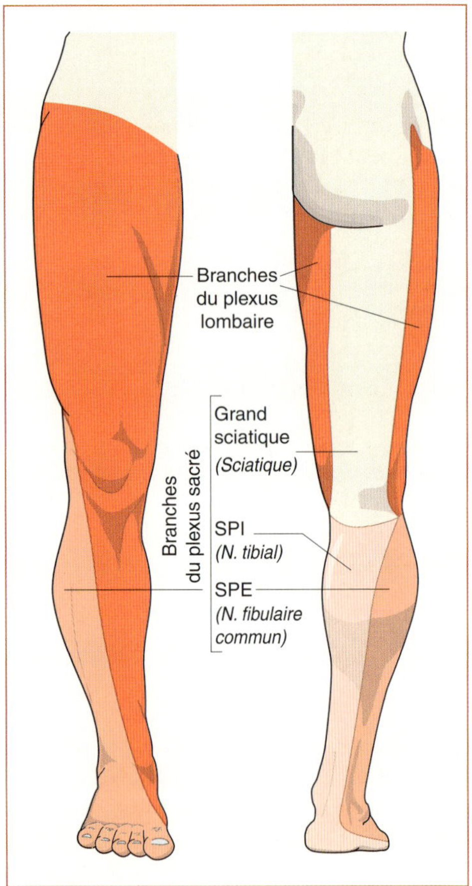


**Fig. 3.10** *Innervation sensitive du membre inférieur.*

# Notions de physiologie neuro-musculaire squelettique

## Les neurones

Les nerfs sont formés, comme l'ensemble du système nerveux, par des cellules appelées neurones. Chaque neurone est constitué d'un corps cellulaire, de plusieurs dendrites et d'un seul axone. Le rôle physiologique des dendrites est de conduire les informations dont ils sont vecteurs en direction du corps de la cellule. Le rôle des axones est de conduire les messages dont ils sont porteurs du corps cellulaire vers la périphérie : par exemple la plaque motrice d'une fibre musculaire.

# Les fibres musculaires

Le muscle est un tissu spécialisé en ce sens que sa structure est entièrement orientée vers une fonction spécifique : la production du mouvement grâce au caractère contractile de **la cellule musculaire, encore appelée fibre musculaire.**

C'est l'unité fondamentale du muscle, sur les plans structurel et fonctionnel. Elle est de forme cylindrique, plus ou moins allongée, d'une épaisseur de 10 à 100 mm. Suivant leur disposition, au sein du muscle, les cellules musculaires peuvent être très longues, parfois aussi longues que le muscle lui-même, d'où leur nom de fibres musculaires.

Les fibres musculaires qui constituent les muscles sont de deux types. Les **fibres de type I, dites «lentes»**, se contractent et se relâchent lentement et sont résistantes à la fatigue; elles tirent leur énergie du métabolisme oxydatif. Les **fibres de type II, dites «rapides»**, se contractent et se relâchent rapidement et sont vite fatigables; elles tirent leur énergie de la glycogénolyse (voir encadré sur *Les sources d'énergie musculaire*).

## NOTIONS ÉLÉMENTAIRES D'HISTOLOGIE CELLULAIRE MUSCULAIRE

Comme toute cellule, la fibre musculaire est formée des trois constituants fondamentaux : noyau, membrane et cytoplasme.

À la différence de la plupart des cellules, la fibre musculaire renferme plusieurs noyaux dont le nombre peut atteindre, parfois, plusieurs centaines.

*La membrane plasmique porte le nom de sarcolemme.* Elle présente de nombreuses invaginations tubulaires, perpendiculaires au grand axe de la fibre, constituant le système transverse ou système T. Le système T joue un rôle dans les mécanismes de transfert du calcium et dans l'initiation de la contraction musculaire. À sa surface, le sarcolemme présente une dépression caractéristique, appelée plaque motrice, contiguë à une terminaison nerveuse axonale. L'ensemble forme une synapse : c'est la jonction neuro-musculaire.

**Le cytoplasme ou sarcoplasme**

Le réticulum endoplasmique est disposé sous forme de réseaux tubulaires longitudinaux, dont les extrémités, renflées en «citernes» viennent au contact du système T. Ce dispositif constitue le système longitudinal. Chaque invagination du système T est ainsi au contact de deux «citernes».

Le sarcoplasme renferme plusieurs faisceaux de fibrilles, ou *myofibrilles*, disposées parallèlement au grand axe de la cellule et qui s'étendent sur toute la longueur de la fibre musculaire, et des particules de glycogène et de nombreuses mitochondries.

**Les myofibrilles**

Au microscope optique, elles apparaissent formées d'une succession périodique de bandes claires et de bandes sombres. Ces bandes sont situées au même niveau pour l'ensemble des myofibrilles d'une même fibre, conférant à la cellule musculaire un *aspect strié caractéristique*.

En lumière polarisée, les bandes sombres sont fortement biréfringentes; les bandes claires ne sont que faiblement biréfringentes, et sont partagées en leur milieu par une ligne plus sombre, la strie Z. *La portion de myofibrille comprise entre deux stries Z constitue le sarcomère. C'est l'unité fonctionnelle fondamentale du muscle.* Chaque myofibrille est ainsi formée d'une succession de sarcomères identiques; à chaque extrémité, une myofibrille se termine par une strie Z, d'où partent des filaments qui attachent la myofibrille à la membrane plasmique.

Au microscope électronique, les myofibrilles (figure ci-contre), apparaissent constituées de deux types de filaments longitudinaux (épais et fins), ou myofilaments.

*Les myofilaments sont constitués de protéines appelées protéines contractiles,* car elles sont responsables de la contraction musculaire. Ce sont l'actine, la myosine, la troponine et la tropomyosine.

La *myosine* a la forme d'un bâtonnet renflé à l'extrémité. Ce renflement, tourné vers l'extérieur, porte le nom de tête de myosine.

Le filament d'*actine* est constitué d'une double hélice d'acides aminés. L'accrochage de la tête de myosine au filament d'actine initie la contraction musculaire.

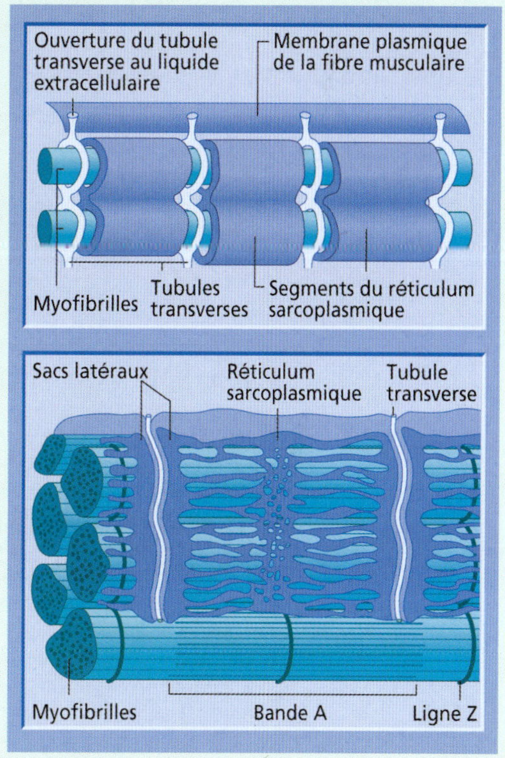

# L'unité motrice

**L'unité fonctionnelle du système neuro-musculaire est l'unité motrice** (figure 3.11), constituée par un motoneurone alpha (avec un corps cellulaire dans la corne antérieure de la moelle et un prolongement axonal dans le nerf périphérique) et par l'ensemble des fibres musculaires innervées par ce motoneurone. Ainsi chaque cellule nerveuse permet la contraction d'un certain nombre de fibres musculaires qui lui correspondent en propre et qui sont toutes du même type.

Le nombre de fibres musculaires d'une unité motrice et leur mode de recrutement varient en fonction de la taille et des propriétés fonctionnelles du motoneurone alpha qui les innerve. Les unités motrices d'un muscle à fonction posturale possèdent plusieurs centaines de fibres musculaires alors que les muscles exerçant un mouvement fin et précis ont peu de fibres par unité motrice.

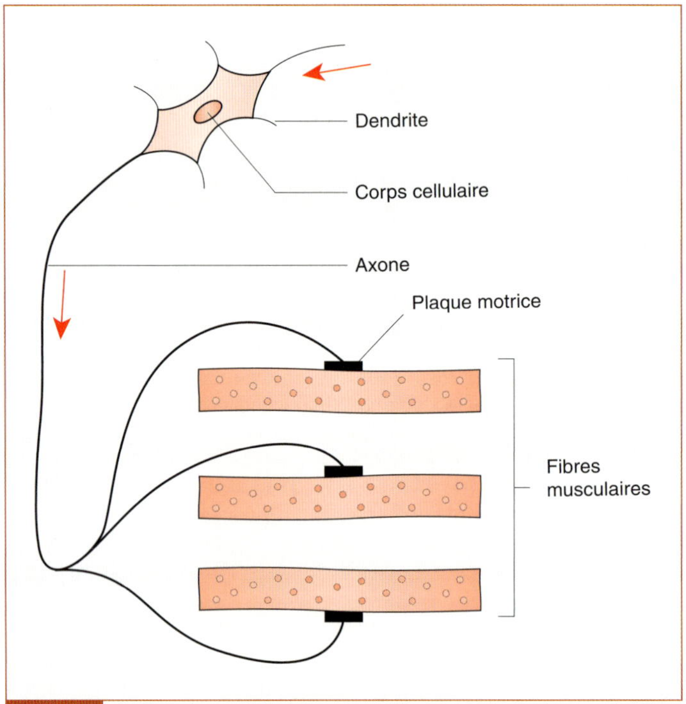


Fig. 3.11 *Schéma de l'unité motrice.*

## BASES MOLÉCULAIRES DE LA CONTRACTION MUSCULAIRE

Lors de la contraction, les sarcomères des myofibrilles diminuent de longueur, les myofilaments d'actine et de myosine ne changent pas de longueur. Les myofilaments fins d'actine glissent entre les myofilaments épais de myosine et s'engagent vers le centre du sarcomère.

Les têtes de myosine viennent s'attacher aux filaments d'actine formant ainsi des complexes d'actomyosine. Elles pivotent ensuite vers le centre du sarcomère, provoquant le déplacement des filaments d'actine et le rapprochement des stries Z. Ceci détermine le raccourcissement de chaque sarcomère, qui engendre lui-même celui des myofibrilles, donc des fibres musculaires et du muscle entier.

La dépolarisation du sarcolemme, ou potentiel d'action musculaire, induit, *via* le système T, la libération dans le cytoplasme d'ions calcium (contenus dans les « citernes » du système longitudinal). Ceci aboutit à la formation des ponts d'actomyosine et à la contraction.

# Mécanismes de la contraction musculaire

Les phénomènes qui permettent la contraction de la fibre musculaire se produisent essentiellement au niveau de la plaque motrice. L'excitation du nerf moteur produit, en effet, à l'intérieur de la plaque la libération d'une substance, l'acétylcholine.

L'acétylcholine est capable de produire, par l'intermédiaire de modifications électriques (dépolarisation du sarcolemme), la contraction de la fibre. L'acétylcholine est alors détruite par la cholinestérase ; une nouvelle contraction devient possible.

Certains produits comme le curare empêchent l'action de l'acétylcholine ; la transmission de l'influx entre le nerf et le muscle est alors bloquée, entraînant une paralysie.

D'autres produits ont une action dirigée contre la cholinestérase et entraînent également un trouble de transmission entre le nerf et le muscle (produits anticholinestérasiques).

## SOURCES D'ÉNERGIE DE LA CONTRACTION MUSCULAIRE

La contraction musculaire aboutit normalement à la réalisation d'un mouvement, c'est-à-dire à la production d'une énergie mécanique. Ceci est le résultat de la transformation d'une énergie chimique initiale en travail mécanique. Le muscle est un transformateur d'énergie chimique en énergie mécanique et en énergie thermique.

**L'ATP, source d'énergie**

Dans l'organisme, l'énergie chimique est emmagasinée et utilisée à partir d'une molécule riche en énergie : l'adénosine triphosphate ou ATP. Ce qui caractérise les liens entre deux phosphates, c'est l'énergie qui leur est associée. Pour établir une telle liaison, une grande quantité d'énergie doit être apportée à la réaction. À l'inverse, lorsqu'elles sont rompues, les liaisons rendent leur énergie.

Cette molécule est présente dans toutes les cellules vivantes. On la trouve donc au sein de la cellule musculaire, où, en revanche, elle n'existe, à un moment donné, qu'en faible quantité.

Si la demande énergétique est importante, l'utilisation des simples réserves en ATP de la cellule musculaire s'avère insuffisante. Pourtant, sa resynthèse permanente, à partir d'autres substrats énergétiques, est nécessaire puisque seule l'hydrolyse de l'ATP permet la transformation de l'énergie chimique en énergie mécanique lors de la contraction musculaire.

**Les voies énergétiques de la contraction musculaire**

Trois voies énergétiques sont utilisées lors de l'exercice physique. L'intervention préférentielle de l'une ou de l'autre dépend de l'intensité et de la durée de l'exercice.

Selon qu'elles font, ou non, appel à l'oxygène pour les dégradations métaboliques, ou qu'elles produisent de l'acide lactique, ces voies métaboliques sont appelées anaérobie alactique, anaérobie lactique, aérobie.

– La ***voie anaérobie alactique*** utilise directement l'hydrolyse immédiate de l'ATP et celle de la créatine phosphate, ou phosphocréatine, en réserve dans le muscle. Sa mise en jeu ne nécessite aucun délai et elle peut fournir, immédiatement, l'énergie nécessaire avec un débit très élevé. C'est pourquoi elle constitue le substrat essentiel lors des exercices dits « explosifs ». L'organisme doit faire davantage appel aux autres voies métaboliques si l'exercice se prolonge.

– La ***voie anaérobie lactique*** ou glycogénolyse est très rapide également. Elle consiste en une dégradation partielle du glycogène en acide lactique, qui s'accompagne de la formation d'ATP. Le glycogène est la source d'énergie de choix et il est stocké dans le muscle. L'énergie libérée par cette voie est immédiate et augmente très rapidement. Elle est essentielle pour tous les exercices brefs et intenses (dans les exercices de sprint par exemple). Ici, à la différence de la voie énergétique précédente, ce n'est pas la quantité de substrat, en l'occurrence le glycogène, qui limite l'exercice, mais la baisse du pH cellulaire ; l'acidose cellulaire induite est très mal tolérée (apparition de crampes musculaires).

– La ***voie aérobie***, à la différence des deux autres voies énergétiques, nécessite de l'oxygène. L'apport en oxygène est assuré par un ensemble d'ajustements du système cardio-respiratoire, lesquels nécessitent un délai. Elle fonctionne bien sûr en permanence, mais elle devient la voie prépondérante pour les exercices dépassant 2 minutes. Les principaux substrats utilisés sont les glucides, avec un « rendement » important, et les lipides, avec une vitesse de formation de l'énergie très lente.

## Tension et contraction musculaire

Le muscle est doté d'un appareil sensoriel qui transmet au système nerveux central les données concernant son état : tension, longueur.

Il est doté de propriétés élastiques; lorsqu'il est stimulé, sa tension augmente.

### UNE CONTRACTION MUSCULAIRE PEUT ÊTRE :

– « **isométrique** » : la longueur du muscle reste constante, mais la tension développée change;

– «**isotonique**» : la longueur du muscle varie, mais la tension reste constante;

– «**auxotonique**» : la longueur et la tension changent.

### LA CONTRACTION D'UNE FIBRE MUSCULAIRE, OU SON RELÂCHEMENT

À l'état normal, elle est d'emblée à son maximum; ce qui revient à dire qu'une fibre musculaire est soit en état de relâchement complet, soit en état de contraction maximale.

Mais toutes les fibres d'un muscle ne sont pas forcément excitées simultanément, d'où les variations de la force de contraction. Lors d'une contraction musculaire d'intensité croissante, la gradation se fait par un double mécanisme : augmentation progressive du nombre d'unités motrices mises en jeu, surtout (sommation spatiale), augmentation de la fréquence de décharge de chaque unité motrice (sommation temporelle).

Si la fréquence de stimulation augmentait de façon excessive, on aboutirait à la contraction maximale possible de l'unité motrice, qui caractérise le tétanos.

### LE TONUS RÉFLEXE DE LA MUSCULATURE SQUELETTIQUE

Il est en général consécutif à un potentiel d'action d'unités motrices isolées.

Les muscles posturaux, en particulier, paraissent en état de repos alors qu'ils sont, de manière involontaire, dans un état de tension (état qui peut être augmenté, par exemple, par une attention plus soutenue).

# Anatomie descriptive

l'anatomie utilise un certain nombre de termes topographiques qu'il est nécessaire de préciser pour une bonne compréhension du texte. En effet, les différents éléments de l'appareil locomoteur sont en majorité pairs et symétriques par rapport à l'**axe médian du corps** (figure 3.12).

C'est pour cela que la dénomination droite ou gauche est incomplète et amène à utiliser, selon le segment considéré, les termes : externe-interne, ou dehors-dedans; haut-bas ou supérieur-inférieur; antérieur-postérieur ou avant-arrière.

La paume de la main (face antérieure ou palmaire) s'oppose au dos de la main (face postérieure ou dorsale), le bord externe est celui où se trouve le pouce, le bord interne celui du dernier doigt (figure 3.12).

Au pied, la plante est encore appelée la face postérieure (ou plantaire), qui s'oppose à la face dorsale (ou antérieure) (figure 3.13).

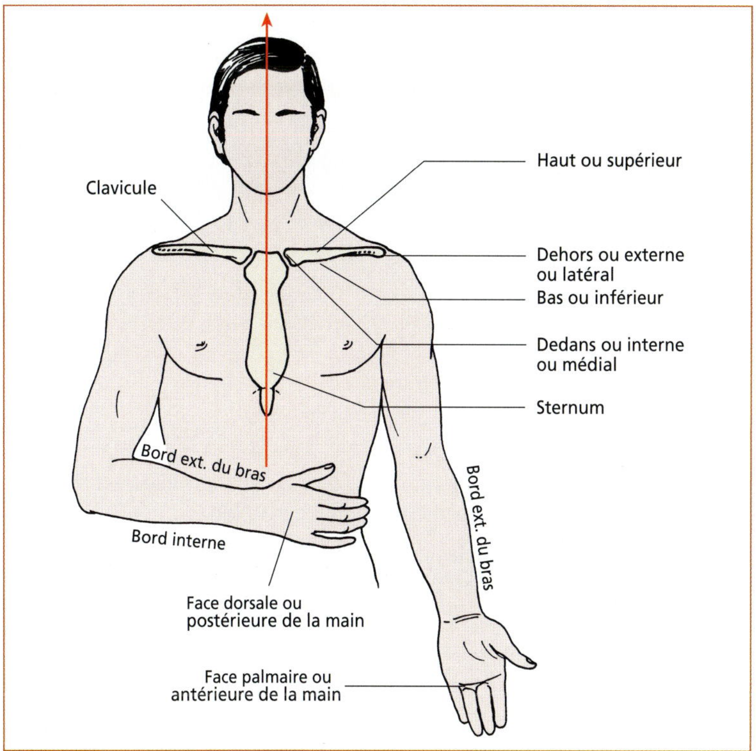


**Fig. 3.12** *Axe médian du corps. Position des membres supérieurs.*

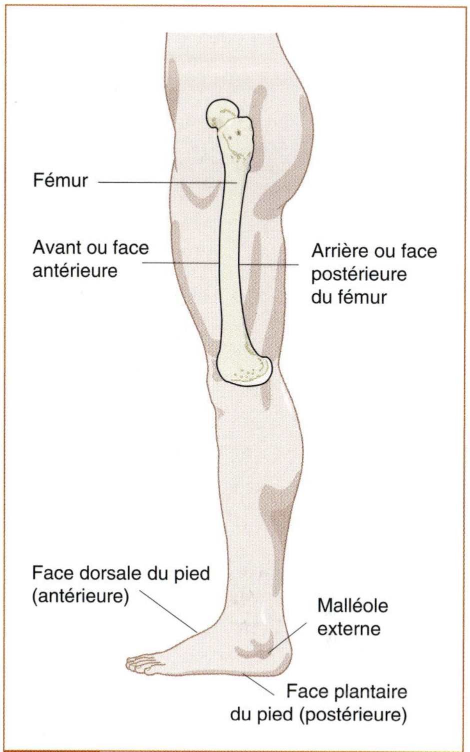


**Fig. 3.13** *Vue latérale externe du membre inférieur gauche.*

# Anatomie des membres supérieurs

## OMOPLATE (SCAPULA)

L'omoplate (*scapula*) est un os plat, de forme triangulaire à pointe inférieure, appliqué sur la face postérieure et supérieure du thorax. Sa face postérieure est divisée en deux parties par une saillie transversale appelée épine de l'omoplate (*scapula*), qui se continue en dehors par une volumineuse apophyse appelée l'acromion, articulée avec la clavicule. Au-dessus de l'épine, se trouve la fosse sus-épineuse (*fosse* supra-*épineuse*) ; au-dessous se trouve la fosse sous-épineuse (*fosse* infra-*épineuse*) (figure 3.15). C'est dans le tissu cellulaire sous-cutané des fosses sus- et sous-épineuses (*fosses* supra *et* infra-*épineuses*) que se font habituellement les injections de vaccins.

L'angle externe est constitué par la cavité glénoïde (ou glène de l'omoplate), surface articulaire qui s'articule avec la tête de l'humérus. La cavité glénoïde est supportée par le col de l'omoplate (*scapula*) sur lequel s'implante une pièce osseuse en forme de demi-doigt fléchi : l'apophyse coracoïde (*processus coracoïde*) (figure 3.14).

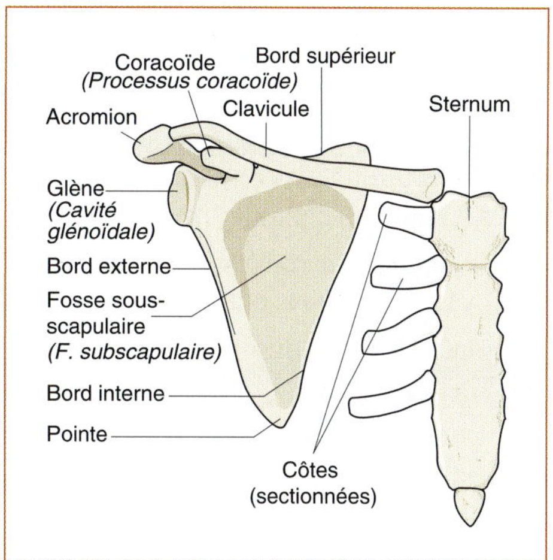


**Fig. 3.14** *Vue antérieure de l'omoplate (scapula).*

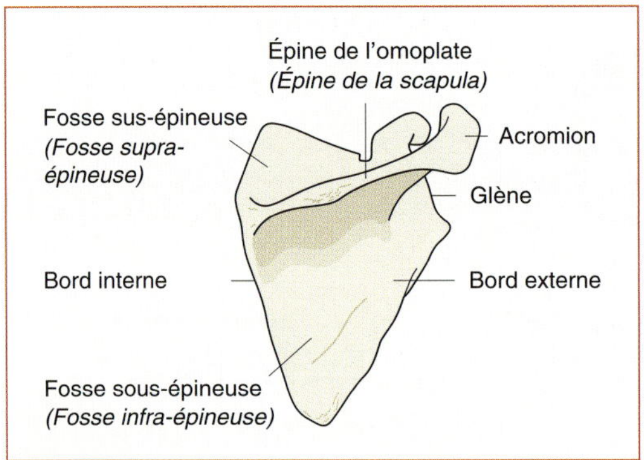


Fig. 3.15 *Vue postérieure de l'omoplate (scapula).*

### *Clavicule*

La clavicule est un os long et aplati situé à la partie supérieure du thorax. Elle est fixée au sternum en dedans et à l'omoplate (*scapula*) en dehors par l'intermédiaire de l'acromion.

L'ensemble des deux omoplates (*scapulas*), des deux clavicules et des articulations qui les unissent constitue la **ceinture scapulaire** (figure 3.16).

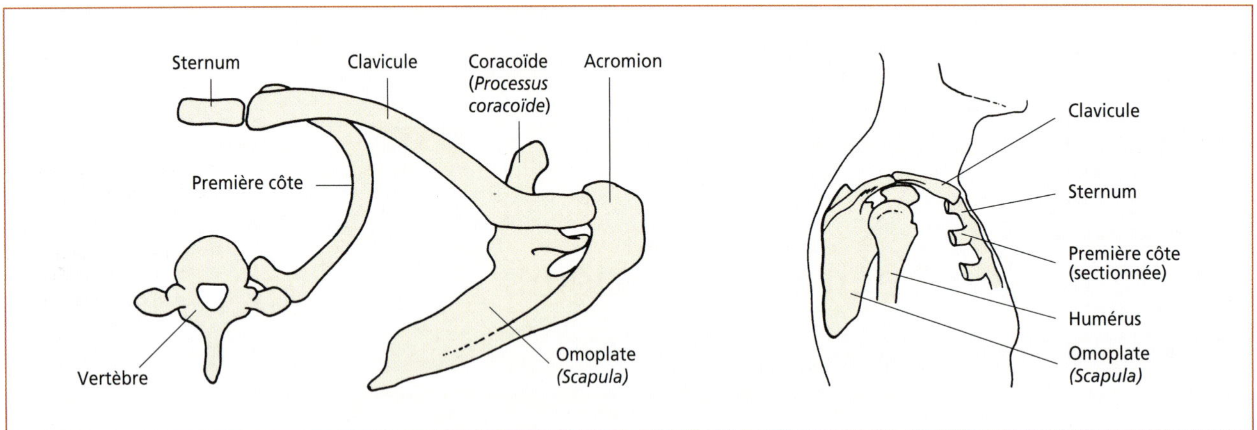


Fig. 3.16 *L'omoplate (scapula) et la ceinture scapulaire (vue supérieure et vue latérale).*

### *Humérus*

L'humérus (figure 3.17) constitue le squelette du bras. C'est un os long articulé avec l'omoplate (*scapula*) en haut, avec le cubitus et le radius en bas ; il est en contact étroit avec l'artère humérale (*artère brachiale*) et les nerfs radial et cubital ; tout traumatisme de cet os, qu'il s'agisse de la diaphyse ou des épiphyses, risque de se compliquer de graves lésions vasculo-nerveuses.

Il présente, comme tous les os longs : une **diaphyse,** point d'attache de muscles volumineux ; une **épiphyse supérieure**, une **épiphyse inférieure** :

– **L'épiphyse supérieure** comprend quatre parties, de haut en bas :

- la *tête de l'humérus*, surface sphérique revêtue de cartilage s'articulant de façon très lâche avec la cavité glénoïde de l'omoplate (*scapula*) ;
- le *col anatomique* : sillon circulaire suivant de très près le rebord cartilagineux de la tête, et séparant cette dernière ;
- deux *tubérosités*, où s'insèrent les tendons mobilisateurs de l'épaule (coiffe des rotateurs) : le trochin ou petite tubérosité, le trochiter (*tubercule majeur*) ou grosse tubérosité, qui sont séparés l'un de l'autre par une gouttière appelée coulisse bicipitale (*sillon intertuberculaire*), dans laquelle

passe le tendon du long biceps, à l'intérieur même de l'articulation de l'épaule ;

- enfin, le *col chirurgical* est une zone transversale un peu rétrécie, située au-dessous des deux tubérosités et unissant la tête humérale à la diaphyse proprement dite ; c'est le siège le plus fréquent des fractures de la tête humérale.

– **L'épiphyse inférieure** comprend :

- une *partie moyenne, articulaire*, qui s'unit aux deux os de l'avant-bras ; la trochlée humérale s'articule avec le cubitus, le condyle de l'humérus s'articule avec le radius ;
- deux *saillies latérales* ou *apophyses*, sont appelées : en dedans l'***épitrochlée*** *(épicondyle médial)* et en dehors l'***épicondyle*** *(épicondyle latéral)*, où s'insèrent les tendons des muscles correspondants.

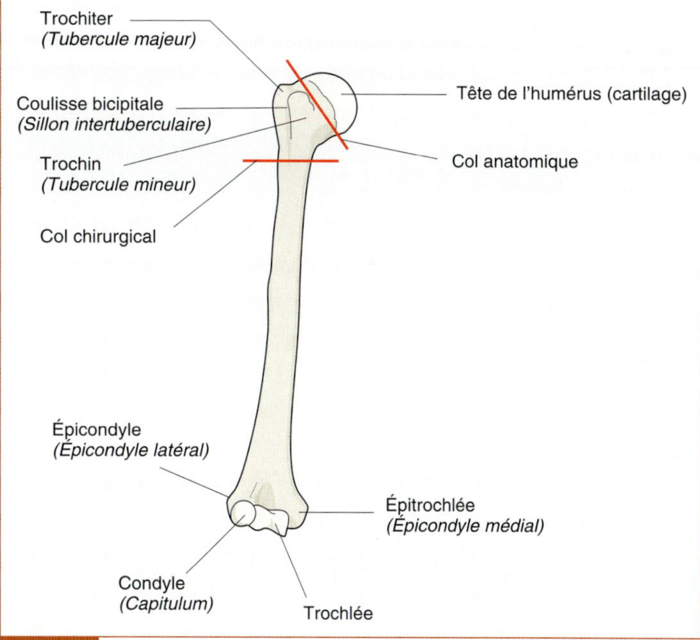


Fig. 3.17 *L'humérus droit (face antérieure).*

### Cubitus

Il constitue avec le radius le squelette de l'avant-bras (figure 3.18). C'est un os long situé entre l'humérus et les os du carpe, en dedans du radius (donc au bord interne de l'avant-bras).

– L'**extrémité supérieure** du cubitus est constituée de deux renflements osseux ou apophyses : l'une est verticale : l'***olécrâne***, perçue sous la peau à la face postérieure du coude ; l'autre est horizontale : l'*apophyse coronoïde (processus coronoïde)*.

– La grande cavité sigmoïde est la surface formée par les réunions des deux apophyses précédentes. Elle s'articule de manière parfaite avec la trochlée humérale.

– La petite cavité sigmoïde est également une surface articulaire, mais de petite taille, située à la face externe du cubitus et s'articulant avec la tête radiale.

– L'**extrémité inférieure,** légèrement renflée, porte le nom de **tête du cubitus**. Elle s'articule avec l'extrémité correspondante du radius. Sa partie postérieure, saillante, est bien perçue à la palpation du poignet (région postéro-interne) : c'est la styloïde cubitale.

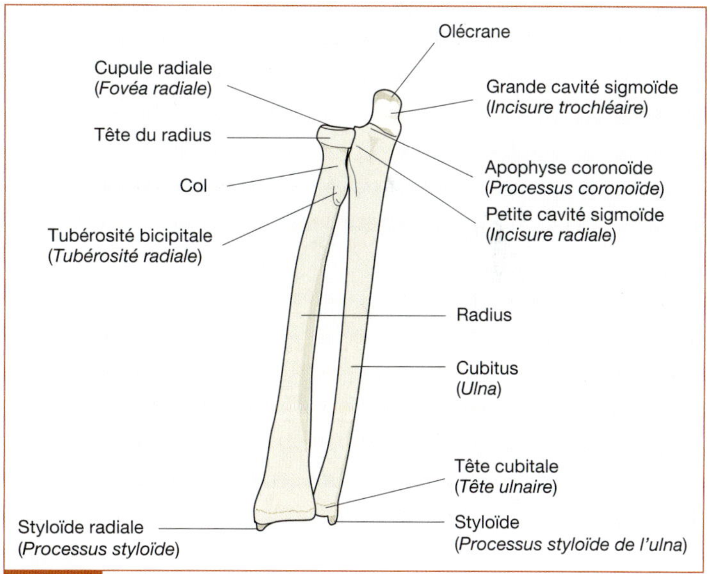


Fig. 3.18 *Le radius et le cubitus (face antérieure).*

### Radius

C'est un os long situé entre l'humérus et le carpe, en dehors du cubitus, donc au bord externe de l'avant-bras (figure 3.18).

– L'**extrémité supérieure** comprend :

- La tête : c'est une saillie de forme cylindrique, légèrement excavée à sa face supérieure, s'articulant avec le condyle de l'humérus. Par son versant interne, la tête radiale s'articule aussi avec la petite cavité sigmoïde du cubitus.

- Le col, partie rétrécie de l'os située immédiatement en dessous de la tête.
- La tubérosité bicipitale, saillie localisée à partie interne de l'os, donnant insertion au tendon du long biceps.

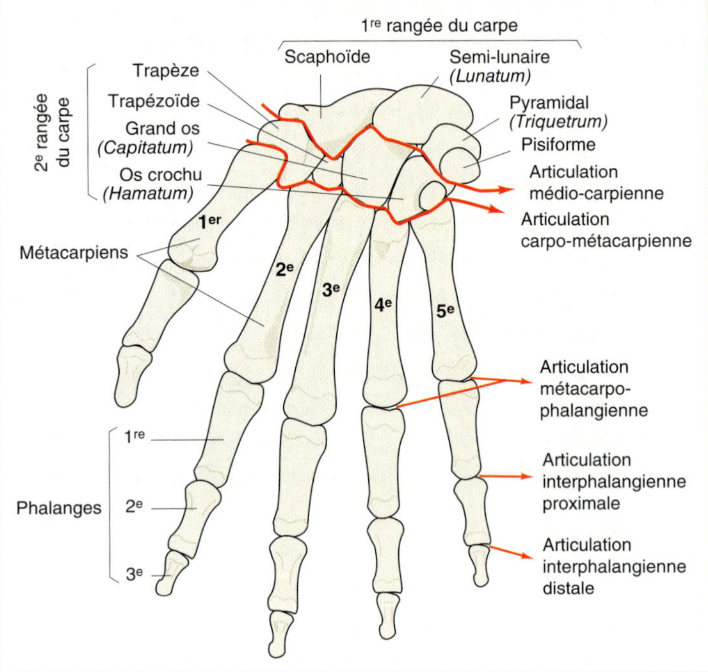


Fig. 3.19 *Le squelette de la main.*

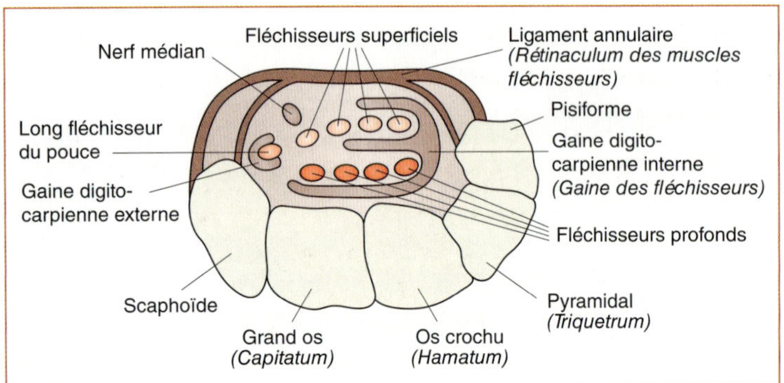


Fig. 3.20 *Coupe du canal carpien.*

– L'**extrémité inférieure** est volumineuse et perçue à la palpation du bord externe du poignet. Sa face postérieure est creusée de gouttières pour permettre le passage des tendons extenseurs des doigts et du poignet. Sa face inférieure s'articule avec la première rangée des os du carpe.

### Os du carpe

Ils constituent, avec l'extrémité inférieure du radius et du cubitus, le squelette du **poignet** (figure 3.19). Ils sont au nombre de 8, solidement unis entre eux par de puissants ligaments et constituent le massif carpien.

La rangée supérieure comprend, de dehors en dedans : les os scaphoïde, semi-lunaire (*lunatum*), pyramidal (*triquetrum*) et pisiforme. La rangée inférieure comprend, de dehors en dedans : le trapèze, le trapézoïde, le grand os (*capitatum*) et l'os crochu (*hamatum*).

Les os du carpe réunis entre eux forment une espèce de cuvette concave en avant et recouverte par le ligament annulaire. Ainsi est créé un véritable canal dans lequel s'engagent les tendons fléchisseurs des doigts et le nerf médian (figure 3.20). Le syndrome du canal carpien traduit l'irritation du nerf médian dans ce trajet.

Le massif carpien s'articule avec : en haut l'extrémité inférieure du radius, et en bas les métacarpiens.

### Métacarpe

Il constitue le squelette de la paume de la main. Il se compose de cinq os longs appelés les métacarpiens (figure 3.19). On les désigne, en allant de dehors en dedans, sous le nom de premier, deuxième, troisième, quatrième et cinquième métacarpiens.

Tous sont constitués d'un corps ou diaphyse, d'une extrémité supérieure, ou base, articulée avec le carpe, d'une extrémité inférieure, ou tête, articulée avec la première phalange de chaque doigt.

Ces os limitent entre eux les espaces interosseux (1er espace interosseux entre le premier et le deuxième métacarpien et ainsi de suite).

### Phalanges

Chaque doigt possède trois segments osseux : les phalanges, sauf le pouce qui en a seulement deux.

Allant du poignet à l'extrémité des doigts, on désigne ces os sous le nom de première phalange ou P1, puis phalangine ou deuxième phalange ou P2, enfin phalangette ou troisième phalange ou P3.

## ARTICULATIONS

### Articulation de l'épaule

Elle est fonctionnellement composée de plusieurs articulations (figure 3.21), qui entrent en jeu et lui permettent plusieurs types de mouvements, qui se combinent : rotation externe et interne, abduction et adduction, flexion ou antépulsion et extension ou rétropulsion.

- **Articulation scapulo-humérale, ou gléno-humérale.** C'est la principale, qui unit l'omoplate à l'humérus. Les **surfaces articulaires** en présence ne s'emboîtent pas parfaitement, la cavité glénoïde étant insuffisamment concave par rapport à la courbure bien sphérique de la tête humérale. L'existence d'un «**bourrelet**» (*labrum*) glénoïdien corrige cette imperfection.
- Les **moyens d'union** des deux os sont formés par une capsule articulaire, des ligaments, certains tendons et muscles (coiffe des rotateurs). L'ensemble de l'articulation scapulo-humérale est protégé par un muscle volumineux, le muscle deltoïde, dont elle est séparée par une bourse séreuse (*bourse synoviale*) (figure 3.21), la **bourse sous-acromio-deltoïdienne**.

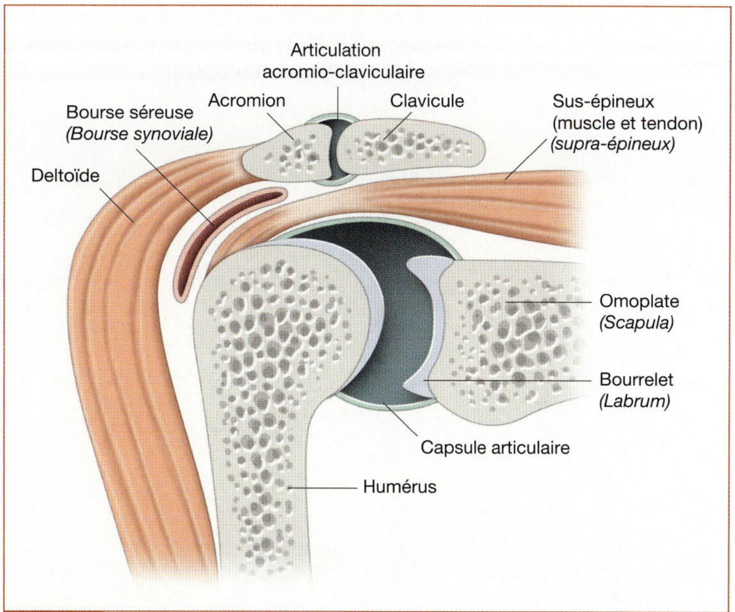

**Fig. 3.21** *Coupe de l'articulation de l'épaule.*

- **Les autres articulations** de l'épaule sont :
  - l'**articulation acromio-claviculaire** qui unit l'acromion à l'extrémité externe de la clavicule. La mobilité de cette articulation est des plus réduites et ne permet que des mouvements de glissement très limités;
  - l'**articulation sterno-claviculaire,** qui unit le sternum à la clavicule;
  - un **plan de glissement omo-thoracique,** qui permet le déplacement de l'omoplate (*scapula*) sur le thorax.

### Articulation du coude

Elle se compose de trois articulations (figure 3.7) :

l'**articulation huméro cubitale** par laquelle l'humérus (au niveau de la trochlée) s'unit au cubitus (grande cavité sigmoïde; *incisure trochléaire de l'ulna*);

- l'**articulation huméro-radiale** par laquelle l'humérus (condyle) s'unit à la tête du radius (cupule radiale).

Toutes deux participent aux mouvements de flexion-extension du coude.

- l'**articulation radio-cubitale supérieure** par laquelle la tête du radius s'unit à la petite cavité sigmoïde du cubitus (*ulna*). Cette cavité est transformée en un cylindre par un solide ligament tendu entre ses deux extrémités et s'enroulant autour de la tête radiale sans y adhérer. Le radius reste ainsi libre de tourner autour du cubitus (*ulna*), quelle que soit la position du coude. Cette articulation assure les mouvements de pronation et de supination, conjointement avec l'articulation radio-ulnaire inférieure du poignet.

### Articulation du poignet

Elle est constituée (figure 3.22) :

- de l'**articulation radio-ulnaire inférieure,** unissant l'extrémité inférieure du radius à la tête du cubitus (*ulna*). Le moyen d'union essentiel de cette articulation, qui participe à la prono-supination, est le ligament triangulaire (*disque articulaire*);

- de l'**articulation radio-carpienne,** qui unit l'avant-bras à la main. Elle met en contact l'extrémité inférieure du radius et la rangée supérieure des os du carpe. Elle permet les mouvements de flexion et d'extension du poignet.

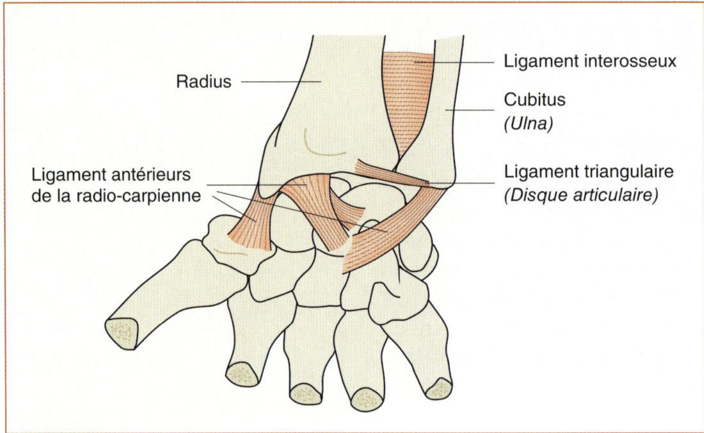


Fig. 3.22 *L'articulation du poignet.*

### *Articulations de la main (figure 3.19)*

- **L'articulation médio-carpienne** réunit les trois os du condyle carpien, c'est-à-dire le scaphoïde, le semi-lunaire (*lunatum*) et le pyramidal (*triquetrum*), aux quatre os de la deuxième rangée des os du carpe, c'est-à-dire le trapèze, le trapézoïde, l'os crochu (*hamatum*) et le grand os (*capitatum*). Cette articulation participe, avec la radio-carpienne, aux mouvements de flexion du poignet.
- **Les articulations carpo-métacarpiennes.** Une seule possède une grande mobilité : c'est celle qui unit le premier métacarpien et le trapèze. Cette articulation appelée **trapézo-métacarpienne** permet, entre autre, l'opposition du pouce sur les autres doigts. Ses lésions traumatiques et la survenue d'une arthrose (rhizarthrose du pouce) retentiront donc sur la valeur fonctionnelle de la main. Les autres articulations carpo-métacarpiennes unissent les os de la deuxième rangée du carpe aux quatre derniers métacarpiens.
- **Les articulations métacarpo-phalangiennes** (ou **MCP**) sont celles qui unissent la tête du métacarpien à l'extrémité ou base de la première phalange. Elles bénéficient d'une grande mobilité pouvant accomplir des mouvements de flexion, d'extension, de latéralité.
- **Les articulations interphalangiennes** unissent les phalanges entre elles. Il en existe deux pour chaque doigt, à l'exception du pouce qui n'en possède qu'une ; l'articulation entre les 1^re^ et 2^e^ phalanges est appelée **interphalangienne proximale** (ou **IPP**), celle entre les 2^e^ et 3^e^ phalanges **interphalangienne distale** (ou **IPD**).

## ■ MUSCLES

### *Muscles moteurs du bras*

- **L'abduction**, ou élévation latérale du bras, est assurée par le deltoïde, le plus important (qui constitue en grande partie le relief musculaire de l'épaule), et par le sus-épineux (*supra-épineux*) (dont le tendon adhère à la capsule articulaire).
- **L'adduction** porte le bras en dedans sous l'action du grand pectoral et du grand rond.
- **La flexion du bras en avant,** encore appelée antépulsion, dépend surtout du faisceau antérieur du deltoïde, et du coraco-brachial.
- **L'extension du bras en arrière** ou rétropulsion, est permise par l'action du faisceau postérieur du deltoïde et par le grand dorsal.

- **Les muscles rotateurs externes du bras** sont le sous-épineux qui se termine sur le trochiter (*tubercule majeur*) par un tendon, et le petit rond.
- **La rotation interne du bras** est principalement assurée par le sous-scapulaire, qui se termine par un tendon sur le trochin (*tubercule mineur*).

**Coiffe des rotateurs** : on désigne par ce terme le manchon tendineux qui adhère à la capsule de l'articulation de l'épaule, et qui est constitué par la terminaison sur l'humérus des tendons du sous-épineux (*infra-épineux*), du petit rond, du sus-épineux (*supra-épineux*) et du sous-scapulaire. La fonction commune de ces muscles est de maintenir la tête humérale en position dans la cavité articulaire de l'omoplate (*scapula*).

**Les lésions tendineuses de la « coiffe » sont très fréquentes en pathologie (périarthrite scapulo-humérale, tendinites).**

### *Muscles moteurs de l'avant-bras*

Tous ces muscles s'insèrent sur l'humérus ou l'omoplate et se terminent sur la partie haute des deux os de l'avant-bras. Les muscles de la face postérieure du bras permettent l'extension du coude, alors que les muscles de la face antérieure du bras permettent la flexion du coude.

- Les **muscles fléchisseurs de l'avant-bras sur le bras** (figure 3.23) sont le **biceps brachial,** le plus important, formé de deux chefs (courte portion et longue portion), et le brachial antérieur.
- Les **muscles extenseurs de l'avant-bras sur le bras** sont le **triceps brachial**, prépondérant, et l'anconé.

### *Muscles moteurs du poignet*

- La **pronation** qui porte la paume de la main en arrière, est assurée par le rond pronateur et le carré pronateur.
- La **supination** qui porte la paume de la main en avant est assurée par le court supinateur, le long supinateur, et accessoirement le biceps brachial.
- La **flexion de la main sur l'avant-bras** est assurée par le grand palmaire et le petit palmaire, qui sont situés à la face antérieure de l'avant-bras.
- L'**extension de la main** est assurée par les muscles radiaux situés à la région postéro-externe de l'avant-bras : 1er radial *(muscle long extenseur radial du carpe)* et 2e radial *(muscle court extenseur radial du carpe)*.
- Les **adducteurs de la main** portent le bord interne de la main (5e doigt) vers l'intérieur. Ce sont l'ulnaire antérieur et l'ulnaire postérieur.
- Les **abducteurs de la main** portent le bord externe de la main (pouce) vers l'extérieur. Deux

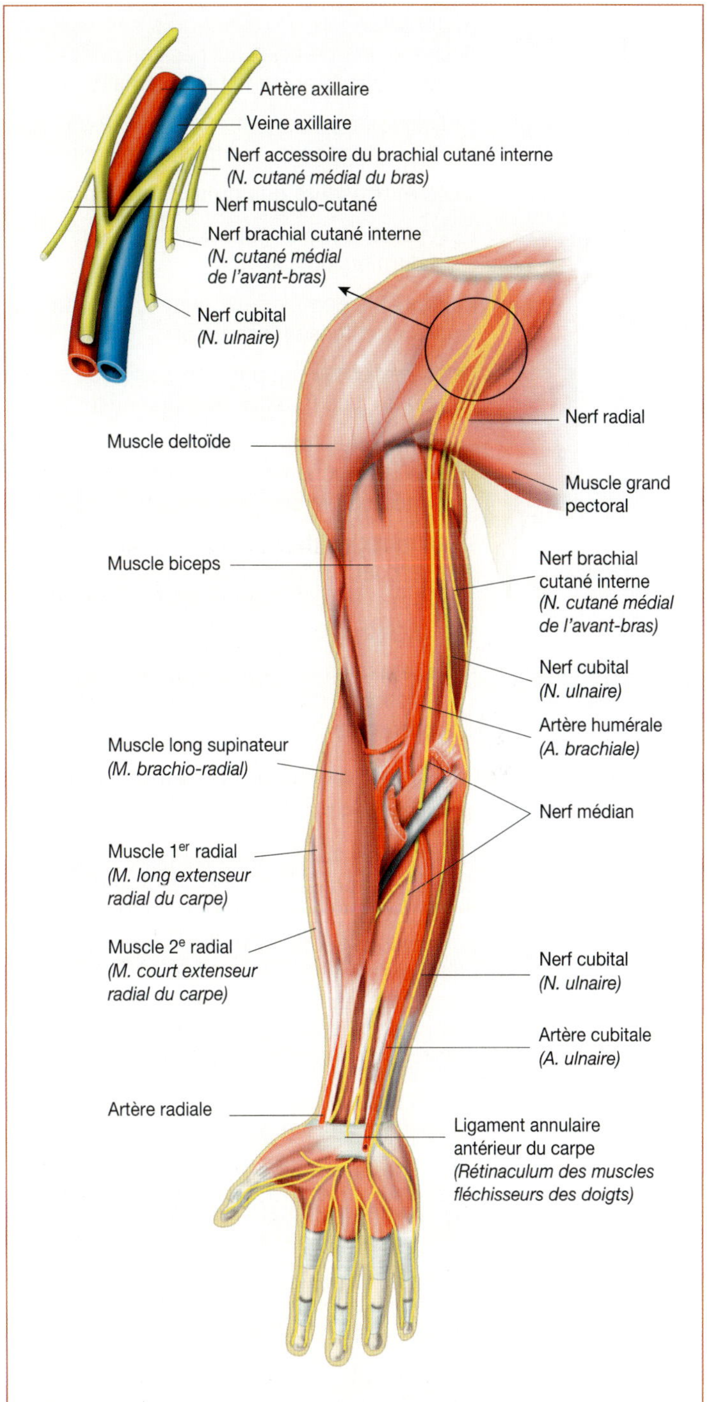


**Fig. 3.23** *Les membres supérieurs : artères et nerfs.*

groupes musculaires principaux contribuent à ce mouvement, les palmaires et les muscles extenseurs radiaux du carpe, qui sont aussi respectivement fléchisseurs et extenseurs de la main.

### *Muscles moteurs des doigts*

– **Les fléchisseurs des doigts** sont placés à la face antérieure de l'avant-bras.

Le fléchisseur commun profond et le fléchisseur commun superficiel des doigts s'étendent de la partie antérieure de l'avant-bras, se transforment en tendons (4 pour le fléchisseur profond, 4 pour le fléchisseur superficiel) qui passent dans le canal carpien (figure 3.20), accompagnés du nerf médian, avant de s'insérer sur la face palmaire des 2e et 3e phalanges de chaque doigt.

La flexion du pouce est commandée par un muscle distinct des précédents, le long fléchisseur du pouce. Le tendon qui termine ce muscle passe aussi dans le canal carpien.

– **Les extenseurs des doigts** sont placés à la partie postérieure de l'avant-bras.

L'extenseur commun des doigts est le plus superficiel, divisé en 4 tendons à sa partie inférieure pour les 4 derniers doigts.

L'index et le dernier doigt bénéficient chacun d'un extenseur supplémentaire : extenseur propre de l'index et extenseur propre du 5e doigt.

Enfin, l'extension du pouce est assurée par deux muscles distincts des précédents : long extenseur du pouce et court extenseur du pouce.

– **Les muscles interosseux** ont pour action principale de permettre les mouvements d'écartement et de rapprochement des doigts de la main. Ces muscles sont situés dans les espaces limités par les métacarpiens.

– **Les muscles de l'éminence thénar**. Ce groupe musculaire, situé à la partie externe de la paume de la main, est destiné à la mobilité du pouce : adducteur du pouce, court fléchisseur, court abducteur, et surtout l'opposant du pouce, muscle de grande importance permettant de porter le premier métacarpien en avant et en dedans (il «**oppose**» le pouce aux autres doigts).

– **Les muscles de l'éminence hypothénar** constituent le groupe musculaire interne de la main. Tous sont destinés à la mobilité du petit doigt : court fléchisseur du 5e doigt, adducteur du 5e et opposant du 5e doigt.

## TENDONS ET GAINES

Les muscles du membre supérieur se terminent pour certains par des tendons courts, pour d'autres par des tendons très longs. Ces derniers sont entourés par une gaine synoviale qui permet leur protection, mais aussi facilite leur glissement. À titre d'exemple, nous étudierons les gaines annexées aux tendons fléchisseurs des doigts. Rappelons que ces tendons atteignent la main en passant par le **canal carpien**. Celui-ci est constitué par la gouttière formée par les os du carpe, recouverte en avant par un ligament épais et large appelé ligament annulaire (*retinaculum des muscles fléchisseurs*) antérieur du carpe (figure 3.20).

Arrivés dans la paume de la main, les tendons vont s'écarter l'un de l'autre pour aller gagner le doigt auquel chacun est destiné. Chaque tendon issu du fléchisseur commun superficiel forme au niveau du doigt un anneau dans lequel passe le tendon correspondant du fléchisseur commun profond.

Les gaines synoviales annexées à ces tendons sont (figure 3.20) :

– les **gaines digitales de l'annulaire, du médius et de l'index** qui enveloppent les tendons fléchisseurs communs et superficiels de ces trois doigts ;

– la **gaine digito-carpienne interne** qui s'élargit dans la paume de la main et dans le canal carpien en recouvrant alors les tendons fléchisseurs communs et superficiels des quatre derniers doigts de la main ;

– la **gaine digito-carpienne externe** qui est annexée uniquement au tendon fléchisseur du pouce.

## NERFS DU MEMBRE SUPÉRIEUR

Le membre supérieur doit son innervation au **plexus brachial.** Celui-ci est formé par la réunion, (ou anastomose) des quatre derniers nerfs cervicaux rachidiens et du 1er nerf spinal dorsal.

Le plexus brachial est situé entre la partie inférieure et latérale du cou et la région de l'aisselle. Il donne naissance à de nombreux nerfs, collatéraux ou terminaux, assurant l'innervation sensitive et motrice du membre supérieur.

Nous étudierons surtout cette dernière dans le cadre de l'appareil locomoteur.

**Branches collatérales du plexus brachial.** Elles sont destinées aux muscles de l'épaule et de la région de l'aisselle. Chacun de ces muscles reçoit une ou plusieurs branches (nerf du grand pectoral, nerf du grand rond, nerf du sus-épineux, etc.).

### *Principales branches terminales du plexus brachial (figures 3.23 et 3.24).*

- Le **nerf circonflexe** *(nerf axillaire)* : il innerve en grande partie le muscle deltoïde, élévateur du bras, et donne également la sensibilité du moignon de l'épaule; il peut être lésé dans la luxation de l'épaule.
- Le **nerf musculo-cutané** : il donne l'innervation motrice des muscles antérieurs du bras (biceps, etc.) qui sont des fléchisseurs du coude.
- Le **nerf radial** : il donne l'innervation motrice de la région postérieure du bras (triceps) ainsi que de la région postéro-externe de l'avant-bras (supinateurs et radiaux). Il innerve donc les muscles supinateurs et les extenseurs du coude, du poignet et des doigts. Dans son trajet il contourne la face postérieure de l'humérus accompagné d'une grosse artère; ce paquet vasculo-nerveux peut être lésé en cas de fracture de l'humérus.
- Le **nerf médian** : il traverse la partie inférieure de l'aisselle, descend sur le côté interne du bras, passe le pli du coude et descend verticalement à la face antérieure de l'avant-bras au milieu de celui-ci (d'où le nom de nerf médian). Il s'engage enfin dans le canal carpien au poignet puis il se termine en plusieurs rameaux. Il assure l'innervation des muscles antérieurs de l'avant-bras (carré pronateur, fléchisseurs et palmaires) qui sont les pronateurs et les fléchisseurs du poignet et des doigts (surtout les trois premiers). Par ses rameaux terminaux, il innerve l'éminence thénar, permettant ainsi l'action des muscles du pouce et notamment l'opposant.
- Le **nerf cubital** *(ulnaire)* : il descend à la partie interne du bras et de l'avant-bras pour se diviser en branches terminales au-dessus du poignet.

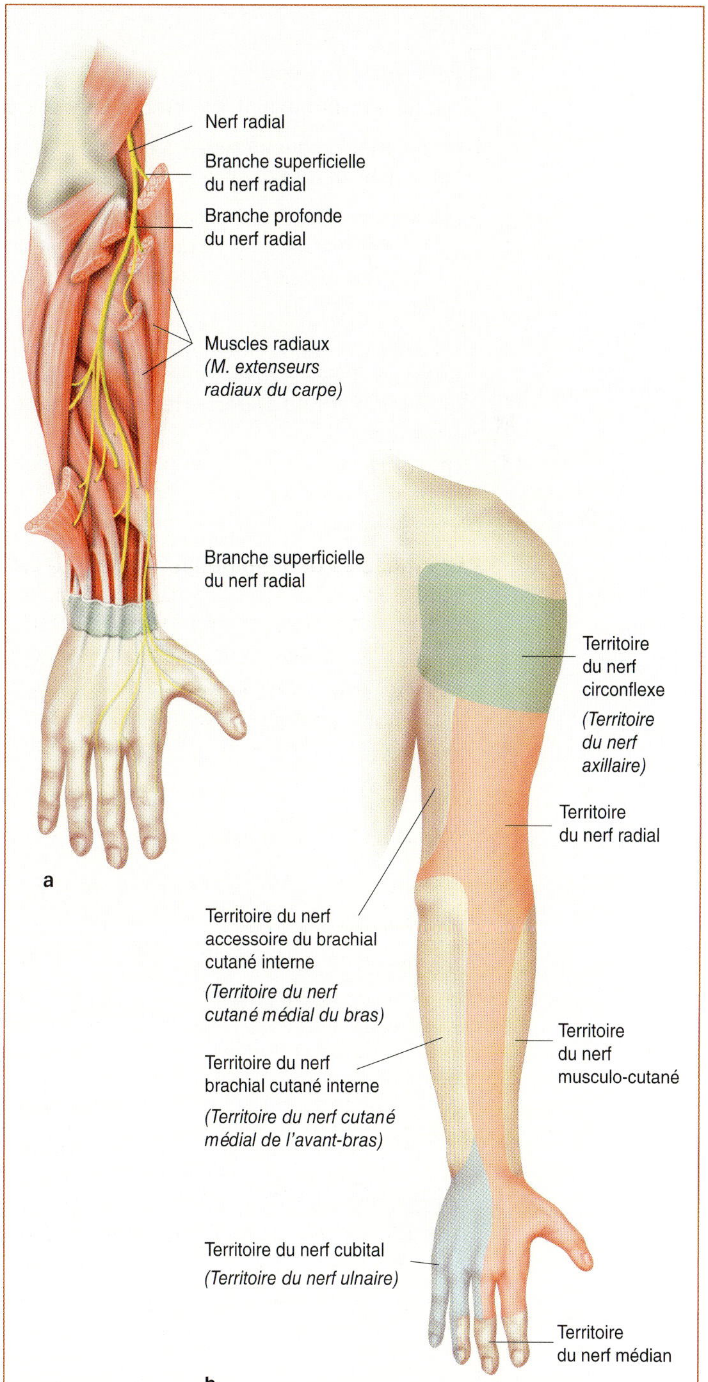


Fig. 3.24 *a. Le nerf radial. b. L'innervation cutanée de la face postérieure du membre supérieur.*

Ce nerf assure l'innervation motrice des muscles qui permettent la flexion des deux derniers doigts. Il innerve également les muscles hypothénariens ainsi que les interosseux.

# Anatomie des membres inférieurs

## Os

### *Os iliaque (os coxal)*

C'est un os plat qui unit le membre inférieur au tronc et qui comporte trois parties (figure 3.25) :

- Un segment moyen creusé à sa face externe de la cavité cotyloïde, ou **cotyle** *(acétabulum)*, articulée avec la tête du fémur.
- Un segment supérieur aplati et très large, l'**aile iliaque** *(coxale)*. Sa face externe ou fosse coxale externe donne insertion à des muscles volumineux. Son bord supérieur saillant, qui se palpe facilement, est appelé **crête coxale** et se prolonge en avant par une éminence osseuse, l'épine iliaque antéro-supérieure.
- Un segment inférieur qui forme la bordure d'un large orifice : le **trou obturateur** (*foramen obturé*). Cette bordure est constituée : en avant par le **pubis**, en arrière et en bas par l'ischion qui présente un renflement ou **tubérosité ischiatique** (sur laquelle on s'assoit), en haut par le fond du cotyle (*acétabulum*).

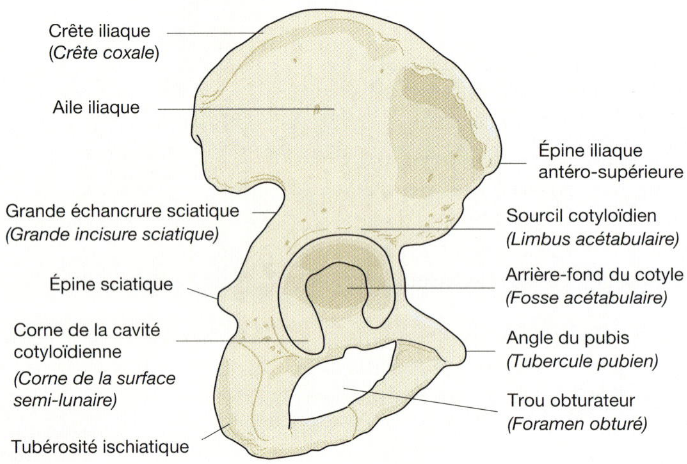


**Fig. 3.25** *L'os iliaque (os coxal) droit (vue externe).*

Le bord postérieur de l'os présente à sa partie moyenne une saillie appelée **épine sciatique** (*isciatique*) ; au-dessus de celle-ci, l'os est creusé d'une échancrure profonde : la **grande échancrure isciatique**.

Les deux os iliaques (*coxaux*) réunis en avant par la symphyse pubienne forment, avec le sacrum qui les unit en arrière, le squelette du **bassin** ou **ceinture pelvienne** (figure 3.26).

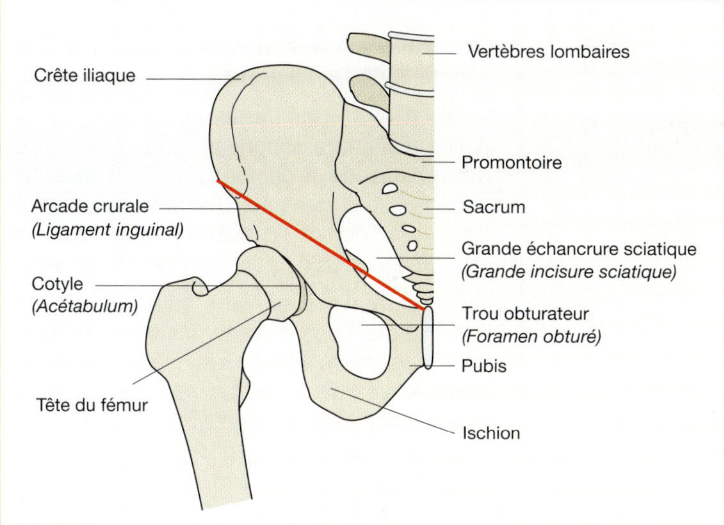


**Fig. 3.26** *La partie droite du bassin (vue de face).*

### *Fémur*

Il constitue à lui seul le squelette de la cuisse (figure 3.27). On lui décrit :

- Une diaphyse enveloppée par d'épaisses masses musculaires.
- Une extrémité supérieure qui comprend la **tête du fémur**, saillie sphérique revêtue de cartilage et articulée avec la cavité cotyloïde (*acétabulaire*) de l'os iliaque (*coxal*).
- La tête fémorale est supportée par un segment osseux rétréci appelé le **col du fémur**. Celui-ci fait avec la diaphyse un angle d'inclinaison de 130° ouvert en bas et en dedans ; lorsque cet angle est supérieur à 135°, on parle de coxa valga, et de coxa vara s'il est inférieur à 125°. À l'union du col et de la tête, se trouvent deux saillies : le **grand trochanter** en haut et en dehors ; le **petit trochanter** en dedans et un peu en arrière. Le grand trochanter est facile à palper sous la peau, c'est un repère anatomique important.
- Une extrémité inférieure volumineuse qui comprend : les deux **condyles** fémoraux, interne (*medial*) et externe (*lateral*) (saillies revêtues de cartilage, séparées l'une de l'autre par l'échancrure intercondylienne ; *fosse intercondylaire*) qui sont articulés avec les plateaux tibiaux par l'intermédiaire de ménisques.

En avant se trouve une autre surface articulaire, la **trochlée** (*surface patellaire*), qui s'articule avec la rotule.

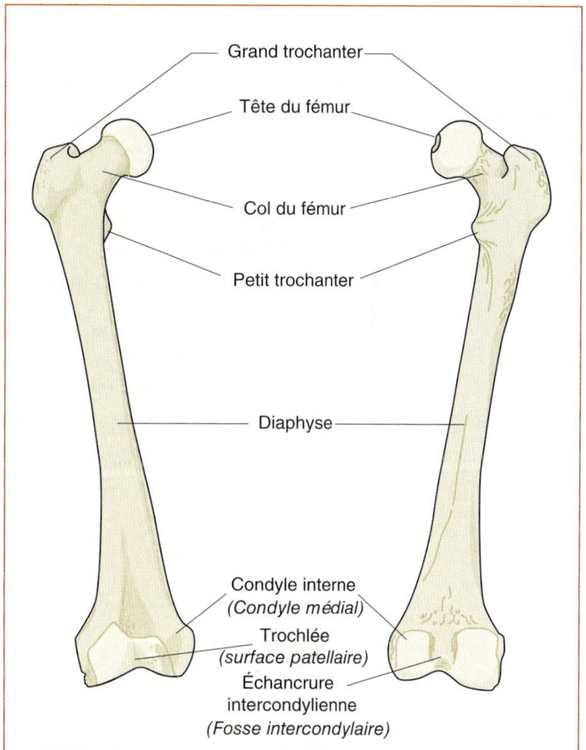


**Fig. 3.27** *Le fémur droit (faces antérieure et postérieure).*

### *Rotule* (patella)

La rotule (*patella*) est un os plat situé à la partie antérieure du genou. Elle est de forme triangulaire à base supérieure et pointe inférieure, aplatie d'avant en arrière. La rotule (*patella*) s'articule avec la trochlée fémorale par sa face postérieure qui est la seule à être revêtue de cartilage.

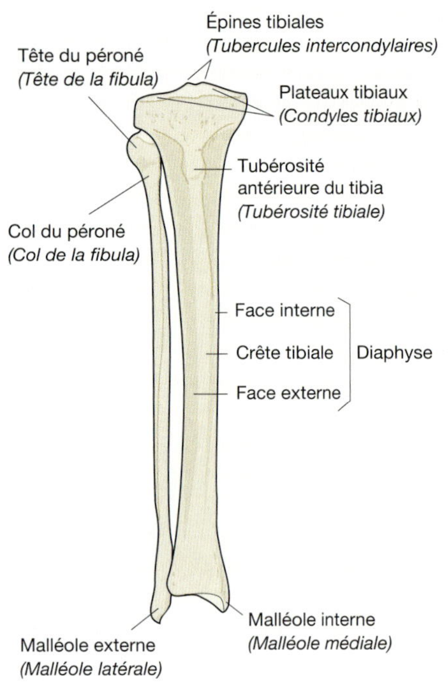


**Fig. 3.28** *Le tibia et le péroné (fibula) droits (vue de face).*

### *Tibia*

Il constitue, avec le péroné (*fibula*), le squelette de la jambe (figure 3.28). On lui décrit :

– Une diaphyse, de forme prismatique, comprenant donc une face postérieure, répondant au groupe musculaire de la loge postérieure de la jambe ; une face externe, répondant aux muscles de la loge antéro-externe de la jambe, enfin une face interne affleurant la peau. La crête tibiale sépare les faces interne et externe.

– Une extrémité supérieure, volumineuse, constituée par deux tubérosités, l'une externe, l'autre interne, supportant à leur face supérieure les cavités glénoïdes du tibia ou **plateaux tibiaux**. Les deux cavités sont recouvertes de cartilage et s'articulent avec les condyles fémoraux (par l'intermédiaire d'un ménisque) ; elles sont séparées l'une de l'autre par un espace dit interglénoïdien, comprenant à sa partie moyenne une saillie double, les épines tibiales.

La face latérale de la tubérosité externe comporte une surface articulaire plane et arrondie destinée à s'articuler avec l'extrémité supérieure du péroné.

– Une extrémité inférieure, beaucoup moins volumineuse que l'extrémité supérieure. Elle a une forme grossièrement cubique ; son segment externe s'articule avec le péroné, son segment interne présente une volumineuse saillie, palpable, appelée **malléole interne** (*malléole médiale*). Par son extrémité inférieure, le tibia s'articule en bas avec l'astragale (*talus*).

### *Péroné (*Fibula*)*

C'est un os long et grêle situé à la partie externe de la jambe

Le corps du péroné (*fibula*) est prismatique ; l'extrémité supérieure est un renflement portant le nom de tête du péroné (*fibula*). Le col du péroné est la partie rétrécie sous-jacente. La tête du péroné (*fibula*) s'articule avec l'extrémité correspondante du tibia.

L'extrémité inférieure du péroné, palpable, est appelée **malléole externe** (*malléole latérale*). Elle constitue, avec la malléole interne (*malléole médiale*) du tibia, la pince malléolaire qui s'articule avec l'astragale (*talus*).

### *Squelette du pied*

Le pied est composé de trois groupes osseux qui sont le tarse, le métatarse et les phalanges (figure 3.29).

– **Le tarse.** C'est un massif osseux occupant la moitié postérieure du pied (figure 3.29). Il est formé de 7 os assemblés pour former une voûte concave en bas sur laquelle repose tout le poids du corps :

- L'**astragale** (*talus*) est le seul os du pied en contact avec les os de la jambe. Cet os est presque entièrement revêtu de cartilage. Il s'articule en effet : en haut avec le tibia (face inférieure) – cette surface articulaire de l'astragale (*talus*) porte le nom de poulie astragalienne (*poulie talaire*) ; en dedans avec le tibia également (malléole interne (*malléole médiale*)) ; en dehors avec l'extrémité inférieure du péroné (*fibula*) ; en bas avec le calcanéum ; en avant avec le scaphoïde tarsien (*os naviculaire*). Cette partie de l'astragale (*talus*) porte le nom de tête de l'astragale (*talus*).

  La face antérieure de cette extrémité du tibia comporte à sa partie médiane une volumineuse saillie appelée **tubérosité antérieure** du tibia (*tubérosité tibiale*).

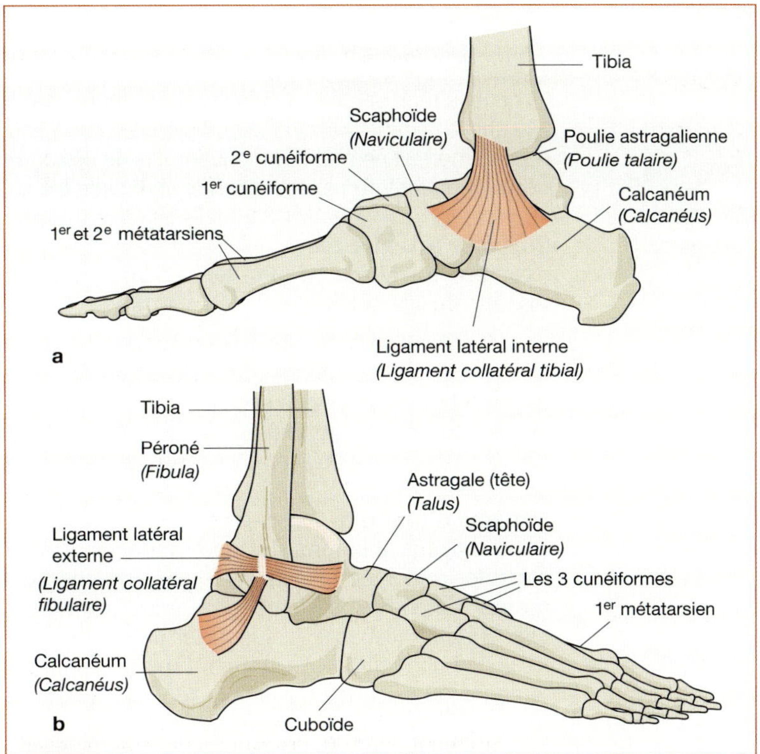


**Fig. 3.29** *Le squelette du pied droit et l'articulation de la cheville.*
*a. Face interne. b. Face externe.*

- Le **calcanéum** (*calcanéus*) est le plus volumineux des os du tarse, situé immédiatement au-dessous de l'astragale (*talus*). On lui décrit : une face supérieure qui s'articule avec l'astragale (*talus*); une face inférieure qui forme le squelette de la partie postérieure de la plante du pied, c'est-à-dire le **talon**; une face externe pourvue d'une saillie appelée tubercule des péroniers latéraux (en raison des tendons des muscles qui passent au-dessus et au-dessous); une face interne comportant une volumineuse saillie : la petite apophyse du calcanéum (*calcanéus*); une face postérieure où s'insère le tendon d'Achille; une face antérieure qui est une surface articulaire avec le cuboïde.

  Astragale (*talus*) et calcanéum (*calcanéus*) forment le **tarse postérieur**.

  Le **tarse antérieur** est composé de cinq os : le **scaphoïde** (*os naviculaire*) qui s'articule avec la tête de l'astragale (*talus*) en arrière et avec les **trois os cunéiformes** en avant. Enfin, le **cuboïde** s'articule en arrière avec le calcanéum (*calcanéus*), en dedans avec, d'une part le scaphoïde (*os naviculaire*), d'autre part le troisième cunéiforme.

- **Le métatarse et les phalanges.** Les **métatarsiens** (numérotés de 1 à 5 de dedans en dehors) sont des os longs constitués d'une diaphyse ou corps, d'une extrémité antérieure ou tête, d'une extrémité postérieure ou base.
- La base des cinq métatarsiens est articulée avec les os du tarse antérieur; la tête des métatarsiens est articulée avec les **phalanges des orteils** qui ne sont différentes de celles des mains que par leur dimension plus réduite.

## ARTICULATIONS

### *Articulation coxo-fémorale ou hanche (figure 3.30)*

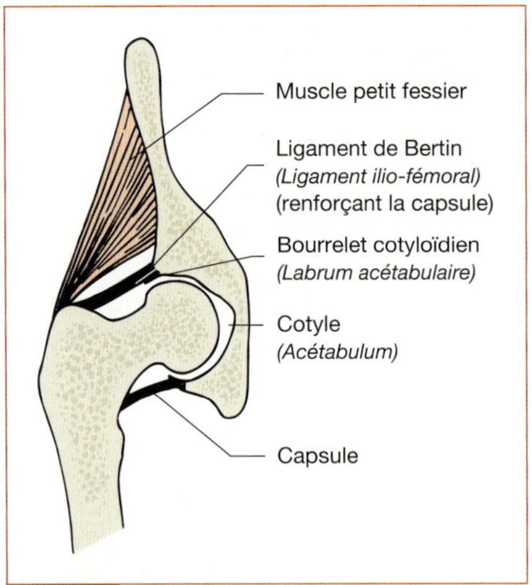


**Fig. 3.30** *Coupe transversale de l'articulation coxo-fémorale.*

La hanche représente l'articulation la plus puissante de l'organisme. Elle unit la ceinture pelvienne (os iliaque (*os coxal*)) au membre inférieur (fémur), et permet des mouvements de flexion-extension, rotation externe et interne, adduction et abduction qui se combinent.

#### Surfaces articulaires

- La **tête du fémur** revêtue de cartilage, sauf au niveau de la fossette du ligament rond.
- La cavité cotyloïde de l'os iliaque (*os coxal*), ou **cotyle** (*acétabulum*). Seule sa partie périphérique est articulaire; la partie centrale, dépourvue de cartilage, s'appelle l'arrière-fond. Un fibrocartilage appelé **bourrelet cotyloïdien** (*labium acétabulaire*) complète la cavité cotyloïde (*cavité acétabulaire*) en accroissant sa profondeur.

#### Moyens d'union

- Les **moyens d'unions** des deux surfaces articulaires sont une **capsule**, renforcée et épaissie à certains endroits par des **ligaments** : antérieur (ou ligament de Bertin (*ligamentélio-fémoral*)), le plus puissant (capable de supporter une traction de 350kg), inférieur ou pubo-fémoral, postérieur ou ischio-fémoral. Le **ligament rond** complète cette union; il s'étend de la fossette du ligament rond sur la tête fémorale, à l'arrière-fond et aux extrémités (cornes) de la cavité cotyloïdienne (*acétabulaire*).

### *Articulation du genou*

L'articulation du genou réunit le fémur au tibia et à la rotule (*Patella*). Elle permet des mouvements de flexion-extension, et de faibles mouvements de rotation.

#### Surfaces articulaires

- L'extrémité inférieure du fémur avec : en avant la **trochlée** s'articulant avec la rotule (*patella*), en bas et en arrière les **condyles** interne (*médial*) et externe (*latéral*) s'articulant avec les plateaux (*condyles*) tibiaux correspondants.
- L'extrémité supérieure du tibia qui oppose aux surfaces condyliennes du fémur des cavités glénoïdes (ou **condyles tibiaux**).
- Ceux-ci ne s'adaptent pas parfaitement aux condyles fémoraux. La concordance n'est obtenue que par l'interposition de fibrocartilages ou **ménisques**; l'interne en forme de C très ouvert, l'externe en forme de C très fermé (figure 3.31).

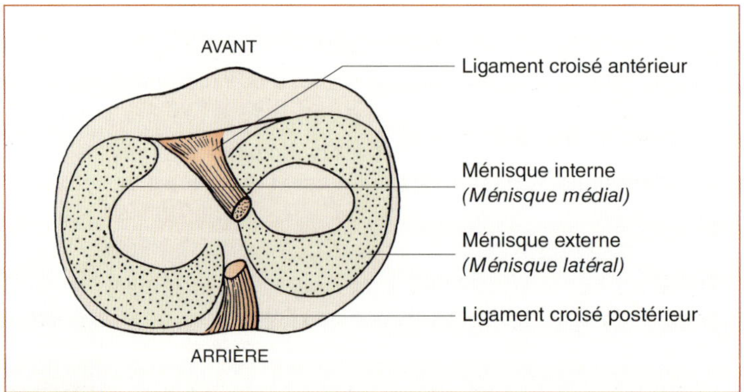


**Fig. 3.31** *Vue supérieure des plateaux (condyles tibiaux) tibiaux et des ménisques du genou.*

– La **rotule** (*patella*) entre en contact avec la trochlée fémorale par une surface articulaire occupant la plus grande partie de sa face postérieure.

## Moyens d'union

– Ils comprennent une capsule articulaire, s'insérant au voisinage du cartilage, renforcée par des ligaments (figure 3.32), et le tendon rotulien (*tendon patellaire*).

– Les ligaments antérieurs comprennent : les **ailerons** de la rotule, interne et externe (*rétinaculum patellaire médial et latéral*), s'étendant horizontalement des bords latéraux de la rotule (*patella*) aux condyles fémoraux. Le **tendon rotulien** (*tendon patellaire*) est une lame tendineuse large et épaisse qui s'insère en haut sur le sommet de la rotule, et en bas sur la tubérosité antérieure du tibia (*tuberosité tibiale*).

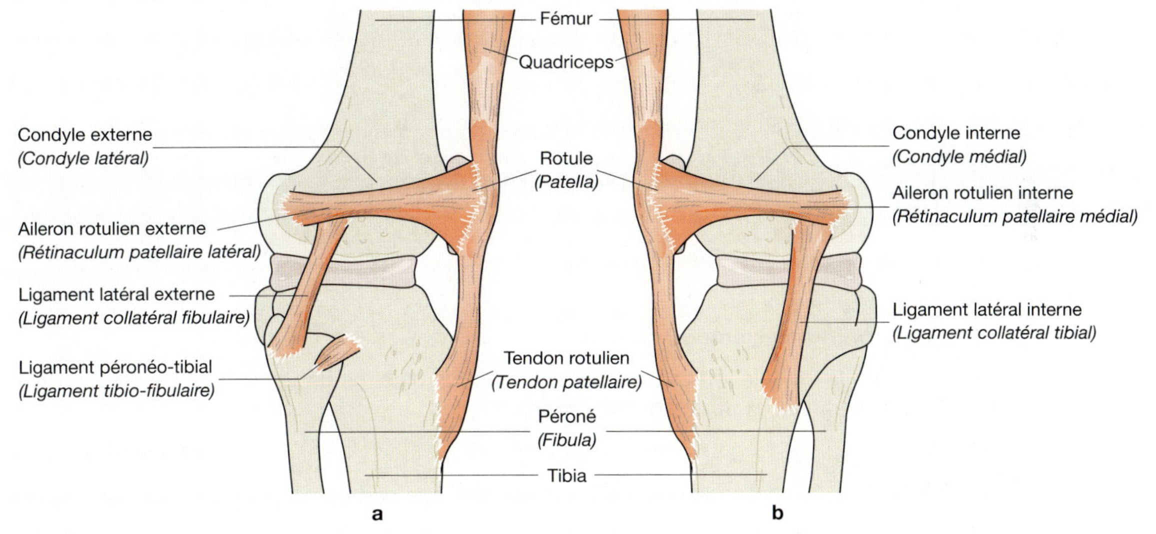


**Fig. 3.32** *Les ligaments du genou. a. Face externe. b. Face interne.*

– **Ligaments latéraux** (*collatéraux*) : le ligament latéral **interne** (*ligament collatéral tibial*) est très résistant. Il s'insère sur la face latérale du condyle médial, se dirige vers le bas en s'élargissant et se termine sur la face interne du tibia. Le ligament latéral **externe** (*ligament collatéral fibulaire*) est plus fin ; il s'insère en haut sur la face latérale du condyle latéral, se dirige vers le bas et se termine sur l'extrémité supérieure du péroné.

– **Ligaments croisés** antérieur et postérieur : ce sont deux cordons fibreux et courts situés **dans l'articulation**, appelés ainsi car ils se croisent dans leur trajet dans le sens antéro-postérieur, mais aussi dans le sens transversal. Ils s'étendent de l'espace interglénoïdien du tibia à l'espace inter-condylien du fémur et renforcent et épaississent la capsule articulaire (figure 3.31).

– Le genou comporte donc une **articulation fémoro-tibiale**, avec deux compartiments, interne et externe, et une **articulation fémoro-rotulienne** (ou fémoro-patellaire). La face postérieure de la région du genou est appelée **creux poplité**.

### *Articulations péronéo-tibiales*

Le péroné (*fibula*)) et le tibia sont unis par l'articulation péronéo-tibiale (*péronéo-fibulaire*) supérieure, par l'articulation péronéo-tibiale inférieure et par le ligament interosseux (*membrane interosseuse*) de la jambe.

– **L'articulation péronéo-tibiale supérieure** unit la tête du péroné à l'extrémité supéro-externe du tibia.

- **L'articulation péronéo-tibiale inférieure** unit la malléole externe (*latérale*) du péroné au tibia (figure 3.33).
- **Le ligament interosseux** (*membrane interosseuse*) de la jambe est une membrane s'étendant du bord externe du tibia au bord interne du péroné (*fibula*).

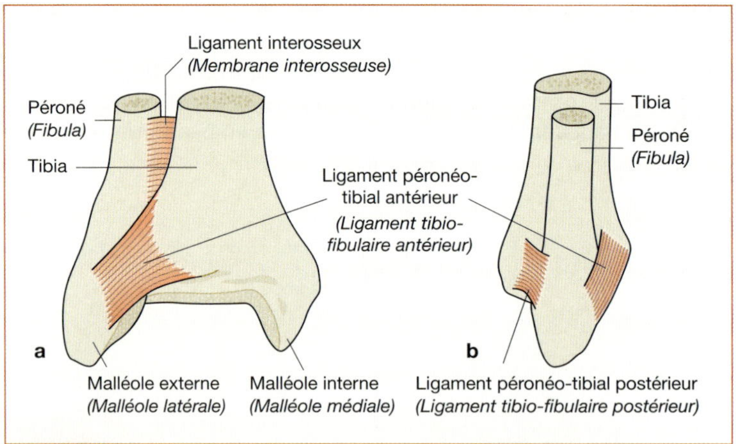


**Fig. 3.33** *L'articulation péronéo-tibiale (tibio-fibulaire) inférieure. a. Face antérieure. b. Face externe.*

### *Articulation tibio-tarsienne ou cheville*

L'articulation de la cheville, ou cou-de-pied, qui unit les deux os de la jambe à l'astragale (*talus*), assure les mouvements de flexion et d'extension du pied.

#### Surfaces articulaires

- La surface péronéo-tibiale (*tibio-fibulaire*) comprend trois parties : supérieure ou tibiale; interne, appartenant à la malléole tibiale; latérale, appartenant à la malléole péronière (*malléole fibulaire*). L'ensemble est complété en avant et en arrière par les ligaments péronéo-tibiaux (*ligaments tibio-fibulaires*).
- La surface astragalienne (*talaire*). Elle s'emboîte parfaitement dans celle formée par les deux os de la jambe. Elle comprend en effet une facette supérieure ou **poulie astragalienne** (*poulie talaire*), et deux facettes latérales externe et interne qui correspondent aux malléoles.

#### Moyens d'union

**Les moyens d'union** sont une capsule articulaire et surtout deux ligaments extrêmement puissants (figure 3.29) :

- le **ligament latéral externe** (*ligament collatéral fibulaire*) qui s'insère sur la malléole péronière (*fibulaire*) et se dirige en faisceaux distincts vers le calcanéum (*calcanéus*) et vers l'astragale (*talus*);
- le **ligament latéral interne** (*ligament collatéral tibial*) qui s'insère sur la malléole tibiale, s'élargit en éventail pour se terminer sur le scaphoïde, l'astragale (*talus*) et le calcanéum (*calcanéus*).

### *Articulations du pied*

Elles comprennent (figure 3.34) :

- L'articulation entre les deux os de la première rangée du tarse : articulation astragalo-calcanéenne ou **articulation subtalaire**.
- Les articulations entre les os de la deuxième rangée du tarse (scaphoïde (*os naviculaire*), cuboïde, cunéiformes). Elles sont le siège de mouvements limités, car les os sont réunis en un seul bloc par de nombreux ligaments très puissants.

– Les articulations entre les deux rangées du tarse ou articulation **médio-tarsienne de Chopart** (*articulation traverse du tarse*). Elle met en présence d'une part, la surface articulaire de la tête de l'astragale (*talus*), qui s'articule avec le scaphoïde, et d'autre part, la face antérieure du calcanéum (*calcanéus*) qui s'adapte à la face postérieure du cuboïde.

L'articulation de Chopart (*articulation traverse du tarse*) ainsi que l'articulation astragalo-calcanéenne (*articulation subtalaire*) permettent des mouvements de torsion du pied en dehors et en dedans.

– L'articulation tarso-métatarsienne ou **articulation de Lisfranc** : elle unit, d'une part les faces antérieures des trois cunéiformes et du cuboïde formant l'arcade tarsienne, voûte osseuse à concavité inférieure, et d'autre part l'extrémité postérieure des cinq métatarsiens qui forment également une voûte osseuse concave en bas appelée arcade métatarsienne.

De faibles mouvements de flexion et d'extension sont possibles dans cette articulation.

– Les articulations métatarso-phalangiennes (MTP) et interphalangiennes (IPP et IPD) des orteils sont analogues aux métacarpo-phalangiennes et interphalangiennes des doigts.

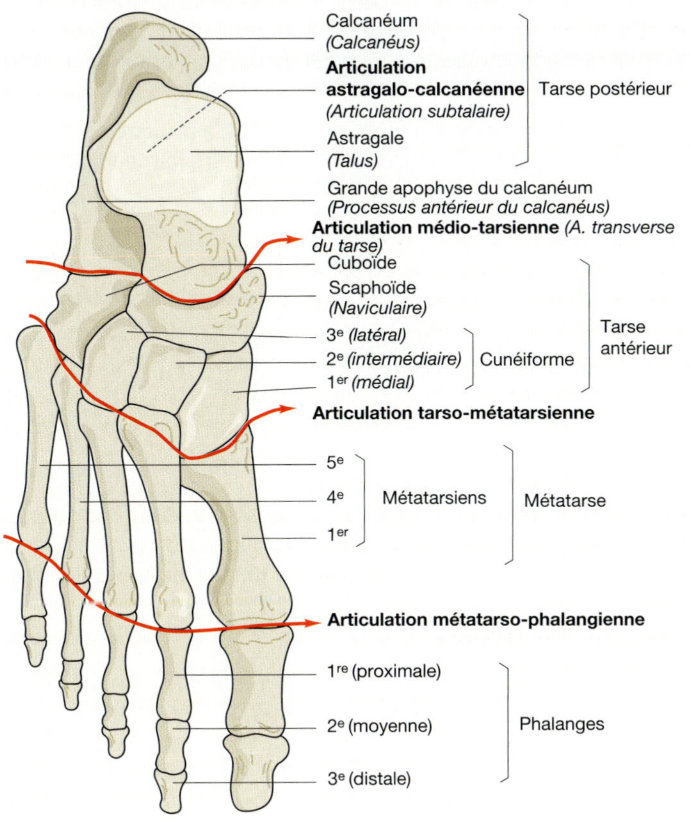


Fig. 3.34 *Les différentes articulations du pied (vue supérieure).*

## ■ MUSCLES DU MEMBRE INFÉRIEUR

### *Muscles moteurs de la cuisse*

– **La flexion de la cuisse sur le bassin** est assurée surtout par le muscle **psoas iliaque** ; c'est un muscle épais et allongé, s'insérant sur la colonne lombaire (psoas) et sur l'os iliaque (coxal). De ces insertions, le corps de ces muscles se dirige vers le bas, pour aller s'insérer par un tendon commun sur l'extrémité supérieure du fémur (petit trochanter). Le droit antérieur contribue également à la flexion de la cuisse.

- **L'extension de la cuisse sur le bassin,** qui la porte en arrière du plan vertical, d'amplitude beaucoup plus limitée, est assurée principalement par le **grand fessier** ; c'est le muscle le plus volumineux et le plus puissant de l'organisme. Il est très superficiel et forme le relief de la fesse ; c'est là que se font les injections intramusculaires. Il s'insère sur la fosse iliaque (*coxale*) externe et la face postérieure du sacrum ; de là il se dirige en bas vers le fémur où il s'insère à la face postérieure de la diaphyse.
- **Les muscles abducteurs de la cuisse** permettent de porter la cuisse en dehors, c'est-à-dire de l'écarter de l'axe médian du corps. Les muscles qui y contribuent sont le **moyen fessier**, plus profond que le grand fessier, et le **petit fessier**, plus profond que le moyen fessier.
- **Les adducteurs de la cuisse** permettent de rapprocher la cuisse de la ligne médiane. Ce mouvement est limité par la rencontre des cuisses si le sujet est debout en position normale. Les principaux muscles qui contribuent à ce mouvement sont trois muscles superposés, **grand, moyen et petit adducteurs**. Leur forme est triangulaire, leur sommet se trouvant sur l'os iliaque (*os coxal*), leur base sur le fémur ; ils sont placés à la face interne de la cuisse.
- **Les muscles rotateurs externes de la cuisse** permettent la rotation en dehors du membre inférieur. De nombreux muscles y contribuent : les faisceaux postérieurs du moyen fessier, le grand fessier, les muscles adducteurs, le pyramidal du bassin, l'obturateur interne, et l'obturateur externe.
- **Les muscles rotateurs internes de la cuisse** permettent la rotation en dedans du membre inférieur. Les principaux sont le petit et le moyen fessier, par leurs faisceaux antérieurs.

**Points-clés**

1. On peut dire que le psoas et les fessiers sont les principaux muscles moteurs de la cuisse. Ils permettent la flexion (psoas), l'extension, la rotation externe et interne, l'abduction (muscles fessiers) ; l'adduction est sous la dépendance des trois adducteurs de la cuisse.

### *Muscles moteurs de la jambe*

- **Les muscles fléchisseurs de la jambe sur la cuisse** sont le demi-membraneux, le demi-tendineux et le biceps. Ces trois muscles s'insèrent sur l'os iliaque (*os coxal*) au niveau de la tubérosité ischiatique (une partie du biceps s'insère aussi sur le fémur) et se terminent à l'extrémité supérieure du tibia sur sa face postérieure et sur la tête du péroné (*fibula*).
- **Les muscles extenseurs de la jambe**
  - C'est avant tout le **quadriceps**, muscle volumineux formant le relief de la face antérieure de la cuisse. Il est constitué par quatre muscles : vaste interne, vaste externe et crural, s'insérant sur la diaphyse fémorale, et droit antérieur s'insérant sur l'os iliaque (*os coxal*). Ces quatre muscles se terminent par un tendon commun appelé **tendon du quadriceps** qui s'insère sur la rotule (*patella*), et la tubérosité antérieure du tibia par l'intermédiaire du **tendon rotulien** (*tendon patellaire*) (figure 3.32).
  - **En résumé** : les muscles fléchisseurs de la jambe (demi-tendineux, etc.) sont situés à la partie postérieure de la cuisse ; les extenseurs de la jambe (quadriceps) sont placés à la partie antérieure de la cuisse.

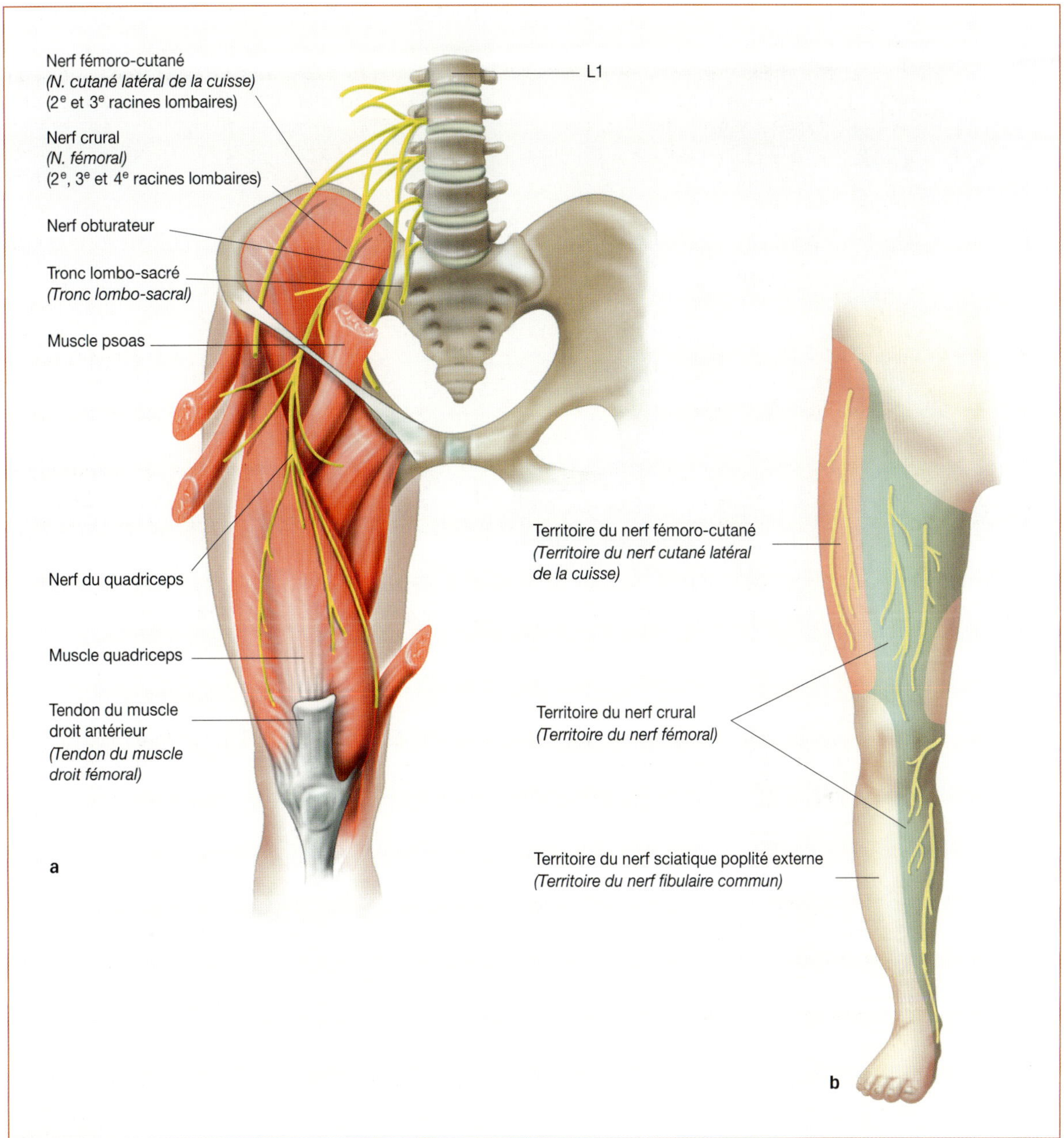


**Fig. 3.35** *a. Les nerfs fémoro-cutané* (nerf cutané latéral de la cuisse) *et crural* (nerf fémoral)*. Nerf crural* (nerf fémoral) *: nerf moteur du quadriceps et sensitif de la partie antérieure de la cuisse et interne de la jambe. b. L'innervation cutanée de la face antérieure du membre inférieur : territoires sensitifs.*

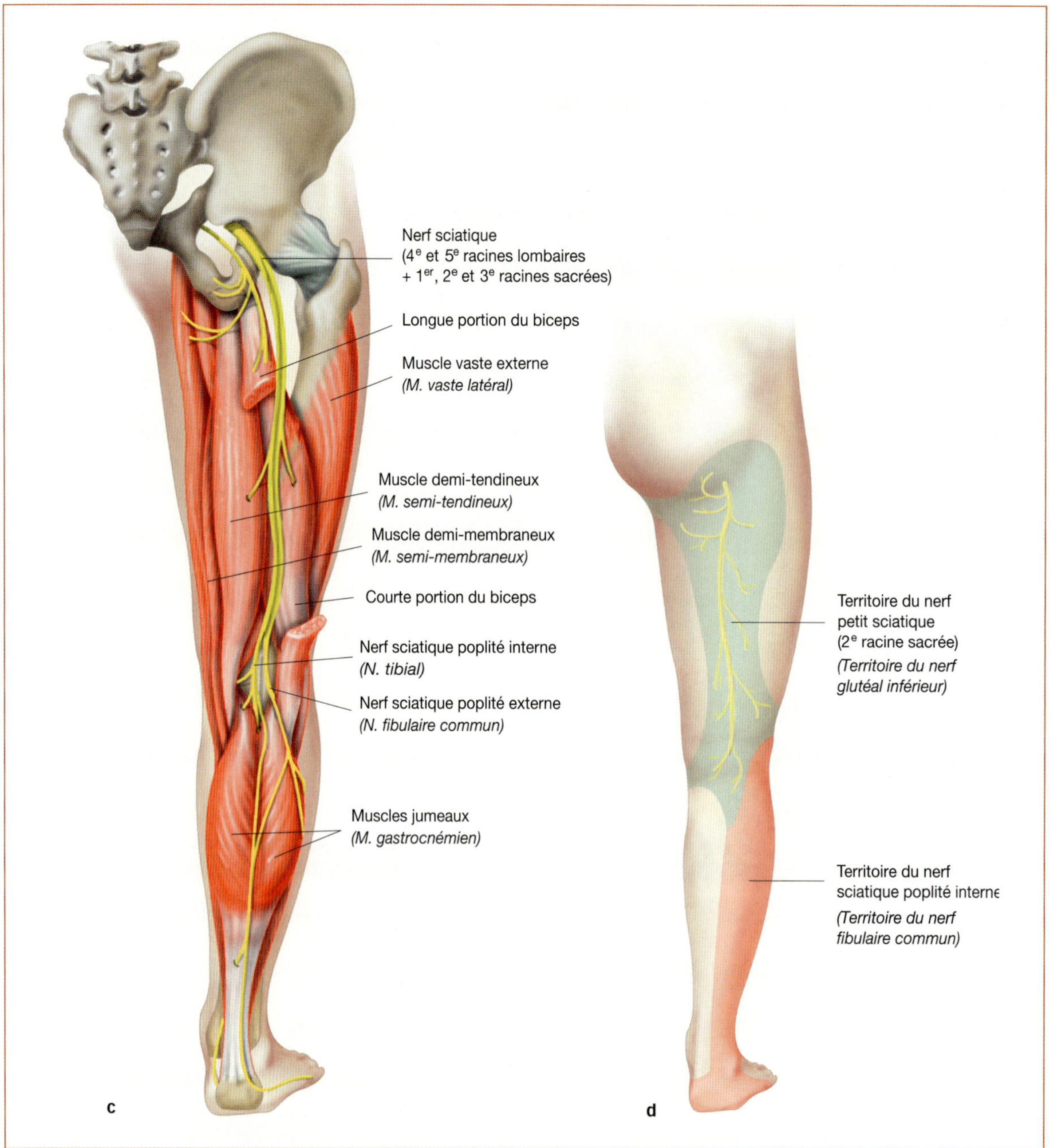


Fig. 3.35 *c. Le nerf sciatique. d. L'innervation cutanée de la face postérieure du membre inférieur.*

### *Muscles moteurs du pied*

– **Releveurs du pied et des orteils** (figure 3.36). Ils rapprochent la face dorsale du pied de la face antérieure de la jambe (on parle parfois de **flexion dorsale du pied**), et ils **relèvent les orteils**. Ces muscles sont décrits en deux groupes :

- Le *groupe musculaire antérieur* est constitué par le jambier antérieur (*tibial antérieur*), l'extenseur propre du gros orteil (*long extenseur de l'hallux*), l'extenseur commun des orteils (*long extenseur des orteils*) ; ils se terminent tous par des tendons (quatre pour l'extenseur commun) qui passent à la face antérieure de la cheville avant de s'insérer sur le pied. Le tendon du jambier antérieur est très facilement palpable à la partie interne du cou-de-pied.

- Le *groupe musculaire externe* est constitué par les muscles péroniers latéraux (*fibulaires*) (court péronier et long péronier). Ils se terminent en bas par un tendon qui passe en arrière de la malléole externe (*maléole latérale*) avant de s'insérer sur le pied.

– Fléchisseurs du pied et des orteils (figure 3.37). Ces muscles, qui assurent la flexion plantaire du pied (on parle aussi d'extension du pied) et la flexion des orteils, sont situés à la face postérieure de la jambe, en deux plans :

- Le *plan le plus profond* comprend : le long fléchisseur commun des orteils (*long fléchisseur des orteils*), le jambier (*tibial*) postérieur et le fléchisseur propre du gros orteil (*long fléchisseur de l'hallux*). Ces muscles donnent naissance à des tendons distincts qui passent en arrière de l'articulation tibio-tarsienne pour aboutir à la face plantaire du pied sur les orteils (le tendon du fléchisseur commun (*long fléchisseur*) se divise au pied en quatre tendons distincts destinés aux quatre derniers orteils).
- Le *plan le plus superficiel* est formé par le triceps sural, donnant le relief de la face postérieure de la jambe (mollet). Il se compose de trois muscles : le soléaire et les deux jumeaux (*gastrocnémiens*) qui s'insèrent en haut sur les deux os de la jambe (soléaire) et sur les condyles fémoraux (jumeaux (*gastrocnémiens*)). Leur terminaison est commune sous forme d'un épais tendon prenant attache sur le calcanéum (*calcanéus*) : le tendon d'Achille (*tendon calcanéen*) (figure 3.37).

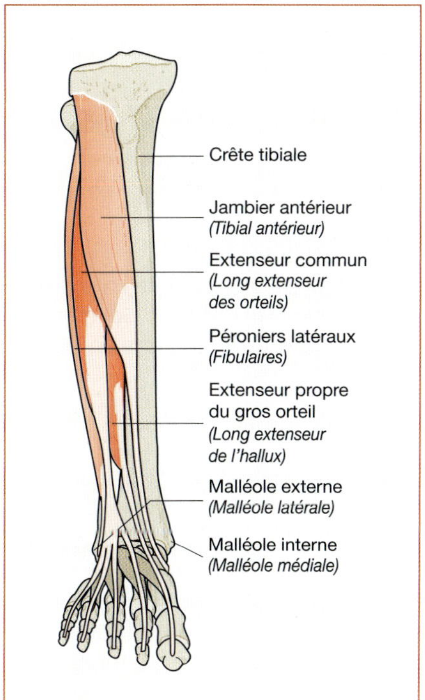


**Fig. 3.36** *Muscles releveurs du pied et des orteils (face antérieure de la jambe). articulations du pied (vue supérieure).*

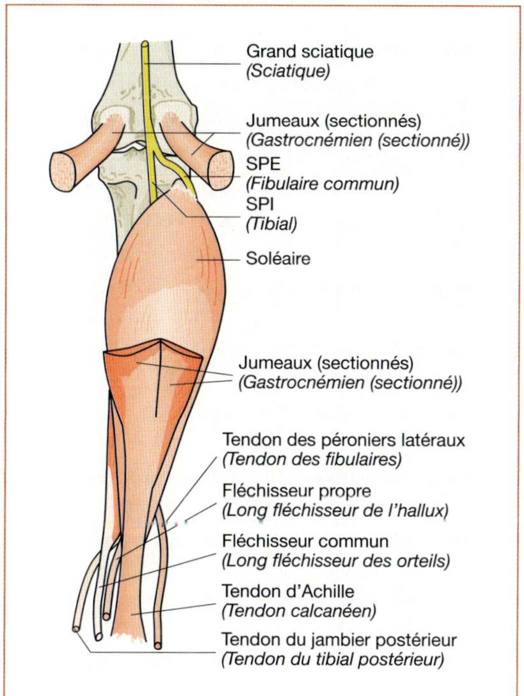


**Fig. 3.37** *Muscles fléchisseurs du pied et des orteils (face postérieure de la jambe).*

**Points-clés**

1. **Les muscles de la face postérieure de la jambe** sont les fléchisseurs des orteils et du pied, alors que les **muscles de la face antérieure et externe** sont des releveurs des orteils et du pied. Les fléchisseurs du pied et des orteils permettent la marche.

## TENDONS ET GAINES DU PIED

Les tendons des muscles de la jambe vont atteindre le pied en passant soit en avant de la ligne unissant les deux malléoles (région antérieure du cou-de-pied), soit en arrière de cette même ligne (région postérieure du cou-de-pied).

- Les **tendons des releveurs** du pied et des extenseurs des orteils (sauf ceux des péroniers latéraux (*fibulaires*)) passent en avant des malléoles. Ces tendons sont, de dedans en dehors, celui du jambier antérieur (*tibial antérieur*), de l'extenseur propre et de l'extenseur commun. Tous passent sous un ligament tendu d'un bord à l'autre de la face antérieure du cou-de-pied : le ligament annulaire antérieur du tarse.
- Les **tendons qui traversent la région postérieure** du cou-de-pied sont : au milieu, le volumineux **tendon d'Achille** (*tendon calcanéen*) ; en dehors de celui-ci les tendons des péroniers latéraux (*tendons des fibulaires*) (placés juste derrière la malléole externe (*latérale*)) ; en dedans du tendon d'Achille (*tendon calcanéen*), les tendons des fléchisseurs des orteils et du jambier postérieur (*tibial postérieur*) placés juste derrière la malléole interne (*médiale*).

Tous ces tendons sont entourés de gaines synoviales.

## NERFS DU MEMBRE INFÉRIEUR

Le membre inférieur est innervé par les branches du plexus lombaire et du plexus sacré.

### Plexus lombaire

Ses branches collatérales et terminales donnent :

- la sensibilité de la région antérieure externe et interne de la cuisse et celle de la région antéro-interne de la jambe ;
- l'innervation motrice des muscles de la paroi abdominale et de certains muscles de la cuisse (adducteurs et quadriceps par le nerf crural (*nerf fumoral*)) ;
- le **nerf crural** (*nerf fumoral*) est le nerf le plus important issu du plexus lombaire (2$^{e}$, 3$^{e}$ et 4$^{e}$ racines lombaires). De son origine au voisinage des vertèbres lombaires, il se dirige vers le membre inférieur appliqué sur le psoas. Il traverse l'arcade crurale (*ligament inguinal*) (figure 3.35a) en compagnie de ce muscle, de l'artère et de la veine fémorales ; c'est alors qu'il se divise en plusieurs branches destinées au muscle quadriceps.

### Plexus sacré

Les branches collatérales innervent tous les muscles de la fesse et donnent la sensibilité de la peau de la fesse et de la région postérieure de la cuisse (nerf petit sciatique (*nerf glutéal inférieur*)).

La branche terminale du plexus sacré est le **nerf grand sciatique** (*nerf sciatique*) (il comporte des fibres qui proviennent des 4$^{e}$ et 5$^{e}$ racines lombaires, et des branches antérieures des trois premières racines sacrées). Ce nerf, après sa naissance du plexus sacré, se dirige en dehors pour sortir du petit bassin par la grande échancrure sciatique (*grande incisure sciatique*). Il est alors très volumineux (1 cm de large). Il descend ensuite dans la fesse puis dans la région postérieure de la cuisse, assurant l'innervation motrice des muscles de la région (demi-tendineux, etc.), il parvient alors à la face postérieure du genou (creux poplité) où il se divise en deux branches (figure 3.35b) :

– Le **sciatique poplité externe** (*nerf fibulaire commun*), est placé à la face externe de la jambe. Il assure l'innervation motrice des muscles de la région antéro-externe de la jambe qui sont les releveurs du pied et les extenseurs des orteils. Il donne également la sensibilité des téguments de cette région et du dos du pied (figure 3.35a).

**Points-clés**

1. L'**innervation motrice des muscles antérieurs de la cuisse** (quadriceps surtout) est assurée par les branches du plexus lombaire (nerf crural (*fémoral*)).
2. Tous les autres **muscles du membre inférieur** sont innervés par le plexus sacré : ceux de la région postérieure de la cuisse par le grand sciatique (*nerf sciatique*) ; ceux de la région antéro-externe de la jambe par le sciatique poplité externe (*nerf fibulaire commun*), ceux de la région postérieure de la jambe par le sciatique poplité interne (*nerf tibial*).

– Le **sciatique poplité interne** descend verticalement à la face postérieure de la jambe (prenant le nom de nerf tibial). Il donne des rameaux moteurs pour tous les muscles de cette région (triceps sural, fléchisseurs des orteils) et des rameaux sensitifs qui apportent la sensibilité de la peau du talon et de la plante du pied (figure 4.35b).

# Anatomie du crâne

## CRÂNE

Le squelette de la tête comporte le crâne et le massif facial.

**Le crâne** est une boîte osseuse de forme ovoïde à grosse extrémité postérieure dont la partie inférieure est plane ; il contient l'encéphale.

Il est constitué par 8 os qui sont soudés entre eux : le frontal, l'ethmoïde, le sphénoïde et l'occipital (impairs et médians) ; les 2 temporaux, les 2 pariétaux (pairs et latéraux).

On lui distingue 2 parties : l'une supérieure, la voûte ; l'autre inférieure, la base.

La voûte est formée par la partie verticale de l'os frontal en avant, les os pariétaux et l'écaille des os temporaux sur les côtés, la partie supérieure de l'os occipital en arrière. Tous les os de la voûte sont constitués de 2 lames d'os compact, les tables externe et interne, séparées par une couche d'os spongieux, le diploé. La face endocrânienne des os de la voûte est marquée par des sillons et gouttières vasculaires.

La base comprend toutes les autres parties du squelette de la boîte crânienne, c'est à dire l'ethmoïde et la partie horizontale du frontal en avant ; le sphénoïde à la partie moyenne ; l'occipital et les os temporaux en arrière.

## MASSIF FACIAL

Il est placé au-dessous de la moitié antérieure du crâne. Il se divise en 2 parties principales : la mâchoire supérieure et la mâchoire inférieure.

La mâchoire supérieure est formée par 13 os, dont un seul, le vomer, est impair et médian. Les autres sont pairs et symétriques. Ce sont : les maxillaires supérieurs (*maxillaires*), les unguis, les palatins, les cornets inférieurs, les os propres du nez et les os malaires (*zygomatiques*).

La mâchoire inférieure est formée par un seul os, le maxillaire inférieur (*mandibule*).

Nous ne ferons que citer quelques **particularités anatomiques** de certains des os de la tête.

Le frontal participe à la constitution des cavités orbitaires et des sinus frontaux.

L'ethmoïde a une forme très complexe ; il participe, entre autre, à la constitution des sinus frontaux

Le sphénoïde comporte un corps, dans lequel se situe la selle turcique qui contient l'hypophyse ; il est prolongé latéralement par les ailes : petites et grandes ailes du sphénoïde.

L'os temporal comporte : une partie haute et plate, l'écaille (dont la partie inférieure participe à l'articulation temporo-maxillaire), un segment moyen, ou rocher (qui est creusé, en avant, des cavités de l'appareil auditif, et qui, en arrière, présente l'orifice du canal carotidien), et une partie postéro-inférieure, la mastoïde, qui fait saillie derrière l'oreille.

L'os occipital, est traversé à sa partie inférieure par un large orifice ovalaire, le trou occipital, qui fait communiquer la cavité crânienne avec le canal rachidien (*foramen vertébral*), livrant passage au bulbe, aux artères vertébrales et aux veines, etc. L'occipital est uni à l'atlas (1re vertèbre cervicale) : articulation occipito-atloïdienne, et à l'axis (2e vertèbre cervicale) par des ligaments.

Le maxillaire supérieur (*maxillaire*) participe à la constitution des parois des cavités de la face : cavité buccale, cavités orbitaires, fosses nasales. Il est creusé d'une cavité, le sinus maxillaire. Il supporte les racines des dents supérieures.

Le maxillaire inférieur (*mandibule*), situé à la partie inférieure de la face, comporte ; une partie moyenne, le corps, incurvé en fer à cheval, dont le bord supérieur supporte les racines des dents inférieures ; 2 branches montantes, latérales, surmontées en arrière d'un condyle qui s'articule avec le temporal.

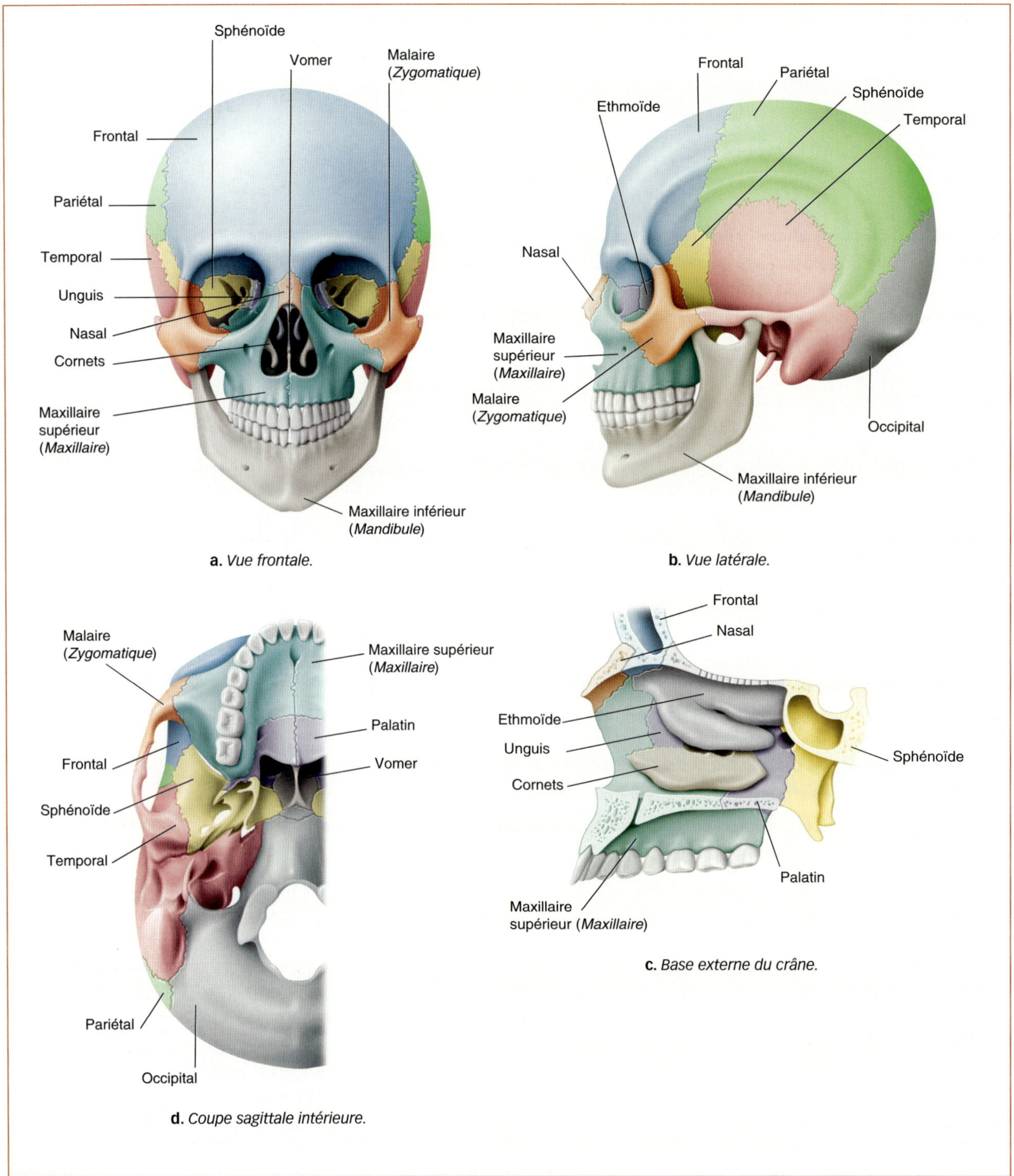


**Fig. 3.38** *Le crâne.*

L'os hyoïde est un os médian, situé au dessus du larynx, à la hauteur de la 4e vertèbre cervicale. Il est isolé du reste du squelette, auquel il n'est relié que par des ligaments et des muscles. Il a une forme convexe en avant et concave en arrière.

Les os wormiens, sont des petites pièces osseuses développées à partir de points d'ossification anormaux (ou parfois normaux), entre les divers os du crâne.

À la naissance, les angles des os de la voûte du crâne ne sont pas encore formés. Il en résulte qu'aux points de jonction les os sont séparés par des espaces où le crâne est encore membraneux : ce sont les fontanelles.

# Anatomie du rachis

Le **rachis** est constitué par la **colonne vertébrale** contenant, dans le canal rachidien, la moelle épinière.

C'est une longue tige osseuse résistante mais flexible, composée d'éléments osseux superposés appelés les vertèbres, s'étendant depuis la tête qu'elle soutient jusqu'au bassin qui la supporte.

## ANATOMIE DE LA VERTÈBRE

### *On décrit à chaque vertèbre*

- Une partie antérieure renflée : le **corps vertébral**. Il a la forme d'un cylindre à face postérieure plate. Les faces supérieures et inférieures sont les **plateaux** vertébraux, recouverts de cartilage, en contact avec le disque intervertébral.
- Une partie postérieure en forme d'arc, appelée pour cette raison l'**arc postérieur,** qui comprend de chaque côté et successivement d'avant en arrière (figure 3.39) : le **pédicule**, puis un massif articulaire pourvu de deux saillies : les **apophyses articulaires** (*processus articulaires*) supérieure et inférieure ; le segment osseux situé entre elles est l'**isthme** de la vertèbre. L'**apophyse** (*processus*) **transverse**, la **lame**, et l'**apophyse épineuse** (*processus épineux*) médiane unissant les deux lames.

Le **canal rachidien** (*foramen vertébral*), limité en avant par le corps vertébral et en arrière par l'arc postérieur, contient la moelle épinière et ses méninges.

### *On distingue de haut en bas*

- Les **vertèbres cervicales** (au nombre de 7). La première, appelée l'**atlas**, s'articule avec l'os occipital. La seconde est appelée **axis** ; le corps de cette vertèbre est surmonté d'une volumineuse saillie appelée **apophyse odontoïde** (*processus odontoïde*).
- Les **vertèbres dorsales** (ou thoraciques) (au nombre de 12) sont particulières par l'existence de chaque côté du corps de facettes articulaires destinées aux articulations avec les côtes : articulations costo-vertébrales.
- Les **vertèbres lombaires** (au nombre de 5).
- Les **vertèbres sacrées** (au nombre de 5) qui se soudent pour former le **sacrum** ; c'est un os triangulaire, concave en avant. Il présente 4 paires d'orifices appelés trous sacrés. Le sacrum s'unit en haut à la colonne lombaire en formant un angle saillant en avant appelé promontoire. De chaque côté, il est uni à l'os iliaque (*os coxal*) (constituant le squelette du bassin), enfin en bas il est articulé avec une petite pièce osseuse appelée **coccyx**, fusion des dernières pièces vertébrales.

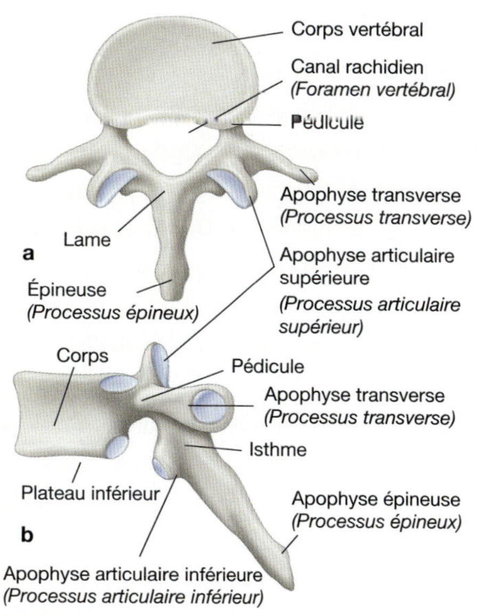


**Fig. 3.39** *La vertèbre dorsale. a. Vue supérieure. b. Vue latérale.*

### *Envisagée dans son ensemble*

#### Colonne vertébrale

La colonne vertébrale présente :

- une face antérieure : colonne cylindrique formée par la superposition des corps vertébraux ;
- une face postérieure qui présente sur la ligne médiane une crête facilement palpable sous la peau, répondant à la superposition des apophyses épineuses (*processus épineux*). De chaque côté de cette crête existe une gouttière occupée par les muscles spinaux (muscles paravertébraux) ;

- deux faces latérales constituées : par les corps puis les pédicules (dont les bords supérieur et inférieur sont échancrés et limitent les **trous de conjugaison** (*foramen intervertébral*) par où sortent les nerfs rachidiens (*foramen vertébral*)) ; enfin, les apophyses (*processus*) transverses et les apophyses (*nerfs spinaux*) articulaires ;
- un espace central, le **canal rachidien**, limité en avant par le corps vertébral et en arrière par l'arc postérieur, qui contient la moelle épinière et ses méninges.

### Vue de profil

**Vue de profil, elle n'est pas parfaitement rectiligne.** On lui décrit trois courbures dans le plan sagittal, c'est-à-dire antéro-postérieur (figure 3.40) :

- **la colonne cervicale**, qui dessine une courbe légèrement convexe en avant ;
- **la colonne dorsale**, qui dessine une courbe concave en avant ;
- **la colonne lombaire**, dont la courbure se fait dans le sens opposé, convexe en avant.

### Vue de face

**Vue de face, elle est parfaitement rectiligne.** Un fil à plomb partant de la saillie de l'épineuse de la 7^e^ vertèbre cervicale, nettement palpable, suit la ligne des épineuses et passe par le sillon interfessier.

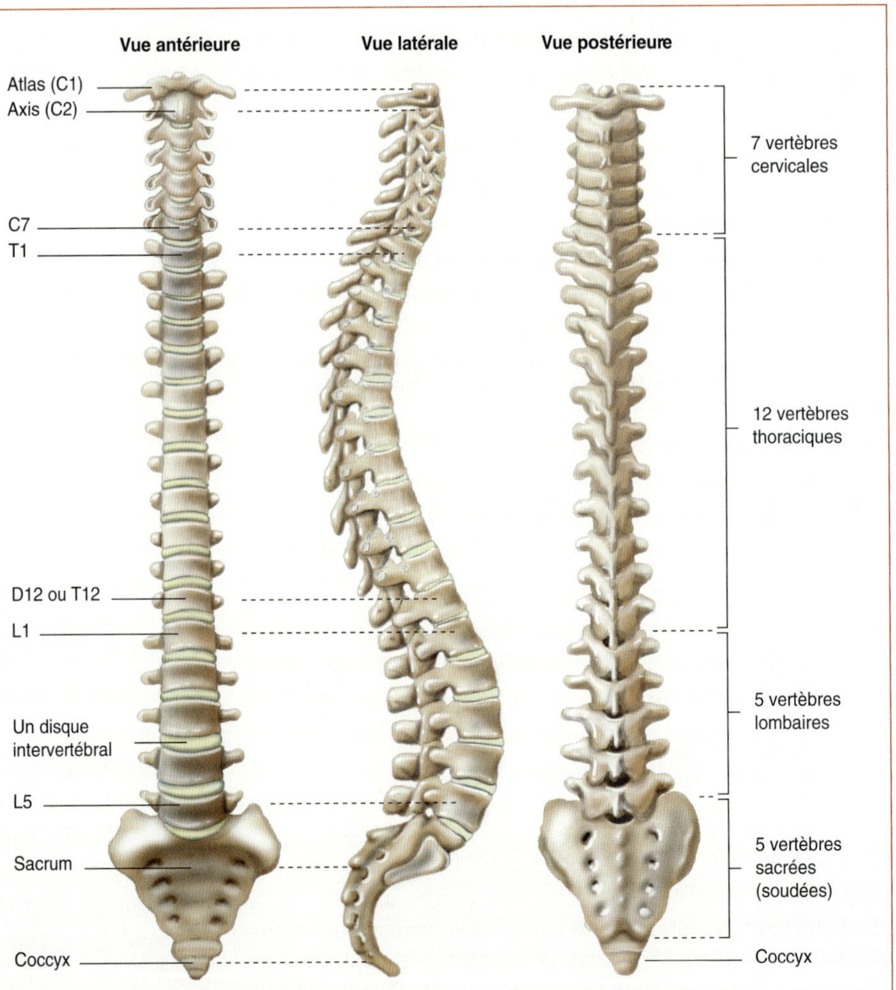


**Fig. 3.40** *La colonne vertébrale.*

## ARTICULATIONS DU RACHIS

Nous envisagerons les articulations des vertèbres entre elles, les articulations sacro-iliaques (*sacro-coxals*), sans étudier toutefois les articulations avec les côtes (articulations costo-vertébrales), ni avec la tête (articulation atloïdo-occipitale ou charnière cervico-occipitale).

### Articulations des corps vertébraux

Ce sont des amphiarthroses, c'est-à-dire des articulations douées d'une mobilité restreinte.

Les **surfaces articulaires** sont les faces supérieures et inférieures des corps vertébraux. Leurs moyens d'union (figure 3.41) sont :

- Les **disques intervertébraux.** Ils occupent l'espace compris entre deux corps vertébraux. Leur forme est celle d'une lentille biconvexe. Leur hauteur varie suivant les régions; elle est maximale dans le segment lombaire de la colonne. Chaque disque est constitué par un **anneau fibreux périphérique** qui s'insère fortement sur les corps vertébraux sus- et sous-jacents. La partie centrale du disque a une consistance gélatineuse : c'est le **nucleus pulposus**. Dans la hernie discale, c'est le nucleus pulposus qui fait saillie à travers l'anneau fibreux fissuré.
- Les **ligaments périphériques** viennent renforcer l'union des vertèbres. Ils forment deux bandes fibreuses blanc nacré qui s'étendent sur toute la hauteur de la colonne vertébrale, adhérant à chaque disque et à chaque corps vertébral. Un ligament est situé à la face antérieure de la colonne, le ligament vertébral commun antérieur (*ligament longitudinal antérieur du rachis*); l'autre est situé à la face postérieure des corps vertébraux, le ligament vertébral commun postérieur (*ligament longitudinal postérieur du rachis*).

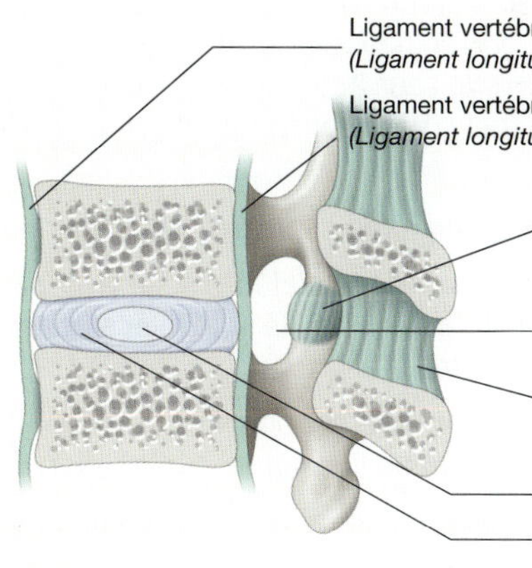


**Fig. 3.41** *Les moyens d'union des vertèbres.*

### Articulations des apophyses articulaires

Ce sont celles qui unissent l'apophyse (*processus*) articulaire inférieure d'une vertèbre à l'apophyse (*processus*) articulaire supérieure de la vertèbre située immédiatement en dessous.

Les surfaces en présence sont revêtues de cartilage et réunies par une capsule, doublée à sa face interne d'une membrane synoviale; ce sont des diarthroses.

### Autres moyens d'union des vertèbres entre elles

À côté des articulations proprement dites, il est d'autres moyens d'union représentés par des ligaments, réunissant les lames vertébrales de chaque côté : **ligaments jaunes** (en raison de leur couleur); réunissant les apophyses épineuses entre elles : **ligaments interépineux**.

## ARTICULATION SACRO-ILIAQUE (*SACRO-COXALE*)

Les articulations sacro-iliaques (*sacro-coxale*) unissent chaque face latérale du sacrum à l'os iliaque correspondant, participant ainsi à la formation du bassin osseux.

- La surface articulaire de la face latérale du sacrum, appelée surface auriculaire, car elle ressemble au pavillon de l'oreille, correspond aux deux premières vertèbres sacrées; elle est creusée d'une dépression.
- La surface articulaire correspondante de l'os iliaque (*os coxal*) est située en arrière de sa face interne; elle porte aussi le nom de surface auriculaire et se présente sous la forme d'un renfle-

ment. Toutes deux sont recouvertes d'un revêtement mince, cartilagineux en profondeur, fibro-cartilagineux en superficie.

- L'articulation sacro-iliaque (*sacro-coxale*) est une diarthrose qui comporte une capsule et des ligaments unissant les deux surfaces. Sur une coupe horizontale du bassin, elle est orientée selon un axe oblique en avant et en dehors.

## MUSCLES DU RACHIS

Les nombreux muscles s'insérant sur le rachis ont des actions fort diverses puisque, d'une part, la colonne vertébrale est une tige osseuse mobile en raison de ses propres articulations intervertébrales, et d'autre part la colonne est articulée avec les membres supérieurs par la ceinture scapulaire, et avec les membres inférieurs par la ceinture pelvienne.

### *Muscles moteurs du rachis*

Ce sont les **muscles spinaux** qui sont logés dans les gouttières vertébrales de part et d'autre de la ligne des épineuses. Ces muscles prennent attache sur chaque vertèbre mais aussi sur l'os iliaque (*os coxal*). Leur action principale est de permettre l'extension du rachis. Lorsqu'ils se contractent d'un seul côté, ils provoquent un mouvement d'inclinaison ou de rotation du tronc.

### *Autres muscles s'insérant sur le rachis*

- Les **muscles dentelés** placés à la partie supérieure du dos s'étendent de la colonne cervico-dorsale aux côtes. Ils sont élévateurs et abaisseurs des côtes et jouent donc un rôle important dans la respiration.
- Le **rhomboïde** est un muscle aplati situé à la partie supérieure du dos, recouvrant les dentelés, s'étendant de la colonne cervico-dorsale à l'omoplate (*scapula*) dont il permet l'élévation.
- Le **trapèze** s'étend de l'occipital, de la colonne cervicale et dorsale à l'omoplate. Il recouvre la nuque et la partie supérieure du dos. C'est le muscle le plus superficiel de la région; son action est d'élever l'épaule et d'incliner latéralement la tête.
- Le **grand dorsal** (voir muscles du membre supérieur).
- Le **psoas iliaque** (*coxal*) (voir muscles du membre inférieur).

## MOELLE ÉPINIÈRE ET MÉNINGES

### *Moelle épinière*

C'est la partie du système nerveux central située **à l'intérieur du canal rachidien**, qui transmet les informations entre le cerveau et les nerfs rachidiens qui naissent tout le long de son trajet.

La moelle fait suite au bulbe de l'encéphale à la hauteur du bord supérieur de la 1re vertèbre cervicale (l'atlas).

Elle a la forme d'une tige cylindrique, un peu aplatie d'avant en arrière, et présente deux renflements, l'un cervical l'autre lombaire, correspondant aux segments donnant naissance aux nerfs rachidiens des membres supérieurs et inférieurs.

La moelle se termine à la hauteur de la 2e vertèbre lombaire, par une partie rétrécie le **cône terminal**; elle est prolongée par le «filum terminale», qui forme avec les dernières racines lombaires et sacrées la **queue de cheval**.

### *Méninges*

La moelle et les racines des nerfs rachidiens sont entourées par des enveloppes, les **méninges,** formées de trois membranes accolées.

- La **dure-mère** est l'enveloppe externe, fibreuse, épaisse et résistante. En dehors d'elle est situé l'**espace épidural** ou **péridural**.
- L'**arachnoïde** est la membrane intermédiaire, mince lame de tissu conjonctif. Entre la dure-mère et l'arachnoïde se trouve l'**espace sous-dural** (ou sus-arachnoïdien).
- La **pie-mère** est l'enveloppe la plus interne, fine, qui adhère étroitement au tissu nerveux, dont elle assure la vascularisation. Entre la pie-mère et l'arachnoïde se trouve l'**espace intradural**, ou **sous-arachnoïdien**.

Le **cul-de-sac dural** contient la terminaison de la moelle et les racines de la queue de cheval; c'est là que l'on prélève le liquide céphalo-rachidien (LCR) lors des ponctions lombaires, dans l'espace sous-arachnoïdien.

### Nerfs du rachis

Chaque nerf rachidien (*nerf spinal*) provient de la réunion d'une **racine antérieure ou motrice**, issue de la moelle, et d'une **racine postérieure ou sensitive**, qui aboutit à la moelle. Le nerf ainsi formé va sortir du canal rachidien (*foramen vertébral*) par un défilé situé latéralement, entre deux vertèbres, appelé trou de conjugaison (*foramen intervertébral*) (figure 3.42).

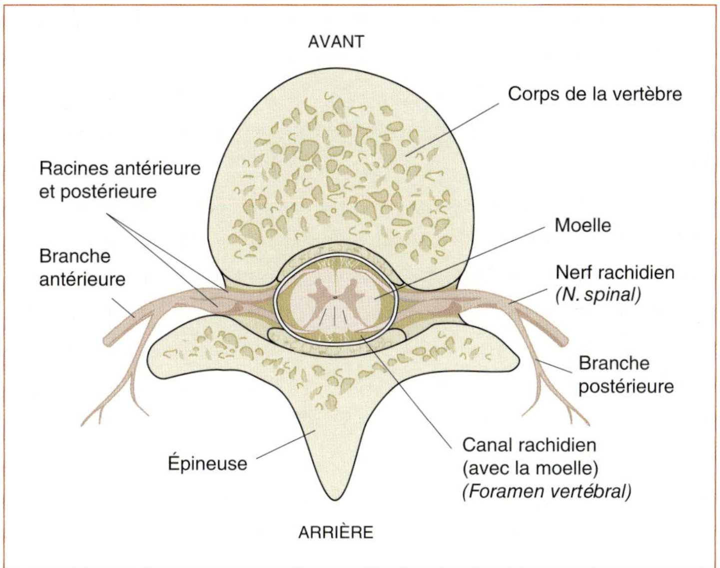


Fig. 3.42 *L'origine et la formation des nerfs rachidiens.*

Le nerf rachidien (*nerf spinal*) se divise alors en deux branches, postérieure et antérieure.

**Les branches postérieures des nerfs rachidiens** (*nerfs spinaux*) vont innerver les muscles spinaux et les téguments de la région dorsale du tronc.

### Branches antérieures

- Celles des 4 derniers nerfs cervicaux et du 1er nerf dorsal constituent le **plexus brachial** destiné à l'innervation du membre supérieur.
- Pour les nerfs dorsaux : les branches antérieures sont appelées nerfs intercostaux (12 paires). En effet, ils cheminent après leur sortie du trou de conjugaison (*foramen intervertébral*) dans l'espace situé entre deux côtes et innervent les muscles intercostaux.
- Les branches antérieures des 4 premiers nerfs lombaires vont former le **plexus lombaire** : celui-ci est placé le long des corps vertébraux lombaires sur le muscle psoas. Il donne naissance à des

branches collatérales qui innervent le muscle psoas iliaque (*coxal*), et à des branches terminales destinées, d'une part à l'innervation des muscles de la paroi abdominale et à la sensibilité des téguments des bourses et des grandes lèvres, d'autre part à l'innervation sensitivo-motrice d'une partie du membre inférieur.

- Le **plexus sacré** est constitué par l'anastomose du tronc lombo-sacré (réunion de la branche antérieure de la 5$^{e}$ racine lombaire et d'une branche anastomotique que lui envoie la 4$^{e}$) et des branches antérieures des trois premières racines sacrées. Ses branches terminales et collatérales sont toutes destinées au membre inférieur.
- Le **plexus honteux**, dont les branches sont destinées au rectum, à la vessie, aux organes génitaux et au périnée, est formé par un rameau des branches antérieures des 2$^{e}$ et 3$^{e}$ nerfs sacrés unis à la branche antérieure du 4$^{e}$.

# Système circulatoire 4

## Anatomie du cœur et des vaisseaux

Le cœur est un organe musculaire creux comportant deux oreillettes (*atriums*) et deux ventricules (figure 4.1). Le muscle cardiaque, ou myocarde, est un muscle strié dont la principale différence avec les muscles striés squelettiques est qu'il se contracte de façon automatique. L'automatisme cardiaque est possible grâce à un circuit électrique composé de cellules hautement différenciées : le tissu nodal. Le cœur comporte également quatre valves qui assurent l'absence de régurgitation entre les différentes cavités, un système de vascularisation formé des artères et des veines coronaires, et une innervation qui le relie au système nerveux sympathique et parasympathique.

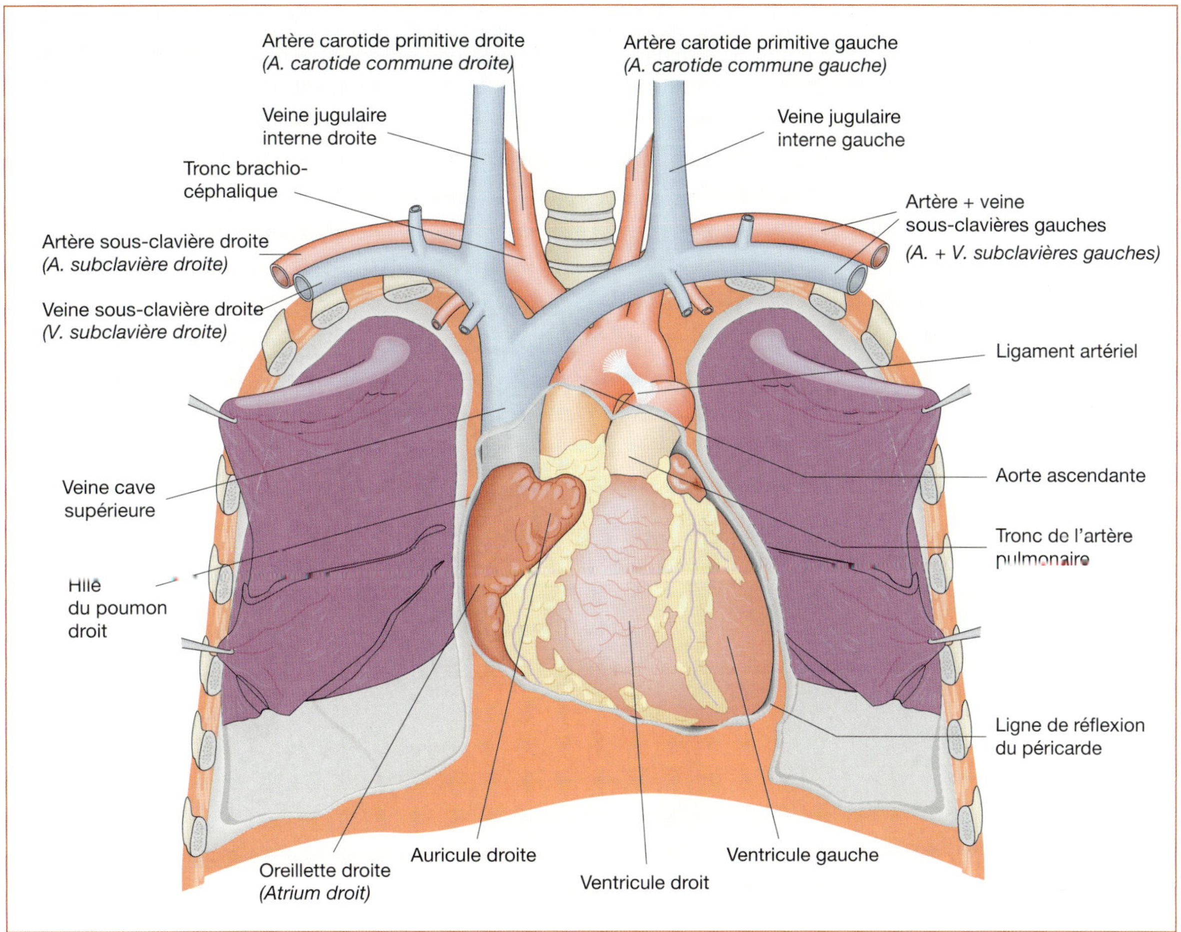


**Fig. 4.1** *Vue antérieure du cœur : les rapports dans le médiastin.*

# Les vaisseaux sanguins

Il existe 3 types de vaisseaux sanguins :

– les artères ;

– les veines ;

– les capillaires

Les artères transportent le sang depuis le cœur jusqu'aux tissus : leur paroi est constituée de plusieurs enveloppes (tuniques). Dans ces tuniques, on trouve du tissu élastique et du tissu musculaire. Ces tissus permettent aux artères de modifier leur calibre pour que le sang puisse continuer de s'écouler dans les intervalles entre les contractions cardiaques (diastoles). Les branches des artères (ramifications en artères de petit calibre) s'appellent les artérioles.

Les veines ramènent le sang depuis les tissus jusqu'au cœur : l'épaisseur des veines est inférieure à celle des artères. En revanche, leur calibre est plus important. Elles comportent des valvules qui permettent d'éviter le reflux de sang vers les capillaires. Les branches des veines s'appellent les veinules.

Les capillaires permettent les échanges de substances entre le sang et les tissus. Les capillaires sont situés entre les artères et les veines. Ce sont des vaisseaux microscopiques (4 à 10 µm) qui permettent au sang d'être acheminé des petites artères (artérioles) vers les petites veines (veinules). Les capillaires sont situés tout près des cellules. Ils permettent de distribuer l'oxygène et les nutriments.

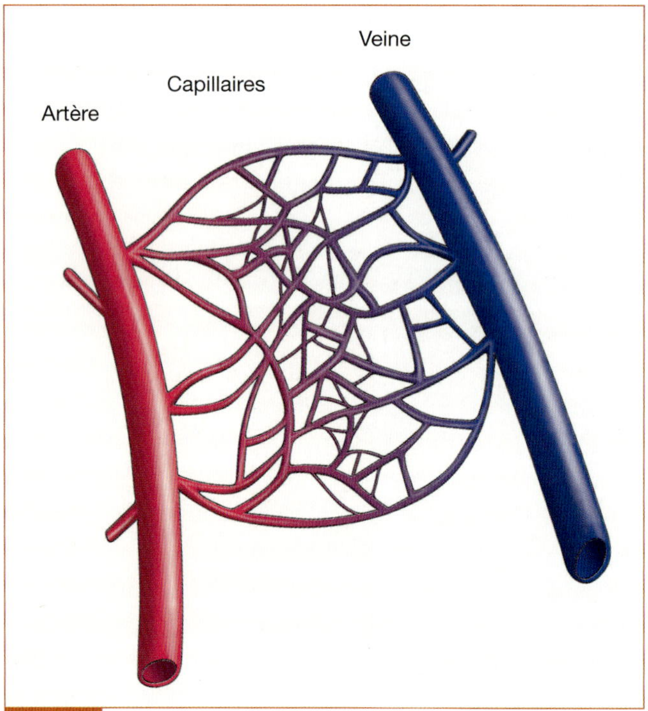


**Fig. 4.2** *Les vaisseaux sanguins.*

# Myocarde, endocarde, péricarde

Le cœur comporte trois tuniques : le myocarde, l'endocarde ou revêtement interne et le péricarde ou séreuse qui enveloppe le cœur.

- **Le muscle cardiaque** ou **myocarde** est d'épaisseur variable dans les différentes cavités. Le ventricule gauche représente la plus grande partie de la masse myocardique avec une épaisseur pariétale atteignant 8 à 10mm chez l'adulte. L'épaisseur myocardique est moindre pour la paroi ventriculaire droite (5mm en moyenne) et encore plus faible pour les oreillettes (*atriums*) où elle est de 2mm.
- **L'endocarde** est la couche cellulaire qui revêt l'intérieur des cavités cardiaques et les valves.
- **Le péricarde** est l'enveloppe séreuse du cœur ; il comporte un feuillet interne (l'épicarde) qui recouvre directement la surface du myocarde, et un feuillet externe (le péricarde pariétal) situé immédiatement au contact du précédent. Le péricarde recouvre l'ensemble de la masse cardiaque et s'arrête à la naissance des gros vaisseaux de la base. Les deux feuillets péricardiques délimitent une cavité virtuelle et glissent l'un sur l'autre grâce à la présence d'une très faible quantité de liquide sécrété par les cellules péricardiques.

**Points-clés**

1. Le **ventricule gauche** est la cavité la plus développée du cœur. L'épaisseur myocardique y est la plus importante ; on la mesure facilement en échographie cardiaque. La paroi ventriculaire droite est plus fine de même que la paroi des oreillettes (*atriums*).
2. Le **péricarde** enveloppe le cœur ; il contient habituellement une très faible quantité de liquide et sa cavité est virtuelle. L'échographie cardiaque peut montrer de manière physiologique un discret décollement des feuillets péricardiques en systole.

# Circulations pulmonaire et systémique

Les circulations pulmonaire et systémique sont organisées comme suit (figure 4.3) :

- Le sang veineux provenant de tous les organes, désaturé en oxygène, gagne les veines caves qui débouchent dans l'oreillette (*atrium*) droite.
- Il passe à travers la valve tricuspide (*valve atrio-ventriculaire droite*) dans le ventricule droit, est éjecté dans l'artère pulmonaire puis dans ses branches, jusqu'aux capillaires pulmonaires. Le sang s'oxygène dans les capillaires au contact des alvéoles pulmonaires.
- Les veines pulmonaires ramènent à l'oreillette (*atrium*) gauche un sang riche en oxygène, qui franchit la valve mitrale, passe dans le ventricule gauche, est éjecté dans l'aorte et dans ses branches pour être distribué à tous les organes.

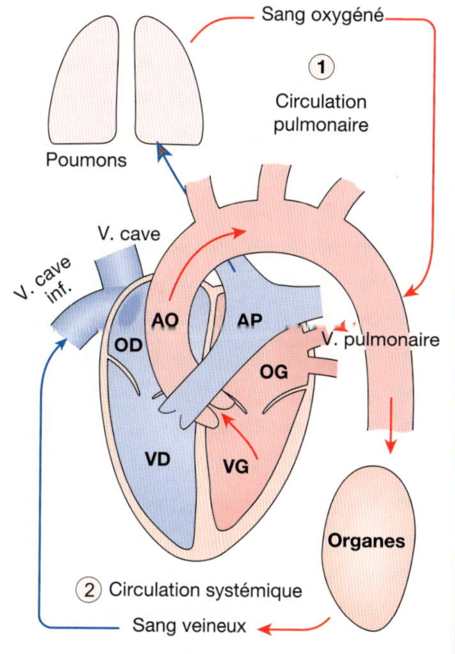


AO : aorte
AP : artère pulmonaire
OD (AD) : oreillette droite (*Atrium droit*)
OG (AG) : oreillette gauche (*Atrium gauche*)
VD : ventricule droit
VG : ventricule gauche

**Fig. 4.3** *Circulations pulmonaire et systémique.*

**Points-clés**

1. On parle de petite circulation, ou circulation pulmonaire pour l'ensemble : cœur droit, artères pulmonaires et veines pulmonaires. La pression systolique dans le ventricule droit et l'artère pulmonaire est de l'ordre de 25 mmHg chez l'adulte jeune.
2. La grande circulation ou circulation systémique comporte le cœur gauche, l'aorte et ses branches, et le système veineux cave et ses collatérales. La pression systolique est nettement plus élevée dans la grande circulation, elle est en moyenne de 120 mmHg dans le ventricule gauche et l'aorte chez l'adulte jeune.

# Anatomie descriptive et rapports

Nous décrirons les différentes structures cardio-vasculaires en suivant le sens du flux sanguin. Ainsi nous débuterons par le réseau veineux et les veines caves, puis nous décrirons les cavités droites, les artères et les veines pulmonaires, les cavités gauches et, enfin, l'aorte et ses branches. Les artères coronaires et le tissu nodal seront également décrits.

## RÉSEAUX VEINEUX, VEINES CAVES ET LEURS COLLATÉRALES

### *Réseaux veineux des membres*

Les membres comportent un réseau veineux profond et un réseau veineux superficiel.

– Le **réseau veineux profond** est constitué de veines qui suivent le trajet des artères et portent le même nom. Chaque artère est accompagnée par deux veines qui suivent le même trajet et sont reliées par des anastomoses transversales ; les artères les plus grosses ne comportent qu'une seule veine satellite : une seule veine axillaire au membre supérieur, un seul tronc veineux tibio-péronier (*tibio-fibulaire*), une veine poplitée et une veine fémorale satellites des artères du même nom au membre inférieur.

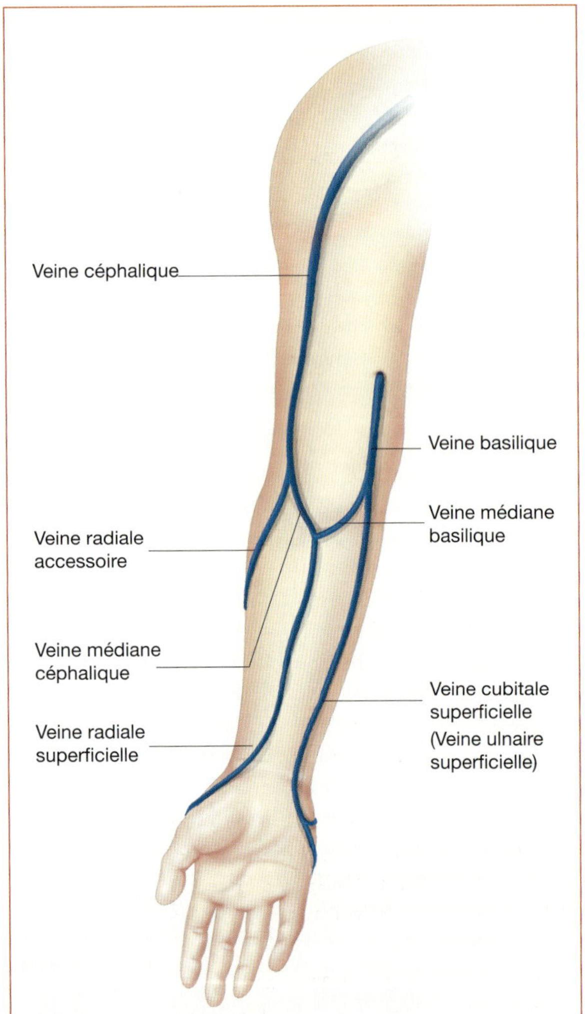


Fig. 4.4 *Les veines superficielles du bras et de l'avant-bras.*

– Le **réseau veineux superficiel** de la **main** et de l'**avant-bras** se draine dans les veines basilique (face interne du bras) et céphalique (face externe du bras), qui elles-mêmes se terminent dans la veine axillaire (figure 4.4).

– Le **réseau veineux superficiel** du membre inférieur est drainé par les veines saphènes. La veine saphène interne remonte le long de la face interne de la jambe et de la cuisse pour se terminer dans la veine fémorale à quelques centimètres au-dessous de l'arcade crurale (*fémorale*). La veine saphène externe chemine sur la face postérieure de la jambe et se termine dans la veine poplitée à la face postérieure du genou.

### *Les veines caves*

– Le sang veineux provenant de la partie sus-diaphragmatique du corps (thorax, membres supérieurs, tête et cou) est drainé par la veine cave supérieure. De chaque côté, l'union de la veine sous-clavière (*veine subclairière*) (membre supérieur) et de la veine jugulaire interne (hémi-tête) donne un tronc veineux brachiocéphalique. La réunion des deux troncs veineux brachiocéphaliques donne la veine cave supérieure. Habituellement, il existe une seule veine cave supérieure, située à droite de la colonne vertébrale ; elle débouche à la partie haute de l'oreillette (*atrium*) droite.

– La veine cave inférieure (VCI) draine le sang veineux de la moitié sous-diaphragmatique du corps, à savoir les membres inférieurs, l'abdomen et le petit bassin. La VCI chemine dans l'abdomen à droite de l'aorte où elle reçoit les veines rénales. Avant de traverser le diaphragme, elle reçoit les veines sus-hépatiques (*veines hépatiques*) puis débouche à la partie basse de l'oreillette (*atrium*) droite par la valvule d'Eustachi (*valvule de la veine cave inférieure*) (figure 4.5).

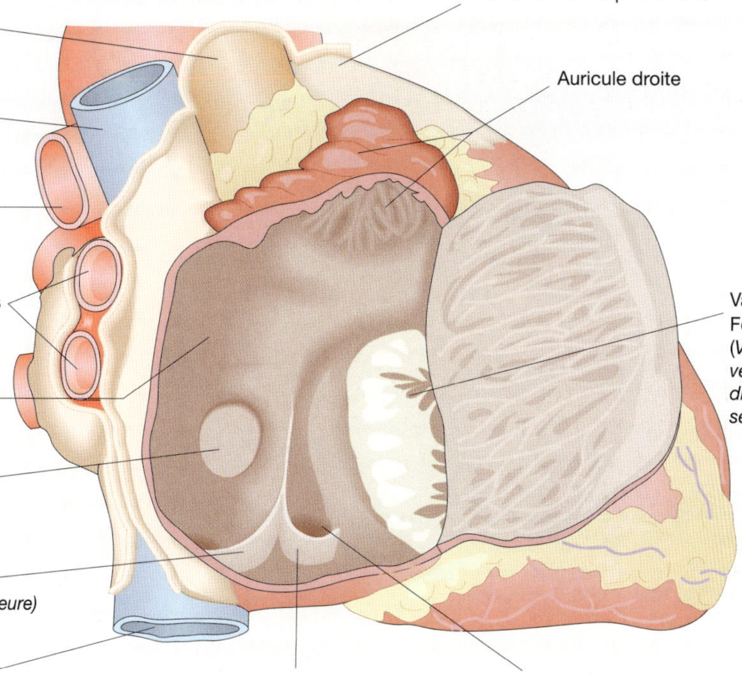


**Fig. 4.5** *Vue latérale de l'atrium droit.*

## ■ CŒUR DROIT

- **L'oreillette droite** (OD) (*atrium droit*) est une cavité verticale située en avant et à droite de l'oreillette (*atrium*) gauche. Elle comporte une cavité accessoire : l'auricule droite qui est une petite cavité aplatie qui repose sur la face droite de l'oreillette (*atrium*) (figure 4.5 et 4.6). Les deux veines caves s'abouchent à la face postérieure de l'oreillette (*atrium*) droite.
- La veine cave inférieure (*atrium droit*) débouche à la partie basse de l'oreillette droite où elle se termine par un repli membraneux : la valvule d'Eustachi (*valvule de la veine cave inférieure*).
- La veine cave supérieure débouche directement à la partie postéro supérieure de l'oreillette droite (*atrium droit*).
- La paroi interne de l'OD (*atrium droit*) est constituée par le septum interauriculaire (*septum inter-atrial*), sur lequel on observe : la fosse ovale, empreinte de l'**ostium secundum,** et l'orifice d'abouchement du sinus coronaire avec la valvule de Thébésius. À sa partie antérieure, l'oreillette droite (*atrium droit*) se termine par l'orifice tricuspidien (*orifice atrio-ventriculaire droit*).
- La valve tricuspide (*valve atrio-ventriculaire droite*) est composée de quatre structures : un anneau sur lequel s'insèrent trois feuillets (*cuspides*) valvulaires, reliés aux muscles papillaires (ou piliers) par des cordages.
- **Le ventricule droit** recouvre la face droite du ventricule gauche. Sa paroi est fine et sa cavité aplatie. On distingue une chambre de remplissage, située entre l'orifice tricuspidien et le plan de la valve tricuspide antérieure, et une chambre d'éjection (ou infundibulum pulmonaire), au-dessus du feuillet antérieur (*cuspide antérieure*) de la valve tricuspide (*valve atrio-ventriculaire droite*) et s'étendant jusqu'à l'orifice pulmonaire.
- **La valve pulmonaire** possède trois valvules sigmoïdes (*valvule du tronc pulmonaire*) en « nid de pigeon », qui s'insèrent sur l'anneau pulmonaire et dont les bords libres se rejoignent pour assurer l'étanchéité de la valve en diastole (figure 4.6).

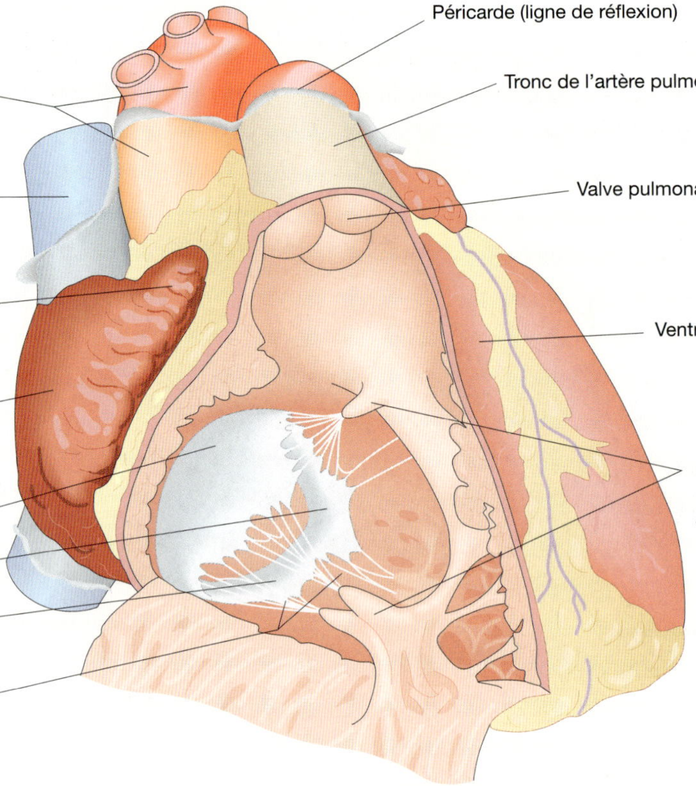


**Fig. 4.6** *Le ventricule droit.*

## VALVE TRICUSPIDE (*VALVE ATRIO-VENTRICULAIRE DROITE*)

**Anneau tricuspide (*atrio-ventriculaire droit*)**

L'anneau tricuspide délimite la jonction entre l'oreillette droite (atrium droit) et le ventricule droit. C'est une structure fibreuse triangulaire arrondie sur laquelle s'insèrent les trois feuillets de la valve.

**Feuillets valvulaires**

La valve tricuspide comporte trois feuillets (*cuspides*) : septal (au contact du septum interventriculaire), antérieur et postérieur (figure 4.6).

**Piliers (*Muscle papillaire septal*) et cordages tricuspides (*cordage tendineux*)**

Le bord libre des feuillets tricuspides (*cuspides*) est relié aux parois ventriculaires droites par des cordages tendineux. Ces cordages s'insèrent sur trois saillies du myocarde ventriculaire droit : les piliers de la valve tricuspide. Chaque pilier est situé en regard du feuillet correspondant; il existe donc un pilier septal, un pilier antérieur et un pilier postérieur.

## ARTÈRE PULMONAIRE ET BRANCHES

- **L'artère pulmonaire** (AP) naît de la partie supérieure du ventricule droit; son trajet initial est à peu près vertical, légèrement dirigé vers l'arrière et vers la gauche.
- L'orifice pulmonaire est situé en avant et à droite de l'orifice aortique. L'AP remonte le long de la face gauche de l'aorte initiale, puis se divise en deux branches : les artères pulmonaires droite et gauche, chacune se dirigeant vers le hile pulmonaire correspondant (figure 4.8). Le hile est la région interne et moyenne du poumon par où pénètrent l'artère pulmonaire et la bronche homolatérale. L'AP droite a le trajet le plus long; elle passe sous la crosse de l'aorte avant d'atteindre le hile pulmonaire droit.

## ■ VEINES PULMONAIRES

Le sang enrichi en oxygène au niveau des capillaires pulmonaires gagne l'oreillette gauche (*atrium gauche*) par les veines pulmonaires (VP) qui débouchent à la face postérieure de l'oreillette gauche (*atrium gauche*). On distingue deux veines pulmonaires supérieures (droite et gauche), et deux veines pulmonaires inférieures (figure 4.7).

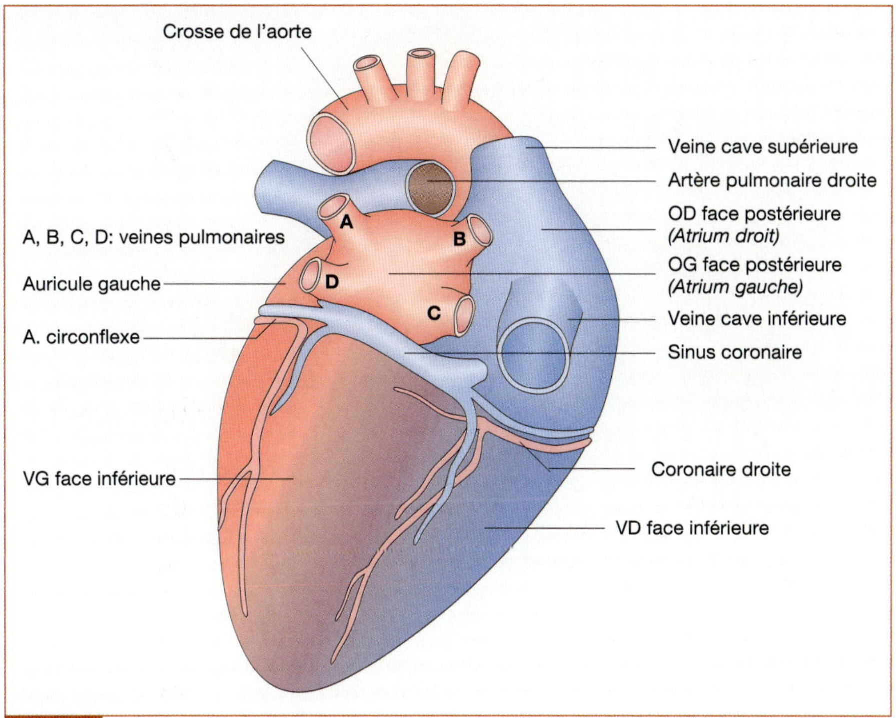


**Fig. 4.7** *Vue postérieure du cœur.*

## ■ CŒUR GAUCHE

### *Oreillette gauche*

**L'oreillette gauche** (OG) (*atrium gauche*) est une cavité grossièrement sphérique située en arrière du ventricule gauche. Elle est séparée de l'oreillette droite (*atrium droit*) par le septum interauriculaire (*septum inter-atrial*), qui constitue sa paroi droite, et sur laquelle on retrouve l'empreinte du foramen ovale, normalement étanche à l'âge adulte. La paroi postérieure de l'OG (*atrium gauche*) reçoit les quatre veines pulmonaires (figure 4.7) : deux veines droites (supérieure et inférieure) et deux veines gauches (supérieure et inférieure). **L'auricule gauche** est un repli de la cavité auriculaire situé sur sa face latérale gauche entre la veine pulmonaire supérieure gauche et l'anneau mitral (figure 4.8). La face antérieure de l'oreillette gauche (*atrium gauche*) communique avec le ventricule gauche par l'orifice mitral.

### *Valve mitrale*

**La valve mitrale** sépare l'oreillette (*atrium*) du ventricule gauche. Comme la valve tricuspide (*valve atrio-ventriculaire droite*), elle comporte un anneau, des feuillets valvulaires, des cordages et des piliers musculaires.

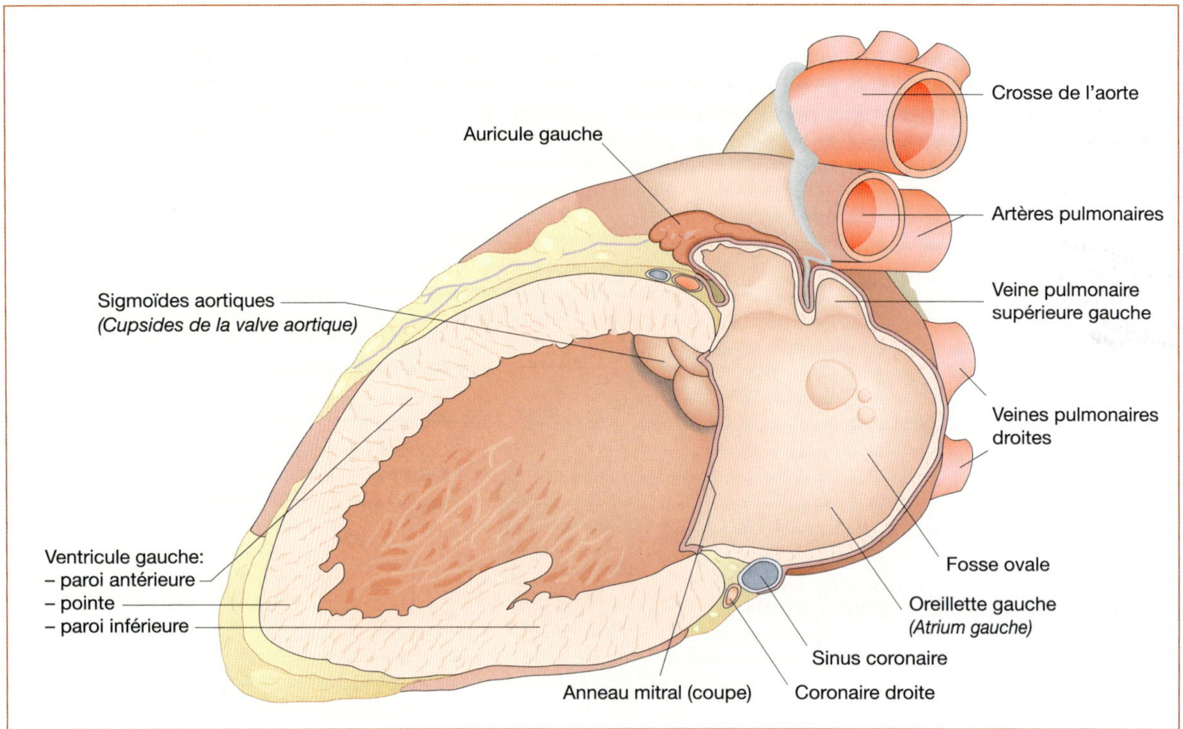


**Fig. 4.8** *Vue ouverte de l'oreillette gauche (atrium gauche) et du ventricule gauche.*

### Ventricule gauche

**Le ventricule gauche** (VG) est beaucoup plus développé que le ventricule droit; sa paroi est nettement plus épaisse. Le VG représente l'essentiel de la masse musculaire myocardique. On lui décrit :

- une base, limitée par l'anneau mitral,
- quatre parois : antérieure, latérale, inférieure et septale se rejoignant vers la pointe (ou apex) du ventricule.

Le septum interventriculaire (*septum inter-atrial*) sépare les cavités ventriculaires gauche et droite; il présente une concavité orientée vers le ventricule gauche.

Comme pour le VD, on distingue une chambre de remplissage, au-dessous du plan de la grande valve mitrale (*cuspide droite de la valve atrio-ventriculaire gauche*), et une chambre de chasse, jusqu'à l'orifice aortique.

Sur les parois inférieure et latérale du VG s'insèrent les deux piliers de la valve mitrale : le pilier postérieur (= postéro-médian) (*muscle papillaire postérieur*) et le pilier antérieur (= antéro-latéral) (*muscle papillaire antérieur*) (figure 4.9).

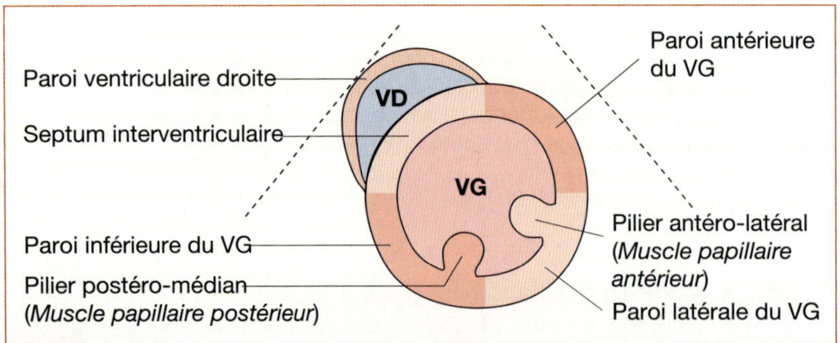


**Fig. 4.9** *Échographie cardiaque bidimensionnelle : coupe transverse du cœur, les parois et les piliers.*

### Valve aortique

**La valve aortique** est composée de trois valvules sigmoïdes en « nid de pigeon » : la sigmoïde postérieure (ou sigmoïde non coronaire), la sigmoïde antéro-droite, en regard de laquelle naît l'artère coronaire droite, et la sigmoïde antéro-gauche proche de l'origine de l'artère coronaire gauche (figure 4.10). La valvule sigmoïde postérieure est proche de la grande valve mitrale (*cupside antérieur*) et la valvule sigmoïde antéro-droite en continuité avec la base du septum interventriculaire (*septum inter-atrial*) (figure 4.11).

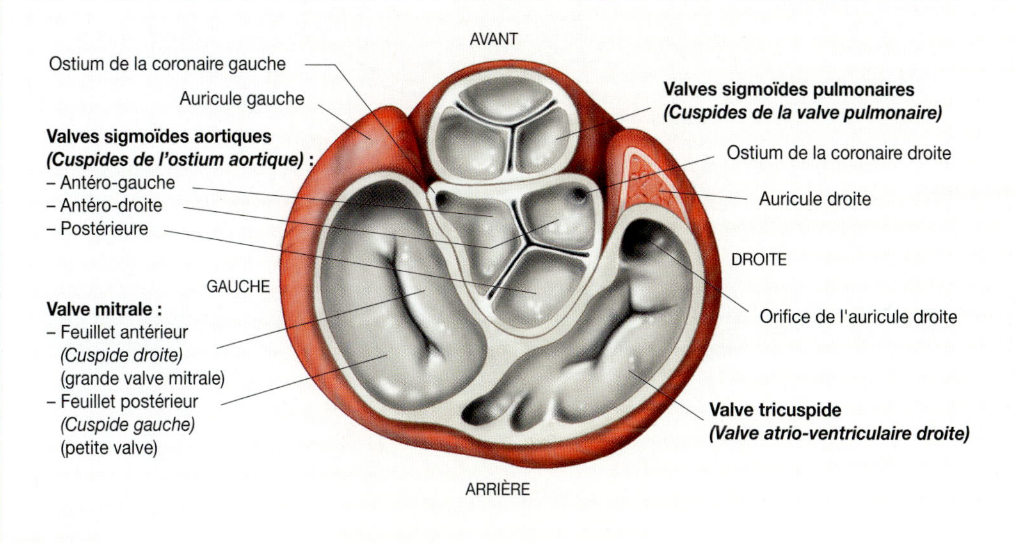


**Fig. 4.10** *Schéma des valvules sigmoïdes aortiques et de la base du cœur.*

## VALVE MITRALE

**Anneau mitral**

L'anneau mitral est une structure fibreuse qui délimite la base du ventricule gauche.

La partie antérieure de l'anneau mitral est en continuité avec la valve aortique, plus précisément avec la valvule sigmoïde aortique postérieure (figure 4.11).

**Feuillets mitraux**

La valve mitrale comporte deux feuillets : la grande valve également appelée valve antérieure (*cupside droite de la valve atrio ventriculaire gauche*), et la petite valve ou valve postérieure (*cupside postérieure*).

Les deux feuillets s'insèrent par leur base sur l'anneau mitral et sont séparés par deux commissures (antérieure et postérieure) qui permettent leur ouverture.

**Piliers et cordages mitraux**

Le bord libre des feuillets mitraux est relié par des cordages tendineux à deux saillies du myocarde ventriculaire gauche : les piliers de la valve mitrale (ou muscles papillaires).

On distingue un pilier antérieur et un pilier postérieur, recevant chacun des cordages des deux feuillets valvulaires (figure 4.12).

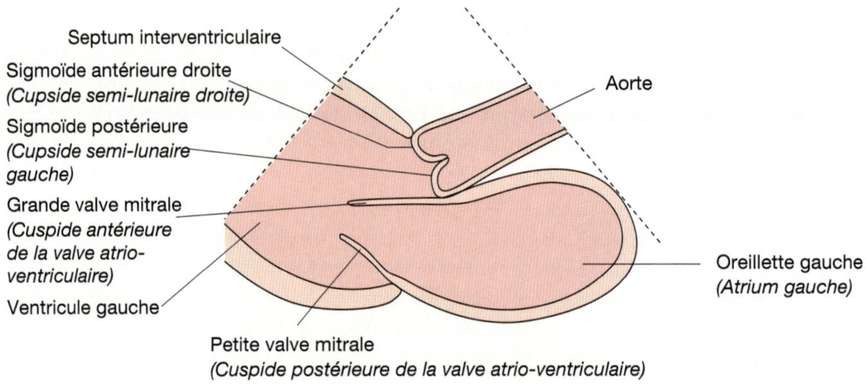


**Fig. 4.11** *Continuité entre la valvule sigmoïde antéro-droite et le septum interventriculaire en avant, entre la valvule sigmoïde postérieure et la grande valve mitrale en arrière.*

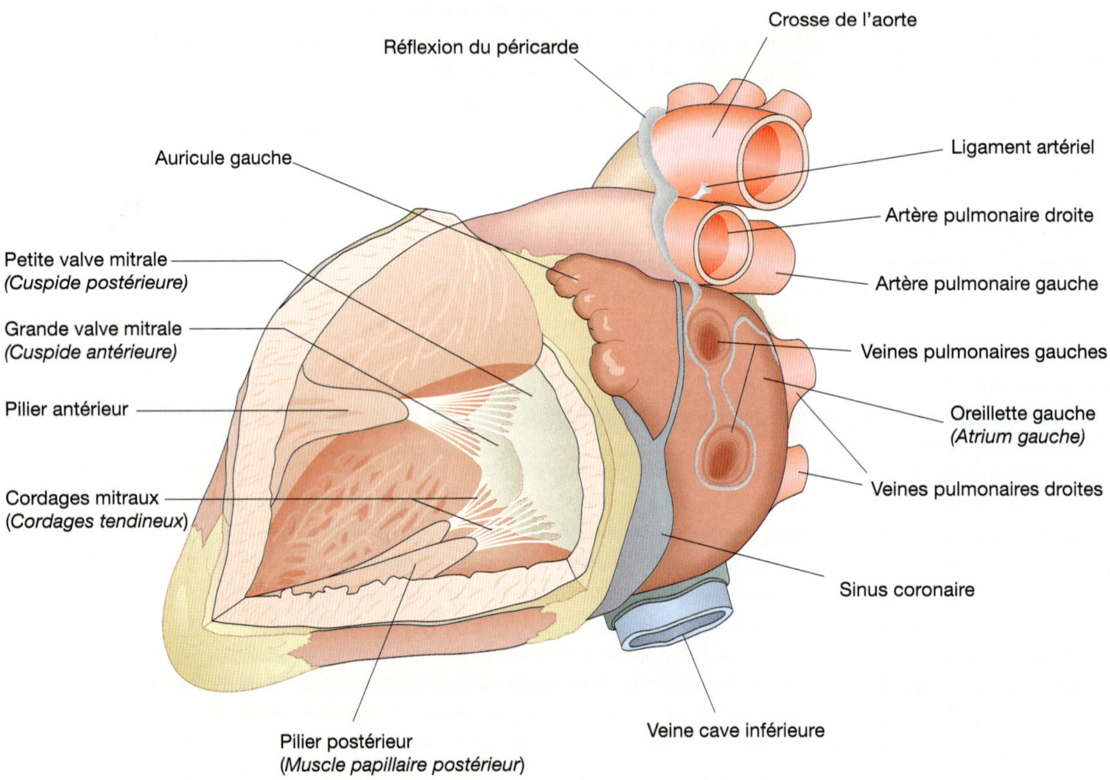


**Fig. 4.12** *Le ventricule gauche ouvert, la valve mitrale, les cordages, les piliers.*

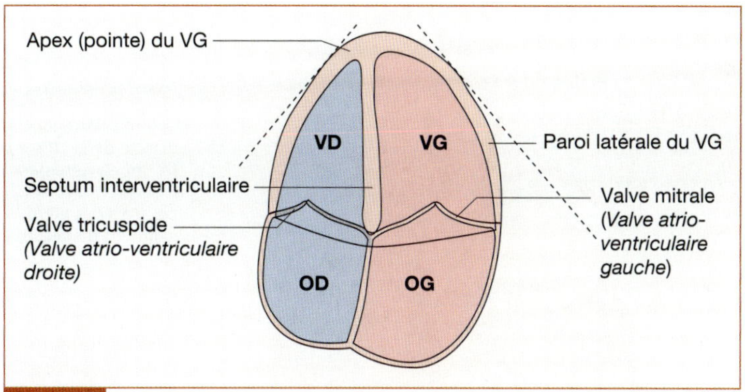


**Fig. 4.13** *Échocardiographie bidimensionnelle, coupe apicale quatre cavités : paroi ventriculaire gauche.*

## AORTE THORACIQUE ET SES COLLATÉRALES

L'aorte est le tronc artériel qui naît du ventricule gauche et qui est à l'origine de toutes les artères du corps; son origine est située en arrière et à gauche de l'artère pulmonaire. L'aorte donne de nombreuses branches collatérales (artères coronaires, artères à destinée cérébrale, sous-clavières, artères intercostales, digestives et rénales…) et se divise dans le petit bassin en deux artères iliaques primitives.

### *Aorte thoracique*

L'**aorte thoracique** débute à l'orifice aortique et se termine à la traversée du diaphragme où elle devient l'aorte abdominale. La portion initiale de l'aorte a la forme d'une crosse de berger (figure 4.14) et comporte trois segments : ascendant, horizontal et descendant. Les principales branches collatérales de l'aorte thoracique sont les artères coronaires, les troncs *supra*-aortiques et les artères intercostales.

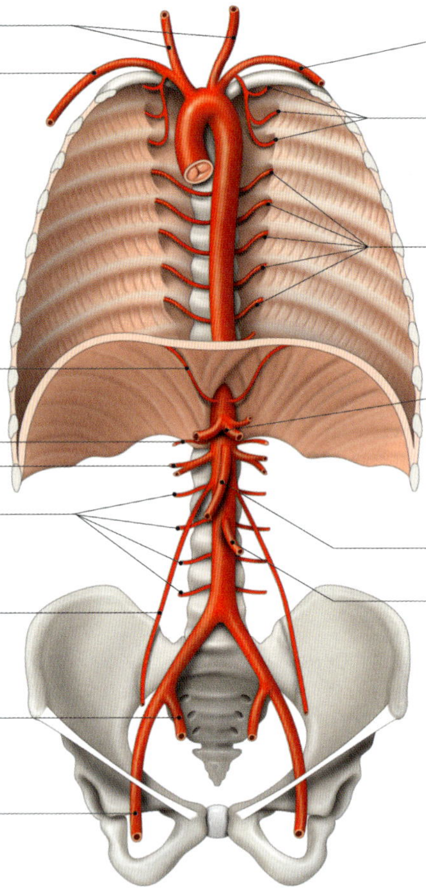


Fig. 4.14 *Les artères du tronc.*

## LES TROIS SEGMENTS DE L'AORTE THORACIQUE

### 1. Aorte ascendante

L'aorte ascendante est la partie initiale qui débute à l'orifice aortique et se termine à l'origine du tronc artériel brachiocéphalique. Cette portion est verticale et chemine entre le tronc de l'artère pulmonaire en avant et la veine cave supérieure en arrière (figure 4.15).

### 2. Aorte horizontale

C'est la portion d'où naissent les troncs *supra*-aortiques (TSA); elle est située entre les parties ascendante et descendante de l'aorte. Les TSA naissent de la face supérieure de la crosse aortique dans l'ordre suivant (figure 4.14) : tronc artériel brachiocéphalique, artère carotide primitive (*artère carotide commune*) gauche et artère sous-clavière (*artère subclavière*) gauche qui marque la limite entre les parties horizontale et descendante de l'aorte.

### 3. Aorte descendante

L'isthme aortique est la partie initiale de l'aorte descendante qui est reliée à la bifurcation de l'artère pulmonaire par le ligament artériel, reliquat embryonnaire du canal artériel (figures 4.1 et 4.12). L'aorte descend ensuite le long du bord gauche du rachis jusqu'à la traversée du diaphragme où elle devient l'aorte abdominale.

### Artères coronaires

Les artères coronaires sont les premières branches collatérales naissant de l'aorte, juste au-dessus des valvules sigmoïdes aortiques (*valvules de l'ostium aortique*). Les **sinus de Valsalva** sont des renflements au-dessus des valvules sigmoïdes aortiques (*valvules de l'ostium aortique*), dans lesquels sont situés les **ostiums** (l'origine) des artères coronaires.

- L'artère **coronaire droite** (CD) naît en regard de la sigmoïde antéro-droite (figure 4.10). Elle descend sur la face antérieure du ventricule droit et gagne la face inférieure du cœur, puis se divise en une artère rétroventriculaire (rétro-VG) et une artère interventriculaire postérieure (IVP, figure 4.16). L'artère coronaire droite vascularise essentiellement le ventricule droit, l'oreillette droite (*atrium droit*) et la face inférieure du ventricule gauche.
- L'artère **coronaire gauche** naît en regard de la sigmoïde antéro-gauche. Elle débute par le tronc commun qui se divise en deux artères : **interventriculaire antérieure** (IVA) et **circonflexe** (Cx, figure 4.17).

L'IVA est la principale artère du cœur. Son territoire est le plus étendu : elle vascularise les parois antérieure, septale et la pointe du ventricule gauche. L'IVA chemine dans le sillon interventriculaire antérieur; elle donne des branches septales qui descendent verticalement et des branches diagonales qui cheminent à la face antérieure du ventricule gauche.

L'artère circonflexe descend sur la face gauche du cœur dans le sillon auriculo-ventriculaire et donne des branches marginales (ou latérales) gauches. L'artère circonflexe vascularise essentiellement la face latérale du ventricule gauche et, en fonction de son étendue, une portion plus ou moins grande de la face inférieure du ventricule gauche.

- **Les veines coronaires** suivent le trajet des artères (en sens inverse), et se collectent dans le sinus coronaire, qui chemine dans le sillon interauriculaire gauche (figure 4.7) et s'abouche dans l'oreillette droite (*atrium droit*), à la partie basse du septum interauriculaire (*septum inter-atrial*) par la valve de Thébésius (figure 4.5).

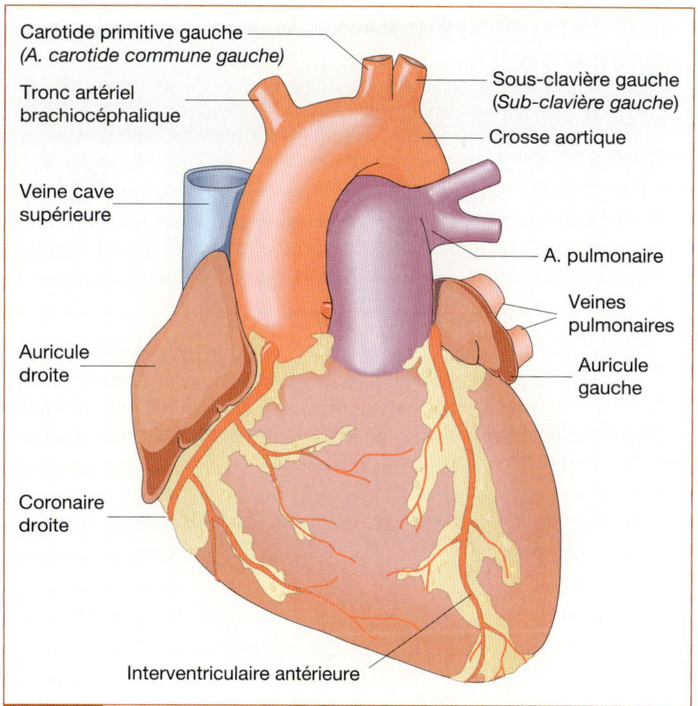


**Fig. 4.15** *Les artères coronaires sur une vue antérieure du cœur.*

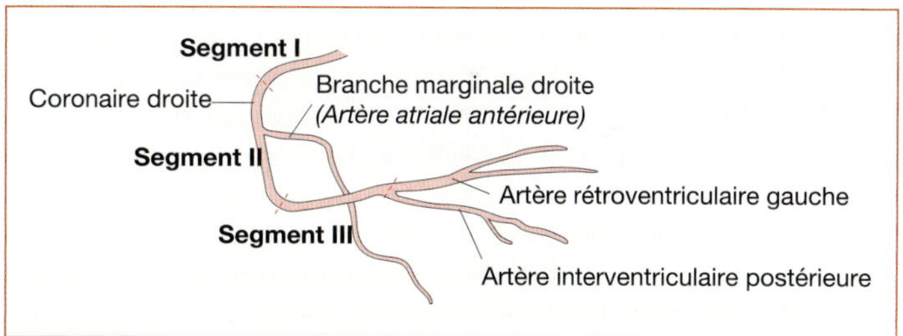


**Fig. 4.16** *L'artère coronaire droite (réseau coronaire droit).*

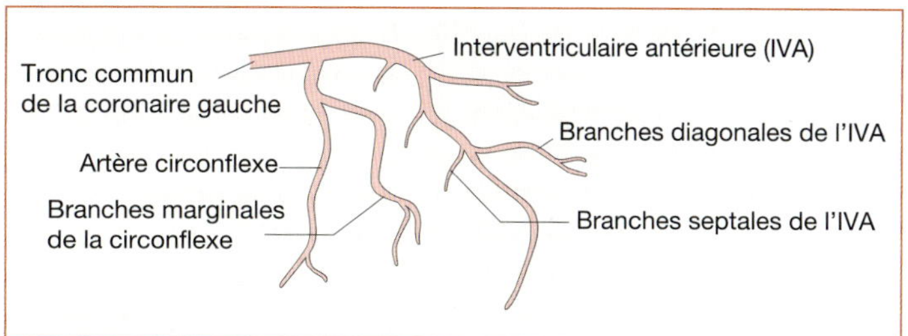


**Fig. 4.17** *Les artères interventriculaire antérieure et circonflexe (réseau coronaire gauche).*

## ARTÈRES DE LA TÊTE ET DU COU

L'ensemble tête et cou est vascularisé par les branches de quatre artères : les deux artères carotides primitives et les deux artères sous-clavières (*subclavières*).

- Chaque artère sous-clavière (*subclavière*) donne une ***artère vertébrale*** homolatérale qui monte le long des faces latérales du rachis cervical dans le canal transversaire avant de pénétrer dans la boîte crânienne (figure 4.18). Les artères vertébrales participent à la vascularisation de l'*encéphale* et sont reliées entre elles et avec les branches terminales de la carotide interne par le ***polygone de Willis***.
- Chaque artère carotide primitive (*artère carotide commune*) se divise en deux branches : interne et externe (figure 4.18). Les ***carotides internes*** pénètrent dans la boîte crânienne et se divisent en branches terminales pour vasculariser l'***encéphale*** et les ***globes oculaires***. Les ***carotides externes*** restent à l'extérieur de la boîte crânienne ; elles se divisent en de nombreuses branches terminales au-dessus de l'angle de la mâchoire pour vasculariser la peau du crâne et de la face.

## ARTÈRES DES MEMBRES SUPÉRIEURS

Chaque membre supérieur est vascularisé par l'artère ***sous-clavière*** homolatérale qui devient l'***artère axillaire*** en passant sous la clavicule. L'***artère brachiale*** se divise au coude en ***artères radiale*** et ***ulnaire*** qui sont reliées à la main par les deux ***arcades palmaires*** d'où naissent les ***artères digitales*** (figure 4.19)

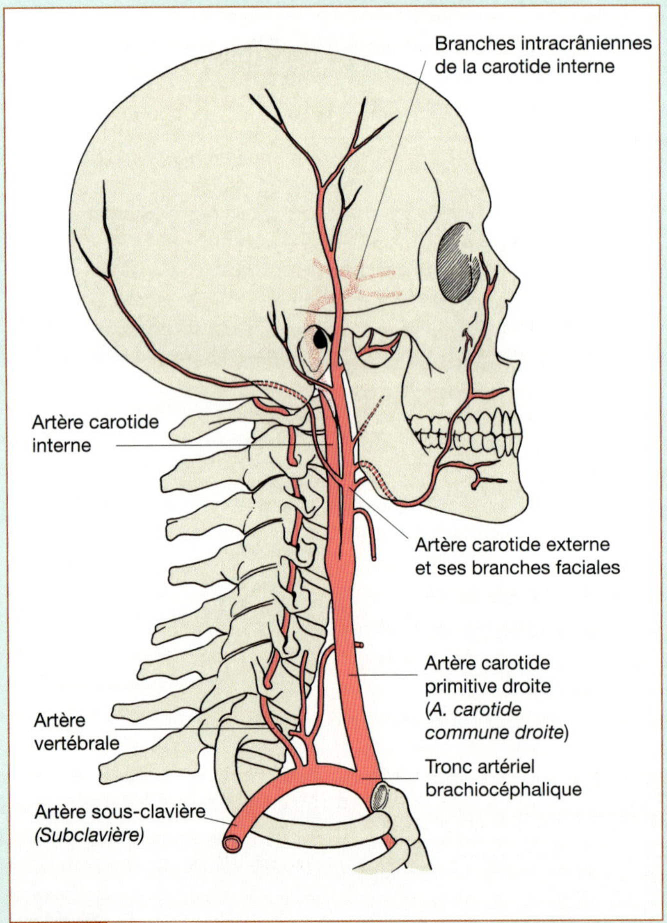


**Fig. 4.18** *Les artères de la tête et du cou.*

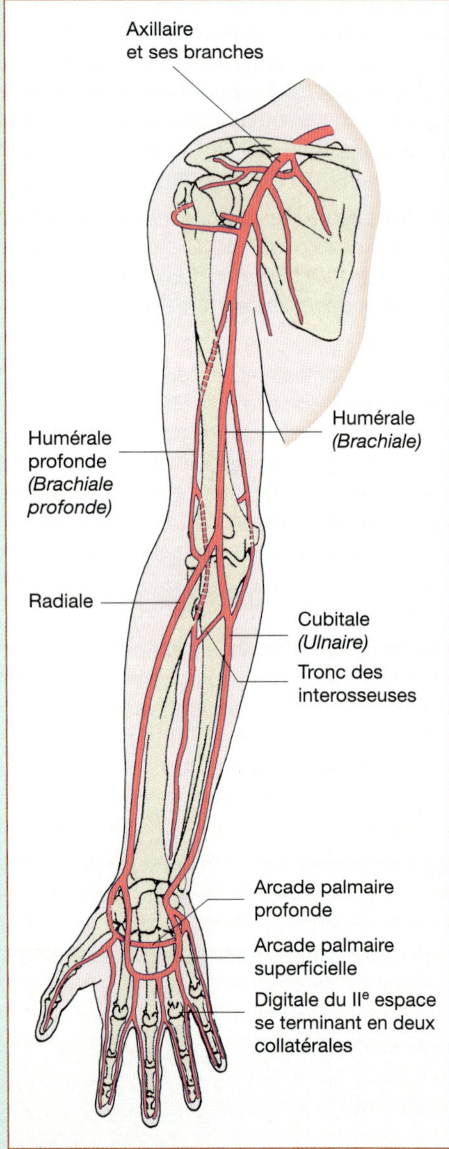


**Fig. 4.19** *Les artères du membre supérieur.*

### *Troncs supra-aortiques*

**Les troncs *supra*-aortiques (TSA)** naissent de la face supérieure de l'aorte horizontale. Ils sont au nombre de trois : tronc artériel brachiocéphalique (qui se divise en artères carotide primitive (*artère carotide commune*) et sous-clavière droites (*subclavière*)), artère carotide primitive gauche et artère sous-clavière (*subclavière*) gauche ; les TSA vascularisent l'ensemble tête et cou et les membres supérieurs (figure 4.14).

### *Artères intercostales*

Les artères intercostales sont destinées à la vascularisation de la paroi thoracique ; les trois premières intercostales naissent de l'artère sous-clavière (subclavière) homolatérale, les paires suivantes naissent directement de l'aorte thoracique descendante tout au long de son trajet jusqu'au diaphragme (figure 4.14).

## COLLATÉRALES DE L'AORTE ABDOMINALE

**Artères diaphragmatiques inférieures**

Les artères diaphragmatiques inférieures sont les premières collatérales de l'aorte abdominale ; elles donnent une branche pour la glande surrénale correspondante et vascularisent ensuite la face inférieure du diaphragme (figure 4.14).

**Artères digestives**

Les artères digestives naissent de la face antérieure de l'aorte abdominale au niveau des premières vertèbres lombaires ; elles comportent, de haut en bas, le tronc cœliaque, l'artère mésentérique supérieure et l'artère mésentérique inférieure (figure 4.14).

Le ***tronc cœliaque*** se divise en trois branches terminales :

- l'artère coronaire stomachique qui vascularise l'estomac,
- l'artère splénique destinée à la rate,
- l'artère hépatique qui vascularise le foie.

L'artère ***mésentérique supérieure*** naît au même niveau que les artères rénales (1re vertèbre lombaire) et vascularise essentiellement l'intestin grêle et la moitié droite du côlon.

L'artère ***mésentérique inférieure*** naît en regard de la troisième vertèbre lombaire et vascularise la moitié gauche du côlon et le rectum.

**Artères rénales**

Les artères rénales naissent de part et d'autre de l'aorte abdominale en regard de la 1re vertèbre lombaire ; chacune se dirige vers le hile rénal correspondant avec la veine rénale homolatérale. Les artères surrénales naissent juste au-dessus des artères rénales et se dirigent vers la glande surrénale homolatérale.

**Artères génitales**

Les artères ovariennes chez la femme ou spermatiques chez l'homme naissent des faces latérales de l'aorte abdominale, au-dessous des rénales en regard de la 2e vertèbre lombaire ; chacune se dirige vers les organes génitaux correspondants.

**Artères lombaires**

Les cinq paires d'artères lombaires naissent de la paroi postérieure de l'aorte entre la 1re et la 4e vertèbre lombaire ; elles vascularisent la paroi et le rachis lombaire.

## AORTE ABDOMINALE ET COLLATÉRALES

L'aorte abdominale fait suite à l'aorte thoracique descendante après la traversée du diaphragme. Elle chemine dans l'espace rétropéritonéal et longe le bord gauche du rachis lombaire avant de se diviser en deux artères iliaques primitives (*artères iliaques communes*) qui plongent dans le petit bassin. Les principales collatérales de l'aorte abdominale sont les artères digestives, les artères rénales et surrénales, les artères génitales et les artères lombaires (figure 4.14).

## BRANCHES TERMINALES DE L'AORTE

L'aorte se divise en regard de la 5e vertèbre lombaire en deux branches terminales principales : les deux artères iliaques primitives (*artères iliaques communes*) droite et gauche (Il existe une 3e branche postérieure de moindre importance : l'artère sacrée moyenne). Chaque artère iliaque primitive (*artères iliaques communes*) se divise en deux branches : une iliaque interne qui irrigue essentiellement le petit bassin et une iliaque externe qui vascularise le membre inférieur homolatéral (figure 4.14).

## ARTÈRES DES MEMBRES INFÉRIEURS

L'artère ***iliaque externe*** devient l'artère ***fémorale commune*** en passant sous l'arcade crurale (*ligament inguinal*) ; elle se divise ensuite à la cuisse en une ***fémorale profonde*** et une ***fémorale superficielle***. Au genou, l'artère fémorale superficielle devient l'artère poplitée qui donne trois troncs vascularisant la jambe : les artères ***tibiale antérieure***, ***tibiale postérieure*** et ***péronière*** (*fibullaire*). Les artères tibiales se terminent au pied par les artères ***plantaires*** et ***pédieuses*** (*dorsales du pied*) qui vascularisent le pied (figure 4.20).

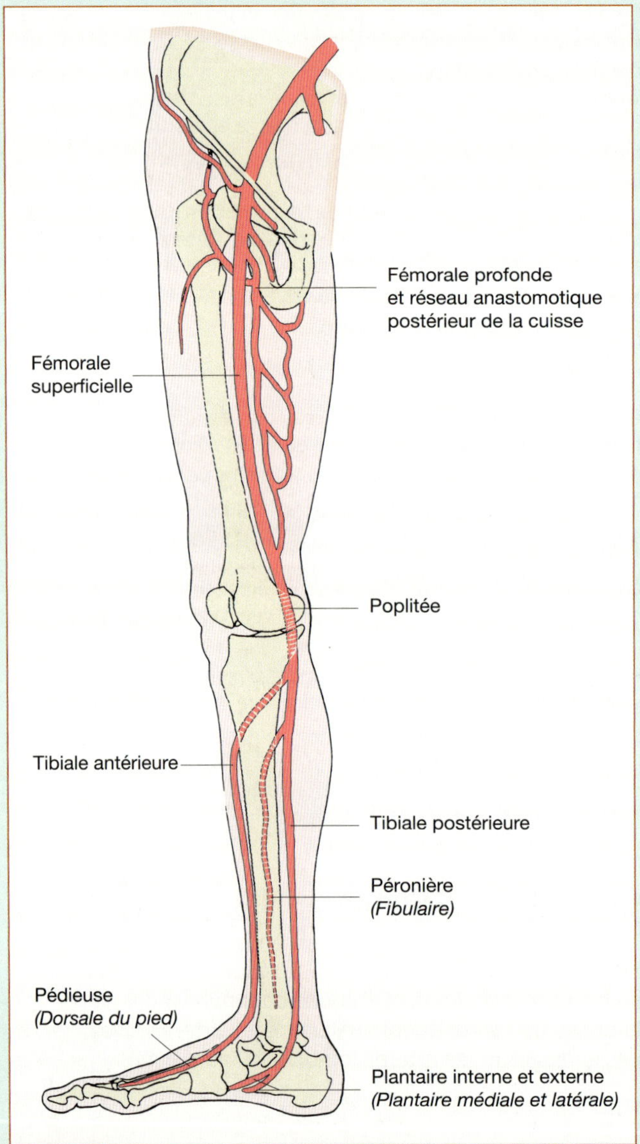


Fig. 4.20 *Les artères du membre inférieur.*

### EXEMPLE DE PATHOLOGIE CARDIOVASCULAIRE : L'ATHÉROSCLÉROSE

L'athérosclérose est une maladie des artères : celles-ci vont progressivement diminuer de calibre, puis se boucher (sténose). Le rétrécissement va modifier le flux sanguin et entraîner la formation de caillots (thromboses). Cette formation d'un caillot va entraîner un processus obstructif :

Si ce processus obstructif touche les artères coronaires, qui irriguent le cœur, le patient va développer une angine de poitrine puis un infarctus du myocarde. Le patient va alors se plaindre d'une douleur souvent importante. En l'absence de traitement, le cœur ne sera plus irrigué et va être détruit.

Si le processus obstructif touche les artères cérébrales, ou celles qui se dirigent vers le cerveau comme les carotides, le patient va développer une ischémie cérébrale ; il peut s'agir d'un accident transitoire (accident ischémique transitoire) qui doit alerter le patient et son médecin, ou bien d'un processus définitif (accident ischémique constitué) qui va entraîner un handicap (paralysie, troubles du langage, etc.).

### TISSU NODAL

Le tissu nodal est le stimulateur cardiaque. Il est formé de cellules nerveuses capables de transmettre un influx électrique, et d'entretenir une contraction automatique du myocarde. Il est réparti des oreillettes (atriums) aux ventricules selon la disposition suivante (figure 4.21) :

- Le **nœud sinusal** ou nœud de **Keith et Flack**, situé dans le toit de l'oreillette droite (atrium droit), est le point de départ de l'automatisme cardiaque.
- Le **nœud auriculo-ventriculaire** ou **nœud de Tawara** est situé à la base du septum interauriculaire (septum inter-atrial) ; il se poursuit par le **faisceau de His**, qui chemine dans le septum interventriculaire (septum inter-atrial), puis se divise en une branche droite (pour le ventricule droit) et une branche gauche (pour le ventricule gauche).
- Chacune de ces branches se ramifie ensuite en de multiples fibres : le réseau de Purkinje qui parcourt les ventricules.

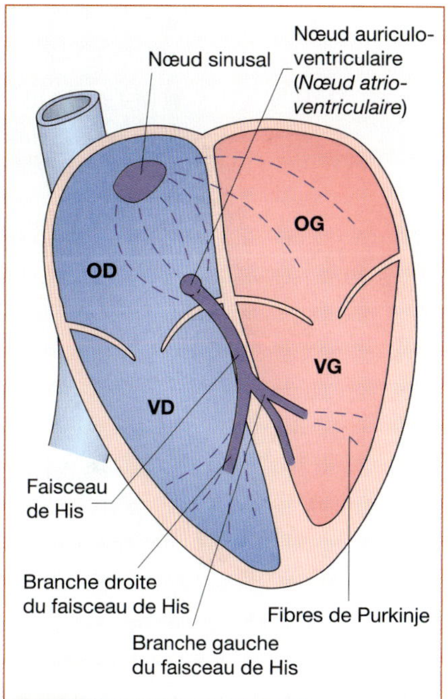


**Fig. 4.21** *Tissu nodal.*

### RAPPORTS

Le cœur est situé dans le médiastin antérieur (figure 4.1) ; la pointe du ventricule gauche est orientée vers l'avant et la gauche, d'où le fait que la masse cardiaque déborde vers l'hémithorax gauche. Dans le médiastin, le cœur est en rapport avec :

- en avant : les culs-de-sac pleuraux antérieurs puis le sternum ;
- en arrière : l'œsophage, l'aorte descendante, les bronches et la trachée qui le séparent de la colonne vertébrale ;
- de chaque côté, les hiles pulmonaires, qui comportent chacun, une bronche souche, une artère et deux veines pulmonaires.

# Physiologie cardio-vasculaire

## Systole/diastole

Le cycle cardiaque comporte :

1. la contraction isovolumétrique,
2. l'éjection ventriculaire dans l'aorte et l'artère pulmonaire,
3. la relaxation isovolumétrique des ventricules,
4. le remplissage des ventricules.

La **systole ventriculaire** comporte la **contraction isovolumétrique, l'éjection, et la relaxation isovolumétrique**. La **diastole** comporte donc essentiellement le **remplissage** des ventricules, avec une dernière phase de remplissage lié à la contraction des oreillettes (**systole auriculaire** correspondant à l'onde P sur l'ECG).

## SYSTOLE/DIASTOLE

L'auscultation cardiaque permet de distinguer systole et diastole. Chez un patient en rythme sinusal, on perçoit la succession régulière de deux bruits entrecoupés par deux silences :

- un 1er bruit sourd (B1), suivi d'un court silence;
- un 2e bruit plus aigu (B2), suivi d'un silence plus long.

***B1*** correspond à la ***fermeture des valves auriculo-ventriculaires*** et marque le début de la ***systole***. En dehors des accélérations de la fréquence cardiaque, la systole est plus courte que la diastole, d'où un intervalle de temps entre B1 et B2 plus court qu'entre B2 et B1. ***B2*** correspond à la ***fermeture des valvules sigmoïdes*** aortiques (valvules de l'ostium aortique) et pulmonaires et marque le début de la ***diastole***.

La palpation simultanée du pouls radial pendant l'auscultation du cœur permet de bien différencier systole et diastole : pendant la systole (intervalle de temps le plus court, entre B1 et B2), on perçoit le pouls radial alors qu'on ne sent rien entre B2 et B1 (diastole).

## RELAXATION ISOVOLUMÉTRIQUE

La ***relaxation isovolumétrique*** est un phénomène musculaire actif qui précède le remplissage ventriculaire et les physiologistes l'attribuent généralement à la ***systole***, bien que, du point de vue du clinicien, la relaxation isovolumétrique a lieu après le 2e bruit (entre la fermeture des sigmoïdes et l'ouverture des valves mitrale et tricuspide (valve atrio-ventriculaire droite)), donc pendant la diastole.

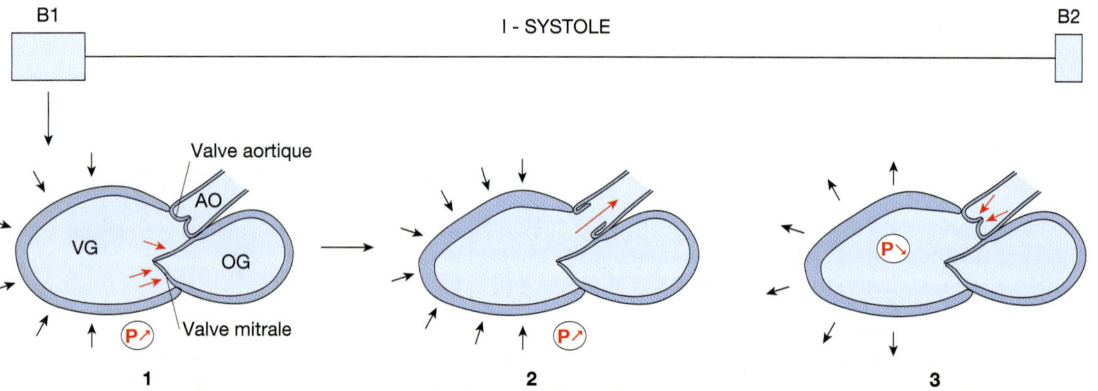


Contraction isovolumétrique: après la fermeture des valves auriculo-ventriculaires (B1), la systole débute par une contraction des ventricules qui précède l'ouverture des valvules sigmoïdes aortiques et pulmonaires (*valvules du tronc pulmonaire*).

Éjection ventriculaire par augmentation de la pression intraventriculaire qui entraîne l'ouverture des sigmoïdes aortiques et pulmonaires (*valvules du tronc pulmonaire*).

Relaxation isovolumétrique: c'est le temps de relaxation active des ventricules dans l'intervalle qui sépare la fermeture des sigmoïdes (B2) de l'ouverture des valves mitrale et tricuspide (*valve atrio-ventriculaire droite*).

**Fig. 4.22** *La systole. La systole se déroule en trois phases.*

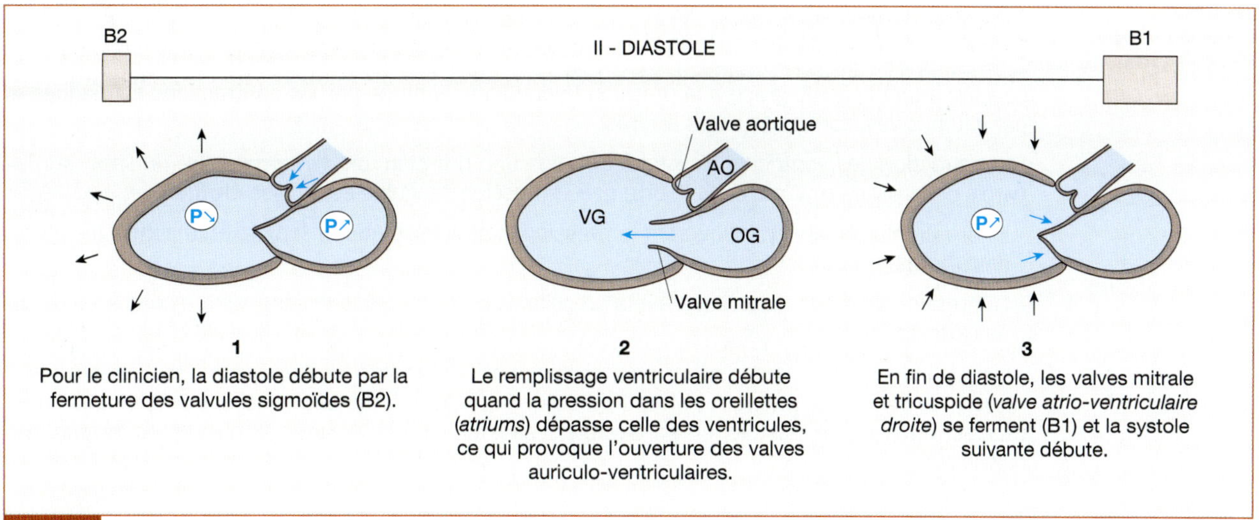


Fig. 4.23 *La diastole.*

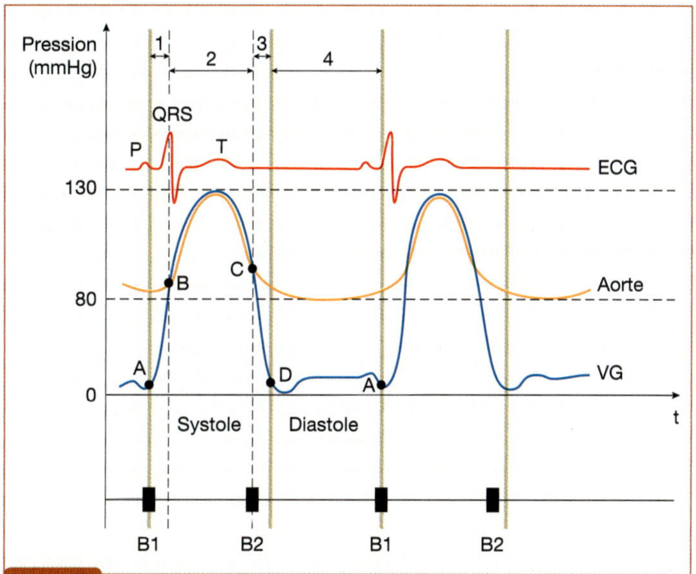


Fig. 4.24 *La courbe des pressions VG/aorte.*

*Point A = fermeture de la valve mitrale (contemporaine du B1); point B = ouverture des sigmoïdes aortiques; point C = fermeture des sigmoïdes aortiques (contemporaine du B2); point D = ouverture de la valve mitrale. Intervalle 1 (de A à B) = contraction isovolumétrique; intervalle 2 (de B à C) = éjection ventriculaire gauche; intervalle 3 (de C à D) = relaxation isovolumétrique; intervalle 4 (de D en A) = remplissage ventriculaire gauche.*

## Points-clés

1. La **systole** comporte essentiellement l'éjection ventriculaire à travers les valves aortique et pulmonaire.
2. La **diastole** donne lieu au remplissage des ventricules; elle dure plus longtemps que la systole.

# Pression artérielle

Le sang artériel circule grâce à la pression hydraulique générée par les contractions cardiaques et par le tonus vasoconstricteur des artères.

La contraction des ventricules (systole) entraîne une pression, par l'intermédiaire du sang, sur les parois des vaisseaux. C'est dans l'aorte que la pression sanguine est la plus élevée.

- La pression artérielle systolique est la pression la plus forte que le sang exerce contre les parois des artères.
- La pression artérielle diastolique est la pression la plus faible que le sang exerce contre les parois des artères.

Ainsi, quand le sang quitte le cœur pour entrer dans la circulation, sa pression diminue au fur et à mesure de son éloignement. Au niveau du cœur, la pression artérielle varie entre 70 et 110 mmHg (respectivement en diastole et en systole); elle diminue à environ 35 mmHg au niveau des capillaires.

## RÉGULATION DE LA PRESSION ARTÉRIELLE

La régulation est double : elle est à fois neurologique et hormonale.

### *Régulation neurologique*

Au niveau des artères, il existe des barorécepteurs qui détectent les variations de la pression artérielle. Lorsque la pression artérielle diminue, un signal nerveux est envoyé au niveau du cœur qui augmente sa fréquence, au niveau des vaisseaux qui se contractent et au niveau de la médullo-surrénale, qui va sécréter de l'adrénaline et de la noradrénaline. Par suite, la pression artérielle va augmenter. Inversement, lorsque la pression diminue au niveau des barorécepteurs, ceux-ci vont envoyer des signaux pour faire diminuer la pression artérielle.

### *Régulation hormonale*

Il existe plusieurs systèmes qui vont réguler la pression artérielle. Au niveau du rein, le système rénine/angiotensine/aldostérone va entraîner une vasoconstriction et une rétention de sel; par suite, il va y avoir une augmentation du volume sanguin et de la pression artérielle.

L'adrénaline et la noradrénaline augmentent le débit cardiaque et entraînent une vasoconstriction des artères.

Le facteur auriculaire-natriurétique (FAN) est une hormone sécrétée au niveau du cœur qui stimule la dilatation des vaisseaux et favorise l'excrétion du sodium. Ce facteur permet de faire diminuer la pression artérielle. La pression artérielle normale est de 130/70 mmHg.

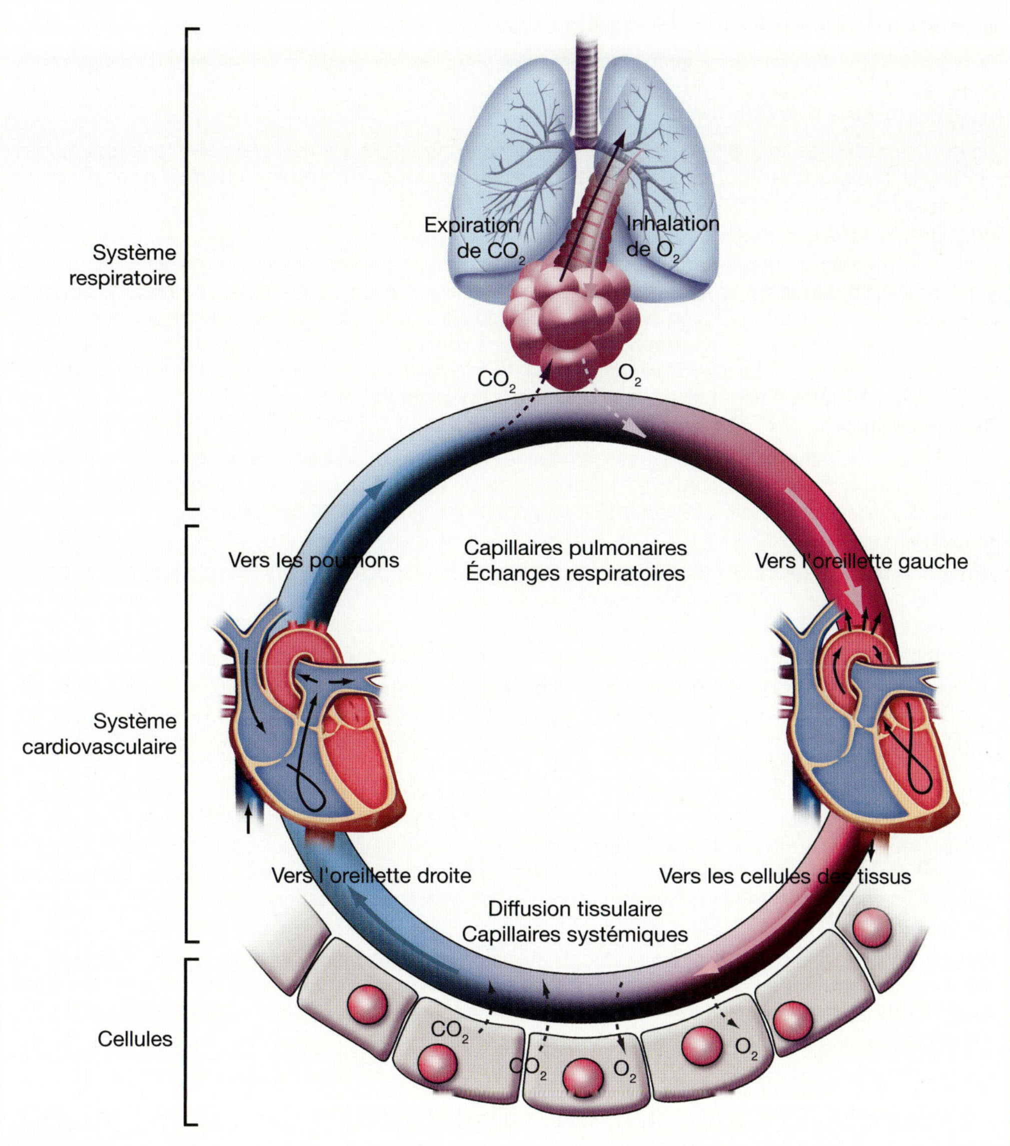


Fig. 4.25 *Variation des pressions partielles.*

## Points-clés

1. La **pression artérielle normale chez un adulte jeune** est entre 120 et 130 mmHg pour la systolique et 70 et 80 mmHg pour la diastolique.
2. La PA est physiologiquement plus élevée chez les **sujets âgés** où l'on trouve fréquemment une systolique entre 130 et 140 mmHg et une diastolique entre 80 et 90 mmHg.
3. **Chez l'enfant**, la PA est plus basse que chez l'adulte. Il existe des courbes auxquelles on doit se référer en fonction de l'âge.

### ■ PRESSION ARTÉRIELLE

La pression artérielle (PA) correspond à la courbe des pressions enregistrées dans l'aorte ou dans l'artère humérale.

***Unités***

On mesure la pression artérielle en millimètres de mercure (mmHg); la prise de la PA par un brassard permet de donner deux chiffres qui représentent les pressions artérielles maximale (= systolique) et minimale (= diastolique).

**Principe de mesure au stéthoscope**

Lorsque l'on gonfle un brassard à une pression supérieure à la PA systolique, le flux artériel est stoppé (effet garrot). En dégonflant progressivement le brassard, le flux artériel pulsé reprend lorsque la pression du brassard est égale à la pression systolique; la réapparition des pulsations est audible au stéthoscope posé sur l'artère humérale; l'***apparition des pulsations*** correspond donc à la ***PA systolique***. La pression du brassard continuant à baisser devient égale à la PA minimale (= diastolique), ce qui fait ***disparaître les pulsations audibles*** à l'auscultation et correspond à la ***PA diastolique***.

**Mesure au pouls**

La prise du pouls radial ne permet de mesurer que la PA systolique. On repère le pouls radial, on gonfle le brassard à une pression supérieure à la PA maximale ce qui entraîne la disparition du pouls par effet garrot. Lors du dégonflage progressif, la ***réapparition du pouls*** correspond à la ***PA systolique***.

**Mesure automatique**

La pression artérielle peut être mesurée automatiquement par un appareillage électronique relié à un brassard identique à celui que l'on utilise pour une mesure manuelle. Il existe deux types d'appareils automatiques de mesure tensionnelle :

- Des appareils fixes (type *Dynamap*) utilisés en unité de soins intensifs ou en salle d'examen (échocardiographie de stress par exemple). Le brassard se gonfle automatiquement à intervalles réguliers (exemple : toutes les 3 minutes) et l'appareil mesure la pression artérielle en fonction de la réapparition du pouls exactement comme lors d'une mesure manuelle. Un tel module de mesure automatique peut être intégré dans un «scope» d'unité de soins intensifs.
- Des appareils portables, appelés «holter tensionnels», pour la mesure ambulatoire de pression artérielle (MAPA). Ces appareils comportent un boîtier électronique de petite taille, ressemblant à un boîtier de Holter, avec une cartouche de gaz intégrée qui permet de gonfler un brassard tensionnel toutes les 15 à 30 minutes pendant 24 heures. Ceci permet d'avoir une courbe de mesures de la pression artérielle sur 24 heures dont les renseignements sont plus précis que ceux apportés par une mesure isolée.

**Mesure invasive**

La pression artérielle peut enfin être mesurée de manière invasive en réanimation ou au bloc opératoire. On place un cathéter dans un artère (radiale le plus souvent) qui est relié à un capteur de pression, lui-même relié à un scope. Cet appareillage permet d'avoir sur le scope la courbe de pression artérielle «en direct», battement par battement (figure 4.24).

# Débit sanguin et débit cardiaque

### ■ LE DÉBIT SANGUIN

Le débit sanguin est le volume de sang qui circule pendant une période donnée; on le mesure en L/min.

Le débit cardiaque dépend de la fréquence cardiaque et du volume éjecté lors de la systole.

Plus les ramifications des artères sont nombreuses, plus le débit diminue. Ainsi, le débit sanguin diminue avec l'éloignement du cœur et c'est dans les capillaires qu'il est le plus lent.

Le débit cardiaque peut être mesuré de manière invasive ou non invasive. En l'absence de communication intracardiaque anormale, le débit est le même dans les cavités droites et dans les cavités gauches.

## MESURE DU DÉBIT CARDIAQUE PAR MÉTHODE INVASIVE

La méthode la plus couramment utilisée en réanimation ou au bloc opératoire est le cathétérisme droit par une sonde de Swan-Ganz (figure 4.27). Cette sonde est habituellement mise en place par voie veineuse centrale (veine jugulaire interne) et positionnée dans une artère pulmonaire (figure 4.26), elle permet de mesurer le débit cardiaque par la méthode de thermodilution. Cette méthode consiste à injecter du sérum physiologique froid par l'orifice proximal de la sonde situé dans l'oreillette droite (atrium droit), et à mesurer la différence de température par l'orifice distal de la sonde situé dans l'artère pulmonaire. Ainsi, plus le débit cardiaque est abaissé, plus le sang a eu le temps de se réchauffer et plus la température est élevée au niveau de l'orifice distal de la sonde.

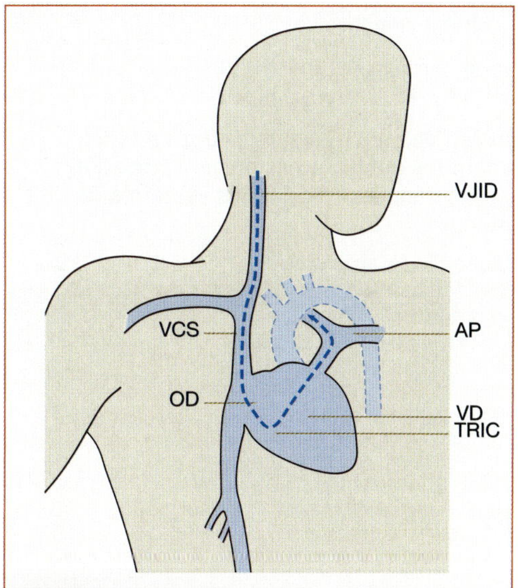


**Fig. 4.26** *Trajet d'une sonde de Swan-Ganz.*

*VJID : veine jugulaire interne droite*
*VCS : veine cave supérieure*
*OD : oreillette droite (atrium droit)*
*VD : ventricule droit*
*TRIC : tricuspide (atrio ventriculaire droite)*
*AP : artère pulmonaire*

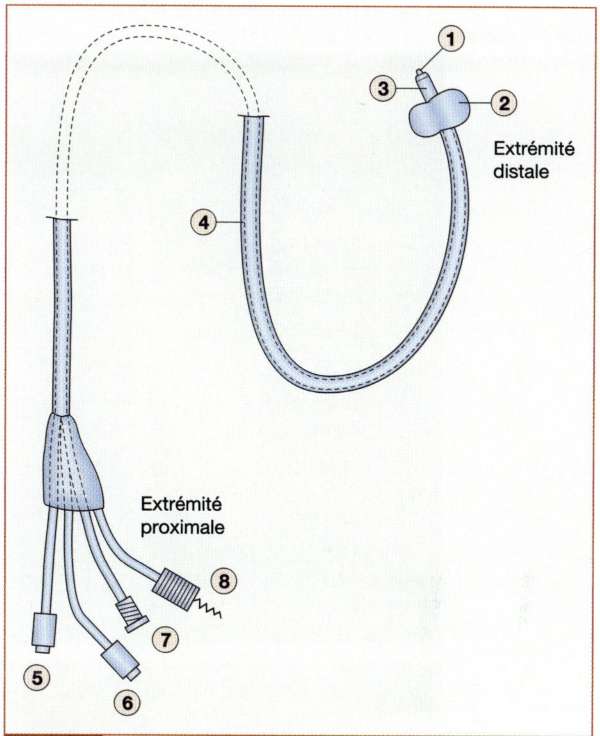


**Fig. 4.27** *Sonde de Swan-Ganz.*

*• La sonde de Swan-Ganz est un cathéter souple de couleur jaune, mesurant 110 cm de long pour un diamètre de 2,3 mm. L'extrémité distale comporte :*

*1. Un orifice distal, qui sert à mesurer les pressions dans l'artère pulmonaire.*

*2. Un ballonnet gonflable à l'air, qui sert à positionner la sonde dans l'artère pulmonaire en suivant le flux sanguin, et à mesurer la pression capillaire pulmonaire par l'orifice distal (ballonnet gonflé).*

*3. Un capteur de température (thermistance) qui sert pour mesurer le débit cardiaque.*

*4. À quinze centimètres en amont de l'orifice distal se trouve l'orifice proximal (4) qui sert à mesurer les pressions dans l'oreillette droite et à injecter du liquide pour la mesure du débit cardiaque. Le canal proximal peut également servir comme voie centrale de perfusion pour des solutés ou des médicaments.*

*• L'extrémité proximale de la sonde comporte quatre voies :*

*5. Entrée du canal distal (artère pulmonaire), généralement de couleur jaune.*

*6. Entrée du canal proximal (oreillette droite (atrium droit)), de couleur bleue.*

*7. Entrée du canal pour gonfler le ballonnet, de couleur rouge, sur lequel s'adapte une seringue à air de 1,5 cc.*

*8. Raccord de la thermistance pour l'ordinateur qui fait le calcul du débit cardiaque.*

## MESURE DU DÉBIT CARDIAQUE PAR MÉTHODE NON INVASIVE

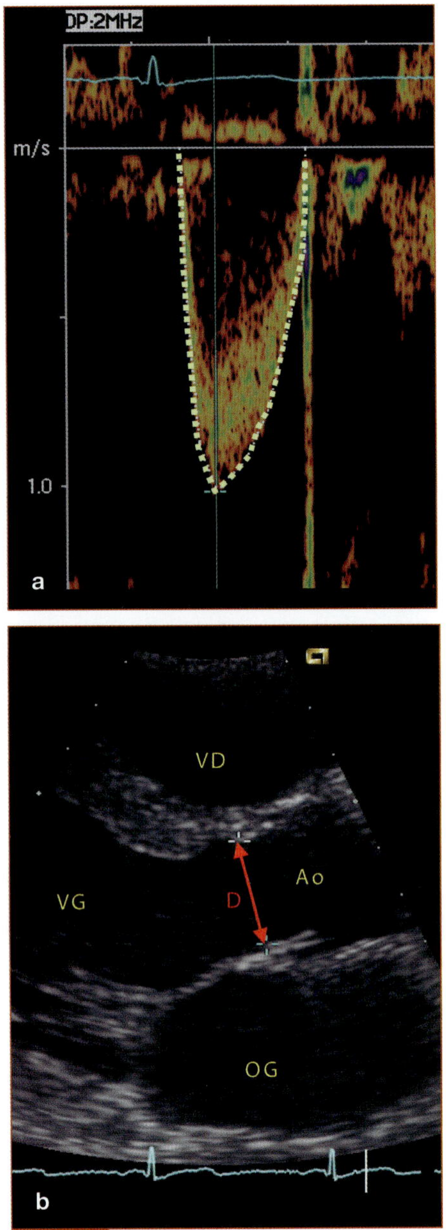


**Fig. 4.28** ***Mesure du débit cardiaque par Échocardiographie-Doppler.***

***a. Mesure du diamètre de l'anneau aortique en échographie bidimensionnelle : VG = ventricule gauche, VD = ventricule droit, Ao = aorte, OG = oreillette gauche, D = diamètre de l'anneau aortique.***

***b. Mesure de l'intégrale temps-vitesse (ITV) du flux d'éjection aortique par Doppler, l'ITV est la surface délimitée par le pointillé.***

Le débit cardiaque peut être mesuré de manière fiable et non invasive par échographie-Doppler cardiaque (figure 4.28). On mesure le diamètre de l'anneau aortique (figure 4.28a) et on en calcule la surface par la formule classique :

$$\text{Surface} = \pi \times (\text{diamètre})^2/4)$$

On enregistre ensuite la courbe des vitesses pendant l'éjection aortique grâce au Doppler (figure 4.28b), l'intégration de cette courbe (faite automatiquement par la machine) permet de calculer le volume éjecté par le ventricule gauche dans l'aorte à chaque systole = volume d'éjection systolique (VES) par la formule suivante :

$$\text{VES (cm}^3\text{)} = \text{intégrale temps-vitesse (ITV)} \times \text{surface de l'anneau}$$

Il suffit ensuite de multiplier ce volume par la fréquence cardiaque pour obtenir le débit cardiaque par la formule suivante :

$$\text{Débit cardiaque (L/min)} = \text{VES} \times \text{fréquence cardiaque}$$

**Tableau 4.1. Valeurs moyennes chez l'adulte concernant les débits, pressions et saturation en oxygène dans les circulations systémique et pulmonaire.**

| | |
|---|---|
| Saturation artérielle en oxygène ($S_aO_2$) | 98 % |
| **PRESSIONS (mmHg)** | |
| Pression moyenne, oreillette droite | 5 |
| Pression systolique ventriculaire droite | 25 |
| Pression diastolique ventriculaire droite | 5 |
| Pression systolique artérielle pulmonaire | 25 |
| Pression diastolique artérielle pulmonaire | 10 |
| Pression capillaire pulmonaire moyenne | 9 |
| Pression systolique ventriculaire gauche | 130 |
| Pression diastolique ventriculaire gauche | 70 |
| Pression systolique aortique | 130 |
| Pression diastolique aortique | 70 |
| **DÉBITS** | |
| Débit cardiaque 5-6 L/min | |
| Débit cardiaque indexé 3,5 L/min/$m^2$ | |
| **VOLUME ET FRACTION D'ÉJECTION VENTRICULAIRE GAUCHE (VG)** | |
| Volume télé diastolique VG indexé | 70 mL/$m^{2*}$ |
| Volume d'éjection systolique VG indexé | 45 mL/$m^{2*}$ |
| Fraction d'éjection VG | 55-65 % |
| * Mesures indexées pour mètre carré (m2) de surface corporelle. | |

# Automatisme cardiaque

Les contractions du muscle cardiaque sont provoquées par des impulsions électriques régulières. Ces impulsions sont déclenchées par des cellules automatiques, situées dans l'épaisseur du myocarde : les **cellules nodales**.

Les cellules nodales sont polarisées, c'est-à-dire qu'il existe une charge électrique négative à l'extérieur de la cellule. Cette polarisation est liée à la prédominance de l'ion potassium ($K^+$) à l'intérieur de la cellule, et de l'ion sodium ($Na^+$) à l'extérieur. À intervalle régulier, la membrane cellulaire devient brusquement perméable, avec entrée massive de sodium et sortie de potassium de la cellule nodale. Ceci provoque une brusque inversion de charge électrique : la dépolarisation (ou potentiel d'action) (figure 4.29).

Cette dépolarisation va suivre les voies de conduction intracardiaques pour aboutir aux cellules myocardiques pour déclencher la contraction des oreillettes puis des ventricules. Les voies de conduction intracardiaques sont réparties selon la disposition suivante (figure 4.21) :

- un centre de commande, le **nœud sinusal** (nœud de Keith et Flack), est situé dans le toit de l'oreillette droite;
- des voies de conduction diffuses lui font suite dans les parois des oreillettes, jusqu'à la jonction auriculo-ventriculaire;
- la zone jonctionnelle comporte le **nœud auriculo-ventriculaire** (nœud de Tawara) qui se poursuit par le **faisceau de His**;
- le faisceau de His se divise en **deux branches, droite et gauche,** chacune étant destinée au ventricule correspondant. La branche gauche se divise elle-même en deux hémibranches;
- puis les voies de conduction aboutissent aux **cellules de Purkinje**, qui sont au contact des cellules myocardiques.

À l'état normal, le nœud sinusal assure la commande du rythme cardiaque, les impulsions électriques naissent des cellules nodales et les structures sous-jacentes ont uniquement un rôle de conduction de l'influx électrique. Pour cette raison, le rythme cardiaque physiologique est appelé rythme sinusal.

Chaque structure du tissu nodal est néanmoins capable d'envoyer des impulsions automatiques selon son rythme propre, en l'absence de commande par une structure située plus haut. Au fur et à mesure que l'on descend du nœud sinusal vers les ventricules, le rythme propre des différentes structures est de plus en plus lent : la cadence propre du nœud auriculo-ventriculaire est plus lente que celle du nœud sinusal, mais elle est plus rapide que celle des ventricules.

Ainsi, en cas de commande par le nœud auriculo-ventriculaire, on parle de rythme jonctionnel, plus lent qu'un rythme sinusal. À titre d'exemple, la fréquence habituelle du rythme sinusal chez l'adulte au repos est de 50 à 80 battements par minute, alors qu'un rythme jonctionnel bat entre 40 et 50 battements minute. Un rythme d'échappement ventriculaire peut descendre à moins de 30 battements par minute.

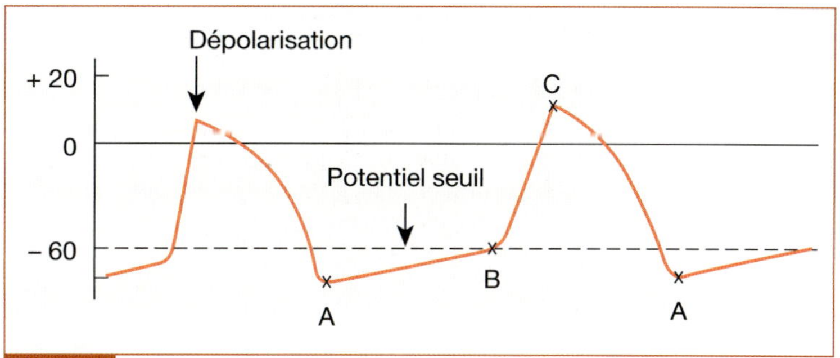


**Fig. 4.29** *Automatisme cardiaque potentiel d'action monophasique.*

*1. La cellule nodale présente initialement une différence de potentiel négative (point A).*

*2. De A en B, il existe une dépolarisation lente, automatique qui ramène la différence de potentiel à une valeur seuil (point B).*

*3. Le potentiel atteignant la valeur seuil (point B) provoque une brusque dépolarisation (de B en C), c'est le potentiel d'action qui va se transmettre le long des voies de conduction du tissu nodal et entraîner la contraction des cellules myocardiques.*

*4. Repolarisation des cellules nodales de C en A, avant la reprise automatique d'une nouvelle dépolarisation lente.*

**ECG**

L'ECG d'un patient en rythme sinusal comporte trois «accidents» électriques (figure 4.30) : l'onde P, le complexe QRS, et l'onde T.

- L'onde P correspond à la dépolarisation des oreillettes.
- Le complexe QRS correspond à la dépolarisation des ventricules. Par définition on appelle onde Q la première onde négative du complexe QRS, l'onde Q n'est pas constante, elle est même absente de la plupart des dérivations chez le sujet sain. L'onde R est la première onde positive du complexe QRS, elle suit l'onde Q lorsque celle-ci est présente. L'onde S est l'onde négative qui suit l'onde R.
- L'onde T correspond à la repolarisation des ventricules.
- À noter que la repolarisation des oreillettes est cachée par le complexe QRS.
- Le temps de conduction électrique entre les oreillettes et les ventricules est représenté par l'espace PR, qu'on mesure du début de l'onde P au début du QRS.

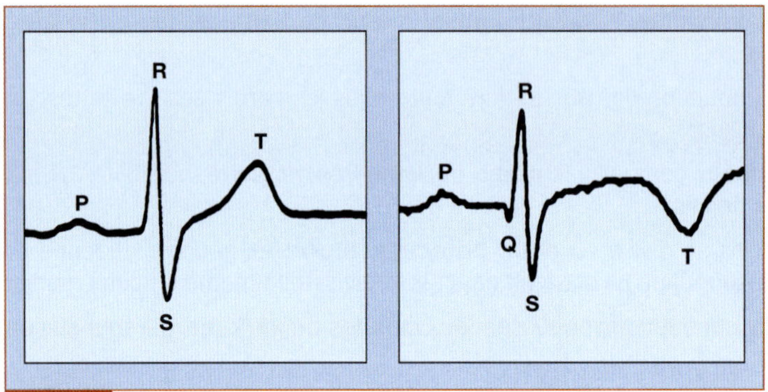


Fig. 4.30 *Complexe QRS, exemples avec et sans onde Q, noter que l'onde T peut être négative (exemple de droite).*

# Enregistrement de l'électrocardiogramme (figure 4.31)

La progression du courant par les voies de conduction intracardiaques et la dépolarisation/repolarisation des cellules myocardiques auriculaires et ventriculaires forment les différents «accidents» enregistrés par l'électrocardiogramme (ECG).

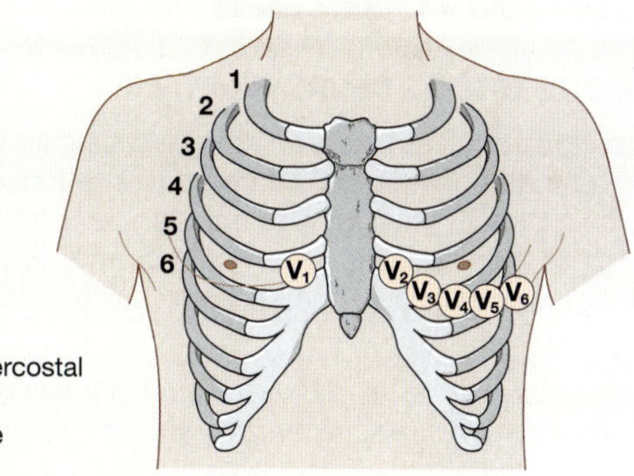


$V_1$ = 4[e] espace intercostal (EIC) droit
$V_2$ = 4[e] EIC gauche
$V_3$ = entre $V_2$ et V4
$V_4$ = sous le mamelon gauche
$V_5$ = dans le prolongement de $V_4$ sur la même ligne horizontale
V6 = dans le prolongement de $V_5$ sur la même ligne horizontale

**Fig. 4.31** *Emplacement des électrodes précordiales.*

### LES DOUZE DÉRIVATIONS DE L'ECG DE BASE

Le tracé de base comporte douze dérivations : six dérivations standard et six dérivations précordiales.

# Les dérivations standard

On les nomme : D1, D2, D3, et AVR, AVL, AVF.

On les enregistre grâce aux électrodes fixées à l'extrémité des quatre membres. Ce premier groupe de dérivations enregistre globalement la somme des courants intracardiaques (= somme des vecteurs de dépolarisation).

Les dérivations standard permettent de :

– Préciser le rythme cardiaque (sinusal, rythme d'échappement, tachycardie…) et compter la fréquence cardiaque.

– Détecter une anomalie de conduction à l'étage auriculaire (allongement de l'espace PR) ou ventriculaire (élargissement du QRS).

– De calculer l'axe de QRS, (somme globale des vecteurs de dépolarisation des 2 ventricules).

# Les dérivations précordiales

Elles vont de V1 à V6, on les enregistre par les électrodes « ventouses » placées sur la face antérieure du thorax. Ce groupe de dérivations examine la région du ventricule gauche en regard de laquelle elle se trouve : le ventricule gauche est ainsi divisé en « tranches » du septum interventriculaire (V1, à droite) à la paroi latérale (V6, à gauche).

Les dérivations précordiales permettent :

– L'étude de l'activité électrique de chaque région : paroi septale, antérieure, apicale (pointe du ventricule gauche) et latérale.

– Les signes d'ischémie myocardiques sont détectés par l'analyse de la repolarisation ventriculaire : segment ST et onde T.

# Système neurovégétatif

## ORGANISATION DU SYSTÈME NEUROVÉGÉTATIF

Le rôle de la pompe cardiaque est d'assurer un débit sanguin répondant en toutes circonstances aux besoins en oxygène de l'organisme. Au cours d'un effort, les besoins en oxygène de l'organisme augmentent, ce qui nécessite une augmentation de débit cardiaque. La régulation du débit en fonction des besoins est sous la dépendance du **système neurovégétatif**, ou **système nerveux autonome**. Il comporte des centres, situés dans le bulbe rachidien, en ce qui concerne le cœur (figure 4.32).

Ces centres sont reliés aux organes cardio-vasculaires par des voies de conduction **afférentes**, qui **amènent** les informations sur les besoins en oxygène et en débit cardiaque.

Les centres bulbaires répondent par les voies **efférentes**, qui **envoient** au cœur et aux vaisseaux la réponse en vue d'adapter le débit en fonction des besoins.

On distingue deux systèmes antagonistes au sein du système nerveux autonome :

- un système «**accélérateur**» du cœur, le **sympathique** ;
- un système «**frein**» du cœur, le **parasympathique**.

Le système sympathique augmente le débit cardiaque en cas d'effort ou de stress. En dehors de ces circonstances, le parasympathique freine l'activité cardiaque.

## TERRITOIRES ECG

Chaque dérivation précordiale correspond à une «tranche» de ventricule qui serait coupée de la base à la pointe, un peu comme les fuseaux horaire du globe. Chaque paroi du ventricule gauche correspond à un «groupe de tranches», donc un groupe de dérivations ECG. Ces territoires électriques permettent de localiser la topographie et l'étendue d'une souffrance ischémique, en cas de menace d'infarctus par exemple. Les territoires ECG sont listés dans le tableau 4.2. En dehors des douze dérivations de base, il existe six dérivations supplémentaires :

- V7, V8, V9 analysent la paroi inféro-latéro-basale du ventricule gauche (partie la plus haute et la plus à gauche du VG),
- V3R, V4R, et VE analysent le ventricule droit.

**Tableau 4.2. Territoires ECG**

| Dérivations ECG | Territoire myocardique |
|---|---|
| Dérivations ECG | Territoire myocardique |
| D2, D3, AVF | Face inférieure (VG) |
| V1, V2, V3 | Territoire antérieur (VG) |
| V4 | Apex = pointe du VG |
| V1, V2, V3, V4 | Territoire antéro-septo-apical |
| V5, V6, et D1, VL | Face latérale (VG) |
| De V1 à V6 + D1 et VL | Territoire antérieur étendu |
| V7 à V9 | Face inféro-latéro-basale du VG |
| V3R, V4R, VE | Ventricule droit |

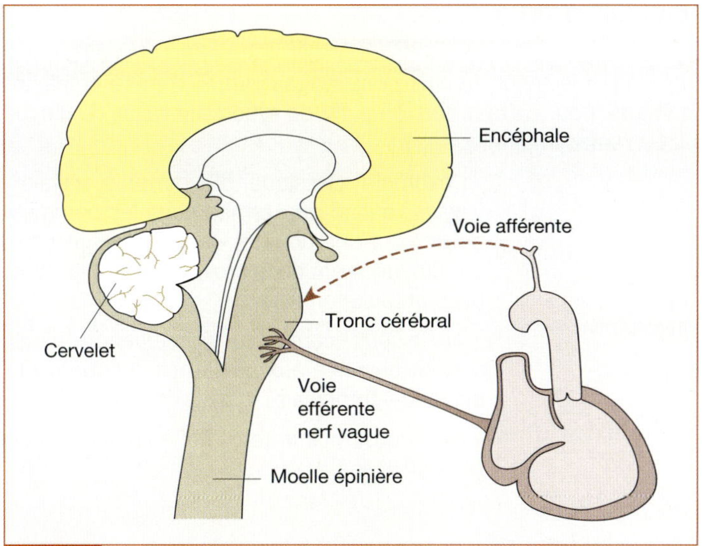


Fig.4.32 *L'axe encéphale/moelle épinière, la place du système neurovégétatif et les connexions avec le cœur.*

**Points-clés**

1. La **tachycardie** est une accélération de la fréquence cardiaque au-delà de 100/min.

2. On parle de **bradycardie** pour un ralentissement de la fréquence cardiaque en deçà de 50/min.

## SYSTÈME SYMPATHIQUE

Le système sympathique est sollicité en cas d'augmentation des besoins de l'organisme en débit sanguin lors de l'effort et du stress. Il entraîne une hausse de tous les paramètres : fréquence cardiaque, pression artérielle et débit cardiaque.

Les fibres du système sympathique sont réparties également aux oreillettes et aux ventricules ; elles aboutissent à des récepteurs situés sur les cellules myocardiques et dans les parois vasculaires : les récepteurs alpha ($\alpha$) et bêta ($\beta$).

Les neurotransmetteurs sont des substances chimiques qui se fixent sur les récepteurs $\alpha$ et $\beta$, et les stimulent.

Le médiateur du système sympathique est la noradrénaline qui exerce une action sur plusieurs types de récepteurs :

- Les bêta-récepteurs ($\beta$-récepteurs) se divisent en récepteurs $\beta1$ cardiaques, et $\beta2$ situés dans la paroi musculaire lisse des artères et des bronches (également au niveau du muscle utérin).
- La stimulation des $\beta1$-récepteurs entraîne tous les effets du système sympathique sur le cœur : inotrope+, chronotrope+.
- La stimulation des $\beta2$-récepteurs entraîne une vasodilatation artérielle (augmentation de calibre du vaisseau) et une bronchodilatation.
- Les récepteurs $\alpha$ sont situés dans la paroi musculaire lisse des artères, leur stimulation entraîne une vasoconstriction (diminution de calibre du vaisseau).

**Points-clés**

1. Les effets du système sympathique sur le cœur sont :
- ***inotrope positif*** : augmentation de la force contractile du myocarde,
- ***chronotrope positif*** : accélération de la fréquence cardiaque.

### SYSTÈME PARASYMPATHIQUE

Le système parasympathique est le «frein» du cœur. Les voies efférentes du parasympathique destinées au cœur empruntent le trajet du nerf **pneumogastrique** (x$^e$ paire crânienne), qu'on appelle également le nerf **vague**. Pour cette raison, on parle de syndrome vagal, ou d'hypertonie vagale en cas d'hyperstimulation parasympathique.

**Points-clés**

1. La stimulation parasympathique au niveau cardiaque entraîne :
- ***un effet chronotrope négatif*** : ralentissement de la fréquence cardiaque,
- ***un effet dromotrope négatif*** : ralentissement de la conduction auriculo-ventriculaire.

– L'exemple classique d'hypertonie vagale est la syncope vagale : quand on «tombe dans les pommes» à la suite d'un stress ou d'une douleur violente. La syncope vagale est due à un effondrement de la pression artérielle avec bradycardie, par hyperstimulation vagale.

– Au niveau cardiaque, l'innervation parasympathique est surtout destinée aux oreillettes, au nœud sinusal et au nœud auriculo-ventriculaire.

– Le neurotransmetteur du système parasympathique est l'acétylcholine.

## Adaptation à l'effort en altitude

L'effort en altitude nécessite deux niveaux d'adaptation du fait de la raréfaction de l'oxygène dans l'air.

Le premier niveau est une **adaptation immédiate du système cardio-vasculaire** qui va compenser la baisse des apports en oxygène par une augmentation du débit cardiaque. Cette augmentation de débit est mise en œuvre par le système sympathique décrit au paragraphe précédent. L'augmentation du débit implique forcément une tachycardie et une augmentation des besoins en oxygène du myocarde. De ce fait, le risque de l'altitude chez les patients coronariens non revascularisés est la survenue d'une ischémie myocardique (déstabilisation de l'angor, voire infarctus), du fait de l'augmentation des besoins en oxygène alors que les apports sont diminués en altitude. Un autre risque, indépendant de la présence de lésions coronaires, est la survenue d'un œdème pulmonaire par lésion directe des alvéoles pulmonaires liée à la raréfaction en oxygène de l'air.

Le deuxième niveau est une **adaptation à moyen terme** mise en œuvre par le système endocrinien : la raréfaction en oxygène de l'air est compensée par une sécrétion d'érythropoïétine dont le but est de stimuler la production de globules rouges et d'augmenter la quantité d'hémoglobine afin d'augmenter la captation et le transport d'oxygène.

# Système respiratoire 5

## Poumons

La respiration est assurée par les poumons. La trachée et les bronches sont des voies de conduction de l'air inspiré puis expiré. Les alvéoles principalement, mais aussi les bronchioles (à un degré moindre cependant) sont les zones où s'effectuent les échanges gazeux, absorption de l'oxygène et rejet du gaz carbonique. Le poumon assure d'autres fonctions, métaboliques en particulier, qui ne seront pas considérées ici.

### Anatomie descriptive et rapports

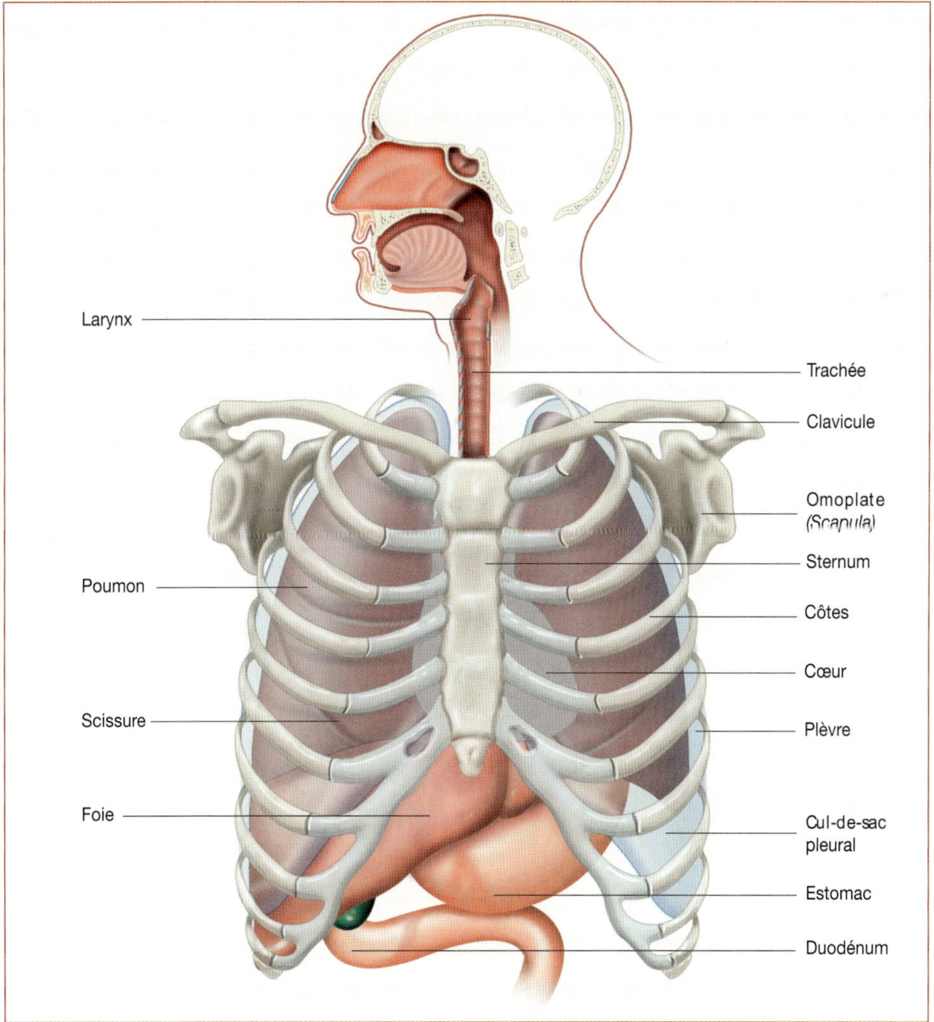


Fig. 5.1 *La topographie générale des poumons dans la cage thoracique.*

## SITUATION

Les poumons sont situés dans la cage thoracique ; seule la partie supérieure de la trachée est extra-thoracique (figure 5.1). Le diaphragme, muscle strié – concave vers en bas, sépare le thorax de l'abdomen et assure l'essentiel de la force motrice de la respiration ; la commande nerveuse passe par les nerfs phréniques.

## FORME ET DIMENSIONS (figure 5.2)

Le volume de l'air contenu dans la trachée et les bronches (volume mort) est d'environ 150 mL ; celui mobilisé par les poumons au cours d'une inspiration forcée est d'environ 5 litres. Les poumons ont la forme d'une moitié de cône ; le sommet a la forme d'un dôme ; la base est moulée sur le diaphragme. Chacun des deux poumons est entouré d'une séreuse, la plèvre – cavité virtuelle où règne une pression négative et qui assure le couplage avec les mouvements de la paroi thoracique.

## PRINCIPAUX RAPPORTS (figures 5.3, 5.4 et 5.5)

- *Avec les enveloppes :* de la superficie du thorax à la profondeur, on retrouve la peau, les côtes (ou les espaces intercostaux, constitués des muscles respiratoires accessoires et des veines, artères et nerfs sous-costaux), la graisse extrapleurale, les deux feuillets de la plèvre (pariétal et viscéral), le parenchyme pulmonaire.
- *Avec les organes :* le cou en haut (délimité principalement par les clavicules), l'abdomen en bas et le médiastin en dedans. Les rapports avec les organes du médiastin sont les plus importants à connaître, en particulier les voies de conduction (trachée et bronches d'une part, œsophage d'autre part), les éléments de l'appareil cardio-vasculaire (le cœur, les crosses de l'aorte et de la veine azygos, les veines du cou et des membres supérieurs qui se jettent dans la veine cave supérieure), les nerfs, en particulier le nerf récurrent gauche et les deux nerfs phréniques, les ganglions (figures 5.6 et 5.7) et des organes comme le thymus (surtout chez l'enfant).

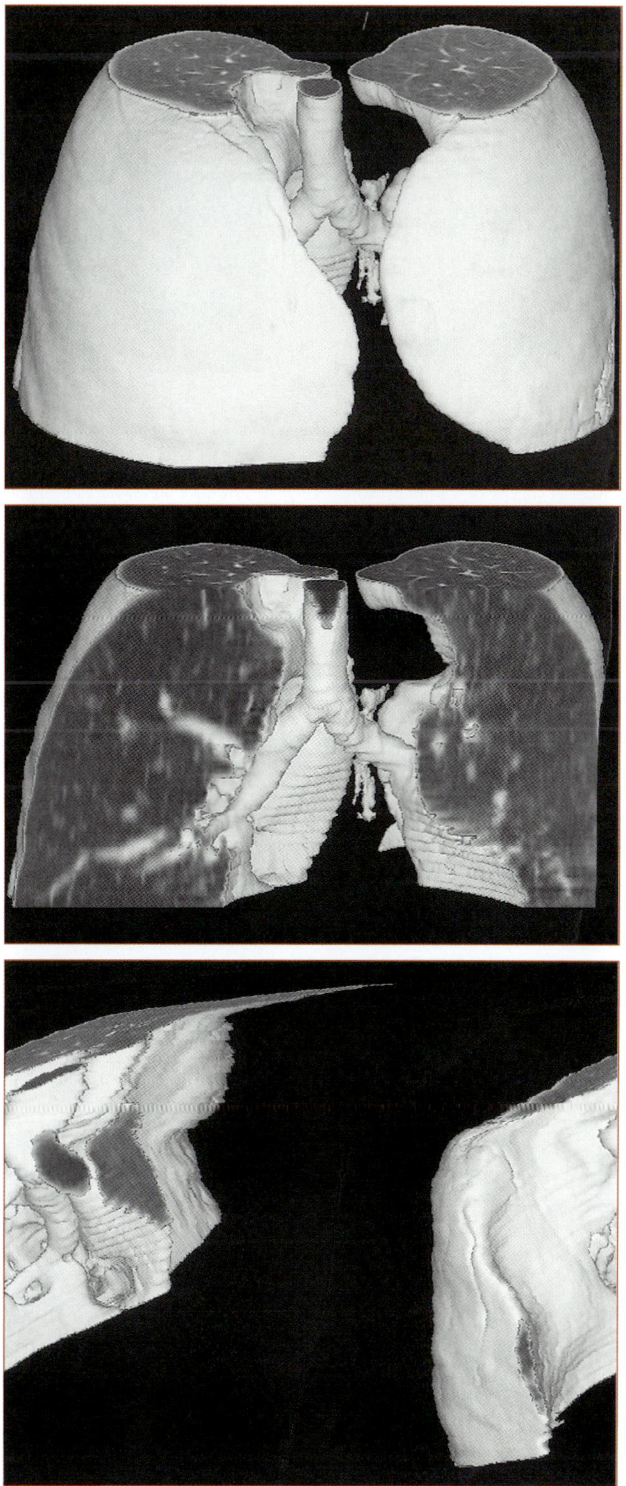

Fig. 5.2 *La segmentation bronchique et pulmonaire.*

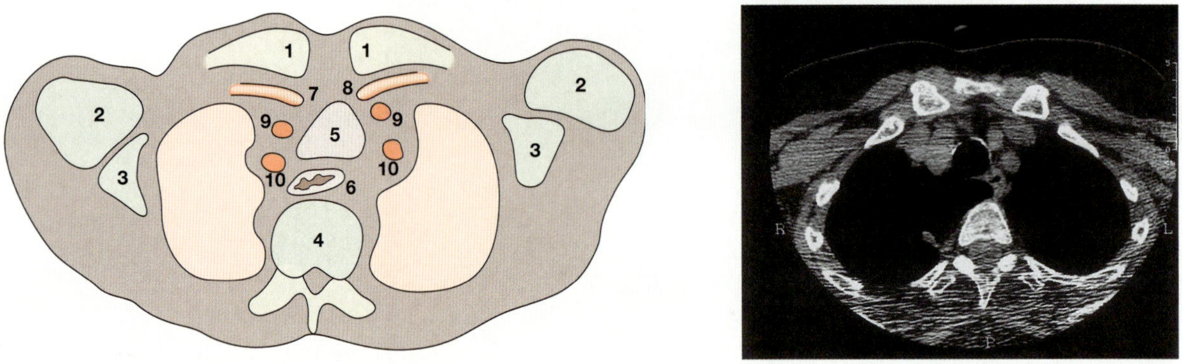


**Fig. 5.3** *Les rapports pulmonaires (région supérieure).*

*Rapports avec la paroi : 1. extrémités supérieures des clavicules; 2. têtes humérales; 3. omoplates (scapulas); 4. troisième vertèbre dorsale (troisième vertèbre thoracique). Rapport avec le médiastin : 5. trachée; 6. œsophage.*
*Plan veineux du médiastin : 7. confluent de Pirogoff (Confluent veineux jugulo-sous-clavier); 8. veine sous-clavière gauche (V. sub-clavière gauche).*
*Troncs supra-aortiques : 9. artères carotides primitives droite et gauche (A. carotides communes); 10. artères sous-clavières droite et gauche (A. sub-clavières droite et gauche).*

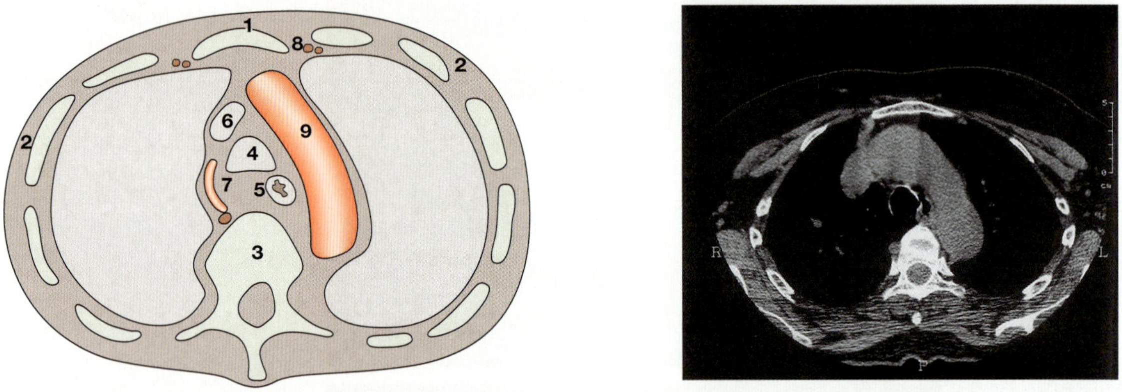


**Fig. 5.4** *Les rapports pulmonaires (région moyenne).*

*Rapports avec la paroi : 1. sternum; 2. côtes; 3. quatrième vertèbre thoracique.*
*Rapport avec le médiastin : 4. trachée; 5. œsophage; 6. veine cave supérieure; 7. crosse de l'azygos; 8. vaisseaux mammaires internes; 9. crosse aortique.*

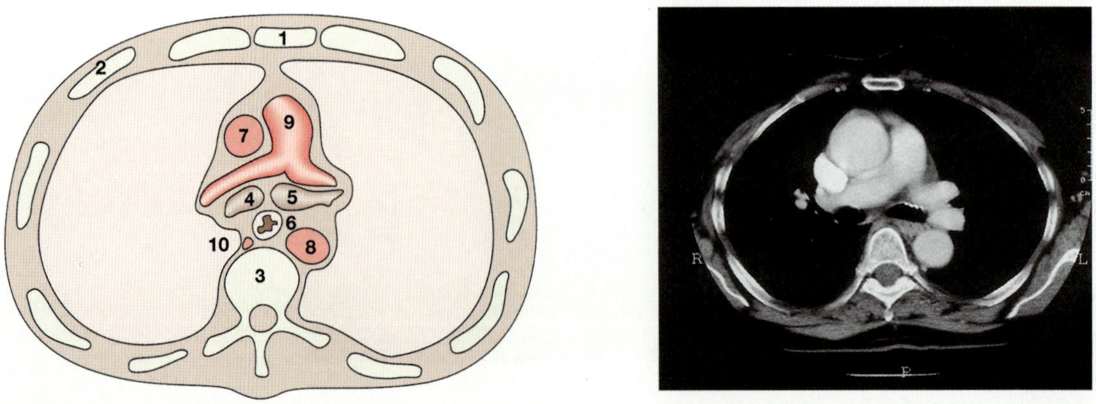


**Fig. 5.5** *Les rapports pulmonaires (région inférieure).*

*Rapports avec la paroi : 1. sternum; 2. côtes; 3. sixième vertèbre thoracique.Rapport avec le médiastin : 4. bronche principale droite; 5. bronche principale gauche; 6. œsophage/bronche principale gauche; 7. aorte ascendante; 8. aorte descendante/face antéro-gauche du corps vertébral; 9. tronc de l'artère pulmonaire; 10. veine grand azygos.*

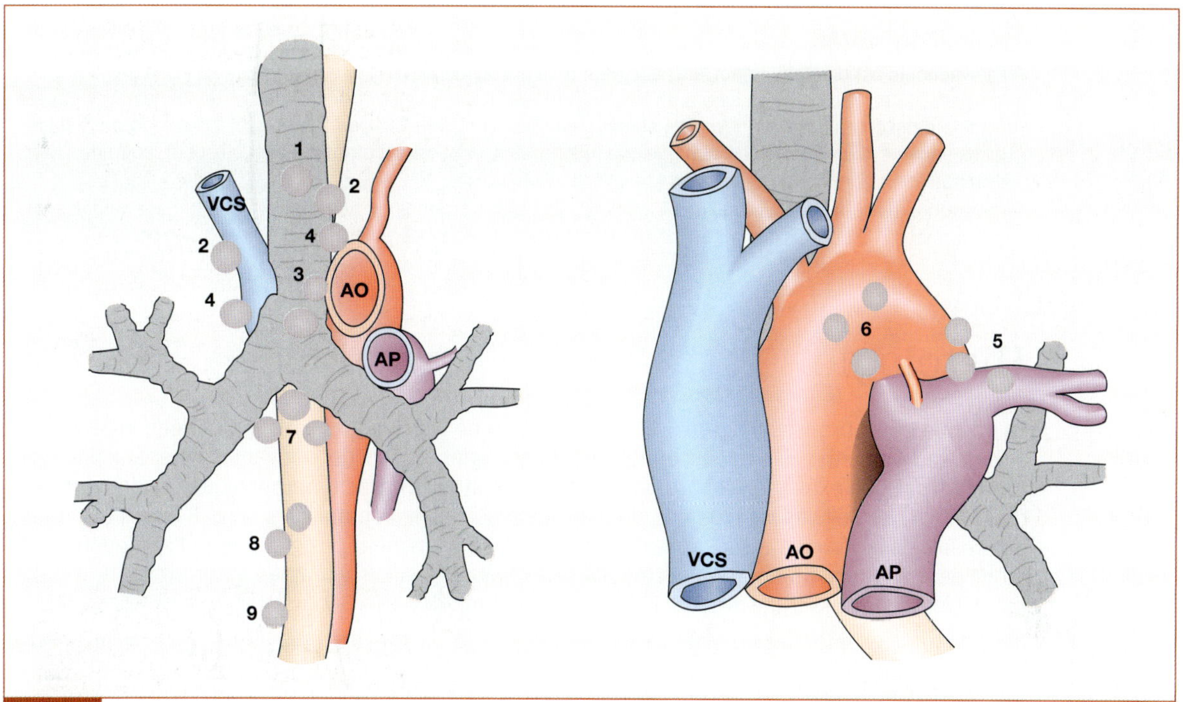


**Fig. 5.6** *Les ganglions (nœuds lymphatiques) du médiastin et leurs rapports avec les autres structures.*

*AO : aorte; AP : artère pulmonaire; VCS : veine cave supérieure.*

*Relais ganglionnaires régionaux : 1. médiastinaux supérieurs; 2. paratrachéaux inférieurs; 3. pré- et rétrotrachéal; 4. paratrachéaux inférieurs; 5. aorto-pulmonaires (sous-aortiques); 6. para-aortiques; 7. sous-carinaires; 8. para – œsophagiens; 9. des ligaments triangulaires.*

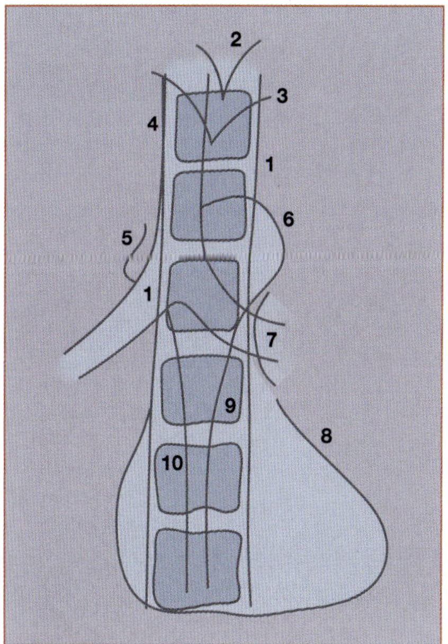


**Fig. 5.7** *Les lignes médiastinales.*

*1. ligne paravertébrale; 2. réflexion des culs-de-sac costo-médiastinaux antérieurs; 3. réflexion des culs-de-sac costo-médiastinaux postérieurs; 4. ligne paratrachéale; 5. ligne para-azygos; 6. bouton aortique; 7. infundibulum pulmonaire; 8. ventricule gauche; 9. ligne para-aortique; 10. ligne para – œsophagienne; 11. ligne cave inférieure; 12. oreillette droite (atrium droit).*

**LA DYSPHONIE**

La dysphonie est un signe important; elle peut être la conséquence d'une paralysie d'une des deux cordes vocales. Le nerf récurrent gauche a un long trajet intrathoracique, en particulier dans le médiastin; il passe sous la crosse de l'aorte où il est en contact avec les ganglions situés à ce niveau. En cas de métastase ganglionnaire, d'un cancer bronchique par exemple, il peut être comprimé, ce qui peut entraîner une dysphonie.

La dysphonie est parfois le mode de révélation d'un cancer bronchique; il signe l'envahissement médiastinal (compression du nerf récurrent) et constitue un critère de non-opérabilité.

# Histologie

La trachée et les bronches (figure 5.8) sont des voies de conduction; il n'y a pas d'échanges gazeux à ce niveau. Leur structure est essentiellement cartilagineuse, solide, pouvant résister aux pressions exercées par une expiration forcée par exemple. L'épithélium trachéobronchique est de type cylindrique, cilié; les cellules les plus nombreuses sont les cellules épithéliales, mais il existe également des cellules caliciformes qui sécrètent du mucus. Il y a également des glandes sous-muqueuses qui participent à la constitution des sécrétions bronchiques. Les cils vibratiles assurent par leur battement synchrone l'essentiel de la clairance muco-ciliaire.

Les poumons sont un organe d'échange, pour l'oxygène et le gaz carbonique. Le sac alvéolaire est l'unité anatomique de ces échanges; la membrane alvéolo-capillaire sépare l'air du sang; elle est constituée par la paroi alvéolaire (c'est l'épithélium alvéolaire, comprenant en particulier les pneumocytes, et les macrophages), un interstitium et la paroi capillaire (c'est l'endothélium vasculaire) (figure 5.9).

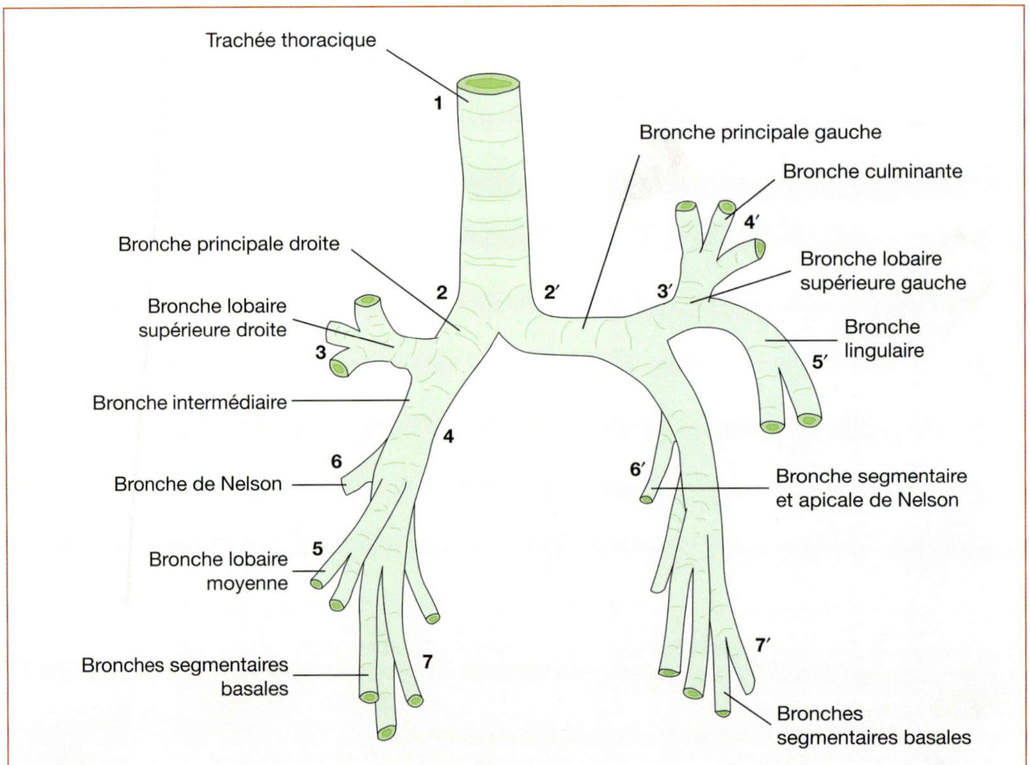


**Fig. 5.8** *Division de l'arbre bronchique : la trachée est en situation médiane, a un trajet extrathoracique puis intrathoracique. Elle se divise en deux bronches principales. À droite, la segmentation se fait en trois branches lobaires; à gauche, il n'y a que deux lobes.*

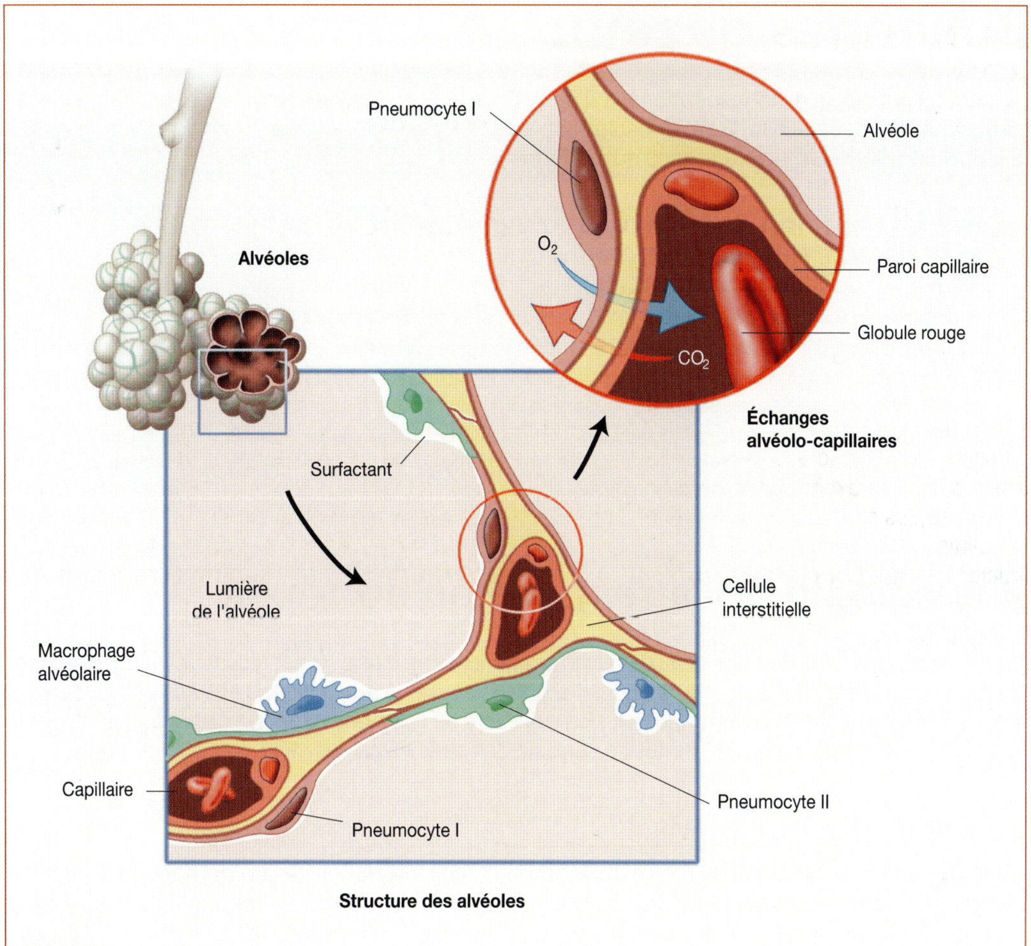


**Fig. 5.9** *L'interstitium pulmonaire.*

# Échanges gazeux

La fonction principale de la respiration est d'assurer un apport d'oxygène correct et d'éliminer le gaz carbonique. On parle d'insuffisance respiratoire si la $PaO_2$ est inférieure à 70 mmHg. Cette fonction doit être normale aussi bien au repos qu'à l'effort.

### EXEMPLE DE RUPTURE DE L'HOMÉOSTASIE DU SYSTÈME RESPIRATOIRE : L'INSUFFISANCE RESPIRATOIRE CHRONIQUE

- L'insuffisance respiratoire chronique est l'impossibilité d'assurer une oxygénation correcte du sang ou l'impossibilité d'éliminer correctement le $CO_2$ produit par le métabolisme cellulaire.
- La cause majeure d'insuffisance respiratoire chronique est la bronchite chronique liée au tabagisme.
- Le patient se plaint d'une dyspnée, c'est-à-dire d'une difficulté à la respiration et d'une cyanose, c'est-à-dire une coloration bleutée de la peau et les muqueuses liée au manque d'oxygène.

L'évolution de la maladie est progressive; les complications sont dominées par le risque d'insuffisance respiratoire aiguë qui peut entraîner le décès. Le traitement repose sur l'éviction de la cause (tabac) et si besoin, d'un traitement par oxygène à domicile.

## Physiologie de la respiration au repos

Les échanges gazeux se font au niveau des alvéoles pulmonaires. Plusieurs conditions doivent être réunies pour que le résultat (normoxie, normocapnie) soit satisfaisant : une ventilation efficace pour assurer le renouvellement de l'air alvéolaire, une diffusion suffisante de l'oxygène et du gaz carbonique à travers la membrane alvéolo-capillaire, une perfusion correcte des alvéoles par les capillaires pulmonaires.

### VENTILATION

La ventilation est un phénomène mécanique; alternent une inspiration, active, qui apporte un volume d'air (riche en oxygène et pauvre en gaz carbonique) jusqu'aux alvéoles, et une expiration, en général passive, qui rejette un volume équivalent d'air chargé en gaz carbonique.

La force motrice de **l'inspiration** est développée par l'abaissement (contraction) du diaphragme; en cas d'inspiration forcée, il y a en outre une augmentation des autres diamètres du thorax par projection en avant du sternum et horizontalisation des côtes.

**L'expiration** spontanée normale est passive. La force motrice est assurée par la force de recul élastique pulmonaire qui permet à la pression de l'air alvéolaire d'être supérieure à la pression atmosphérique (figure 5.10). Cette pression motrice s'exerce également sur les bronches intrathoraciques, surtout lors d'une expiration forcée (qui met en jeu les muscles expiratoires accessoires); la structure cartilagineuse des bronches permet à celles-ci de résister, ce qui assure un écoulement correct de l'air expiré (c'est le débit bronchique expiratoire).

La **plèvre** est constituée de deux feuillets qui réalisent une cavité virtuelle autour de chacun de deux poumons. Dans cette cavité règne une pression négative (par rapport à la pression atmosphérique); celle-ci assure le couplage des mouvements de la cage thoracique et du poumon lors des mouvements respiratoires.

Lors du cycle respiratoire normal, le travail musculaire génère le volume courant (VC) (figure 5.11). Après une inspiration forcée, le volume de l'air contenu dans les poumons est appelé capacité pulmonaire totale (CPT). Le volume mobilisable par une expiration complète (jusqu'au volume résiduel, VR) est appelé capacité vitale (CV). Le débit bronchique se mesure lors d'une expiration forcée complète; c'est le volume d'air expiré au cours de la première seconde (VEMS) (figure 5.12).

La ventilation est un phénomène automatique, régulé essentiellement par l'équilibre gazométrique, sous contrôle volontaire.

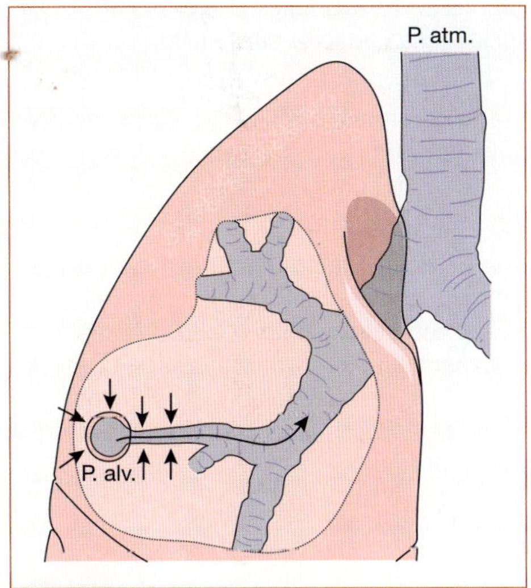


Fig. 5.10 *Les forces motrices de la respiration.*
*P. alv. : pression alvéolaire;*
*P. atm. : pression atmosphérique.*

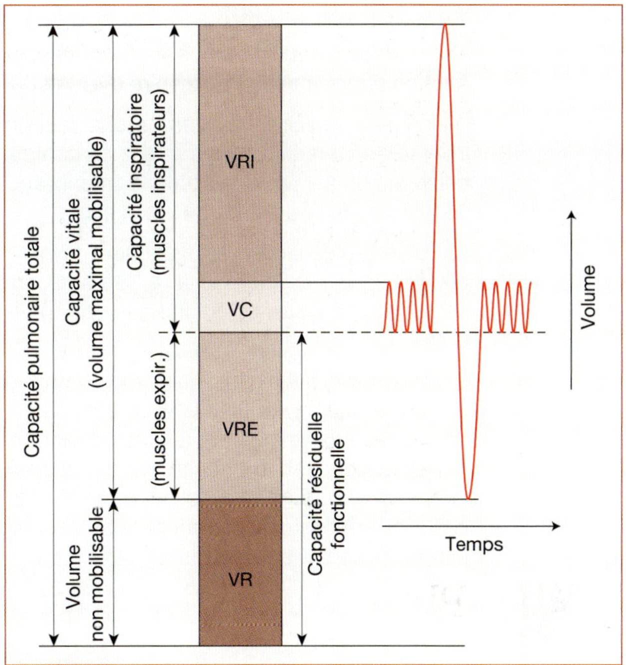


Fig. 5.11 *Volumes pulmonaires.*

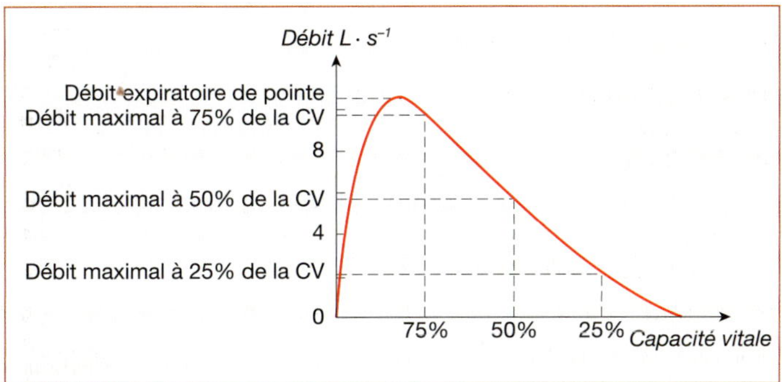


Fig. 5.12 *Courbe débit-volume.*

## ÉCHANGES GAZEUX

L'air inspiré, au niveau de la mer, contient un volume d'oxygène pour quatre volumes d'azote; la fraction d'oxygène de l'air inspiré ($FiO_2$) est donc 20 %.

Dans l'air alvéolaire, l'oxygène a une pression partielle supérieure à celle du sang; ce rapport est inverse en ce qui concerne le gaz carbonique. Ces conditions sont favorables à la diffusion de ces deux gaz de part et d'autre de la membrane alvéolo-capillaire. La capacité de diffusion du $CO_2$ est 20 fois supérieure à celle de l'oxygène.

La surface d'échange est également favorable à cette diffusion; elle est d'environ 80 $m^2$, pour un nombre total d'alvéoles égal à 350 millions à l'âge adulte (en effet à la naissance ce chiffre est nettement plus bas, ce qui indique une multiplication alvéolaire au cours des premières années de la vie).

La membrane alvéolo-capillaire est homogène dans tout le parenchyme pulmonaire. Il n'en est pas de même pour la ventilation et la perfusion; la répartition de la ventilation dépend essentiellement du mode de la respiration (diaphragmatique ou abdominale, thoracique d'une part, spontanée ou forcée d'autre part); la répartition de la perfusion se fait essentiellement en fonction de la gravité (donc au niveau des bases pulmonaires en position assise, des parties postérieures en position couchée). Une excellente adéquation entre la ventilation et la perfusion alvéolaire (rapport ventilation/perfusion, V/Q) est indispensable à des échanges gazeux normaux.

## GAZ DU SANG

L'**oxygène** est transporté de deux manières : d'une part il est dissous dans le plasma; d'autre part il est fixé sur l'hémoglobine (et donc transporté par les globules rouges). La courbe de fixation de l'oxygène sur l'hémoglobine (saturation en fonction de la pression partielle d'oxygène $PaO_2$, figure 5.13) est particulière et explique pourquoi l'insuffisance respiratoire est définie par une $PaO_2$ inférieure à 70 mmHg; en effet pour des valeurs inférieures à cette pression, de petites variations de la $PaO_2$ entraînent de grandes variations de la saturation, ce qui compromet évidemment la respiration cellulaire.

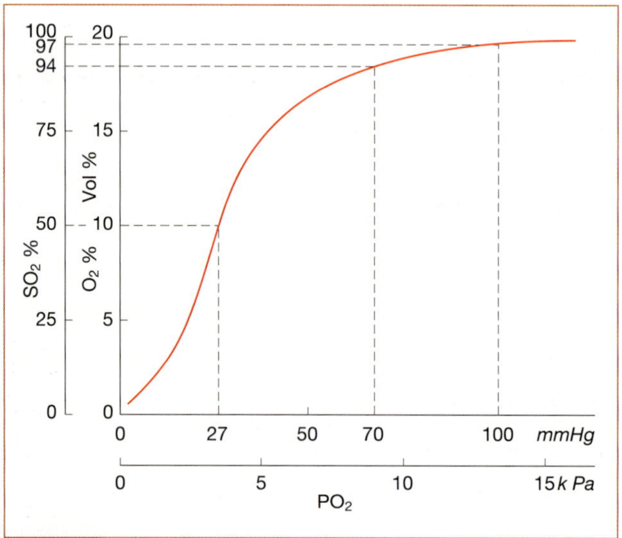


**Fig. 5.13** *Saturation de l'hémoglobine en oxygène ($SO_2$) en fonction de la pression partielle en oxygène ($PO_2$).*

Le **gaz carbonique** est également transporté dans le sang sous forme dissoute et sous forme combinée, essentiellement en bicarbonates.

Les poumons jouent un rôle fondamental dans la régulation de l'équilibre acidobasique de l'organisme en faisant varier la pression partielle de $CO_2$ : une hyperventilation favorise l'élimination de gaz carbonique, donc une diminution de la $PaCO_2$, et par voie de conséquence une alcalose sanguine.

La mesure des gaz du sang est facile à faire ; le prélèvement se fait au niveau d'une artère (radiale le plus souvent) ; l'appareil de mesure donne rapidement la $PaO_2$, la $PaCO_2$ et le pH.

### EXEMPLE DE RUPTURE DE L'HOMÉOSTASIE DU SYSTÈME RESPIRATOIRE : L'HYPOXÉMIE

Les mécanismes physiopathologiques pouvant expliquer une hypoxémie sont au nombre de cinq :

1. ***Une $FiO_2$ basse :*** ce qui se rencontre en altitude par exemple.
2. ***Une altération du rapport V/Q :*** ce qui est le cas de la bronchite chronique tabagique compliquée d'emphysème (alors que dans l'emphysème primitif, où la destruction pulmonaire concerne en même temps l'alvéole et le capillaire, l'hypoxémie est un signe tardif).
3. ***Un effet shunt :*** l'embolie pulmonaire en est un exemple typique ; l'obstruction vasculaire alors que la ventilation alvéolaire est normale est responsable d'une hypoxémie qui peut être importante.
4. ***Une hypoventilation alvéolaire*** (par paralysie musculaire par exemple) : l'augmentation de la pression partielle du $CO_2$ dans les alvéoles est responsable d'une diminution de la pression partielle d'oxygène et donc d'une hypoxémie.
5. ***Un trouble de la diffusion :*** les fibroses pulmonaires entraînent un épaississement de la membrane alvéolo-capillaire. L'oxygène diffuse mal ce qui entraîne une hypoxémie, alors que la $PaCO_2$ est basse en raison de l'hyperventilation qui est elle-même la conséquence de l'hypoxémie.

# Physiologie de la respiration lors de l'exercice musculaire

L'exercice musculaire est une situation physiologique qui fait intervenir la respiration, le système cardio-vasculaire et la cellule musculaire. Le travail musculaire entraîne une augmentation de la consommation d'oxygène ($VO_2$), ce qui ne peut être assuré que grâce une ventilation accrue et un transport sanguin plus rapide. La $VO_2$ augmente de manière proportionnelle à l'augmentation de la charge musculaire et atteint un plateau (la $VO_2$ maximale, qui dépend de l'âge et de la condition physiologique du sujet).

La ventilation s'accroît dans un premier temps par une augmentation du volume courant, puis par une augmentation de la fréquence respiratoire. L'adaptation cardiaque à l'exercice musculaire se fait par une augmentation du débit cardiaque ; la fréquence cardiaque maximale est égale à 220 – âge, exprimé en années. La limitation de l'exercice chez le sujet normal est d'origine cardiaque.

L'exercice musculaire entraîne le recrutement d'unités alvéolaires non ventilées et non perfusées au repos ; la $PaO_2$ augmente de manière significative. La $PaCO_2$ est nettement diminuée.

L'épreuve d'exercice musculaire est réalisée en milieu hospitalier, sur bicyclette ergométrique ou tapis roulant. Elle permet d'évaluer de manière complète l'aptitude d'un sujet.

**Points-clés**

1. Les **valeurs suivantes** sont données, à titre indicatif, pour un adulte sain :
   - Capacité pulmonaire totale = 5 litres
   - VEMS = 3 litres
   - $PaO_2$ = 80 à 100 mmHg (insuffisance respiratoire ≤ 70 mmHg)
   - $PaCO_2$ = 38 à 42 mmHg (hypoventilation alvéolaire ≥ 45 mmHg)
   - pH = 7,38 à 7,4

# Système digestif 6

## Anatomie du système digestif

### Abdomen

À part l'œsophage supérieur, le tube digestif est entièrement localisé dans l'abdomen. Celui-ci est divisé en neuf régions (figure 6.1) :

- hypocondres droit et gauche ;
- épigastre ;
- flancs droit et gauche ;
- région ombilicale ;
- fosses iliaques droite et gauche ;
- hypogastre.

On a l'habitude de distinguer deux étages dans l'abdomen que l'on sépare par le mésocôlon transverse (voir le péritoine, figure 6.10) :

- l'étage sus-mésocolique, situé au-dessus du côlon transverse et contenant le foie, le petit épiploon, les voies biliaires, l'estomac, le duodénum, le pancréas et la rate ;
- l'étage sous-mésocolique, situé au-dessous du côlon transverse et contenant l'intestin grêle (avec le mésentère), le côlon et le grand épiploon.

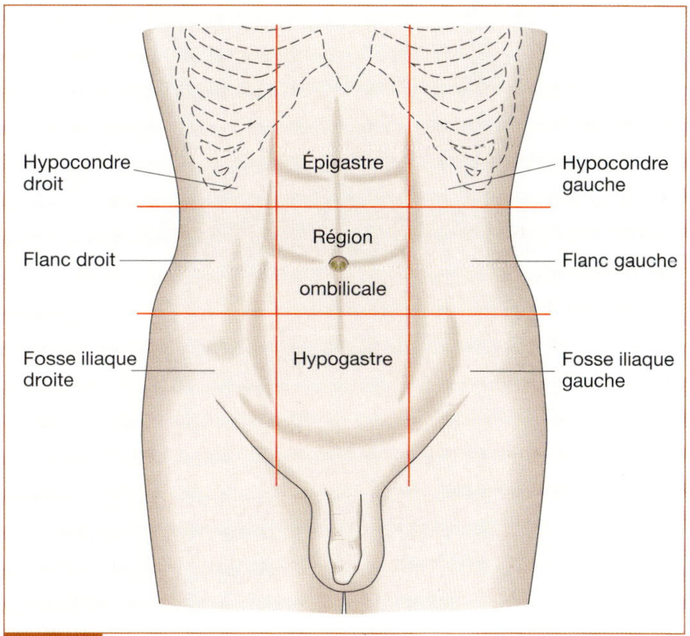


**Fig. 6.1** *La situation générale de l'abdomen.*

### Tube digestif

Le tube digestif s'étend de la bouche à l'anus (figure 6.1). Il a pour fonction principale la digestion, c'est-à-dire la transformation des aliments en molécules assimilables par l'organisme. Il comprend plusieurs segments :

- l'œsophage ;
- l'estomac ;
- l'intestin grêle divisé en duodénum, jéjunum et iléon ;
- le côlon ou gros intestin ;
- l'appendice ;
- le rectum ;
- le canal anal.

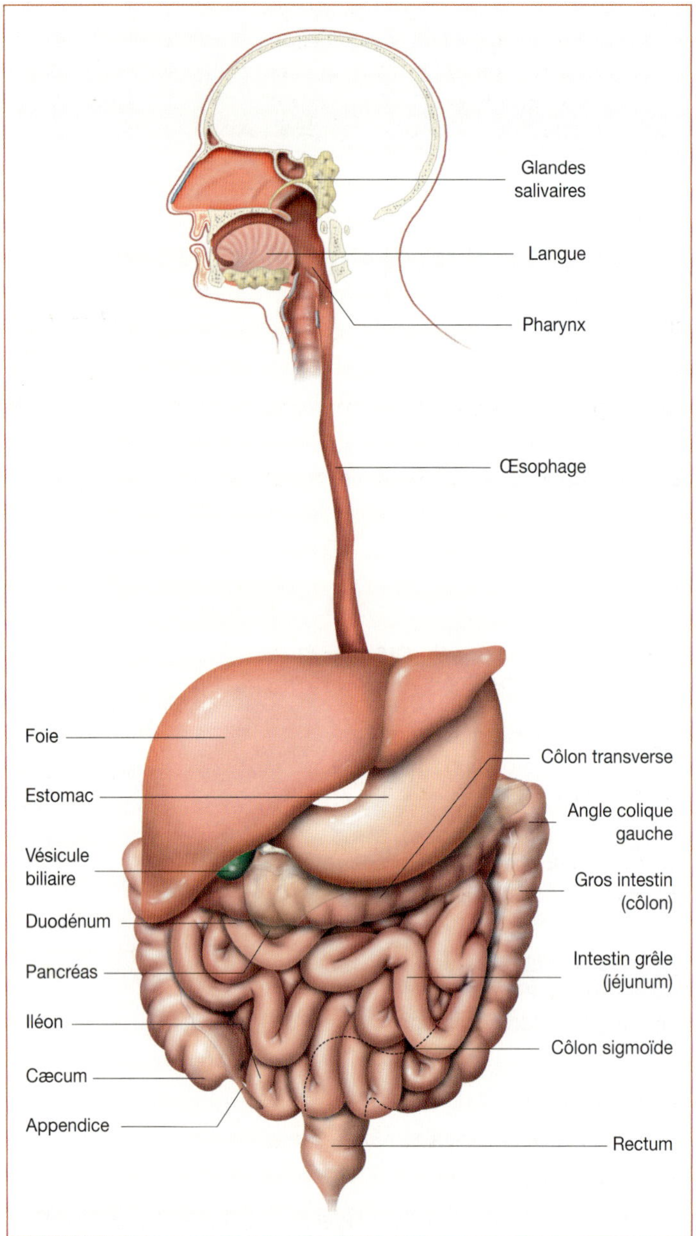


**Fig. 6.2** *Les organes du tube digestif.*

## ŒSOPHAGE

### *Anatomie descriptive et rapports*

#### Forme et dimensions

L'œsophage est un conduit musculo-membraneux qui fait suite au pharynx et se termine à l'estomac (figure 6.3). Il débute au niveau de la 6e vertèbre cervicale (région appelée bouche de Killian) et s'abouche au cardia au niveau de la 10e vertèbre dorsale. Il mesure environ 25 cm et traverse successivement :

- la partie inférieure du cou : œsophage cervical (5 cm);
- le thorax et le diaphragme : œsophage thoracique (17 cm);
- la partie supérieure de l'abdomen : œsophage abdominal (3 cm).

L'œsophage est aplati d'avant en arrière dans sa portion supérieure puis tend à devenir cylindrique avec un diamètre de 2 à 3 cm. À chacune de ses extrémités se situe un sphincter physiologique. L'œsophage sert à acheminer les aliments de la bouche (pharynx) à l'estomac.

**Rapports**

Les rapports de l'œsophage sont :

- en avant : en haut la trachée puis, successivement, la bifurcation trachéale et le cœur ;
- en arrière : le rachis ;
- à gauche : l'aorte.

Latéralement, l'œsophage est encadré par les poumons et les plèvres.

L'œsophage traverse le diaphragme au niveau de la 10e vertèbre dorsale.

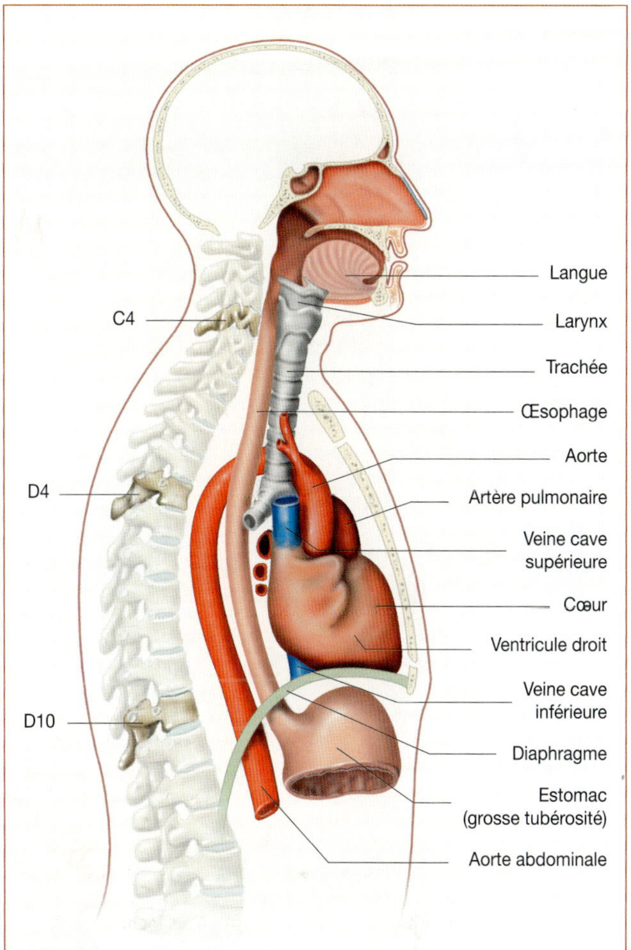


Fig. 6.3 *L'œsophage.*

## *Vaisseaux et nerfs*

**Vaisseaux**

Les artères de l'œsophage proviennent dans sa région cervicale de ramifications des carotides et dans sa région thoracique de vaisseaux issus de l'aorte.

Les veines se jettent :

- en haut dans la veine cave supérieure par l'intermédiaire de la veine azygos ;
- en bas dans la veine porte par l'intermédiaire de la veine coronaire stomachique.

Les lymphatiques se drainent :

- en haut vers les ganglions sus-claviculaires ;
- en bas vers les ganglions des chaînes gastriques.

**Nerfs**

L'innervation est double :

- parasympathique par le nerf pneumogastrique ou vague ;
- sympathique par les nerfs récurrents.

La fonction motrice est essentiellement le fait du nerf pneumogastrique.

## *Histologie*

L'œsophage est composé de cinq couches tissulaires (ou tuniques). De l'extérieur vers l'intérieur de la lumière on trouve :

- l'adventice : tissu conjonctif lâche très vascularisé ;
- la musculeuse formée de deux couches musculaires ;
- la sous-muqueuse qui participe à l'humidification de la surface interne de l'œsophage ;
- la musculaire muqueuse ;
- la muqueuse formée d'un épithélium malpighien (plusieurs couches de cellules) non kératinisé.

Il existe une frontière microscopique nette entre la muqueuse de l'œsophage (plusieurs couches cellulaires) et de l'estomac (une seule couche cellulaire).

## ESTOMAC

### *Anatomie descriptive et rapports*

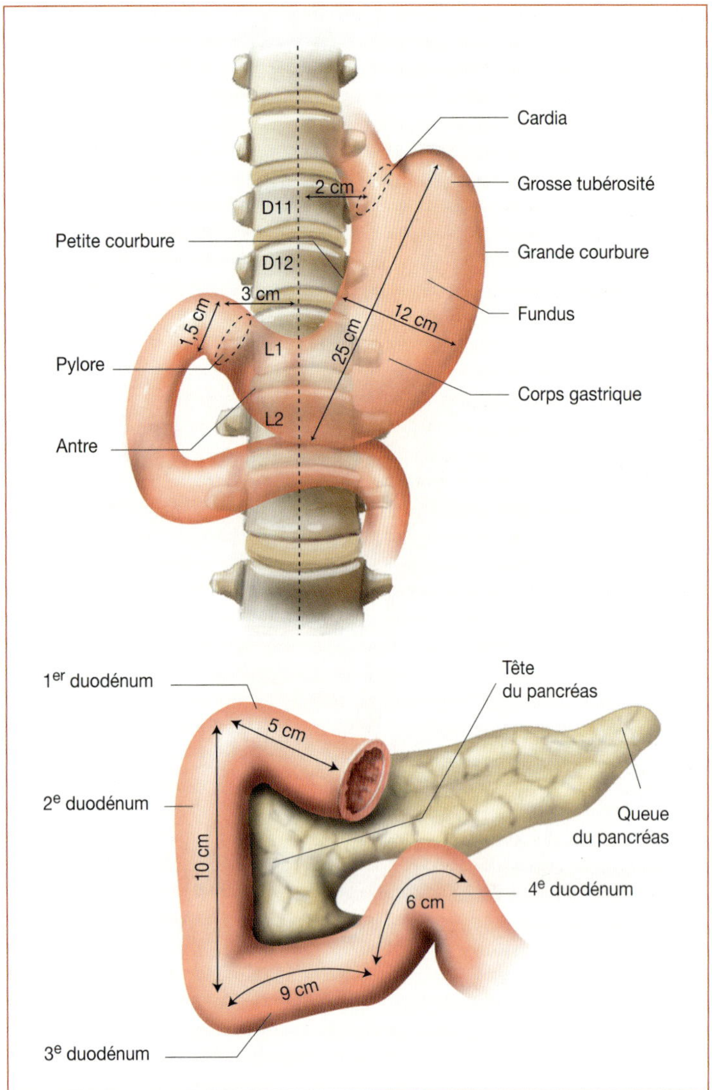


Fig. 6.4 *Formes et dimensions de l'estomac et du duodénum.*

#### Forme et dimensions

L'estomac est localisé dans la partie haute de l'abdomen, à gauche entre la 11e vertèbre dorsale et la 2e vertèbre lombaire (figure 6.4). C'est un segment dilaté du tube digestif situé entre l'œsophage et le duodénum. Sa forme rappelle celle d'un « J » mais est variable selon son état de réplétion.

Il comprend :

- une partie supérieure verticale : la grosse tubérosité ;
- une partie inférieure horizontale : l'antre ;
- entre ces deux parties : le corps ;
- un orifice œsophagien : le cardia, et un orifice duodénal : le pylore ;
- une courbure externe ou grande courbure, et une courbure interne ou petite courbure.

Ses dimensions moyennes sont 25 cm de long, 12 cm de large, 8 cm d'épaisseur et son volume de 1 à 1,5 litre.

#### Rapports

Les rapports de l'estomac sont :

- en haut : le diaphragme qui sépare l'abdomen du thorax ;
- en bas : le côlon transverse et les anses de l'intestin grêle ;
- en avant : en haut le gril costal (grosse tubérosité) et en bas la paroi abdominale (corps et antre) ;
- en arrière : le pancréas et le duodénum (3e et 4e parties) ;
- en dedans : le péritoine (petit épiploon) qui relie la petite courbure à la face inférieure du foie ;
- en dehors : la rate et le péritoine (grand épiploon) qui relie la grande courbure à la rate.

### *Vaisseaux et nerfs*

#### Vaisseaux

Les artères gastriques constituent trois systèmes qui ont tous pour origine le tronc cœliaque : il s'agit du cercle artériel de la petite courbure, du cercle artériel de la grande courbure et des vaisseaux courts de l'estomac.

Les veines se jettent dans le tronc porte.

Les lymphatiques se drainent dans deux pédicules : vers le hile du foie et vers les ganglions cœliaques.

**Nerfs**

L'innervation est double :

- parasympathique par le nerf pneumogastrique ou vague ;
- sympathique par les plexus splanchniques.

### *Histologie*

**Tuniques**

Comme l'œsophage, l'estomac comprend cinq couches tissulaires (ou tuniques) qui sont de l'extérieur vers l'intérieur :

- la séreuse qui correspond au péritoine ;
- la musculeuse (trois couches musculaires), puissante, pour permettre le brassage des aliments ;
- la sous-muqueuse, richement vascularisée ;
- la musculaire muqueuse ;
- la muqueuse ; l'épithélium de surface est composé d'une seule couche de cellules, riches en mucus, pour être protégées de l'acidité gastrique. L'épithélium s'invagine pour former des cryptes au fond desquelles se trouvent des glandes qui sécrètent notamment l'acide chlorhydrique.

**Cellules**

Il existe plusieurs types cellulaires dans l'estomac.

**Cellules pariétales**. Ce sont les plus nombreuses. Elles sont localisées dans le fundus. Elles sécrètent :

- l'acide chlorhydrique ;
- le facteur intrinsèque.

**Cellules principales**. Elles sont localisées au niveau du fundus, dans la zone basse des glandes, et sécrètent les enzymes protéolytiques (pepsine). La pepsine, sécrétée sous forme inactive (pepsinogène), est activée par l'abaissement du pH gastrique grâce à l'acide chlorhydrique.

**Cellules G**. Des cellules endocrines sont retrouvées dans l'antre, les plus nombreuses étant les cellules G. Ces cellules sécrètent une hormone, la gastrine, dont le rôle est de stimuler la sécrétion d'acide chlorhydrique.

**Autres cellules**. Les cellules situées au sommet des glandes sécrètent du mucus pour protéger la muqueuse gastrique de l'acidité.

## INTESTIN GRÊLE

### *Anatomie descriptive et rapports*

**Forme et dimensions**

L'intestin grêle est le segment du tube digestif qui fait suite à l'estomac (figures 6.2 et 6.4). Il se termine par la valvule de Bauhin où commence le côlon. L'intestin grêle mesure environ 3 m. Il est composé de trois segments : un segment fixe, le duodénum, et deux segments mobiles, le jéjunum qui fait suite au duodénum et l'iléon qui se situe après le jéjunum.

Le duodénum est la portion initiale de l'intestin grêle et est composé de quatre portions. C'est un organe profond situé en avant du rachis entre les vertèbres L1 à L4. Il fait suite à l'estomac à partir du pylore et se termine au niveau du jéjunum. Il mesure 20 à 30 cm de longueur et 3 cm de diamètre.

- **Duodénum**. Le premier duodénum fait suite au pylore. Sa première partie, le bulbe, de forme triangulaire, est suivi par la région postbulbaire qui s'étend jusqu'au genu superius. À ce niveau commence le 2$^{e}$ duodénum, vertical dans lequel s'abouchent au niveau de la papille le canal cholédoque et le canal de Wirsung. Le 3$^{e}$ duodénum passe horizontalement devant L3, et le 4$^{e}$ remonte en haut à gauche derrière l'estomac pour se terminer à l'angle duodéno-jéjunal, également appelé angle de Treitz.

- **Jéjunum et iléon**. Le jéjuno-iléon est un tube lisse qui forme 15 à 16 flexuosités appelées anses intestinales. Schématiquement, les anses intestinales jéjunales sont horizontales et les anses iléales verticales. Le calibre des anses diminue progressivement du jéjunum (3 cm) vers l'iléon (2 cm). L'ensemble des anses forme une masse qui occupe la partie centrale de l'abdomen, entourée par le cadre colique.

#### Rapports

**➢ Duodénum**

Le duodénum et la tête du pancréas forment un bloc homogène tel « le pneu et la jante d'une roue ».

Les rapports du duodénum sont :

- en haut : l'estomac ;
- en bas : le côlon transverse et les anses de l'intestin grêle ;
- en avant : le foie (à droite) et l'estomac (à gauche) ;
- en arrière : l'aorte et la veine cave inférieure ;
- en dedans : le pancréas, le canal cholédoque et le pédicule rénal gauche.

**➢ Jéjunum et iléon**

**Avec le péritoine**. Le jéjuno-iléon est situé dans la grande cavité péritonéale et est complètement entouré par le péritoine viscéral. Celui-ci se réfléchit au niveau de l'anse en formant deux feuillets accolés : le **mésentère**. Ces deux feuillets rattachent l'ensemble des anses intestinales à la paroi postérieure de l'abdomen. À ce niveau, le péritoine se réfléchit à nouveau en formant la racine du mésentère : c'est la zone d'accolement du péritoine viscéral au péritoine pariétal. Ainsi, le mésentère a dans l'ensemble la forme d'un éventail avec de nombreux replis au niveau des anses intestinales (figure 6.10).

**Avec les organes**. Le jéjuno-iléon et le mésentère sont situés à l'intérieur du cadre colique. On retrouve donc :

- en haut : le côlon transverse ;
- en bas : le petit bassin avec le rectum, la vessie et, chez la femme, les organes génitaux internes ;
- à droite : le côlon droit ou côlon ascendant ;
- à gauche : le côlon gauche ou côlon descendant ;
- en avant : la paroi abdominale (par l'intermédiaire du péritoine pariétal) ;
- en arrière : la paroi postérieure de l'abdomen, tapissée par le péritoine qui recouvre les gros vaisseaux : aorte, veine cave inférieure, lymphatiques para-aortiques.

### *Vaisseaux et nerfs*

#### Duodénum

- **Vaisseaux**. Le duodénum est vascularisé par les arcades duodéno-pancréatiques supérieure et inférieure qui s'anastomosent entre elles.

Les veines se jettent dans le tronc porte.

Les lymphatiques aboutissent aux ganglions préaortiques.

- **Nerfs**. L'innervation est semblable à celle de l'estomac.

#### Jéjunum et iléon

- **Vaisseaux**. Les vaisseaux et nerfs du jéjuno-iléon forment le pédicule mésentérique supérieur, qui chemine dans le mésentère.

Le jéjuno-iléon est vascularisé par l'artère mésentérique supérieure qui est une branche de l'aorte. L'artère mésentérique supérieure se divise en plusieurs branches qui s'anastomosent entre elles en arcades de plus en plus proches de l'anse intestinale. De la dernière arcade, de petits vaisseaux pénètrent dans l'anse intestinale.

Les veines sont satellites des artères et se jettent dans la veine mésentérique supérieure puis dans la veine porte.

Les lymphatiques, très nombreux, forment plusieurs relais et se drainent dans les ganglions para-aortiques.

– **Nerfs**. Les nerfs viennent du plexus solaire.

### *Histologie (figure 6.5)*

➢ **Tuniques**

L'intestin grêle est composé comme l'estomac et l'œsophage de cinq couches tissulaires. La séreuse, la musculeuse (deux couches musculaires), la sous-muqueuse et la musculaire muqueuse sont les mêmes que celles de l'estomac.

➢ **Cellules**

L'épithélium de la muqueuse est composé d'une seule couche cellulaire. Quatre types de cellules constituent l'épithélium muqueux :

**Entérocytes**. Les entérocytes représentent 80% des cellules. Leur fonction est l'absorption des nutriments. La surface des entérocytes est formée de microvillosités (la bordure en brosse). Celles-ci permettent d'augmenter considérablement la surface de contact entre la cellule et les nutriments afin de faciliter leur absorption.

**Cellules caliciformes**. Les cellules caliciformes (15%) sécrètent du mucus pour faciliter le glissement du bol alimentaire;

**Cellules endocrines**. Les cellules endocrines (les moins nombreuses) sécrètent diverses hormones (sécrétine, polypeptide vasoactif intestinal ou VIP, etc.) qui jouent un rôle dans la digestion.

**Cellules de Paneth**. Elles ont un rôle dans la défense contre les bactéries intestinales.

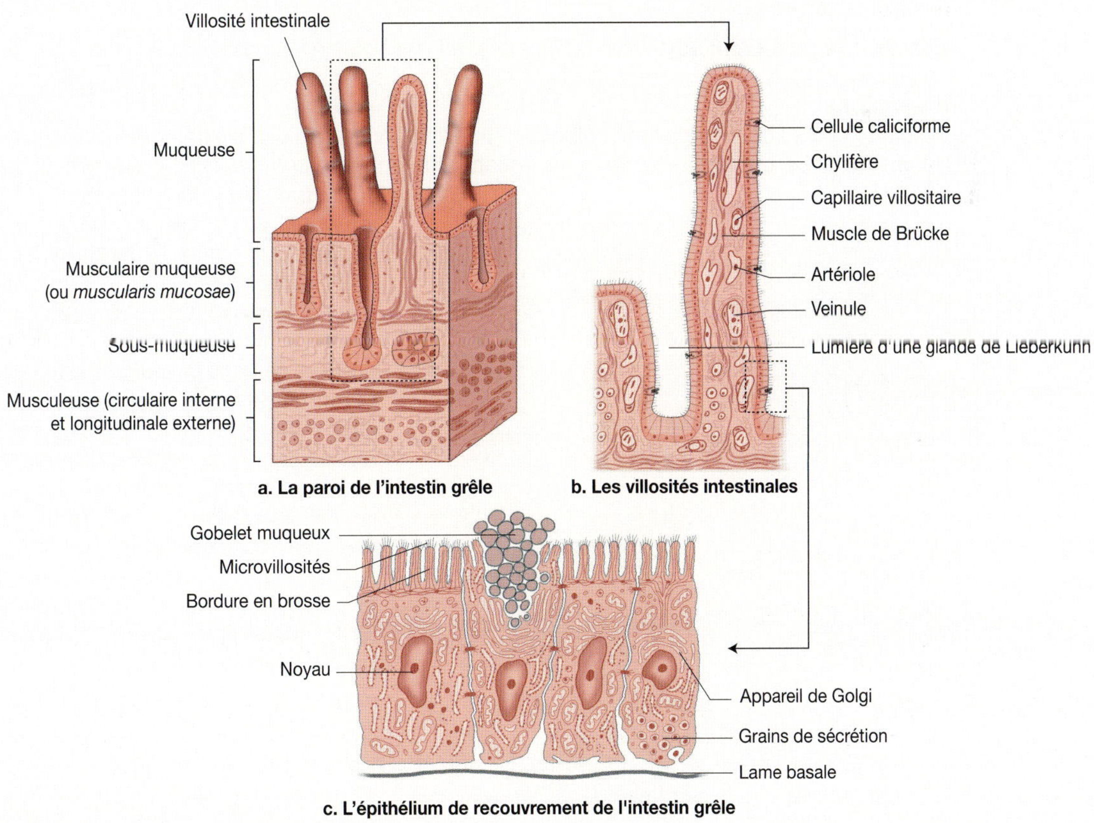


**Fig. 6.5** *Anatomie microscopique de l'intestin grêle.*

## L'INTESTIN

L'intestin permet l'absorption par l'organisme des nutriments. La surface de contact avec les nutriments doit donc être importante ; il existe donc des structures anatomiques particulières qui lui permettent d'atteindre 100 m² soit 300 fois plus que la surface interne d'un cylindre. Ces structures (figure 6.5) sont :
- les replis transversaux de la muqueuse ou valvules conniventes ;
- les excroissances en doigt de gant de la muqueuse ou villosités intestinales ;
- la bordure en brosse des entérocytes.

## CÔLON

### *Anatomie descriptive et rapports*

#### Forme

Le côlon est un tube de gros calibre, d'où son nom de gros intestin ; il assure la continuité du tube digestif entre l'intestin grêle et l'anus par l'intermédiaire, en bas, du rectum (figure 6.6). Dans son ensemble le côlon forme un cadre qui entoure la cavité abdominale et les anses grêles. Sa longueur est de 1 à 1,50 m en moyenne et son calibre diminue du cæcum (8 cm) au rectum (4 cm).

Il comprend successivement, dans le sens du flux fécal :

- le cæcum ;
- le côlon ascendant (à droite) ;
- le côlon transverse ;
- le côlon descendant ;
- le côlon sigmoïde.

Puis, suit le rectum, dernière portion du tube digestif, mais qui ne fait pas partie du côlon *stricto sensu*.

#### Dimensions

L'intestin grêle s'abouche dans le côlon par l'intermédiaire de la valvule iléo-cæcale (ou valvule de Bauhin) sur le bord interne du côlon ascendant à la limite de celui-ci avec le cæcum. Le **cæcum** constitue donc un véritable cul-de-sac inférieur du côlon où débouche l'appendice. Le **côlon ascendant** (ou côlon droit) monte jusqu'à la face inférieure du foie. Là, il se coude à 90° (**angle colique droit**) et se porte transversalement de droite à gauche jusqu'à la rate : c'est le **côlon transverse**, surplombant les anses grêles. Après s'être courbé une deuxième fois sous la rate (**angle colique gauche**), il descend verticalement jusqu'à la fosse iliaque gauche : c'est le **côlon descendant** (ou côlon gauche). De là, le côlon gagne le petit bassin et le rectum par le côlon iléo-pelvien ou **sigmoïde** sous forme d'une anse libre à travers la fosse iliaque gauche.

L'ensemble du côlon est fixé à la paroi abdominale par des accolements qui constituent les mésocôlons contenant les vaisseaux. Les côlons transverse et sigmoïde restent mobiles avec leur propre méso.

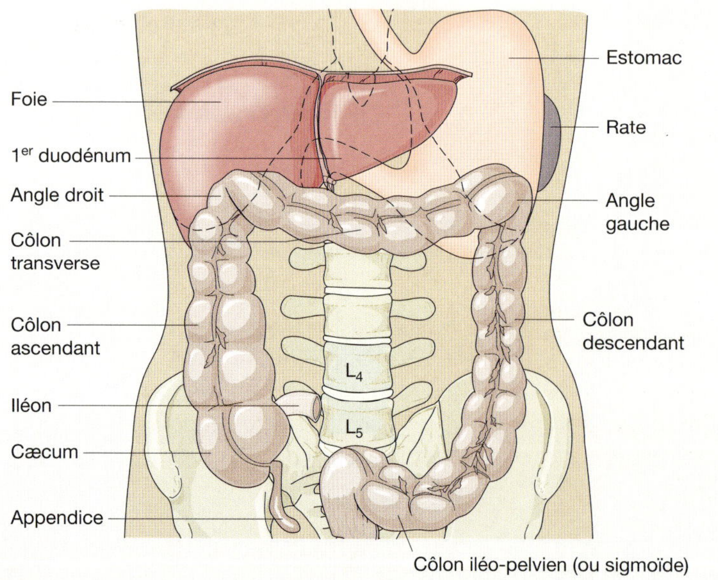


Fig. 6.6 *Configuration générale du côlon.*

**Rapports**

**En avant :** dans son ensemble le côlon est situé sous la paroi abdominale occupant les flancs et l'épigastre.

**En arrière :**

- à droite : le rein droit, la face inférieure du foie et la vésicule biliaire en haut;
- à gauche : le rein gauche, l'estomac et la rate en haut.

**CLINIQUE**

**APPLICATION**

**EXEMPLE DE RUPTURE DE L'HOMÉOSTASIE DU SYSTÈME DIGESTIF : LA MALADIE CŒLIAQUE**

La maladie cœliaque ou intolérance au gluten est liée à une atrophie (disparition) des villosités intestinales, ce qui empêche l'absorption des nutriments. Cette maladie entraîne donc une malabsorption.

La destruction des villosités est liée à une intolérance à certaines céréales (blé, seigle, orge) qui entraîne une réaction immunitaire anormale au niveau de l'intestin. L'absence d'absorption va provoquer une diarrhée, un amaigrissement et de multiples carences. Le diagnostic est confirmé par la biopsie intestinale qui montre une disparition des villosités. Le traitement repose sur l'éviction des céréales toxiques, ce qui va permettre la repousse des villosités.

### *Vaisseaux et nerfs*

**Vaisseaux**

**Artères**. Les artères du côlon proviennent des **artères mésentériques supérieure et inférieure** qui se partagent le territoire à irriguer par l'intermédiaire de l'**arcade de Riolan**. Les branches provenant de la mésentérique supérieure s'étendent en général jusqu'à l'angle colique gauche.

**Veines**. Les veines sont satellites des artères et se rendent à la veine porte par les **veines mésentériques supérieure et inférieure** (*grande veine mésentérique et petite veine mésentérique*).

**Lymphatiques**. Le drainage se fait par les ganglions paracoliques le long de l'arcade de Riolan et par les ganglions situés le long des artères coliques.

**Points-clés**

1. Le côlon est irrigué par :
   - l'**artère mésentérique supérieure** née directement de l'aorte. Elle irrigue l'intestin grêle et le côlon ascendant et transverse;
   - l'**artère mésentérique inférieure** née également de l'aorte. Elle irrigue le côlon descendant et le rectum.
2. Ces deux artères s'unissent par l'**arcade de Riolan**.

**Nerfs**

Ils proviennent des plexus mésentériques supérieurs et inférieurs.

## APPENDICE

### *Anatomie descriptive et rapports*

**Forme et dimensions**

L'appendice est annexé au cæcum dont il prolonge la paroi interne; il naît à 2-3 cm au-dessous de la valvule iléo-cæcale et mesure 7-8 cm de long pour un diamètre de 7 mm. Sa position par rapport au cæcum est très variable. Il est le plus souvent le long de la face interne du cæcum, mais peut se situer en position pré- ou sous-cæcale, voire rétro-cæco-colique. L'inflammation de l'appendice entraîne une appendicite; la localisation variable de l'appendice explique les différentes localisations douloureuses rencontrées au cours de l'appendicite.

### *Histologie*

Comme l'ensemble du tube digestif la paroi du côlon est formée de cinq couches. De l'extérieur à l'intérieur, on trouve la séreuse, la musculeuse, la sous-muqueuse, la musculaire muqueuse et la muqueuse.

La muqueuse est parcourue de glandes (les cryptes) tapissées en profondeur de cellules caliciformes et en surface essentiellement de cellules cylindriques. Les cellules caliciformes produisent une substance mucoïde qui tapisse la muqueuse et la protège. Les cellules cylindriques permettent la résorption de l'eau.

Le reste des structures ressemble à celles du reste de l'intestin.

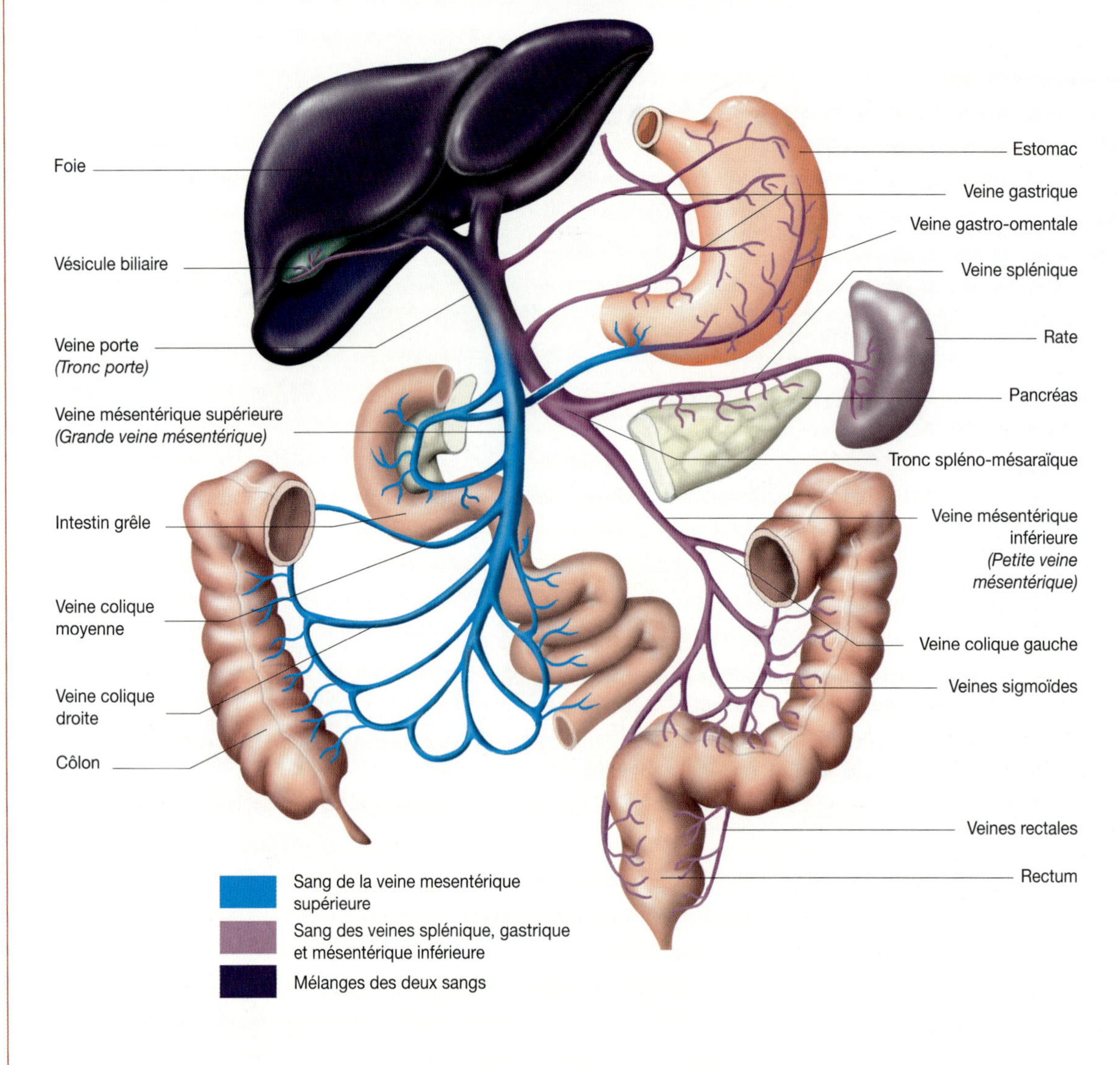


Fig. 6.7 *La vascularisation des organes du tube digestif sous-diaphragmatique.*

## RECTUM

### *Anatomie descriptive et rapports*

#### Formes et dimensions

Le rectum est le segment terminal du tube digestif (figures 6.8 et 6.9). Il fait suite au côlon sigmoïde et se termine à l'anus. Il descend dans le pelvis en avant du sacrum et du coccyx dont il épouse la concavité. Au sommet du coccyx, le rectum se courbe et descend en arrière jusqu'à l'anus par le canal anal. Sa longueur totale est de 10 à 15 cm.

Il s'élargit pour former l'ampoule rectale dont le diamètre est très variable selon l'état de réplétion. Le canal anal mesure 2 à 3 cm.

#### Rapports

Le péritoine tapisse le tiers supérieur du rectum qui forme en avant de celui-ci le cul-de-sac de Douglas (*excavation recto-vésicale*) ; le reste est tapissé par une gaine fibro-cellulaire qui l'entoure jusqu'au périnée.

Ses rapports sont :

- **En arrière** : la région sacrée et le coccyx.
- **En avant** :
  - chez la femme : l'utérus et le vagin qui séparent le rectum de la vessie ;
  - chez l'homme de haut en bas : la vessie, les vésicules séminales, la prostate.
- **Latéralement** : en phase de réplétion le rectum se rapproche de la paroi latérale pelvienne et des canaux (uretères) et vaisseaux hypogastriques parcourant la paroi pelvienne. Chez la femme il entre en contact avec l'ovaire et le pavillon de la trompe.

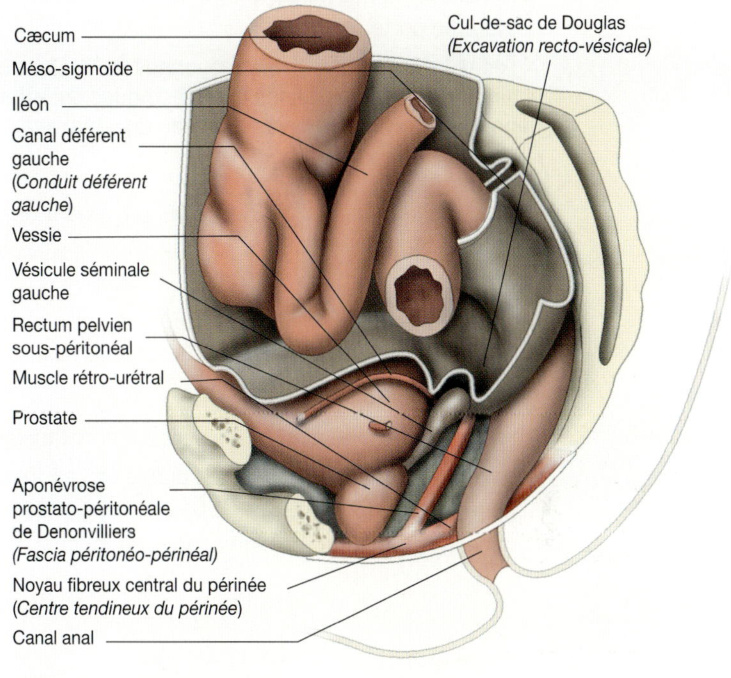


**Fig. 6.8** *Situation générale du rectum chez l'homme.*

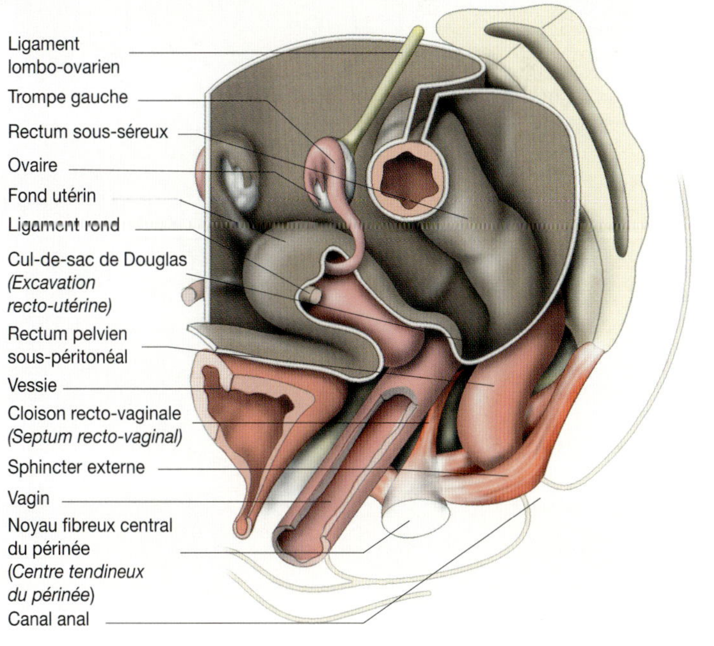


**Fig. 6.9** *Situation générale du rectum chez la femme.*

### *Vaisseaux et nerfs*

#### Vaisseaux

**Artères**. Ce sont les artères hémorroïdales supérieure, moyenne et inférieure.

- L'artère hémorroïdale supérieure est une branche de l'artère mésentérique inférieure.
- Les artères hémorroïdales moyenne et inférieure sont des branches des artères hypogastriques.

**Veines**. Les **veines hémorroïdales** sont satellites et dépendantes du même double système vasculaire que les artères.

- Les veines hémorroïdales supérieures se drainent vers la veine mésentérique supérieure puis le système porte.
- Les veines hémorroïdales moyennes et inférieures se drainent vers la veine cave inférieure par l'intermédiaire des veines hypogastriques créant ainsi un système d'anastomose entre le système porte et le système cave au niveau du canal anal.

### Nerfs

Le rectum est innervé par des nerfs provenant des plexus mésentériques inférieur, hypogastrique et sacré (nerf anal).

## Péritoine

### ANATOMIE DESCRIPTIVE

Le péritoine est une membrane séreuse constituée de deux feuillets (figure 6.10) :

- un feuillet pariétal tapissant les parois de l'abdomen ;
- un feuillet viscéral accolé aux organes. La surface de recouvrement des organes des viscères abdominaux par le péritoine est variable, en fonction des organes.

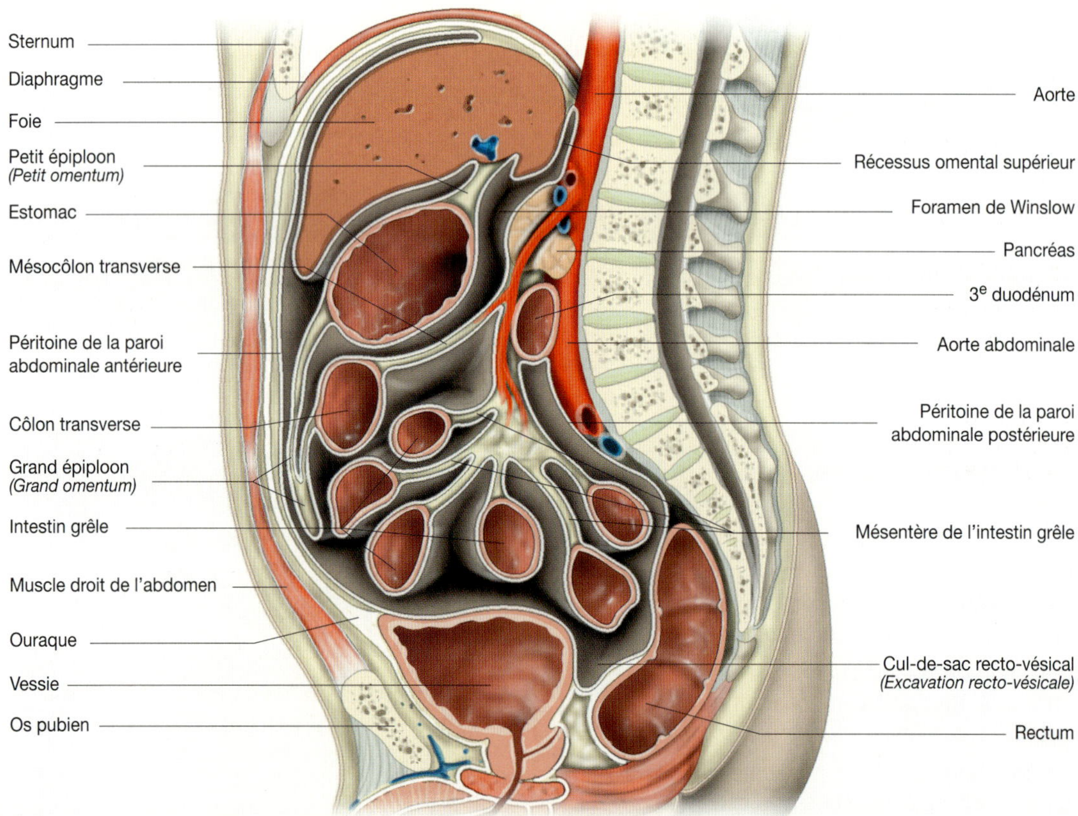


**Fig. 6.10** *Le péritoine.*

Les deux feuillets péritonéaux se continuent l'un avec l'autre au niveau de lignes de réflexion.

Entre les deux feuillets se trouve la cavité péritonéale, espace virtuel, entièrement clos, ne contenant chez l'homme aucun organe et chez la femme seulement les ovaires.

L'introduction de gaz dans la cavité péritonéale, par exemple pour une chirurgie sous laparoscopie, réalise le **pneumopéritoine**.

Le feuillet viscéral et le feuillet pariétal s'accolent pour créer deux types de formation : les mésos et les épiploons.

### *Mésos*

Les mésos sont des sortes de «ligaments viscéraux» qui unissent les organes à la paroi abdominale postérieure en les maintenant en suspension. Ils portent des noms différents en fonction des viscères auxquels ils sont liés :

- mésogastre : estomac;
- mésoduodénum : duodénum;
- mésentère : jéjuno-iléon;
- mésocôlon : côlon.

Les mésos contiennent les pédicules vasculo-nerveux destinés aux organes.

### *Épiploons*

Les épiploons sont des replis péritonéaux qui s'étendent entre deux organes péritonisés et les recouvrent.

## DISPOSITION DES VISCÈRES PAR RAPPORT AU PÉRITOINE

On définit différentes régions en fonction de la disposition des organes par rapport au péritoine.

### *Organes intrapéritonéaux*

Il s'agit de l'estomac, du jéjuno-iléon et du côlon transverse. Ces organes sont libres dans le péritoine et reliés à la paroi abdominale postérieure par des mésos.

### Organes extrapéritonéaux

Il s'agit du foie, du pancréas, du duodénum et du côlon droit et gauche. Ces organes sont recouverts par le péritoine mais accolés directement à la paroi abdominale sans méso (ou plutôt avec un méso accolé à la paroi abdominale).

### Organes rétropéritonéaux

Les reins sont, avec le bloc duodénum-pancréas, les seuls organes rétropéritonéaux. Ils sont situés entre le feuillet pariétal du péritoine et la paroi abdominale.

> Le **péritoine** permet aux organes de «coulisser» les uns par rapport aux autres.
> Son anatomie particulière est le rés ultat de modifications structurales et de migrations intervenues au cours de l'embryogenèse.

# Pancréas, foie, voies biliaires

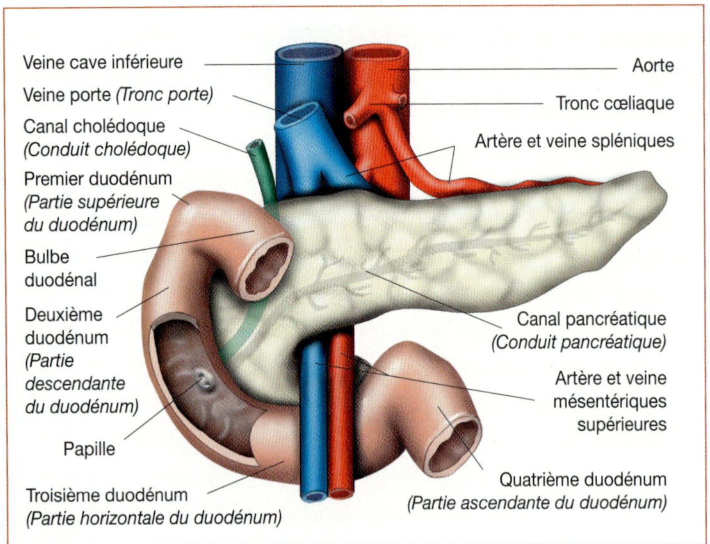


**Fig. 6.11** *Le bloc duodéno-pancréatique.*

## PANCRÉAS

### *Anatomie descriptive et rapports*

Le pancréas est un organe **profond** et entièrement **rétropéritonéal**.

D'une couleur blanc-rosé et de consistance assez ferme, il mesure 15 à 20 cm de long, est aplati d'avant en arrière et pèse 80 g environ. Il est couché horizontalement en avant des gros vaisseaux prévertébraux (aorte, veine porte, etc.) et du rein gauche depuis le 2e duodénum à droite jusqu'à la rate à gauche.

Il s'agit d'un organe en grande partie **fixe** du fait de son étroite solidarité avec le cadre duodénal et des nombreux vaisseaux qui l'entourent (figure 6.11).

#### Configuration externe

Le pancréas est une glande dont on distingue quatre parties.

- **La tête** : à droite de la ligne médiane. C'est la partie la plus épaisse et la plus large du pancréas. Elle s'inscrit dans le cadre duodénal et est traversée par le canal cholédoque qui pénètre à mi-hauteur de sa face postérieure.
- **Col ou isthme** : segment intermédiaire entre tête et corps. Au contact du bulbe duodénal en avant et en haut, il est croisé en bas et en arrière par les vaisseaux mésentériques supérieurs.
- **Corps** : allongé transversalement vers la gouttière paravertébrale gauche et rétrogastrique. Il recouvre en arrière les plexus nerveux colique et solaire, la surrénale et le rein gauche. Il est longé en arrière et en haut par l'artère splénique très sinueuse.
- **Queue** : légèrement mobile, constitue l'extrémité gauche du pancréas. Elle se situe dans la région du hile de la rate.

#### Canaux excréteurs

Les canaux excréteurs de la glande pancréatique constituent un système de drainage permettant l'écoulement de la sécrétion pancréatique dans le duodénum. Ce système comprend des petits canaux secondaires drainant toute la glande et se jetant dans des canaux principaux de plus gros calibre :

- **Le canal de Wirsung** (*conduit pancréatique*), canal principal, parcourt l'organe dans toute sa longueur. Dans la tête, il bifurque et s'incurve vers le bas et, après s'être joint au canal cholédoque (*conduit cholédoque*), s'ouvre dans le duodénum dans l'**ampoule de Vater** (figure 6.19). L'abouchement dans le duodénum forme une petite protubérance appelée **papille.**
- **Le canal de Santorini**, voie accessoire, est de plus petit calibre et se termine dans le duodénum environ 2 cm au-dessus et en avant de l'embouchure du Wirsung.

### *Vaisseaux et nerfs*

#### Artères

Les artères nourricières du pancréas naissent de deux gros troncs viscéraux (nés eux-mêmes directement de l'aorte) :

- le tronc cœliaque ;
- l'artère mésentérique supérieure.

La tête du pancréas est irriguée par les **arcades duodéno-pancréatiques antérieure et postérieure** formées par les branches de l'artère gastro-duodénale (venant du tronc cœliaque) et de l'artère pancréatico-duodénale inférieure (venant de l'artère mésentérique supérieure).

Le corps et la queue sont irrigués par des branches de l'artère splénique, de l'artère hépatique (toutes deux nées du tronc cœliaque) et de l'artère mésentérique supérieure (née directement de l'aorte). Elles forment l'**artère pancréatique dorsale** et des **artères pancréatiques transverses**.

### Veines

Elles sont satellites des artères et se jettent dans la veine splénique et dans la veine mésentérique supérieure (*grande veine mésentérique*) (qui elles-mêmes se jettent dans la veine porte).

### Canaux lymphatiques

Ils suivent les trajets des vaisseaux sanguins et gagnent la citerne prévertébrale par l'intermédiaire des **ganglions cœliaques** et des ganglions satellites des vaisseaux mésentériques supérieurs.

### Nerfs

L'innervation du pancréas provient du nerf pneumogastrique ou vague (X$^{e}$ paire crânienne) pour le contingent parasympathique et directement des cornes latérales médullaires pour le contingent orthosympathique (innervation sensitivo-motrice).

## *Histologie*

**Le pancréas est une glande mixte, à la fois :**

- **exocrine** : sécrétion de substances produites par le pancréas et déversées dans le tube digestif par l'intermédiaire des canaux excréteurs,
- **endocrine** : sécrétion d'hormones libérées directement dans le sang, insuline et glucagon essentiellement.

**Le pancréas est constitué de lobules (figure 6.12)**

Les lobules sont dispersés en grappe autour des canaux excréteurs et contiennent du tissu exocrine (les acini) et du tissu endocrine (les îlots de Langerhans).

- **Les acini** constituent la masse la plus importante du pancréas. De forme sphérique, ils se composent d'une seule rangée de cellules pyramidales entourant une lumière centrale. Le pôle apical de ces cellules est plein de petits granules (zymogènes) contenant les enzymes sécrétées et déversées dans la lumière centrale. Des cellules d'un autre type (centro-acinaires) dispersées en dedans des cellules pyramidales sécrètent l'eau et les bicarbonates.

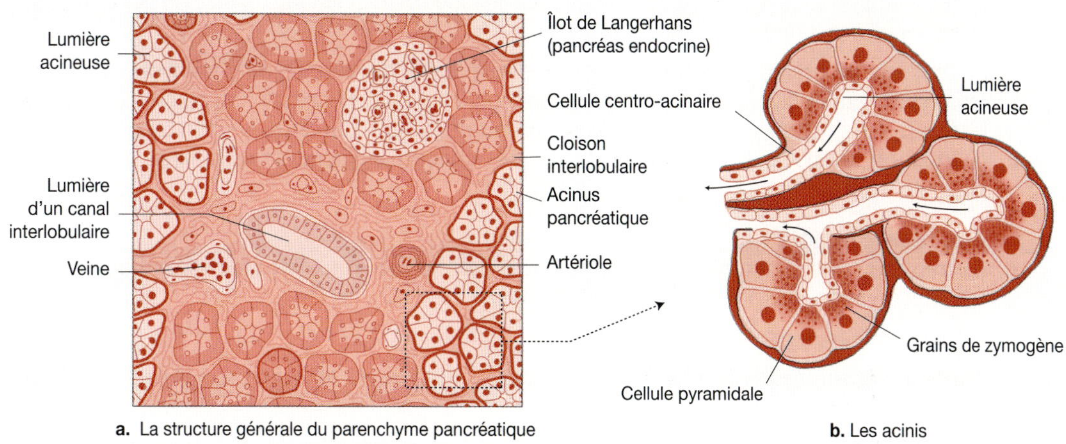


**Fig. 6.12** *Anatomie microscopique du pancréas.*

- Dans les espaces interacineux se trouvent les vaisseaux, les lymphatiques et les nerfs, insérés dans du tissu conjonctif.
- **Les îlots de Langerhans** sont très nombreux et parsèment les lobules, mais ils sont de petite taille et ne représentent que 2 % de la masse pancréatique. Ce sont des amas de petites cellules rondes endocrines de différents types, sécrétant chacun un type hormonal : insuline, glucagon, somatostatine, polypeptide pancréatique... Ils sont richement irrigués par un système artériel.

## FOIE

### *Anatomie descriptive et rapports*

Le foie est le viscère le plus volumineux de l'organisme. Son poids est d'environ 1,5 kg et il mesure à peu près 28 cm transversalement, 8 à 10 cm de hauteur et 16 cm d'épaisseur.

Situé à droite, il s'inscrit presqu'en totalité dans la cage thoracique sous la coupole diaphragmatique. Seul son bord antérieur croise en écharpe le creux épigastrique avant de disparaître sous le gril costal gauche.

Sa couleur est rouge-brun, sa surface est lisse, sa consistance est ferme mais relativement fragile, et il est entouré d'une fine capsule (**capsule de Glisson**).

#### Configuration externe

Le foie a une forme globalement ovoïde. On distingue trois faces.

- **La face supérieure,** lisse et de forme convexe (formant aussi la face antérieure du foie), s'étend sur la ligne axillaire moyenne de la 5$^{e}$ à la 10$^{e}$ côte.
- **La face postérieure,** verticale, est marquée par la gouttière verticale de la veine cave inférieure qui passe derrière et au contact du foie.
- **La face inférieure** est marquée par plusieurs dépressions correspondant aux empreintes des viscères avec lesquelles elle rentre en contact (figure 6.13). C'est-à-dire :
  - le hile hépatique qui pénètre dans le foie au centre de la face inférieure. Le **hile hépatique** contient la veine porte, l'artère hépatique et la voie biliaire (canal hépatique) ;
  - la veine cave inférieure qui passe en arrière et au contact du foie ;
  - la vésicule biliaire qui est plaquée sur la partie antérieure de la face inférieure du foie.

**Le bord antérieur** du foie correspond à l'union des faces antérieure et inférieure. Il est palpable dans le creux épigastrique et parfois sous le rebord costal droit.

#### Segmentation hépatique

En théorie, on distingue plusieurs lobes du foie délimités par les repères anatomiques de la face inférieure du foie : le lobe droit, le lobe gauche, le lobe carré et le lobe de Spiegel (les deux premiers étant les plus volumineux) (figure 6.14).

En pratique on préfère, à cette division anatomique du foie, la division chirurgicale en **segments** (correspondant mieux à une topographie fonctionnelle) comprenant huit segments au total (numérotés I à VIII) : quatre à gauche et quatre à droite (figure 6.14). Cette segmentation repose sur la distribution des pédicules vasculaires et biliaire : chaque segment est vascularisé et drainé par un pédicule différent.

#### Ligaments du foie

Les replis du péritoine tapissent presque totalement le foie et forment les « ligaments » unissant le foie aux organes environnants et assurant sa fixité :

- le ligament arciforme ou suspenseur ;
- le ligament coronaire et les ligaments triangulaires qui relient le foie à la coupole diaphragmatique et la paroi abdominale postérieure ;
- le petit épiploon (*petit omentum*) contenant le pédicule hépatique (artère hépatique, veine porte (*tronc porte*), voie biliaire) dans son bord libre qui relient le foie à l'estomac et au duodénum.

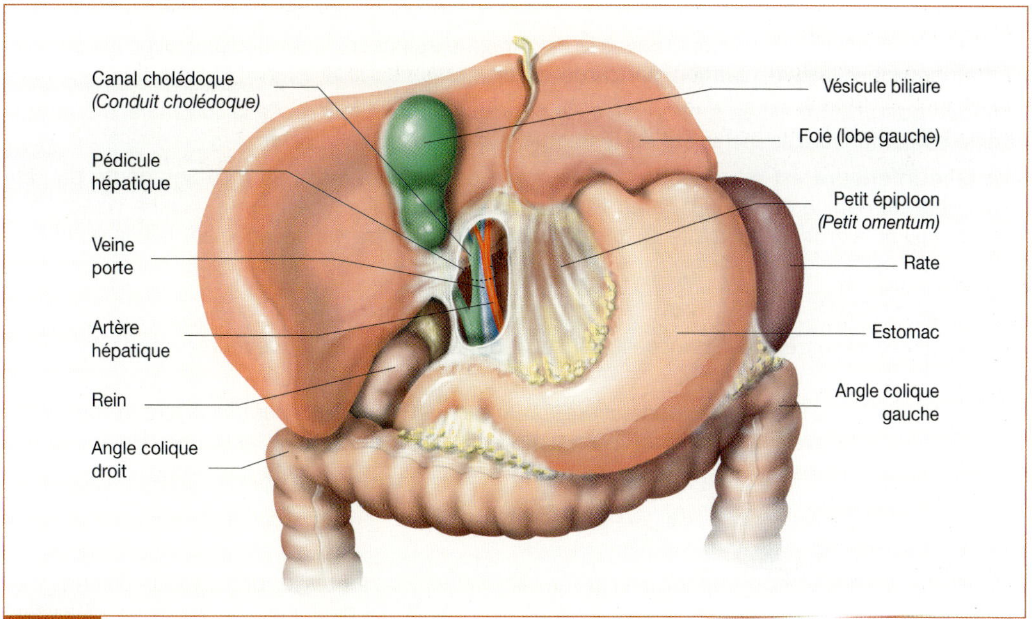


**Fig. 6.13** *Configuration externe et rapports de la face inférieure du foie. Le foie a été soulevé pour dégager la région et présenter sa face inférieure.*

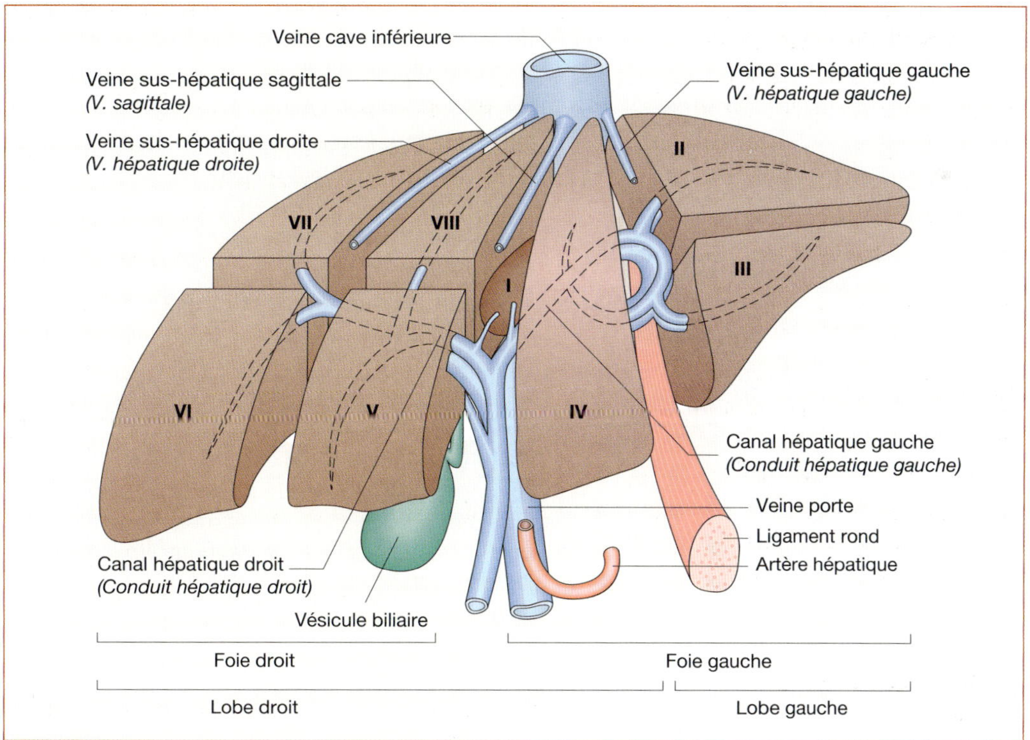


**Fig. 6.14** *Les lobes et les segments hépatiques.*

**Rapports**

- **La face supérieure** est en rapport avec le diaphragme et, par son intermédiaire, avec les organes intrathoraciques (plèvre, poumon, péricarde, cœur).
- **La face postérieure** est en rapport avec : le pôle supérieur du rein (et de la surrénale) à droite ; la veine cave inférieure, le rachis et l'aorte au milieu ; l'œsophage à gauche.
- **La face inférieure** est en rapport avec : à droite d'arrière en avant, la face antérieure du pôle supérieur du rein, le duodénum (genu superius) et l'angle colique droit ; et à gauche l'œsophage abdominal et la grosse tubérosité gastrique. La région du centre est occupée par le hile du foie.

### *Vaisseaux et nerfs*

Le foie est un organe très richement vascularisé : le débit sanguin hépatique représente 1/5$^{e}$ du débit cardiaque (soit 1 L/min).

La vascularisation du foie est très particulière, car le sang arrive à la fois par une artère (artère hépatique) et une veine (veine porte (*tronc porte*)). Le drainage est classique : il se fait par des veines (veines sus-hépatiques) qui se jettent dans les cavités cardiaques droites par l'intermédiaire de la veine cave inférieure.

**Veine porte (*Tronc porte*)**

La veine porte est le tronc qui apporte au foie le sang veineux de toutes les parties sous-diaphragmatiques du tube digestif, de la rate et du pancréas (figure 6.15). Le débit sanguin apporté par la veine porte représente 75 % du sang total délivré au foie.

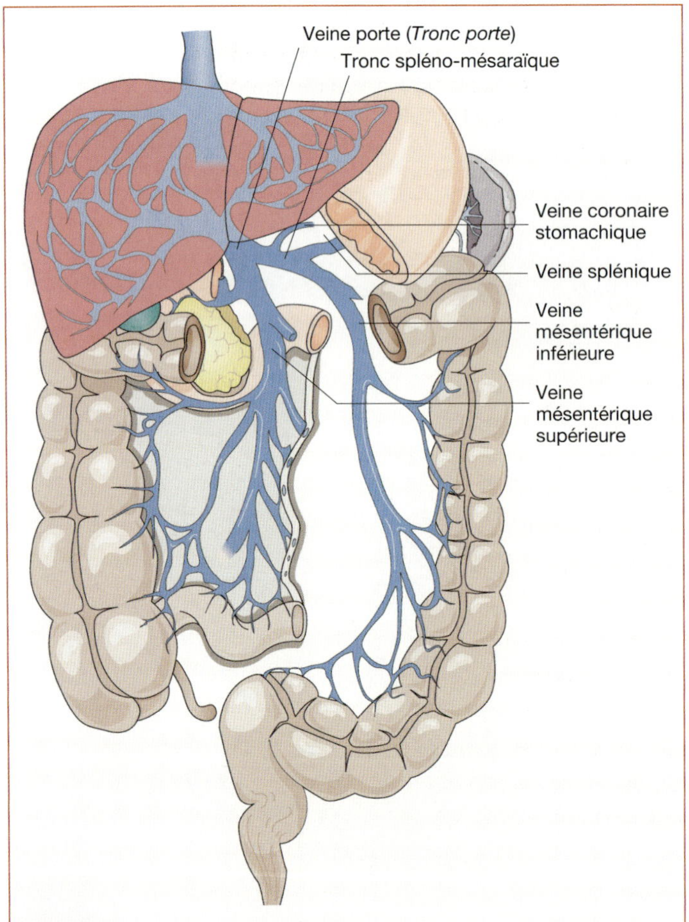


**Fig. 6.15** *La veine porte et le système porte.*

Il s'agit d'une grosse veine de 15 à 20 mm de diamètre et de 8 cm de longueur, qui passe derrière la tête du pancréas, en avant de la veine cave inférieure, et arrive au foie au niveau du hile.

Elle est formée par la réunion de :

- **la veine mésentérique supérieure,** qui draine le sang veineux provenant de l'intestin grêle, du côlon droit et transverse et du pancréas ;
- **le tronc spléno-mésaraïque,** lui-même formé par la réunion de :
  - la **veine mésentérique inférieure** (*petite veine mésentérique*), qui draine le sang veineux provenant du côlon gauche et du rectum, et
  - la **veine splénique**, qui draine le sang provenant de la rate et reçoit aussi les veines provenant de l'estomac et du pancréas.

Dans le foie, la veine porte (*tronc porte*) se divise en branches de plus en plus fines (unités segmentaires puis unités lobulaires) pour aboutir aux sinusoïdes intralobulaires (figures 6.16 et 6.17).

Le terme « **porte** » signifie « segment entre deux systèmes capillaires » en l'occurrence, ici, les systèmes capillaires intestinal et hépatique.

- **La veine porte** (*tronc porte*) apporte donc au foie les produits de la digestion contenus dans le sang de provenance intestinale.

Le système veineux porte et le système cave sont indépendants. Le système porte draine vers le foie le sang en provenance du tractus digestif ; le système cave draine vers le cœur le sang de toute la grande circulation. Des veinules permettent cependant à ces deux systèmes de communiquer : ce sont les **anastomoses porto-caves**. Elles peuvent se développer en excès en cas d'hypertension portale.

**CLINIQUE**

**APPLICATION**

En cas de cirrhose, le tissu hépatique remanié forme un bloc qui «résiste» à la circulation porte. Des anastomoses porto-caves se développent exagérément permettant la dérivation du sang portal vers le système cave. C'est l'hypertension portale. Du fait de l'augmentation de la pression porte, des varices vont apparaître dans l'œsophage et l'estomac.

## Artère hépatique

L'artère hépatique apporte 25 % du sang qui arrive au foie ; il s'agit de sang oxygéné. Elle provient du tronc cœliaque, provenant lui-même directement de l'aorte. Ses branches de division suivent les trajets portaux jusqu'aux sinusoïdes.

**Le tronc cœliaque**, branche de l'aorte abdominale, donne naissance à trois artères :

- l'artère hépatique pour le foie ;
- l'artère coronaire stomachique pour l'estomac ;
- l'artère splénique pour la rate.

## Veines sus-hépatiques (*veines hépatiques*)

Elles drainent le sang qui repart du foie (une fois passé dans les sinusoïdes). Les ramifications premières correspondent à la veine centro-lobulaire du lobule (figures 6.16 et 6.17). Puis les rameaux sont de plus en plus gros pour constituer les veines sus-hépatiques (*veines hépatiques*) qui se jettent dans la veine cave inférieure (qui est accolée à la face postérieure du foie) immédiatement au-dessous du diaphragme.

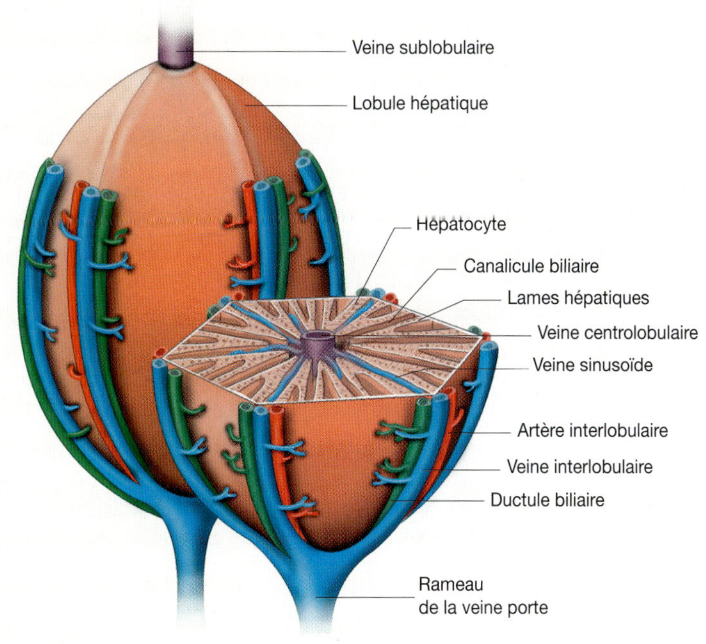


**Fig. 6.16** *Représentation tridimensionnelle du lobule hépatique.*

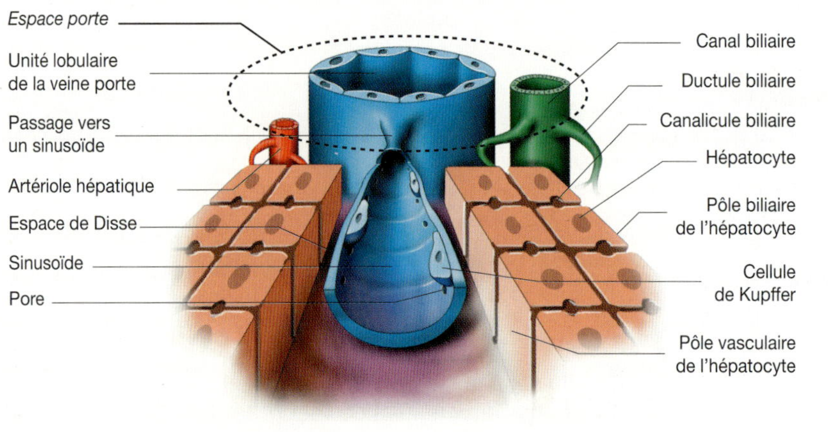


**Fig. 6.17** *Représentation tridimensionnelle des connexions entre le lobule et l'espace porte.*

**Points-clés**

1. Le sang qui arrive au foie provient :
– de la veine porte (*tronc porte*) (75 % du débit) qui apporte du sang veineux provenant de l'ensemble du tube digestif et véhiculant les nutriments absorbés ;
– de l'artère hépatique (25 % du débit) qui apporte le sang oxygéné.

## Canaux lymphatiques

Il existe un réseau lymphatique superficiel et un réseau profond. Les principaux relais de drainage sont les ganglions du pédicule hépatique et des ganglions latéro-aortiques sous-diaphragmatiques et latéro-caves sus-diaphragmatiques.

## Nerfs

Le foie reçoit ses nerfs essentiellement du plexus solaire et du plexus diaphragmatique.

### *Histologie*

**Le lobule hépatique** est l'unité structurale et fonctionnelle du foie (figure 6.16). De forme polyédrique, il est centré sur la **veine centro-lobulaire** efférente et est limité par les **espaces portes**. Il contient les **hépatocytes** disposés en travées radiaires à partir du centre et entourés des **sinusoïdes** vasculaires (figure 6.17). Le diamètre moyen d'un lobule est 0,5 mm.

- **Les hépatocytes** sont les cellules spécifiques du foie et représentent 60 % du parenchyme hépatique. Elles ont un pôle apical en contact avec le sinusoïde (et donc avec les différents composés apportés par le sang) et un pôle biliaire constituant avec celui de la cellule voisine un **canalicule biliaire** (où la cellule déverse la bile qu'elle forme et qui sera drainée vers le canalicule de l'espace porte).
- **Les sinusoïdes** sont les vaisseaux capillaires du foie reliant les vaisseaux arrivant au foie (unités lobulaires de la veine porte et artérioles hépatiques) et ceux en repartant (veine centro-lobulaire aboutissant aux veines sus-hépatiques (*veines hépatiques*)). Ces capillaires ont la particularité d'être « fenêtrés » (présence de larges pores dans leur paroi) ce qui facilite les échanges entre le sang et les hépatocytes. L'espace virtuel entre les hépatocytes et les cellules endothéliales formant le sinusoïde est appelé **espace de Disse** et contient quelques cellules de type différent (cellules immunitaires dites cellules de Kupffer, fibroblastes…).
- **Les espaces portes** se situent à la périphérie et entre les lobules. Ils contiennent chacun un rameau de la veine porte, de l'artère hépatique et du canal biliaire. Ils participent aussi au drainage lymphatique.

## VOIES BILIAIRES

### *Anatomie descriptive et rapports*

#### Disposition générale

Les voies biliaires comportent deux parties distinctes : les voies biliaires intrahépatiques et les voies biliaires extrahépatiques (figure 6.18).

**➢ Voies biliaires intrahépatiques**

Les voies biliaires intrahépatiques sont constituées :

- des **canalicules biliaires** qui représentent les plus fines ramifications (diamètre : 1 µm) de l'arbre biliaire ; ils n'ont pas de paroi propre mais sont formés par l'accolement des deux pôles biliaires des hépatocytes adjacents (voir anatomie microscopique du foie). Ils se collectent :
- dans des ductules biliaires,
- puis dans des canaux biliaires interlobulaires,
- qui convergent eux-mêmes, vers des canaux segmentaires qui ont leur propre paroi,
- et qui aboutissent aux canaux hépatiques droit et gauche.

**➢ Voies biliaires extrahépatiques**

Les voies biliaires extrahépatiques prennent le relais des voies biliaires intrahépatiques et sont constituées par deux ensembles de canaux :

- **la voie biliaire principale** qui draine la bile directement du foie vers le duodénum ;
- **la voie biliaire accessoire**, reliant la vésicule biliaire à la voie biliaire principale.

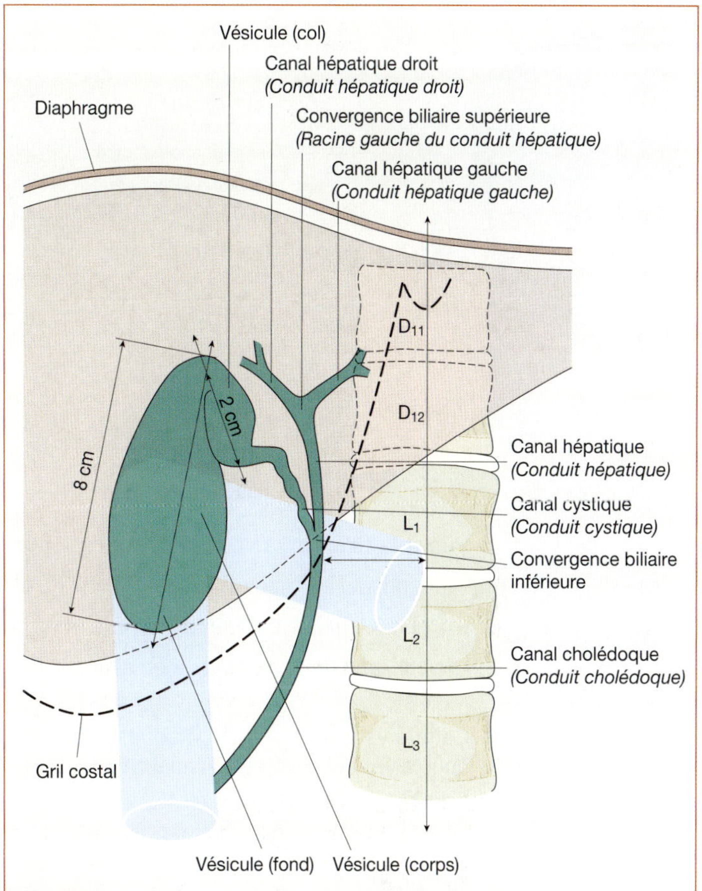


**Fig. 6.18** *Les voies biliaires principale et accessoire.*

#### Voie biliaire principale

La voie biliaire principale est constituée de haut en bas par :

- la convergence biliaire supérieure ;
- le canal hépatique (*conduit hépatique*) ;
- la convergence biliaire inférieure ;
- le canal cholédoque (*conduit cholédoque*).

La voie biliaire principale dessine une courbe grossièrement concave à droite et en avant ou en S plus ou moins allongé de 8 cm environ. Son calibre est de 5 à 6 mm avec un rétrécissement à la partie inférieure du cholédoque.

**➢ Canal hépatique (*conduit hépatique*)**

Les canaux biliaires intrahépatiques se groupent dans le hile du foie pour former la **convergence biliaire supérieure**, origine du canal hépatique.

Le canal hépatique (*conduit hépatique*) débute par l'union des deux canaux (*conduits*) hépatiques droit et gauche et descend en bas et à gauche sur 3 à 4 cm.

La **convergence biliaire inférieure** est constituée par l'union du canal cystique et du canal hépatique.

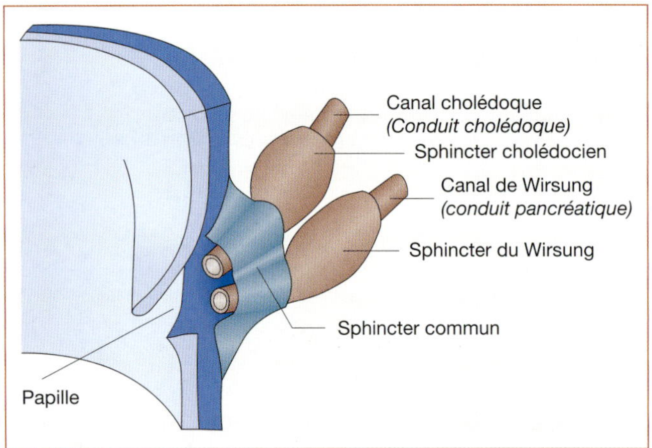


**Fig. 6.19** *L'ampoule de Vater : abouchement du canal cholédoque (conduit cholédoque) et du canal de Wirsung (conduit pancréatique).*

➢ **Canal cholédoque (*conduit cholédoque*)**

Le canal cholédoque (*conduit cholédoque*) débute au niveau de la convergence biliaire inférieure en prolongeant le canal hépatique (*conduit hépatique*) (figure 6.19). Il descend oblique en bas et à droit pour s'aboucher dans une cavité, l'ampoule de Vater. Celle-ci est située à la partie moyenne du deuxième duodénum. Dans l'ampoule de Vater, s'abouche un autre canal : le canal de Wirsung (conduit pancréatique). La terminaison des canaux est munie d'un sphincter : le **sphincter d'Oddi**. Ce sphincter fait saillie dans le duodénum et forme la **papille** (figure 6.19).

## Voie biliaire accessoire

La voie biliaire accessoire est constituée par :

- la vésicule biliaire ;
- le canal cystique (*conduit cystique*).

**Vésicule biliaire**. La vésicule biliaire a la forme d'une poire avec trois parties :

- le fond, qui est arrondi ;
- le corps, oblique en haut, en arrière et à gauche qui mesure 8 cm de long environ ;
- le col, long de 2 cm, oblique en avant et à gauche, qui forme avec le corps un angle aigu ouvert en avant.

**Canal cystique** (*conduit cystique*). Le canal cystique fait suite au col de la vésicule. Il fait communiquer la vésicule biliaire au canal cholédoque (*conduit cholédoque*) qu'il rejoint au niveau du confluent biliaire inférieur. Il est donc oblique en bas, en arrière et à gauche et mesure environ 3 cm. Son diamètre est de 2 à 4 mm.

## Rapports

La convergence biliaire supérieure est située en avant de la bifurcation de la veine porte (*tronc porte*).

Le canal hépatique (*conduit hépatique*) est situé à gauche du canal cystique (*conduit cystique*) et à droite de l'artère hépatique propre.

Le canal (*conduit*) cholédoque est situé en arrière du premier duodénum qu'il croise avant de descendre à la face postérieure de la tête du pancréas.

Le fond et le corps de la vésicule constituent la partie fixe de la voie biliaire accessoire. En revanche, le col de la vésicule et le canal (*conduit*) cystique sont mobiles. Le corps de la vésicule est en rapport en bas avec le côlon transverse et au-dessus avec le duodéno-pancréas.

### *Vaisseaux et nerfs*

- **Vaisseaux**. Les artères viennent des troncs situés à gauche de la voie biliaire : artères hépatique et gastroduodénale, arcade pancréatico-duodénale.

  Les veines forment une arcade veineuse parabiliaire et rejoignent les branches de la veine porte (*tronc porte*).
- **Nerfs**. L'innervation est double : sympathique et parasympathique. Certaines fibres de la sensibilité montent avec le nerf phrénique droit et expliquent les douleurs scapulaires droites rencontrées au cours des affections biliaires.

# Physiologie de la nutrition et de la digestion

## Besoins de l'organisme

### COMPOSITION

L'organisme est constitué principalement d'eau puisqu'elle représente deux tiers de la masse d'un individu.

Les autres constituants de l'organisme sont les protéines (16 %), les glucides (2 %), les lipides (13 %) et les minéraux (64 %).

### BESOINS

Une alimentation convenable doit apporter de l'eau, des glucides, des protides, des lipides, des minéraux, des vitamines et des oligo-éléments.

Elle doit couvrir les besoins énergétiques de l'organisme (figure 6.20).

Les besoins d'un homme de 70 kg sont d'environ 2 000 kcal (8 400 kJ) ; ils sont augmentés en cas d'effort physique ou bien chez l'adolescent et ils sont diminués en cas de sédentarité. Les besoins chez la femme sont légèrement inférieurs mais augmentent dans certaines situations particulières comme la grossesse ou l'allaitement.

Le métabolisme est l'ensemble des réactions biochimiques qui aboutissent à la synthèse (anabolisme) ou à la dégradation (catabolisme) des molécules biologiques.

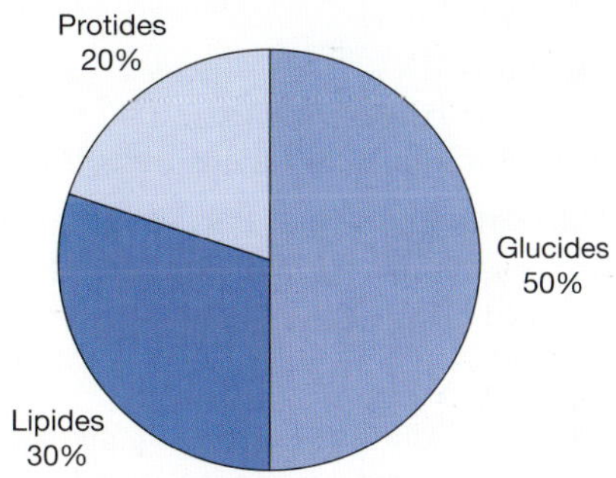


**Fig. 6.20** *La répartition des apports caloriques en fonction des besoins énergétiques.*

**Points-clés**

1. L'organisme est composé de 66 % d'eau.
2. Une alimentation normale doit apporter chez un homme de 70 kg environ 2 000 kcal dont :
   - 50 % de glucides ;
   - 30 % de lipides ;
   - 20 % de protides.
3. Le métabolisme est l'ensemble des réactions biochimiques qui aboutissent à la synthèse (anabolisme) ou à la dégradation (catabolisme) des molécules biologiques.

### NUTRIMENTS

#### *Définition*

Un nutriment est un composé, organique ou non, contenu dans les aliments, qui peut être utilisé par l'organisme pour être assimilé par les cellules sans subir de transformation digestive.

Ainsi, les aliments sont transformés par la digestion en nutriments, directement assimilables.

Les protides, les lipides et les glucides sont les trois substances de base de l'organisme.

### *Eau*

L'eau ingérée provient de l'eau de boisson et de l'eau qui entre dans la composition des aliments (fruits, viandes et végétaux). Elle doit couvrir les pertes qui sont digestives (fécales), urinaires, sudorales et respiratoires.

### *Sels minéraux*

#### Sodium

L'organisme contient environ 4 000 mmol de sodium. 30 % constituent le tissu osseux et ne sont pas échangeables.

C'est le principal ion extracellulaire. Sa concentration dans le plasma sanguin appelée « natrémie » varie entre 138 et 142 mmol/L. Il est en quantité très faible dans les cellules (10 mmol/L) mais ne cesse d'entrer et de sortir par la pompe à sodium.

Les apports se font par l'alimentation dans laquelle le sodium est combiné au chlore (NaCl) : le sel de cuisine. Les besoins sont en moyenne de 10 g/j. de chlorure de sodium. Ils sont toutefois très variables : les besoins sont augmentés en cas de sudation importante et doivent être considérablement réduits dans certaines maladies (insuffisance cardiaque, cirrhose).

Le sodium joue un rôle très important dans les échanges liquidiens de l'organisme.

#### Potassium

L'organisme contient environ 3 000 mmol de potassium. 90 % sont intracellulaires et échangeables. La concentration plasmatique de potassium appelée « kaliémie » est donc faible : 3,5 à 4,5 mmol/L.

Les besoins sont faibles car les pertes sont minimes. Le potassium joue un rôle dans les échanges liquidiens de l'organisme, dans la contraction musculaire et l'activité de certains systèmes enzymatiques.

#### Magnésium

L'organisme contient environ 30 g de magnésium dont plus de la moitié est fixée à l'os. L'autre partie du magnésium est surtout intracellulaire et seule une très faible quantité circule dans le plasma.

Le magnésium joue un rôle dans la contraction musculaire.

#### Calcium

Le calcium est un des minéraux les plus importants de l'organisme qui en contient 1 000 à 1 500 g. 99 % sont liés au squelette. 1 % du calcium circule dans le plasma ; il intervient dans la contraction musculaire. Sa concentration plasmatique varie entre 2,25 et 2,50 mmol/L.

Les besoins alimentaires sont de l'ordre de 500 à 1 000 mg/j. ; ils sont augmentés pendant la croissance et la grossesse. Le calcium est apporté essentiellement par les produits laitiers.

#### Phosphore

L'organisme comprend 700 g de phosphore dont 90 % sont fixés à l'os. Le phosphore restant est circulant et participe aux réactions biochimiques de phosphorylation. Ces réactions permettent aux nutriments de fournir de l'énergie à l'organisme. La concentration plasmatique du phosphore est de 0,70 à 1,40 mmol/L. Le lait, le chocolat et le poisson sont des aliments riches en phosphore ; les besoins sont de l'ordre de 800 mg/j.

### *Protéines*

#### Structure

Les protéines sont composées d'acides aminés, mis bout à bout, qui sont les nutriments (figure 7.21). Il existe 20 acides aminés naturels. Certains acides aminés sont dits « essentiels » car ils ne peuvent pas être synthétisés par l'organisme lors de l'anabolisme et doivent donc impérativement être apportés par l'alimentation (les autres acides aminés sont dits « accessoires »). C'est pourquoi les protéines animales et végétales ne sont pas équivalentes : seules les protéines animales contiennent ces acides aminés essentiels. Les autres acides aminés sont dits « accessoires ».

**Tableau 6.1. Liste des acides aminés.**

| Acides aminés essentiels | Acides aminés accessoires |
|---|---|
| Valine | Alanine |
| Leucine | Acide aspartique |
| Isoleucine | Arginine |
| Lysine | Cystéine |
| Thréonine | Glutamine |
| Méthionine | Glycine |
| Phénylalanine | Histidine |
| Tryptophane | Ornithine |
| | Proline |
| | Hydroxyproline |
| | Sérine |
| | Tyrosine |

## Rôle

Les protéines participent de façon essentielle à la formation des différents tissus de l'organisme, en revanche leur rôle dans l'apport énergétique de l'organisme est minime. Il n'existe aucune réserve protidique dans l'organisme.

## Apport alimentaire

Les besoins en protéines sont au minimum de 0,5 g/kg/j. Chez l'enfant, les besoins sont augmentés pour la croissance.

Les aliments les plus riches en protides sont la viande, les œufs, les poissons, les laitages et certains végétaux comme le soja. Soulignons encore que seules les protéines d'origine animale contiennent les acides aminés essentiels.

Les pertes protidiques se font sous forme d'urée, éliminée dans les urines par le rein.

### *Glucides*

## Structure

Les glucides sont formés d'un seul ose ou d'une succession d'oses (figure 6.22). On distingue :

- les monosaccharides ou oses comme le glucose, le fructose ou le galactose ;
- les osides qui sont des associations de 2 à 10 oses.

Les plus connus sont les disaccharides :

- lactose = glucose + galactose ;
- saccharose = glucose + fructose (le saccharose est le sucre alimentaire) ;
- maltose = glucose + glucose.

Les polysaccharides ou polyosides qui contiennent plus de 10 molécules d'oses. Les plus connus sont le glycogène et l'amidon qui sont des chaînes de glucose reliées différemment les unes aux autres.

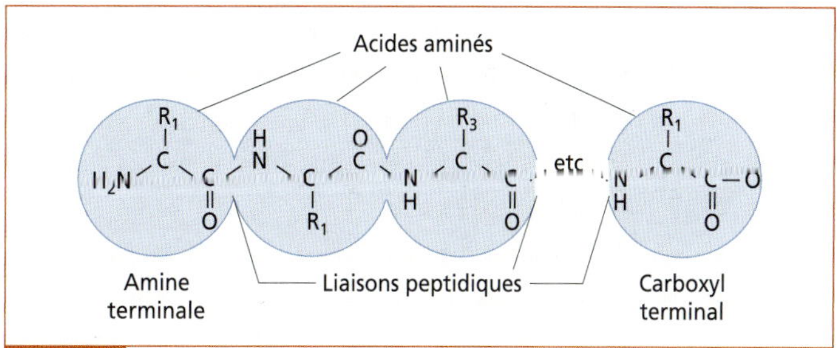


Fig. 6.21 *La structure chimique des protides.*

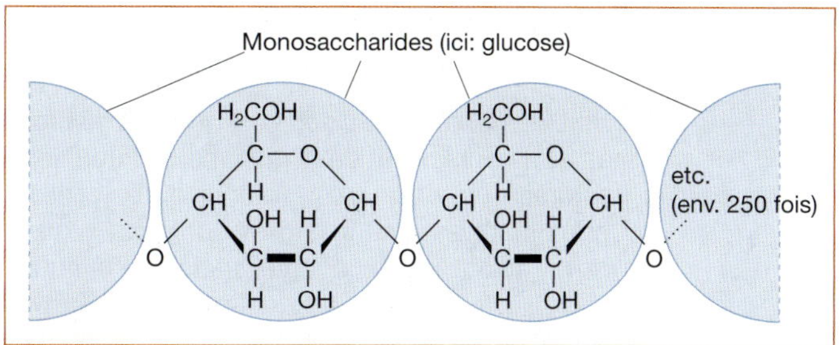


Fig. 6.22 *La structure chimique des glucides.*

### Rôle

Les glucides sont la source d'énergie principale de l'organisme car ils sont rapidement métabolisables. 1 g de glucides apporte 4 kcal.

### Apport alimentaire

– **Glucides assimilables**. Les végétaux sont la principale source alimentaire de glucides.

On distingue les sucres lents (ou à index glycémique faible) qui sont lentement absorbés et métabolisés, et les sucres rapides (ou à index glycémique élevé) qui sont rapidement absorbés.

Le principal glucide de l'organisme est le glucose.

Il pénètre dans les cellules sous l'action d'une hormone : l'insuline. Une fois dans la cellule, il est soit dégradé pour délivrer de l'énergie, soit stocké sous forme de glycogène pour fournir de l'énergie à un autre moment.

– **Glucides non assimilables : les fibres alimentaires**. Les fibres alimentaires sont des glucides non assimilables car non absorbables par l'intestin. Elles ont la propriété d'augmenter le volume du bol fécal et plus généralement de réguler l'activité du côlon. Il s'agit principalement de la cellulose qui est composée de plusieurs centaines de molécules de glucose mises bout à bout mais également des lignines, des pectines et des gommes.

**Tableau 6.2. Les index glycémiques**

| Index glycémique faible < 50 | Index glycémique moyen 50 à 70 | Index glycémique élevé > 70 |
|---|---|---|
| Légumes secs | Pomme de terre bouillie | Purée de pomme de terre |
| Pâtes | Riz | Tapioca – Semoule |
| Igname – Patate douce | Pain blanc | Cornflakes |
| Petits pois | Biscotte | Pain complet |
| Soja | Croissant | Pain suédois |
| Blé | Pizza | Baguette |
| Flocons d'avoine | | |
| Muesli | | Frites |
| Pain aux céréales | | |
| Lait – Yaourt | Betteraves | |
| Légumes verts | Abricot – Banane | Carottes |
| Pomme – Poire | Melon – Ananas | |
| Orange – Pêche | Cookies – Barre céréalière | |
| Éclair | | Gaufrettes |
| Chocolat noir ou au lait | Glace – Sorbet | Sodas |

## *Lipides*

### Structure

On distingue plusieurs types de lipides.

– **Acides gras.** Ce sont des chaînes carbonées qui se terminent par une fonction acide : R-COOH. Il existe de nombreux acides gras que l'on distingue en fonction de la longueur de leur chaîne carbonée et du nombre et de la position des doubles liaisons de la chaîne acide. On parle d'acides gras «saturés» ou «insaturés» (mono- ou poly-insaturés) en fonction du nombre de doubles liaisons. Certains acides gras insaturés sont dits «essentiels» car ils ne sont pas synthétisés par l'organisme : acides arachidonique, linoléique et linolénique.

- **Glycérides.** Le glycéride est le résultat de l'estérification d'un acide gras sur un alcool : le glycérol. Il peut s'agir de mono –, di- ou triglycérides en fonction du nombre d'acides gras ayant réagi avec le glycérol. 95 % des lipides de l'organisme sont des triglycérides (figure 6.23).

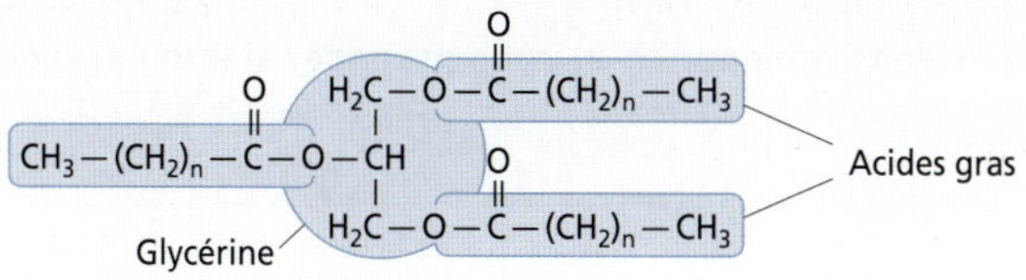


Fig. 6.23 *La structure chimique des lipides (exemple : triglycéride).*

- **Stérols.** Le plus connu est le cholestérol, qui possède une structure chimique particulière en forme de cycle.
- **Lipides complexes.** Ils contiennent, en plus d'un glycéride, d'autres substances comme des glucides, des acides aminés, du phosphore, etc. Ce sont les phospholipides, les gangliosides, les cérébrosides et les sphingomyélines.

**COMPOSITION DES GLUCIDES, DES LIPIDES ET DES PROTÉINES**

- Les glucides sont formés d'un ose ou d'une succession d'oses.
- Les lipides sont formés d'acides gras et de glycérides qui sont le résultat d'une réaction chimique entre un acide gras et un alcool (le glycérol). La grande majorité des lipides de l'organisme sont des triglycérides. Certains acides gras sont dits essentiels car ils ne peuvent pas être synthétisés par l'organisme mais lui sont indispensables.
- Les protéines sont composées d'une succession d'acides aminés mis bout à bout. Il existe 20 acides aminés naturels. Huit d'entre eux sont dits essentiels car ils ne peuvent pas être synthétisés par l'organisme mais lui sont indispensables.

#### Rôles

- **Rôle structural.** Les lipides entrent dans la constitution des membranes (membranes cellulaires, membranes mitochondriales, etc.). Ils interviennent ainsi dans la formation de nombreuses cellules.
- **Rôle métabolique.** L'apport énergétique fourni par les lipides est important : 1 g de lipide = 9 kcal. L'utilisation à des fins énergétiques des lipides est plus lente que celle des glucides. Ainsi, les lipides apportés par l'alimentation sont stockés pour être utilisés en dehors des repas.

#### Apports alimentaires

Les lipides alimentaires peuvent être d'origine végétale ou animale.

Les graisses animales sont retrouvées dans la viande, les produits laitiers, le beurre, les œufs et le poisson. À l'exception des graisses provenant du poisson, les acides gras d'origine animale sont saturés.

Les graisses végétales sont retrouvées dans les différentes huiles et la margarine. Elles peuvent être saturées (arachide), mono-insaturées (olive, colza) ou poly-insaturées (tournesol, maïs, pépins de raisins, soja, noix).

### *Vitamines*

#### Définition

Une vitamine est une molécule organique sans valeur énergétique, apportée en quantité faible, de façon exogène (alimentation, soleil) à l'organisme car non synthétisable par lui et indispensable à la croissance et au développement de l'organisme.

On distingue les vitamines liposolubles (A, D, E, K) et hydrosolubles (les autres).

### Oligo-éléments

Les oligo-éléments sont des éléments métalliques présents en très faible quantité dans l'organisme et qui sont indispensables au métabolisme. Il s'agit par ordre alphabétique de l'arsenic, du chrome, du cobalt, du cuivre, du fer, du fluor, de l'iode, du manganèse, du molybdène, du nickel, du sélénium, du soufre, du vanadium et du zinc.

**Tableau 6.3. Vitamines : rôles, provenance et conséquences d'une carence.**

| | Nom de la vitamine | Rôle | Apport | Conséquences d'une carence |
|---|---|---|---|---|
| Vitamines liposolubles | A<br>Rétinol | Composé de la rhodopsine indispensable à la vision normale.<br>Intervient dans la fabrication des stéroïdes sexuels. | Foie et abats, lait, œufs, beurre, poissons, nombreux légumes. | Perte de la vision nocturne. |
| | D<br>Colécalciférol | Rôle dans le métabolisme phospho-calcique.<br>Favorise l'absorption intestinale du calcium et du phosphore. | Production essentiellement endogène par l'organisme sous l'action des rayonnements solaires.<br>Beurre, œufs, poissons gras, huile de foie de poisson. | Rachitisme.<br>Ostéomalacie (déminéralisation et déformations osseuses). |
| | E<br>Alpha-tocophérol | Antioxydant : favorise la formation et la protection des membranes cellulaires. | Graines de céréales, foie, œufs, poissons. | Inconnue. |
| | K | Rôle dans la synthèse de certains facteurs de la coagulation (II, VII, IX, X). | Viandes, foie, poissons, légumes verts, tomates. | Troubles de la coagulation.<br>Hémorragie. |
| Vitamines hydrosolubles | B1<br>Thiamine | Fonctionnement du système nerveux. | Foie, céréales, légumes et fruits secs, viandes. | Béri-béri (atteinte du système nerveux périphérique).<br>Syndrome de Korsakoff (trouble de mémoire chez le patient alcoolique |
| | B2<br>Riboflavine | Rôle dans le métabolisme des protéines. | Foie, lait, œufs. | Inconnue. |
| | B3 = PP<br>Acide nicotinique | Rôle dans le transport de l'hydrogène. | Blé, farine, foie, viandes. | Pellagre (diarrhée, troubles mentaux). |
| | B5<br>Acide panthothénique | Rôle dans le métabolisme cellulaire. | Foie, œufs, poissons, céréales, légumineuses, viandes. | Inconnue. |
| | B6<br>Pyridoxine | Rôle dans le métabolisme des acides gras et le fonctionnement du système nerveux. | Foie, viandes, légumes, céréales, poissons. | Polynévrites, glossite, vertiges, lésions cutanées. |
| | B8<br>Biotine | Rôle dans le métabolisme cellulaire. | Foie, abats, jaune d'œuf, légumineuses, champignons, chocolat. | Troubles trophiques cutanés et des phanères (ongles, cheveux, poils). |

| | Nom de la vitamine | Rôle | Apport | Conséquences d'une carence |
|---|---|---|---|---|
| Vitamines hydrosolubles | B9<br>Acide folique | Rôle dans la synthèse des acides nucléiques. | Légumes verts crus, foie, abats, jaune d'œuf, viandes, chocolat. | Anémie macrocytaire. |
| | B12<br>Cyanocobalamine | Rôle dans la fabrication des globules rouges. | Foie, abats, crustacés, poissons gras, laitages, œufs. | Maladie de Biermer (anémie macrocytaire). |
| | C<br>Acide ascorbique | Rôle mal connu; intervient dans la synthèse du collagène et des hormones stéroïdes. | Fruits frais, légumes frais. | Scorbut (anémie, hémorragies, anomalies des phanères). |

**Tableau 6.4. Fonction des différents organes du tube digestif.**

| Organe | Fonction mécanique | Fonction chimique |
|---|---|---|
| Bouche | Mastication.<br>Début de la déglutition. | Insalivation.<br>Début de la digestion des glucides. |
| Œsophage | Transit du bol alimentaire de la bouche vers l'estomac. | Aucune. |
| Estomac | Broyage, brassage et malaxage du bol alimentaire pour former le chyme. | Bactéricidie. Digestion des protides.<br>Sécrétion du facteur intrinsèque (pour l'absorption de la vitamine B12). |
| Pancréas | Aucune. | Digestion des protides, glucides et lipides.<br>Fonction endocrinienne (cf. physiologie endocrinienne). |
| Foie | Aucune. | Synthèse de nombreuses protéines (albumine, facteurs de coagulation, etc.); dégradation des protéines en urée.<br>Synthèse et dégradation des lipides; solubilisation des graisses en synthétisant la bile.<br>Stockage des glucides (réserves énergétiques).<br>Métabolisme des médicaments. |
| Vésicule biliaire | Stockage et libération de la bile. | Aucune. |
| Intestin grêle | Péristaltisme : progression du contenu intestinal vers le côlon. | Siège de la digestion pancréatique.<br>Absorption des nutriments. |
| Côlon et rectum | Formation et stockage des selles.<br>Défécation. | Réabsorption de l'eau.<br>Destruction des composés non digérés. |

# Digestion

## BUTS

### *Double action du tube digestif*

La digestion a pour but de transformer les aliments en nutriments pour permettre leur absorption et leur utilisation par l'organisme.

Elle commence dès l'instant où les aliments pénètrent dans la cavité buccale. L'action du tube digestif est double :

- action mécanique : c'est le brassage et le broyage des aliments ;
- action chimique : c'est la transformation des aliments par les enzymes digestives.

### *Transformation des aliments*

Les glucides sont transformés en oses ou monosaccharides, les protéines sont transformées en acides aminés et les lipides en acides gras et en glycérol (figure 6.24).

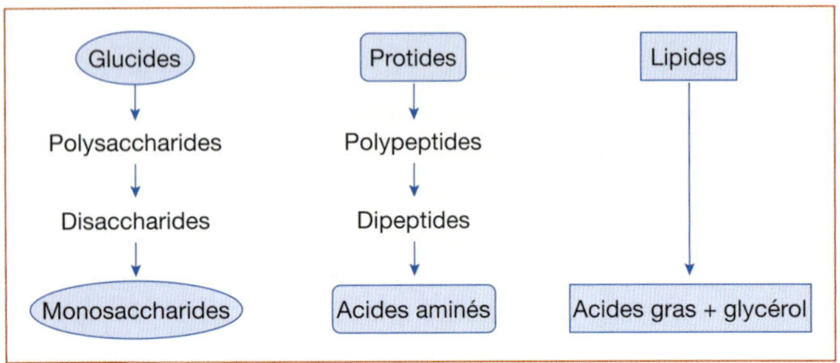


**Fig. 6.24** *La transformation des aliments.*

**Points-clés**

1. La digestion transforme :
   - les glucides en oses (monosaccharides) ;
   - les protides en acides aminés ;
   - les lipides en acides gras et en glycérol.

## PHASE BUCCALE

La bouche comporte deux fonctions : la mastication et l'insalivation.

### *Mastication*

La mastication est un phénomène réflexe. Elle a pour but de broyer et de malaxer les aliments ainsi que de les mêler à la salive. Elle résulte de la répétition de mouvements d'ouverture, de fermeture, de reculement, d'avancement et de latéralité de la mandibule sur les maxillaires supérieurs.

### *Insalivation*

C'est l'imprégnation des aliments par la salive.

La salive est sécrétée par les glandes salivaires (parotide, sous-maxillaire et sublinguale). La quantité de salive formée est en moyenne de 1,5 L/j ou 1 mL/min ; pendant les repas, elle atteint 4 mL/min. La sécrétion salivaire est réflexe.

La salive a plusieurs rôles :

- elle lubrifie les aliments en les rendant déglutissables ;
- elle facilite la mastication et la parole ;
- elle commence la digestion des glucides (elle transforme l'amidon et le glycogène en maltose) grâce à une enzyme : l'amylase salivaire ou ptyaline ;
- elle a un rôle de défense contre les agents pathogènes.

L'action de la ptyaline est limitée car cette enzyme est détruite par l'acidité gastrique.

## PHASE DE DÉGLUTITION

La déglutition comporte trois temps : le temps buccal, le temps pharyngien et le temps œsophagien (figure 6.25).

### *Temps buccal*

Il est volontaire. Les aliments sont repoussés en arrière vers le voile du palais par la langue.

### *Temps pharyngien*

Il est réflexe.

La mâchoire se ferme, le voile du palais se soulève pour bloquer la cavité naso-pharyngienne, le bol alimentaire appuie alors sur l'épiglotte ; sous la pression de la langue, le bol alimentaire descend dans le pharynx. La respiration est alors suspendue. La glotte se ferme et le larynx remonte jusqu'à l'obturation des voies respiratoires par l'épiglotte. Les muscles constricteurs du pharynx se relâchent permettant à la langue de pousser le bol alimentaire dans l'œsophage. Une fois le bol alimentaire entré dans l'œsophage, le larynx retrouve sa position initiale et la respiration reprend.

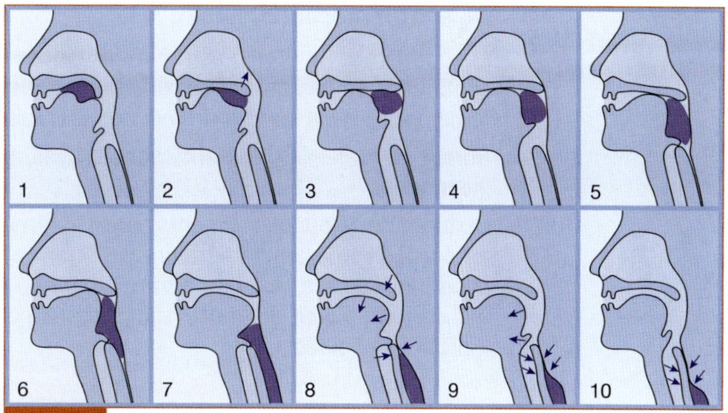


**Fig. 6.25** *La déglutition.*

*1. Compression du bol alimentaire.*
*2. Fermeture de la mâchoire et soulèvement du voile du palais.*
*3. Blocage de la cavité naso-pharyngienne.*
*4. Pression du bol alimentaire sur l'épiglotte qui est poussée en arrière.*
*5. Descente du bol alimentaire dans le pharynx, obturation des voies respiratoires par l'épiglotte, arrêt de la respiration.*
*6. Relâchement des muscles constricteurs du pharynx : le bol alimentaire est poussé dans l'œsophage par la langue.*
*7 et 8. Entrée du bol alimentaire dans l'œsophage.*
*9. Retour du larynx à sa position initiale : reprise de la respiration.*
*10. Descente du bol alimentaire dans l'œsophage.*

### *Temps œsophagien*

#### Déglutition normale

Chaque déglutition est suivie d'une onde péristaltique de la couche musculaire de l'œsophage qui le parcourt et permet de le vider pour laisser place à une nouvelle déglutition.

L'œsophage est fermé à son extrémité inférieure, au niveau de la jonction avec l'estomac par un sphincter : le cardia. Il a pour rôle d'empêcher le reflux d'aliments de l'estomac vers l'œsophage. Le cardia est sous contrôle d'un nerf (le pneumogastrique ou vague), d'une hormone (la gastrine) et du système sympathique.

La déglutition d'un bol alimentaire entraîne l'ouverture réflexe du cardia pour que les aliments pénètrent dans l'estomac.

#### Anomalies de la déglutition

- **Reflux gastro – œsophagien**. Un tonus trop faible du cardia est à l'origine de certaines pathologies comme le reflux gastro – œsophagien et l'œsophagite peptique.
- **Vomissements**. Le vomissement est un réflexe de défense : lorsque des aliments ont une odeur désagréable ou peuvent endommager l'estomac voire l'organisme (aliments infectés), ils doivent être rapidement rejetés. Le diaphragme se bloque alors en position inspiratoire, et les muscles abdominaux se contractent brutalement. Le duodénum se contracte à son tour, et le cardia se relâche. Le contenu gastrique est alors comprimé et rejeté violemment dans l'œsophage. Le sphincter pharyngien est forcé, le voile du palais soulevé, et le chyme alimentaire expulsé par la bouche.

## PHASE GASTRIQUE

La digestion gastrique est double : mécanique et chimique.

### *Digestion mécanique*

L'excitation de la paroi gastrique provoquée par l'arrivée des aliments conduit à une contraction continuelle de l'estomac «proximal» pour entraîner les aliments vers l'estomac «distal». Ainsi, l'estomac proximal a surtout un rôle de réservoir et l'estomac distal un rôle de digestion.

Durant ce trajet, les aliments sont broyés, brassés, malaxés, homogénéisés et mélangés au suc gastrique.

La durée de séjour des aliments dans l'estomac est variable. Ce n'est qu'après avoir été transformés en particules de taille inférieure à 0,3mm qu'ils peuvent traverser le pylore pour passer dans le duodénum sous forme de **chyme**. Alors que l'eau séjourne dans l'estomac une vingtaine de minutes, ce temps peut atteindre 1 à 4 heures pour les aliments solides (temps de séjour des glucides < protides «lipides).

### *Digestion chimique*

Elle est assurée par l'ensemble des sécrétions gastriques appelées «suc gastrique». L'estomac sécrète également une hormone : la gastrine.

#### Suc gastrique

L'estomac peut sécréter jusqu'à 3 litres de suc gastrique par jour. Le suc gastrique est un liquide clair et très acide (pH 1,5). Ses principaux constituants sont les enzymes protéolytiques (pepsines), le mucus, l'acide chlorhydrique et le facteur intrinsèque.

- **Pepsines.** Les pepsines sont les premières enzymes protéolytiques rencontrées par le bol alimentaire. En milieu acide, elles scindent les protéines en fragments plus petits : les polypeptides.
- Les pepsines sont sécrétées par les cellules pariétales.
- **Mucus.** Le mucus protège la paroi gastrique de l'acidité du suc gastrique. Il est riche en bicarbonates ($HCO_3^-$).
- Certains médicaments comme les anti-inflammatoires non stéroïdiens ou l'aspirine altèrent le mucus et sont à l'origine de lésions gastriques (ulcères, hémorragies).
- **Acide chlorhydrique.** L'acide chlorhydrique est responsable de l'acidité gastrique. Il est sécrété par les cellules principales. Ses rôles sont multiples :
  - action bactéricide (stérilisation du chyme gastrique);
  - activation du pepsinogène inactif en pepsine actif;
  - dénaturation des protéines.
- **Facteur intrinsèque.** Sécrété par les cellules principales, il est indispensable à l'absorption de la vitamine $B_{12}$ (qui se fait dans l'iléon terminal). Son absence est responsable de la maladie de Biermer (anémie macrocytaire).

#### Gastrine

La gastrine est une hormone sécrétée au niveau de l'antre par les cellules G. Déversée dans la circulation sanguine, elle stimule la sécrétion gastrique acide.

**Points-clés**

1. Il ne se produit aucune absorption alimentaire au niveau de l'estomac mais seulement une **digestion des protides**.
2. Les glucides et les lipides ne subissent pas de transformation majeure dans l'estomac.

### *Régulation du fonctionnement gastrique*

On distingue trois types d'« influences » (phases) qui agissent sur la fonction de l'estomac :

- **La phase céphalique**, c'est-à-dire les influences psycho-nerveuses (figure 6.26) : l'ingestion, voire la simple odeur des aliments, conduit par voie réflexe à une sécrétion de suc gastrique. Ce réflexe passe par les nerfs gustatifs, olfactifs et optiques qui constituent la voie afférente. Le nerf vague (ou pneumogastrique) constitue la voie efférente.
- **La phase gastrique,** c'est-à-dire les influences locales (figure 6.27) : le contact du bol alimentaire avec l'antre gastrique déclenche la sécrétion d'acide chlorhydrique par deux mécanismes :
  - le bol alimentaire stimule localement la sécrétion d'acide chlorhydrique ;
  - l'arrivée dans l'estomac du bol alimentaire stimule la sécrétion de gastrine. Cette hormone passe dans le sang pour stimuler la sécrétion d'acide chlorhydrique. Lorsque le pH de l'estomac devient très bas, il y a inhibition de la libération de gastrine par le nerf vague. C'est un rétrocontrôle (ou *feedback*) négatif.
- **La phase intestinale :** le passage des aliments dans le duodénum inhibe la sécrétion et la motricité de l'estomac. Ce rétrocontrôle fait intervenir la libération d'hormones intestinales (sécrétine, VIP, somatostatine, etc.) et les systèmes sympathique et parasympathique (figure 6.28).

Il a été récemment suggéré que l'estomac pourrait sécréter des hormones qui contrôleraient les apports alimentaires (ou la satiété), comme la leptine ou la ghreline.

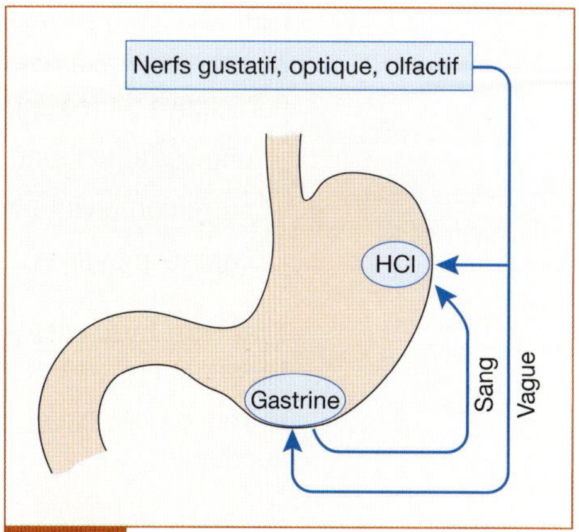


**Fig. 6.26** *Les influences psycho-nerveuses pendant la phase céphalique.*

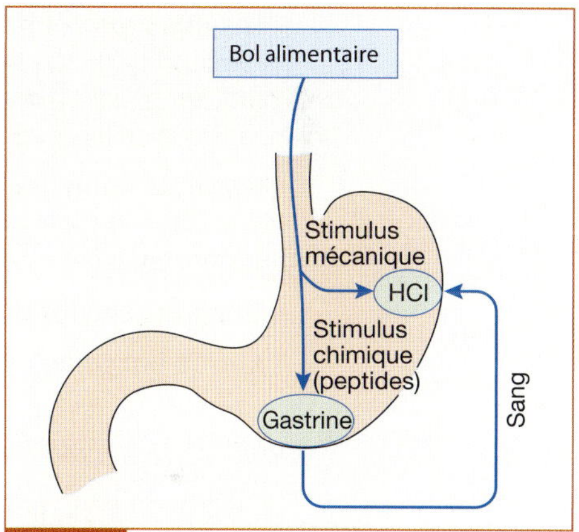


**Fig. 6.27** *Les influences locales pendant la phase gastrique.*

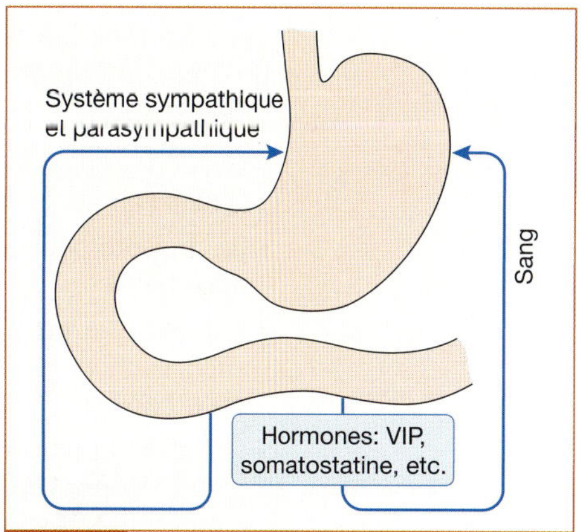


**Fig. 6.28** *Les influences intestinales pendant la phase intestinale.*

> La modulation du fonctionnement gastrique est complexe et dépend du type de repas :
> - un repas riche en protéines stimule fortement la sécrétion de suc gastrique pour profiter de son activité protéolytique ;
> - un repas riche en glucides ou en lipides ne stimule que peu la sécrétion gastrique ;
> - le temps de séjour des aliments dans l'estomac dépend de leur composition (temps de séjour des glucides < protides « lipides).

## PHASE PANCRÉATIQUE

Le pancréas a deux fonctions distinctes :

- **Une fonction endocrine** qui correspond à la sécrétion d'hormones directement dans le sang. Les hormones sécrétées par les cellules endocrines des îlots de Langerhans du pancréas sont essentiellement l'insuline mais aussi le glucagon, la somatostatine, etc. Véhiculées par le sang, les hormones exercent leurs fonctions sur des cellules d'autres organes.
- **Une fonction exocrine** qui correspond à la sécrétion du suc pancréatique par les acini et les cellules canalaires. Le suc pancréatique est excrété dans le duodénum par l'intermédiaire des canaux pancréatiques. Il permet la digestion enzymatique des aliments dans la lumière intestinale (étape préalable nécessaire avant leur absorption). C'est cette fonction « digestive » que nous détaillons.

### *Formation et composition du suc pancréatique*

La sécrétion pancréatique exocrine (ou suc pancréatique) est un mélange de deux solutions qui participent toutes deux au processus digestif :

– l'une contenant une concentration importante d'électrolytes ;

– l'autre contenant une concentration importante de protéines essentiellement enzymatiques.

Le volume moyen quotidien de la sécrétion pancréatique est d'environ 2,5 litres.

#### Fraction hydroélectrolytique

La fraction hydroélectrolytique est très riche en bicarbonates (donc basique).

Le rôle de ces bicarbonates est de neutraliser l'acide chlorhydrique déversé par l'estomac dans le duodénum.

#### Fraction protéique (enzymatique)

Cette fraction sert à la digestion des différents composants alimentaires (protéines, lipides et glucides). Plusieurs enzymes différentes sont sécrétées, chacune ayant une fonction précise :

- **Enzymes protéolytiques** : endopeptidases (trypsinogène, chymotrypsinogène, élastase...) et exopeptidases (carboxypeptidase). Elles sont sécrétées par le pancréas sous forme inactive puis sont secondairement activées dans le duodénum par d'autres enzymes dont l'entérokinase (provenant des cellules épithéliales du duodénum).
- **Enzymes lipolytiques** : lipase, phospholipases, cholestérol-estérase... Ces enzymes sont sécrétées dans le tube digestif directement sous forme active pour certaines ou sous forme inactive (proenzymes) et ne sont activées que secondairement.
- **Enzymes amylotiques** : amylase. Elles sont sécrétées sous forme directement active.
- **Autres enzymes** : ribonucléase...

### *Rôle de la sécrétion pancréatique exocrine*

La sécrétion pancréatique est déversée dans le duodénum au moment des repas quand arrive le chyme gastrique dans le duodénum. Elle va se mélanger à ce chyme.

- **La fraction bicarbonatée** va permettre d'en tamponner l'acidité et assure ainsi une meilleure action des enzymes qui sinon seraient détruites en milieu acide.
- **Les enzymes** vont chacune attaquer leur substrat pour les couper en particules élémentaires qui pourront ensuite être absorbées à travers la paroi digestive au niveau du grêle. Ainsi :
  - La lipase enlève deux acides gras des triglycérides, formant des acides gras libres et des monoglycérides qui peuvent alors être absorbés. La bile favorise l'action de la lipase en maintenant les lipides sont forme de petites gouttelettes.
  - La cholestérol-estérase transforme le cholestérol estérifié en cholestérol libre qui devient alors absorbable.
  - L'amylase scinde les polysaccharides en un mélange de disacharides (qui devront encore subir l'action d'enzymes intestinales avant de pouvoir être absorbés) et d'oses (directement absorbables).
  - Les endopeptidases, la trypsine et la chymotrypsine coupent les polypeptides en plus petits fragments ou **peptides** (composés de quelques acides aminés, qui devront encore subir l'action d'enzymes intestinales avant de pouvoir être absorbés puisque ce sont les acides aminés eux-mêmes qui représentent l'élément absorbable).
  - Les carboxypeptidases A et B coupent l'acide aminé terminal de l'extrémité de certaines protéines.
- La bile est déversée dans le duodénum en même temps que la sécrétion pancréatique et se mélange au chyme d'origine gastrique. Son action d'émulsification sur le chyme va favoriser l'action des enzymes pancréatiques.

CLINIQUE
APPLICATION

### INSUFFISANCE PANCRÉATIQUE EXOCRINE

Une insuffisance pancréatique exocrine se manifeste par une maldigestion principalement lipidique. Il en résulte une «stéatorrhée» ou présence de graisses en grande quantité dans les selles (les graisses non digérées par les enzymes ne peuvent pas être absorbées). Il peut apparaître aussi une maldigestion protéique et donc une «créatorrhée», mais les enzymes gastriques (pepsine) et intestinales suppléent en partie au déficit pancréatique. Quant à la portion glucidique, elle est aussi prise en charge par les enzymes intestinales qui suppléent le plus souvent au déficit pancréatique.

### *Régulation de la sécrétion pancréatique exocrine*

La sécrétion pancréatique est régulée par des facteurs à la fois hormonaux et nerveux. C'est l'action conjointe de ces facteurs qui déclenche et régule l'excrétion du suc pancréatique. Cette régulation va donc permettre de faire sécréter le pancréas au moment où des aliments vont être ingérés et devront être digérés.

#### Facteurs hormonaux

La cholécystokinine (CCK) est une hormone fabriquée par certaines cellules de la paroi duodéno-jéjunale. Sa sécrétion est déclenchée par l'arrivée des lipides et des protéines dans le duodénum. Une fois sécrétée, la CCK est véhiculée par voie sanguine (comme toute hormone) jusqu'au pancréas où elle va faire sécréter les enzymes. Ainsi, à mesure que la concentration en protéines et lipides baisse dans le duodéno-jéjunum (progression du chyme vers le grêle sous-jacent et absorption des nutriments), les stimuli de la libération de CCK diminuent et moins d'enzymes sont sécrétées par le pancréas.

La sécrétine est une hormone fabriquée par d'autres cellules de la paroi duodéno-jéjunale. Sa sécrétion est déclenchée par l'arrivée de l'acidité du chyme gastrique se déversant dans le duodénum. La sécrétine est véhiculée par voie sanguine jusqu'au pancréas où elle fait sécréter l'eau et les électrolytes.

La CCK et la sécrétine ont un effet potentialisateur l'une sur l'autre.

#### Facteurs nerveux

Les principales afférences nerveuses qui commandent la sécrétion pancréatique font partie du système parasympathique (nerf vague, appelé aussi nerf n° X, ayant pour médiateur l'acétylcholine). Cette stimulation nerveuse est mise en jeu par différents stimuli : sensoriels (vue et odeur des aliments), mécaniques (distension de l'estomac par l'arrivée des aliments). Elle intervient parallèlement et en synergie avec les facteurs hormonaux.

## PHASE HÉPATIQUE ET BILIAIRE

Le foie est un des organes dont les fonctions sont les plus complexes : il représente une véritable «usine» chimique de fabrication, de transformation et d'épuration. Il assure des fonctions essentielles vitales et irremplaçables.

### *Fonctions métaboliques*

Avant tout, le foie est un organe métabolique. Il peut être comparé à une vaste usine dont les fonctions seraient :

- La production d'éléments biologiques indispensables à l'organisme (protéines, lipides, glucides). Cette fonction peut nécessiter plusieurs étapes : réception, stockage, fabrication ou transformation, redistribution.
- Le rejet des déchets biologiques et toxiques, assurant une détoxication et une protection de l'organisme.

#### Acides aminés et protéines

- Le foie synthétise et sécrète des protéines :
  - protéines plasmatiques : dont l'albumine (10 g/j.). L'albumine permet le transport dans le sang d'un grand nombre de molécules (qui se lient à elle pour leur trajet plasmatique) et elle est le principal régulateur de la pression osmotique plasmatique;

- protéines de structure;
- facteurs de coagulation, protéines de la réaction inflammatoire…

Il utilise pour cela les acides aminés (composants des protéines), apportés par voie portale, provenant de l'alimentation et de la destruction tissulaire.

– Le foie peut aussi permettre la dégradation des acides aminés.

Ils sont alors transformés en urée qui est elle-même éliminée par voie rénale.

**CLINIQUE**

**APPLICATION**

Le foie synthétisant un grand nombre de facteurs de coagulation (facteurs I, II, V, VII, X…), en cas *d'insuffisance hépatocellulaire* la synthèse de ces facteurs est diminuée et il existe alors une *baisse du taux de prothrombine* (TP).

Par ailleurs, en cas de *cholestase*, il existe une malabsorption lipidique et donc une malabsorption de la vitamine K qui est liposoluble. La vitamine K étant indispensable à la formation de certains facteurs de coagulation (II, VII, X), ces derniers sont alors abaissés et on observe ainsi une *baisse du TP*.

Le *facteur V* n'est pas dépendant de la vitamine K; il est donc normal en cas de cholestase et abaissé en cas d'insuffisance hépatocellulaire.

## Lipides

Le foie est le carrefour du métabolisme des lipides.

– Le foie synthétise les lipides. Les acides gras apportés par le sang ou la lymphe, provenant de l'alimentation, sont captés par le foie. À partir de ces éléments, le foie resynthétise des lipides de plusieurs types (nouveaux acides gras, cholestérol, acides biliaires…). La cellule hépatocytaire redistribue ensuite ces lipides selon trois possibilités :

- une partie reste stockée dans le foie;
- une partie est sécrétée dans le sang;
- une partie participe à l'excrétion biliaire sous forme de phospholipides et d'acides biliaires.

– Le foie permet aussi la destruction de certains acides gras.

Ce catabolisme est une source d'énergie.

## Glucides

Le foie est un régulateur du stockage et de la distribution des glucides.

– En période digestive : le glucose absorbé par l'intestin est soit utilisé immédiatement pour produire de l'énergie, soit stocké sous forme de glycogène dans le foie et dans le muscle. Au-delà d'un certain seuil, il est mis en réserve sous forme de lipoprotéine dans le tissu graisseux.

– En période interdigestive : les réserves hépatiques et musculaires sont mobilisées.

– En période de jeûne : les réserves hépatiques et musculaires sont épuisées en 48 heures; le glucose est alors fabriqué à partir de lipides ou de certains acides gras (néoglucogenèse).

**CLINIQUE**

**APPLICATION**

### ■ RÔLE DU GLUCOSE

Le glucose est une source d'énergie majeure pour les tissus, indispensable pour le système nerveux central. Le glycogène stocké dans le foie en constitue une forme de réserve. Ainsi l'insuffisance hépatique aiguë et grave (au cours d'une hépatite fulminante par exemple) peut s'accompagner d'hypoglycémie gravissime.

Inversement, même et surtout en période de jeûne, le foie continue à synthétiser du glucose. Ainsi, c'est une erreur d'arrêter complètement l'insuline chez un patient diabétique à jeun car le foie continue à synthétiser du glucose. Chez un patient à jeun, les besoins en insuline liés à la synthèse hépatique de glucose sont d'environ 1 U/heure.

### Métabolisme des médicaments

Tout comme il transforme et élimine d'autres substances endogènes plus ou moins toxiques, le foie joue un grand rôle dans le métabolisme des médicaments. Son action comporte trois étapes :

- la captation hépatocytaire, inégale selon les substances (de 30 à 70 %) ;
- la biotransformation dans les hépatocytes. Elle rend les molécules hydrosolubles (par réduction ou par conjugaison), ce qui permet :
- l'élimination vers le sang ou vers la bile.

La prescription médicamenteuse doit donc être évitée ou extrêmement prudente et étroitement surveillée en cas d'insuffisance hépatique.

## *Fonction biliaire et excrétion*

### Formation et composition de la bile

La bile est sécrétée par les cellules hépatiques et les cellules des petits canaux biliaires. Elle est excrétée dans le duodénum essentiellement au moment des repas. Environ 0,5 à 0,7 litre de bile est sécrété par 24 heures.

La bile est une solution hydrique formée :

- d'eau (90 à 95 %) et d'électrolytes : chlorure, bicarbonate, sel de sodium, de potassium... Cette fraction est, en majeure partie, sécrétée par les cellules épithéliales tapissant les conduits biliaires ;
- de composés organiques : sels biliaires, cholestérol, phospholipides (dont la **lécithine**), pigments biliaires (dont le principal est la **bilirubine**)... Cette fraction est sécrétée par les hépatocytes.

#### ➢ Sels (ou acides) biliaires

Les acides biliaires sont des molécules dérivant du cholestérol. On distingue :

- les acides biliaires primaires (acide cholique et acide chénodésoxycholique) synthétisés par les hépatocytes à partir du cholestérol. Ils sont ensuite conjugués à la glycine et à la taurine, puis enfin sécrétés activement dans les canalicules biliaires ;
- les acides biliaires secondaires (acide désoxycholique, acide lithocholique) formés dans le grêle terminal et le cæcum à partir des acides biliaires primaires sous l'action des entérobactéries.

La majeure partie des sels biliaires qui pénètrent dans l'intestin au cours d'un repas est réabsorbée dans la partie inférieure de l'intestin grêle (l'iléon) et retourne au foie qui les sécrète à nouveau activement dans la bile. Ce mécanisme de recirculation est nommé **cycle entérohépatique**.

### Le rôle des sels biliaires

Les sels biliaires ont plusieurs fonctions :

- Ils permettent la solubilisation dans la bile (et donc l'excrétion) de substances non hydrosolubles telles que le cholestérol : les sels biliaires forment en s'agrégeant entre eux (avec ou sans les phospholipides) des petites gouttelettes appelées **micelles** dont la surface, au contact de l'eau, est hydrophile et dont l'intérieur est hydrophobe. Les substances non hydrosolubles sont incorporées au centre des micelles et sont ainsi solubilisées.
- Ils permettent la digestion intraluminale des lipides et leur absorption : Ils permettent la digestion intraluminale des lipides et leur absorption :
  1. en les émulsifiant : les sels biliaires assurent le maintien des lipides sous forme de nombreuses petites gouttelettes en les incorporant aux micelles. Ils augmentent ainsi la surface des lipides sur laquelle peut agir la lipase pancréatique ;
  2. en favorisant l'abaissement du pH intestinal compatible avec l'action des lipases ;
  3. en participant à l'absorption des lipides à travers la paroi digestive par l'intermédiaire des micelles : le transfert des lipides s'effectue directement par fusion des micelles avec la surface de la cellule intestinale (indispensable à l'absorption du cholestérol et des vitamines liposolubles).

– Ils stimulent la synthèse et l'excrétion de la bile (pouvoir cholérétique) par le foie.

L'accumulation d'acides biliaires dans le foie en cas d'obstruction des voies biliaires peut entraîner des lésions hépatocytaires du fait de leurs propriétés détergentes.

➢ **Bilirubine**
La bilirubine est un produit de dégradation de l'hémoglobine issue des globules rouges détruits. Elle circule dans le plasma, liée à l'albumine (car elle n'est pas soluble dans l'eau), puis elle est captée par l'hépatocyte.

Dans l'hépatocyte, elle est conjuguée avec l'acide glucuronique grâce à l'action d'une enzyme (la glucuronyl transférase), ce qui la rend hydrosoluble. Une fois conjuguée elle est excrétée par l'hépatocyte dans les canalicules biliaires.

Dans l'intestin, la bilirubine est transformée par les enzymes bactériennes en une série de dérivés, les urobilinogènes. La plus grande partie de ces urobilinogènes est éliminée dans les matières fécales auxquelles elles donnent leur couleur normale. Une autre partie est réabsorbée dans l'intestin puis une fraction est éliminée dans les urines (auxquelles elles donnent leur couleur normale) et une fraction est captée par le foie et est éliminée dans la bile.

**CLINIQUE**

**APPLICATION**

Lorsque le taux de cholestérol dans la bile augmente, les sels biliaires et les phospholipides ne sont proportionnellement plus assez nombreux. Leur capacité à solubiliser le cholestérol est dépassée et des *calculs* de cholestérol se forment : c'est la lithiase vésiculaire. Par exemple, lorsque l'iléon est reséqué chez certains patients, le cycle entérohépatique est rompu et il existe un risque de lithiase biliaire.
La captation, la conjugaison et l'excrétion de la bilirubine dans la bile sont des fonctions hépatiques actives. En cas d'insuffisance hépatocellulaire, ces fonctions sont altérées et un ictère peut survenir.
En cas d'obstruction des voies biliaires, la bilirubine, une fois conjuguée, ne peut pas être évacuée dans la lumière digestive et est «refoulée» dans la circulation sanguine (puis filtrée en partie par les reins). Ainsi le taux d'urobilinogènes fécaux diminue : les selles sont décolorées et le taux d'urobilinogènes urinaires augmente : les urines sont foncées.

La bilirubine proprement dite, est appelée bilirubine non conjuguée (anciens termes : bilirubine libre ou bilirubine indirecte).

La bilirubine conjuguée à l'acide glucuronique, est appelée bilirubine conjuguée (ancien terme : bilirubine directe). Elle est hydrosoluble et peut être éliminée dans les urines.

➢ **Cholestérol**
La sécrétion du cholestérol constitue l'un des mécanismes par lequel l'homéostasie du cholestérol est maintenue.

## Rôle de la sécrétion biliaire

La bile assure deux types de fonction :

- une fonction d'excrétion de substances endogènes (produits de dégradation de l'organisme comme la bilirubine, cholestérol…) et de substances exogènes (cuivre…);
- une fonction essentielle et collaborative dans la digestion des lipides.

## Régulation de la sécrétion biliaire

De même que pour la sécrétion pancréatique, la sécrétion et l'excrétion biliaires sont sous un double contrôle hormonal et nerveux. La sécrétine, la cholécystokinine (CCK) et la gastrine stimulent la sécrétion biliaire.

Dans l'intervalle des repas, le sphincter d'Oddi reste fermé; le foie sécrète la bile qui s'accumule alors par reflux dans la vésicule où elle se concentre du fait d'un retrait d'eau : sa concentration est multipliée par un facteur allant de 5 à 10. Cela aboutit à un concentré qui, sous un faible volume, fournit pour la digestion de grandes quantités de constituants biliaires. En revanche, cette concentration facilite la formation de calculs biliaires.

Lors des repas, la vésicule se contracte. L'hyperpression force le sphincter d'Oddi et la bile se déverse dans l'intestin au niveau du deuxième duodénum. Cette contraction est sous la double dépendance de la CCK et du nerf parasympathique.

**Points-clés**

1. La **bile** est une solution hydrique composée de bilirubine conjuguée, de cholestérol, de phospholipides et de sels biliaires. **Elle est sécrétée** par le foie, **stockée** dans la vésicule et **excrétée** dans le tube digestif au moment des repas. Son rôle est :
   - la mise en suspension des lipides alimentaires dans le tube digestif afin que ceux-ci puissent être correctement digérés par les enzymes pancréatiques puis absorbés ;
   - l'excrétion de produits de dégradation tels que la **bilirubine**.

## PHASE INTESTINALE (GRÊLE)

L'intestin grêle a quatre grandes fonctions :

- une fonction motrice ;
- une fonction de digestion enzymatique ;
- une fonction d'absorption des nutriments ;
- une fonction de métabolisme des nutriments une fois absorbés.

### *Fonction motrice*

Trois types de mouvements animent l'intestin grêle :

- La villosité a une mobilité propre qui permet d'établir un contact étroit entre l'épithélium et le chyme.
- La paroi du grêle est animée de mouvements pendulaires (au niveau de la musculature longitudinale de la paroi digestive) et de mouvements de segmentation rythmique (au niveau de la musculature circulaire). Ces mouvements assurent le brassage du chyme mais ne sont pas propulsifs.
- Enfin, des ondes péristaltiques se propagent tout le long du grêle et permettent de faire avancer le chyme intestinal vers le côlon.

Tous ces mouvements sont commandés par le système nerveux autonome de l'intestin grêle (indépendant de l'innervation externe).

### *Digestion intestinale*

#### Digestion lipidique

L'étage duodéno-jéjunal haut est le siège de la digestion pancréatique (voir *Phase pancréatique*). Au terme de cette étape (et de toutes les étapes d'amont), les lipides ne nécessitent plus d'attaque enzymatique et se trouvent sous forme de nutriments prêts à être absorbés : il n'y a donc pas *stricto sensu* de digestion lipidique intestinale (figure 6.29).

En revanche, une grande partie des glucides et des protéines doit encore subir une étape enzymatique pour devenir nutriment absorbable. Les enzymes nécessaires à cette étape sont synthétisées par les cellules intestinales et se localisent sur la bordure en brosse de ces entérocytes.

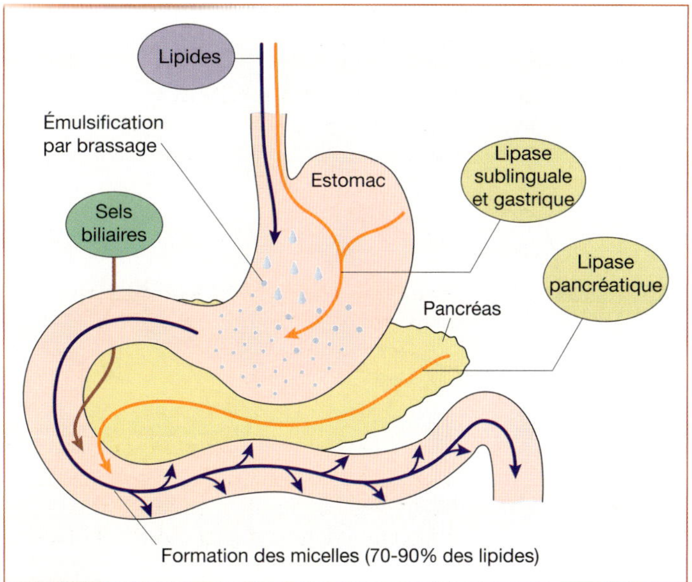


Fig. 6.29 *La digestion des lipides.*

#### Digestion glucidique

Les nutriments glucidiques absorbables sont les monosaccharides comprenant le galactose, le glucose et le fructose (Figure 6.30). Les oligo- et disaccharides (maltose, lactose, saccharose) issus de la phase salivaire, gastrique et pancréatique nécessitent donc une dernière étape enzymatique. Celle-ci est assurée par les enzymes entérocytaires suivantes : **maltases**, **lactases**, **saccharases** et **glucosidases**.

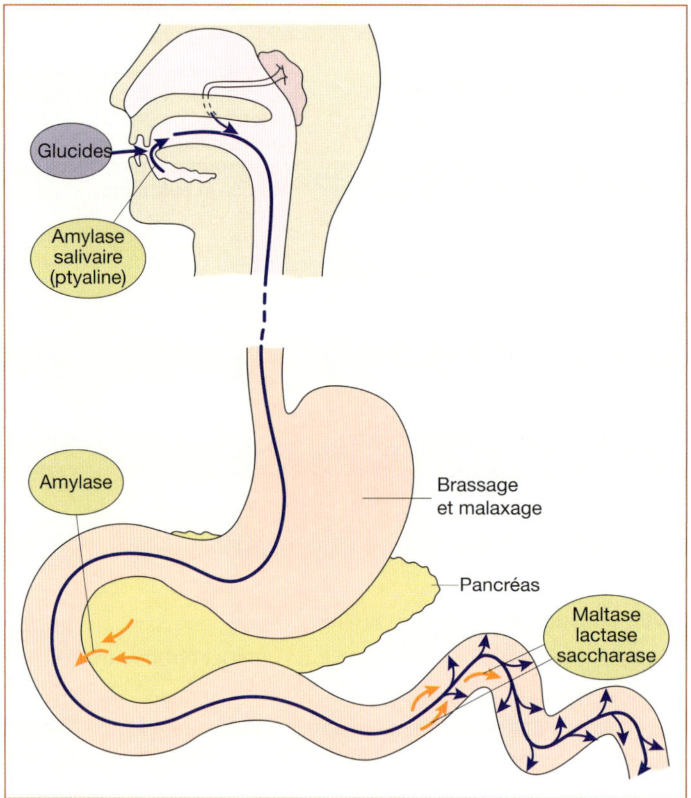


Fig. 6.30 *La digestion des glucides.*

## Digestion protéique

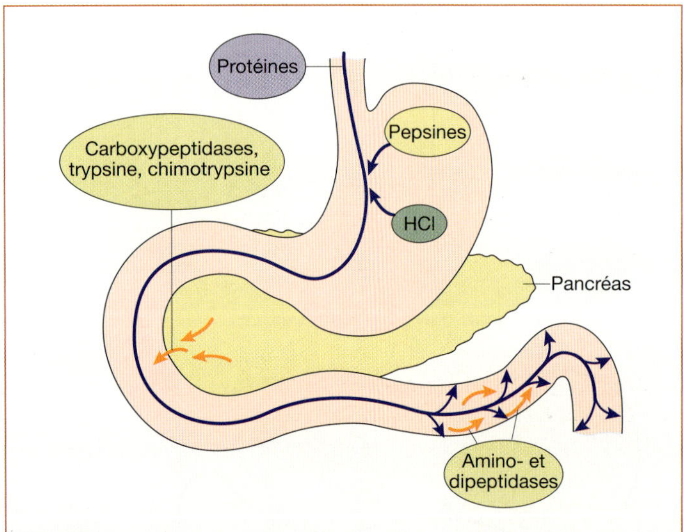


Fig. 6.31 *La digestion des protides.*

Les nutriments protéiques absorbables sont les acides aminés. À l'issue de la phase gastrique et pancréatique, la dégradation définitive des tri- et dipeptides en acides aminés est assurée par les **amino**- et **dipeptidases** intestinales (figure 6.31).

### *Absorption intestinale*

L'intestin réabsorbe ainsi chaque jour en moyenne 6 à 8 litres, représentant la somme de l'eau et des aliments ingurgités ainsi que toutes les sécrétions digestives.

La capacité d'absorption varie avec les différents étages intestinaux : le duodénum est trois fois plus puissant que le jéjunum, lui-même trois fois plus puissant que l'iléon.

**Points-clés**

1. La majorité des aliments digérés (les nutriments) ainsi que les liquides sécrétés (salivaire, gastrique, pancréatique…) sont absorbés au niveau de l'intestin grêle.
2. La structure anatomique de l'intestin grêle permet de multiplier considérablement (300 à 1600 fois soit plus de 100 $m^2$) sa surface d'absorption par rapport à ce que serait la surface d'un tube lisse cylindrique.
Les structures en cause sont : les valvules conniventes, les villosités, la bordure en brosse des entérocytes (figure 6.5).

**Tableau 6.5. Pourcentage d'absorption selon l'étage intestinal.**

| | Duodénum et jéjunum supérieur | Jéjunum inférieur et iléon |
|---|---|---|
| Eau | 70 % | 30 % |
| Glucides | 80 % | 20 % |
| Lipides | 75 % | 25 % |
| Protéines | 60 % | 40 % |

Ainsi, tous les étages intestinaux n'ont pas le même travail à faire : les étages d'aval ne font que ce que leur laissent les étages d'amont. Cependant la capacité d'absorption de l'intestin est très grande : une partie de l'intestin peut suppléer à une autre partie non fonctionnelle.

**APPLICATION CLINIQUE**

**RÉSECTION INTESTINALE**

La résection intestinale allant jusqu'à la moitié de l'intestin peut être parfaitement bien tolérée du fait des capacités compensatoires de l'intestin (à condition que la moitié de l'intestin restant soit saine…).

## Absorption de l'eau et des sels minéraux

Le transfert de l'eau à travers la paroi intestinale se fait de façon passive, accompagnant les molécules absorbées par l'intestin pour assurer l'isotonie du soluté transporté.

Six à huit litres d'eau sont réabsorbés par jour en moyenne (dont 1 litre au niveau du côlon); en cas de besoin, 18 litres au maximum peuvent être réabsorbés par jour (dont 5 litres pour le côlon).

Le transfert des ions se fait de manière essentiellement passive par simple diffusion et suit le schéma de l'eau.

## Absorption des lipides

- Les acides gras et les monoglycérides peuvent être absorbés à tous les étages de l'intestin grêle. Enrobés dans les micelles, ils franchissent la membrane apicale des entérocytes par simple dissolution : la membrane étant une structure à base de lipides, le transfert s'effectue directement à partir de la micelle.
- Le cholestérol, intégré aux micelles, est absorbé de la même façon par fusion des micelles avec le pôle luminal des entérocytes.
- Certains acides gras (à chaîne courte, moins hydrophobes) et les vitamines liposolubles n'ont pas besoin d'être incorporés aux micelles pour atteindre les entérocytes; une fois en contact, elles sont absorbées directement.

## Absorption des glucides

Les oses sont absorbés facilement.

- Le fructose est absorbé de façon passive.

– Le glucose et le galactose sont absorbés par un mécanisme actif utilisant un «transporteur» situé dans la membrane apicale des entérocytes.

Les polyosides sont absorbés plus difficilement.

**Absorption des protéines**

Les acides aminés sont absorbés de façon active à l'aide de transporteurs spécifiques dans la membrane entérocytaire.

Les di- et tripeptides peuvent aussi être transportés directement à travers la membrane entérocytaire grâce à d'autres transporteurs spécifiques. Une fois dans la cellule, ils sont divisés en acides aminés par des enzymes intracellulaires (peptidases solubles intracellulaires).

**Absorption des vitamines**

Les vitamines hydrosolubles ($B_1$, $B_2$, $B_6$, C, H) sont absorbées par un mécanisme actif (sauf pour la $B_6$) dans le jéjunum et l'iléon (pour la vitamine C).

Les vitamines liposolubles sont absorbées selon le processus d'absorption des lipides.

### *Métabolisme intestinal*

Une fois les nutriments absorbés par les entérocytes, ils vont être :

- resynthétisés en molécules plus complexes ou rester sous forme élémentaire;
- puis distribués à l'organisme par voie sanguine ou lymphatique.

**Métabolisme des lipides**

- Les acides gras (à chaîne longue) et les monoglycérides sont à nouveau synthétisés en triglycérides dans l'entérocyte. Ces triglycérides (non hydrosolubles) s'associent à des protéines nommées **lipoprotéines**, synthétisées par l'entérocyte, pour pouvoir être solubilisés et donc transportés et distribués dans l'organisme. Cette agrégation (triglycérides + lipoprotéines ± autres lipides) constitue un **chylomicron**.
- Le cholestérol, les vitamines liposolubles et les phospholipides s'intègrent directement dans les chylomicrons. Une partie du cholestérol est auparavant estérifiée (transformation chimique).
- Les chylomicrons sont déversés hors de l'entérocyte dans le milieu extracellulaire puis rejoignent la lymphe intestinale puis le flux sanguin systémique pour être distribués aux organes cibles.
- Certains acides gras (à chaîne courte) sont relativement hydrosolubles et se déversent directement dans le système veineux drainant les cellules entérocytaires et aboutissant au foie.

**CLINIQUE**

**APPLICATION**

La présence de chylomicrons dans le sang explique que le plasma soit trouble après un repas riche en graisses.

**Métabolisme des glucides**

Une fois absorbés par l'entérocyte, les oses en ressortent vers la voie sanguine de drainage sans métabolisme intermédiaire.

**Métabolisme des protéines**

De façon identique, une fois absorbés activement par l'entérocyte, les acides aminés en ressortent vers la voie sanguine de drainage sans métabolisme intermédiaire. Ils sont donc distribués par voie portale.

## PHASES COLIQUE ET RECTALE

### *Motilité colique*

La valvule iléo-cæcale s'ouvre lorsque des aliments pénètrent dans l'estomac par mécanisme réflexe (il s'agit du réflexe gastro-colique ou gastro-iléal) ; le contenu du grêle de déverse alors dans le côlon.

Puis le côlon est animé de différents mouvements :

- des mouvements mixtes de constriction ;
- des mouvements péristaltiques de propagation.

Ces mouvements sont commandés par le système nerveux intrinsèque du côlon (plexus myentérique).

### *Formation de la selle*

Deux phénomènes interviennent au niveau du côlon afin de former la selle à partir du chyme intestinal :

- la réabsorption d'eau qui permet d'obtenir des selles formées et en quantité limitée (« compactage des déchets ») ;
- la destruction, par les bactéries coliques, de quelques composés qui n'ont pas été attaqués par les enzymes digestives.

Le temps de transit dans le côlon est de 24 à 48 heures.

#### Réabsorption

Le côlon reçoit chaque jour, venant du tube digestif d'amont 1 500 mL de liquide isotonique. Il en absorbe 1 300 à 1 400 mL principalement dans le cæcum sous forme d'eau et de sel. Sa capacité maximale d'absorption est de 5 litres environ par 24 heures ; ainsi tout volume supérieur sortant de l'iléon est susceptible de provoquer une diarrhée.

En revanche, le côlon n'absorbe pratiquement pas d'éléments nutritifs hormis quelques acides gras volatiles et de l'ammoniaque produits par les bactéries coliques.

La selle quotidienne, grâce à la réabsorption d'eau, pèse donc en moyenne 150 g et contient 80 % d'eau et 20 % de matières solides (résidus de la digestion, débris cellulosiques non absorbables, bactéries, cellules desquamées…).

#### Phénomènes bactériens

De nombreuses bactéries sont présentes au niveau du côlon et se renouvellent suivant un équilibre à la fois quantitatif (nombre stable de bactéries) et qualitatif (proportions stables des différents types bactériens). Les phénomènes bactériens interviennent dans un certain nombre de processus digestifs :

- Les bactéries de fermentation agissent surtout au niveau du côlon droit. Elles digèrent l'amidon et certains sucres ayant échappé à l'absorption dans le grêle ; elles digèrent surtout la cellulose des fibres alimentaires.
- Les bactéries de putréfaction agissent au niveau du côlon transverse et du côlon gauche ; elles dégradent certaines protéines.

Les gaz coliques sont produits par les phénomènes bactériens. On connaît en général les gaz odorants ($H_2S$) mais ils ne représentent que 1 % des gaz coliques ! Les principaux gaz sont : l'hydrogène produit de la fermentation, le gaz carbonique d'origine mixte (fermentation et putréfaction), l'azote produit de l'air avalé…

Le côlon n'assure pas de fonction vitale et son exérèse est compatible avec une vie normale.

### *Stockage et défécation*

Le côlon sigmoïde et surtout le rectum permettent le stockage des fèces jusqu'à leur évacuation volontaire et contrôlée (défécation). Le sigmoïde est propulseur, l'anus a une fonction de continence et d'évacuation et, entre les deux, le rectum est amortisseur entre la propulsion sigmoïdienne et la résistance sphinctérienne.

La défécation obéit à un phénomène réflexe dont le point de départ est la sensibilité rectale à la distension ; mais elle n'est pas qu'un acte réflexe puisque la volonté peut en partie la contrôler.

# Système rénal et urinaire 7

# Anatomie des voies urinaires

L'appareil urinaire est constitué des organes qui excrètent l'urine (les deux reins), du canal (l'uretère) qui conduit l'urine jusqu'au réservoir (la vessie), et du canal évacuateur (l'urètre). Il est classique de diviser l'appareil urinaire en deux unités fonctionnelles : le haut appareil urinaire qui comprend le rein et l'uretère, et le bas appareil urinaire qui correspond à la vessie et à l'urètre.

## Reins

### ANATOMIE DESCRIPTIVE

Les deux reins sont situés de part et d'autre de la colonne vertébrale dorso-lombaire (figure 8.1). Chaque rein a la forme d'un grain de haricot, de 12 cm de hauteur, de 6 cm de largeur et de 3 cm d'épaisseur. Le poids chez l'adulte est de 110 à 160 grammes. Le bord interne présente en son milieu un orifice appelé hile (figure 7.2). C'est le point de pénétration ou de sortie des vaisseaux et des canaux excréteurs intrarénaux. Le tronc de l'artère rénale naît directement de l'aorte, le plus souvent au niveau de la première vertèbre lombaire. Au niveau du hile, le tronc rénal se divise en ses branches terminales. Le retour veineux est assuré par la veine rénale qui ramène le sang à la veine cave.

### RAPPORTS

Les reins sont plaqués contre la paroi abdominale postérieure à l'étage thoraco-abdominal, en avant des deux dernières côtes qui recouvrent la moitié supérieure du rein. Ils sont séparés des viscères digestifs (face postérieure du foie, côlon, duodénum à droite et rate, pancréas, côlon et anses grêles à gauche) par le péritoine pariétal postérieur. Le rein droit est plus bas situé que le rein gauche. Les glandes surrénales (*glandes suprarénales*) recouvrent le pôle supéro-interne du rein droit et la face antérieure du pôle supéro-interne du rein gauche.

### HISTOLOGIE

Chaque rein contient environ 1 million d'unités fonctionnelles ou néphrons où se forme l'urine primitive et où s'adapte l'urine définitive. Ces néphrons se répartissent dans le tissu interstitiel rénal depuis le cortex jusqu'à la médullaire profonde (figure 7.2).

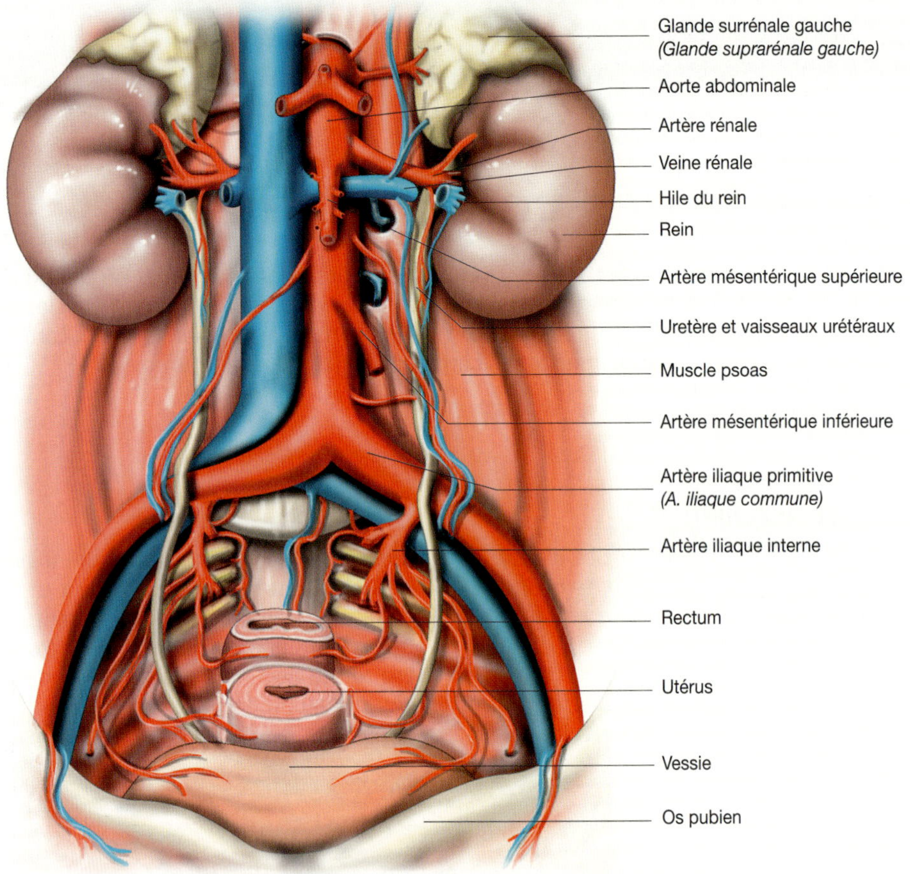


Fig. 7.1 *Vue générale du système urinaire chez la femme.*

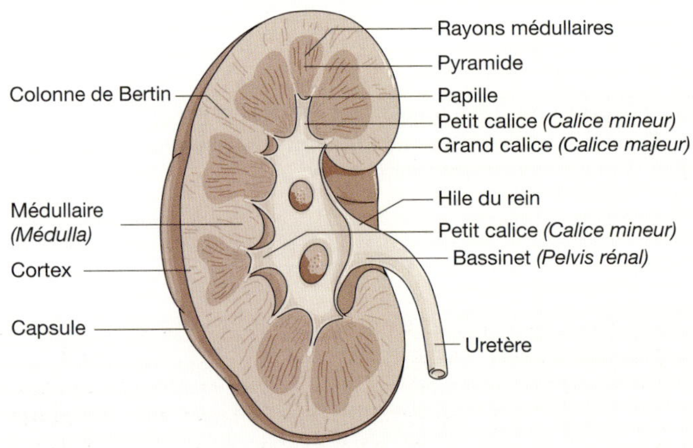


Fig. 7.2 *Section vue de face du rein droit.*

# Voie excrétrice supérieure

Elle est constituée par les voies excrétrices intrarénales situées dans le sinus du rein (calices et bassinet) (*pelvis rénal*) et la voie excrétrice extrarénale qui lui fait suite (l'uretère).

- **La voie excrétrice intrarénale** comprend les petits calices (*calices mineurs*) au nombre de huit en moyenne, les tiges calicielles formées par la réunion des petits calices (*calices mineurs*) au nombre de trois en général, le bassinet (*pelvis rénal*) formé par la confluence des trois grands calices (*calices majeurs*).
- **L'uretère** est un canal musculo-membraneux étendu sur 25 à 30 cm du bassinet (*pelvis rénal*) à la vessie (figure 7.3). On le divise en deux portions : la portion lombaire est appliquée contre le muscle psoas, la portion pelvienne croise l'artère iliaque interne. À la fin, l'uretère traverse la paroi vésicale avec un trajet sous-muqueux oblique qui prévient le reflux des urines de la vessie vers l'uretère, puis s'ouvre dans la vessie par un orifice ovalaire : le méat urétéral (figure 7.3). Les deux méats urétéraux sont paramédians et distants de 2,5 à 3 cm.

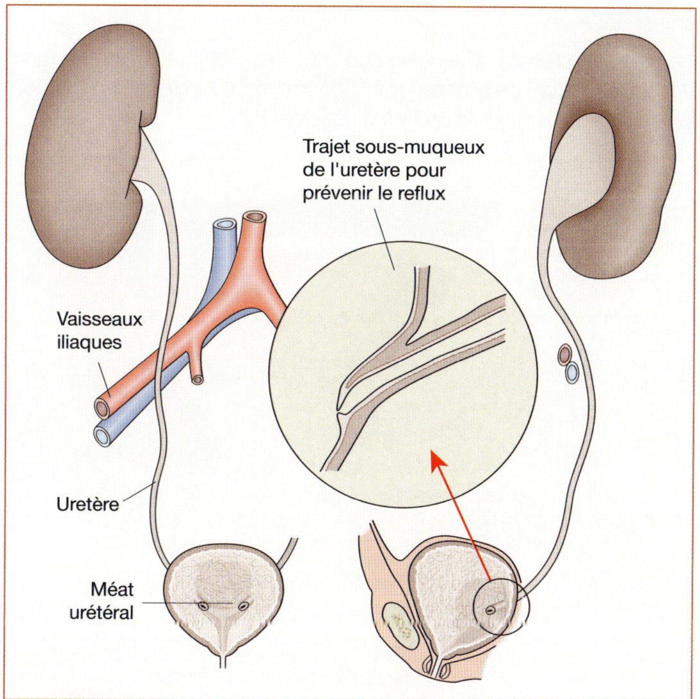


Fig. 7.3 *L'uretère.*

# Vessie

## ■ ANATOMIE DESCRIPTIVE

C'est un réservoir musculo-fibreux, tapissé d'une muqueuse urothéliale. La vessie assure le stockage de l'urine et son expulsion. On la subdivise en deux sous-unités de fonction différentes : le corps, dont les fibres musculaires lisses forment le détrusor, est extensible, et correspond à la partie située au-dessus des orifices urétéraux; la base ou trigone, fixe, correspond à la partie plate de la vessie, située au-dessous des méats urétéraux. Elle constitue l'élément majeur de la continence.

## RAPPORTS

La face supérieure de la vessie est tapissée de péritoine. La face antéro-inférieure est unie au pubis par les ligaments pubo-vésicaux. La base de la vessie entre en rapport chez l'homme avec les vésicules séminales, la prostate et le rectum (figure 7.4); chez la femme avec la face antérieure du vagin et l'utérus.

## INNERVATION

Les nerfs sont issus du plexus pelvien. Les centres nerveux sont constitués de noyaux médullaires et de centres supramédullaires sous contrôle du cortex.

# Urètre

- L'urètre féminin est un bref conduit de 3 cm, qui fait suite au col vésical. Il contourne le bord inférieur du pubis puis s'ouvre par le méat urétral au niveau de la vulve, à 2 cm en dessous et en arrière du clitoris, immédiatement en avant de l'orifice vaginal. Il est constitué d'une muqueuse de type urothélial qui possède un réseau glandulaire dont la sécrétion représente un élément de défense contre l'infection ascendante.
- L'urètre masculin sert à excréter l'urine et le sperme. Il est long de 14 cm en moyenne, et traverse successivement la prostate (urètre prostatique), l'aponévrose moyenne du périnée (urètre membraneux), et le corps spongieux (urètre spongieux) (figure 7.4).

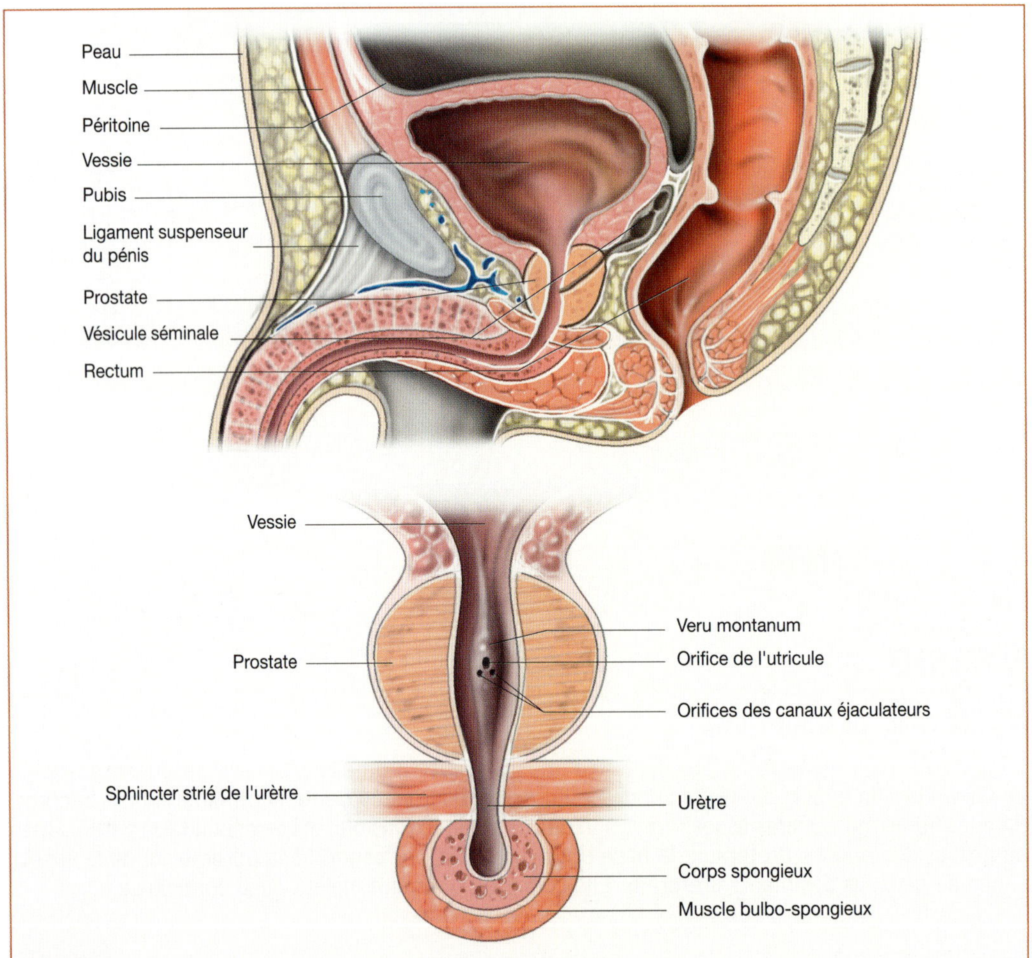


**Fig. 7.4** *Le système urinaire chez l'homme.*

# Physiologie

Les reins ont un rôle primordial dans le maintien de la composition corporelle. Ils assurent, par leurs fonctions :

- l'équilibre des secteurs liquidiens de l'organisme et leur adaptation à l'environnement;
- l'excrétion des substances inutilisables provenant du métabolisme;
- la sécrétion d'hormones indispensables à différentes fonctions adaptatives.

## Structure physiologique du rein

- **Le système vasculaire** est représenté par le glomérule : le flocculus, bouquet de capillaires issu de l'artériole afférente (figure 7.5), baigne dans l'espace urinaire délimité par la capsule de Bowman. La formation de l'urine primitive se fait par filtration à travers la paroi des capillaires glomérulaires qui se réunissent dans l'artériole efférente. Les capillaires péritubulaires forment un réseau très dense autour des structures tubulaires. Un système veineux assure ensuite le retour du sang jusqu'à la veine rénale.
- **Le système urinaire** commence avec la capsule de Bowman. L'urine va ensuite parcourir l'ensemble du tube urinaire auquel on décrit différents segments (figure 7.6) : tube proximal, anse de Henle, tube distal, puis tube collecteur qui descend de la corticale jusqu'à la médullaire profonde et se réunissent avant d'arriver dans la papille.
- **L'appareil juxtaglomérulaire** est constitué par l'étroite proximité anatomique d'une partie du tube distal (la macula densa), et des artérioles afférentes et efférentes. Les parois de l'artériole afférente à ce niveau sécrètent la rénine, enzyme qui permet la transformation de l'angiotensinogène en angiotensine I. L'angiotensine I est ensuite transformée par l'enzyme de conversion, en angiotensine II qui provoque une vasoconstriction et stimule la sécrétion d'aldostérone.

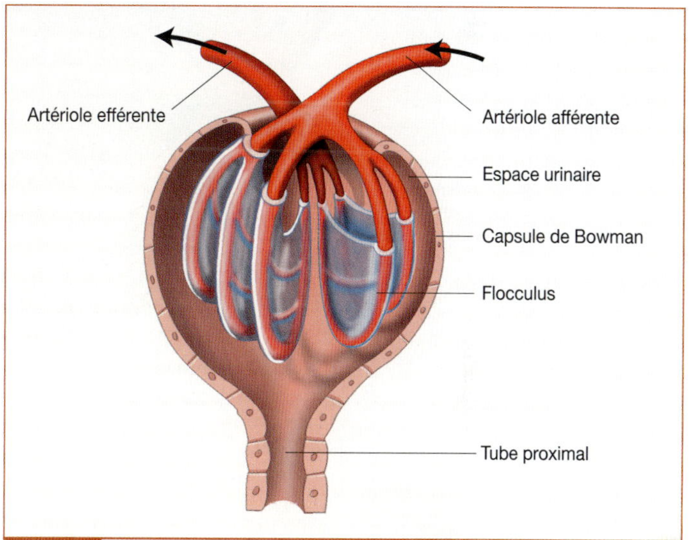


Fig. 7.5 *Vue du glomérule en trois dimensions.*

## Fonction des différentes structures du néphron

### SYSTÈME VASCULAIRE

**Le système vasculaire** reçoit le quart du débit cardiaque, soit 1700 litres de sang ou environ 900 litres de plasma par jour. Le débit sanguin rénal fait l'objet d'une autorégulation locale et hormonale, qui permet de conserver un débit inchangé malgré des variations de pression artérielle systémique allant de 80 à 200 mmHg.

Sur ces 900 litres de plasma, 20% seront filtrés au niveau des capillaires glomérulaires pour former 180 litres d'urine primitive qui seront ensuite modifiés dans les tubes pour donner à 1 à 2 litres d'urine. Cette filtration glomérulaire concerne tous les éléments plasmatiques, eau et substances dissoutes, sauf les poids moléculaires supérieurs à 68000 D, et les éléments figurés du sang. Le débit de filtration glomérulaire (DFG) dépend de la pression efficace de

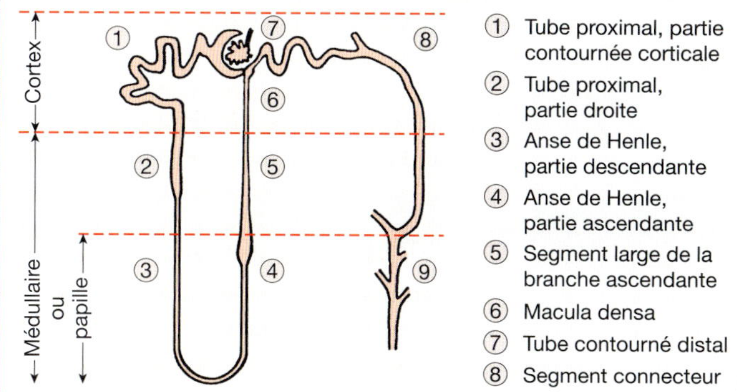


Fig. 7.6 *Le néphron.*

filtration ($P_F$ = environ 15 mmHg), de la surface des capillaires glomérulaires et de la perméabilité de leur paroi. La pression de filtration $P_F$ dépend de phénomènes physiques (figure 7.7) :

– pression du sang dans le capillaire ($P_H$) ;

– pression oncotique des protéines plasmatiques ($P_o$) ;

– pression hydrostatique régnant dans la chambre urinaire ($P_u$).

$$P_F = P_H - (P_o + P_u)$$

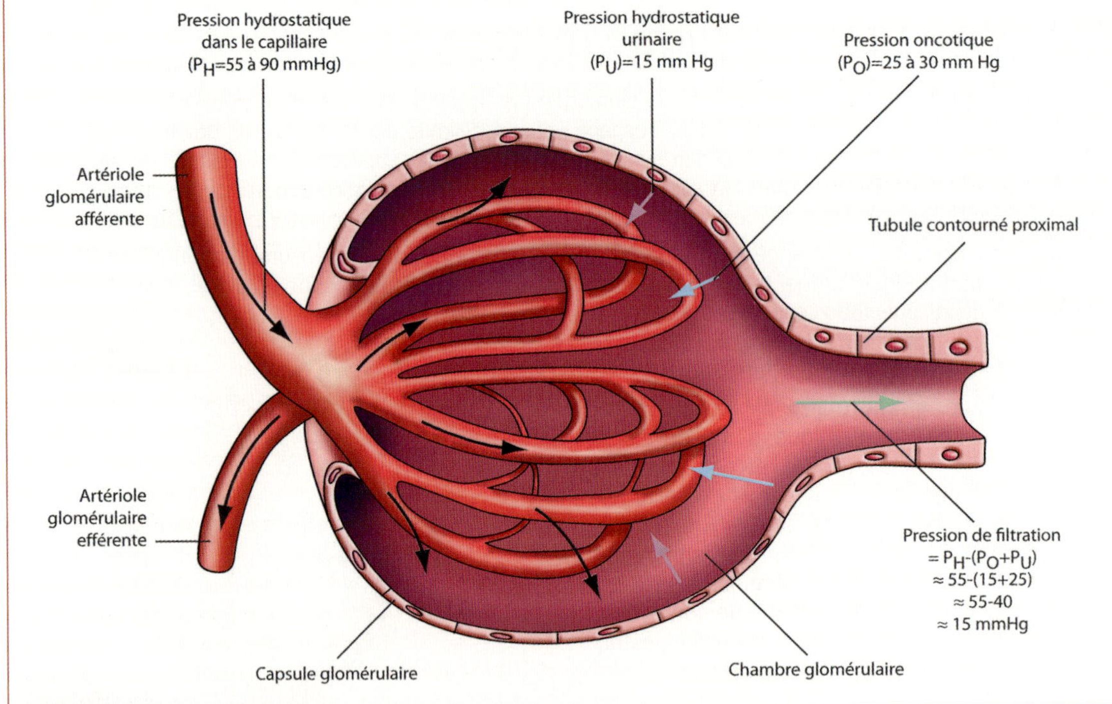


**Fig. 7.7** *La filtration glomérulaire.*

**Points-clés**

1. Chacun des paramètres influençant le **DFG** (pressions hydrostatique et oncotique dans les capillaires glomérulaires, surface d'échange au niveau du glomérule, perméabilité de la paroi du capillaire) peut entraîner, s'il est altéré, une **modification du DFG**.

Les mêmes équilibres de pressions hydrostatique et oncotique interviendront dans les processus de transfert au niveau des capillaires péritubulaires.

## ■ SYSTÈME URINAIRE

**Le système urinaire** est constitué des tubes est le lieu de profondes modifications de l'urine primitive, grâce à des transferts d'eau et de substances dissoutes :

– de l'urine vers le sang : **réabsorption** ;

– du sang péritubulaire vers l'urine : **sécrétion**.

– Ces transferts se font grâce à des **phénomènes passifs** :

– mouvements d'eau en fonction d'un gradient osmotique ;

– mouvements de solutés en fonction d'un gradient de concentration ou d'un gradient électrique ;

– et grâce à **des transferts actifs** contre des gradients électrochimiques, transports qui nécessitent de l'énergie, l'intervention d'enzymes et de transporteurs ce qui en limite la capacité.

**Points-clés**

1. De façon globale :

- 75 à 80 % de la quantité **filtrée** en eau et en substances dissoutes sont **réabsorbés** dans le tube proximal ;
- les différentes structures de l'**anse de Henle** et le début du **tube distal** contribuent essentiellement à l'entretien d'un gradient de concentration osmotique cortico-papillaire ;
- la fin du tube distal et le **tube collecteur** ajustent les transferts pour la formation de l'urine définitive.

Pour chaque substance filtrée, la quantité filtrée est égale à sa concentration plasmatique (P) multipliée par la quantité de plasma filtrée (DFG), la quantité excrétée dans les urines est égale à la concentration urinaire (U) multipliée par le débit urinaire (V) (figure 7.8). Le transfert tubulaire prédominant peut être évalué en comparant la quantité filtrée à la quantité excrétée :

- Si $U \times V < DFG \times P$ la substance est globalement réabsorbée
- Si $U \times V > DPG \times P$ la substance est globalement sécrétée
- Si $U \times V = DPG \times P$ la substance n'est ni réabsorbée, ni sécrétée

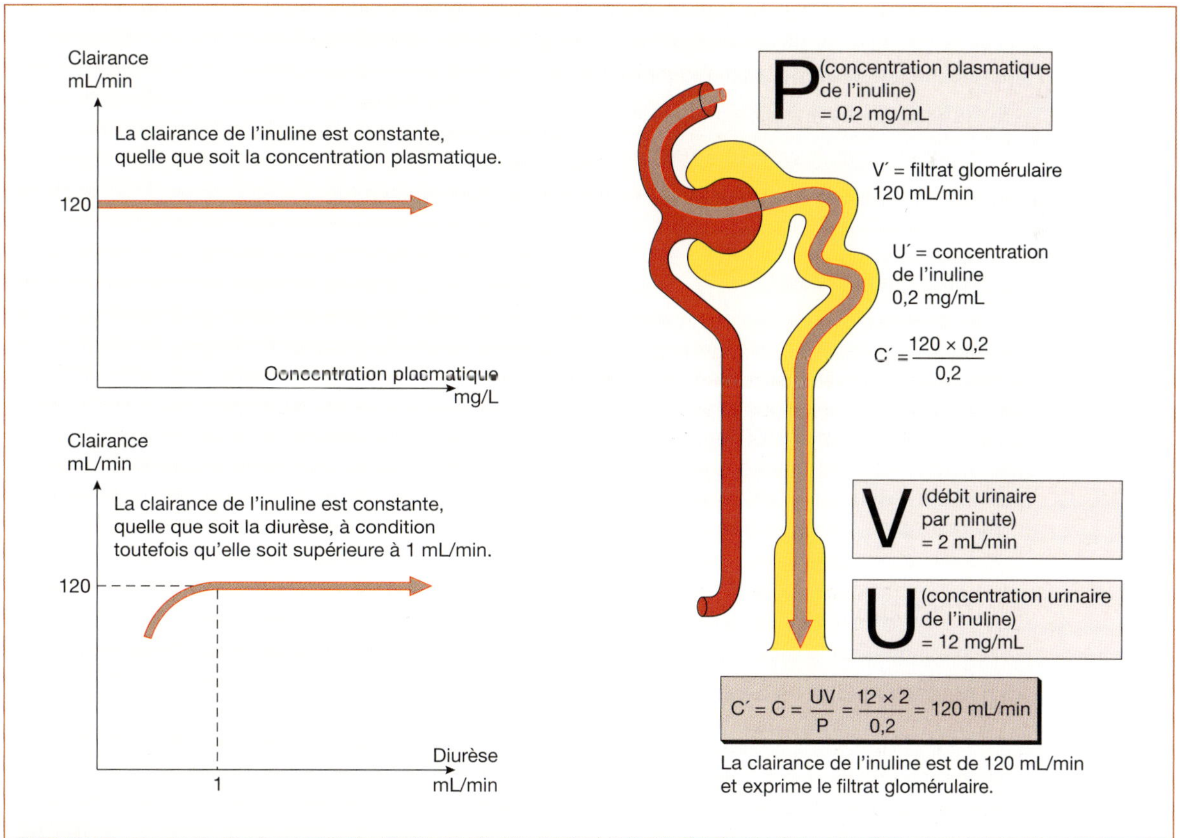


**Fig. 7.8** *La clairance de l'inuline : ce traceur exogène est éliminé exclusivement par filtration glomérulaire. Inuline = substance glucidique (polymère du fructose), préparée à partir des racines de chicorée et des tubercules de dahlia, utilisée pour l'étude de la fonction glomérulaire du rein.*

# Rôle du rein dans l'équilibre hydroélectrolytique

Les liquides intracellulaire (LIC) et extracellulaire (LEC = plasma et liquides interstitiels) ont des osmolalités identiques mais les concentrations des substances dissoutes y sont très différentes : le sodium (Na) est l'élément prépondérant du LEC.

**Tableau 7.1. Équilibre hydroélectrolytique.**

| | Unités | Plasma | | Liquide interstitiel | | Liquide intracellulaire |
|---|---|---|---|---|---|---|
| $Na^+$ | mmol/L | 142 | ↔ | 145 | ↔ | 12 |
| $K^+$ | mmol/L | 4 | ↔ | 4,1 | ↔ | 150 |
| $Cl^-$ | mmol/L | 103 | ↔ | 113 | ↔ | 4 |
| $HCO_3^-$ | mmol/L | 25 | ↔ | 27 | ↔ | 12 |
| Protéines | g/L | 60 | | ≈ 0 | | 25 |
| Osmolalité | mOsm/kg | 280 | | 280 | | 280 |

## EXCRÉTION DU SODIUM

La régulation de l'excrétion rénale du Na en fonction des apports se fait à tous les niveaux du néphron. L'adaptation de la quantité filtrée de Na et de sa réabsorption proximale est soumise à la balance glomérulo-tubulaire (influence de la quantité filtrée sur la quantité réabsorbée) et au rétrocontrôle tubulo-glomérulaire (influence du débit tubulaire distal sur le DFG).

Interviennent dans cette régulation essentielle :

- le système rénine angiotensine-aldostérone ;
- le système nerveux sympathique (nerfs rénaux et catécholamines) ;
- le facteur atrial natriurétique (dans les conditions d'hypervolémie).

## EXCRÉTION DE L'EAU

Le rein permet d'éliminer un volume d'eau très variable dans des urines contenant la même quantité de substances dissoutes : la diurèse peut varier de 0,5 à 10 litres, voire plus (figure 7.9). L'eau peut être réabsorbée à différents niveaux : au niveau du tube proximal, dans l'anse de Henle. C'est dans le tube distal et collecteur que le volume d'eau à excréter va être adapté par l'hormone antidiurétique : ADH ou arginine-vasopressine. Cette hormone d'origine hypophysaire est régulée essentiellement par l'osmolalité plasmatique. L'ADH stimule la réabsorption d'eau par des canaux spécifiques (aquaporines). L'absence d'ADH conditionne une polyurie avec une dilution permanente des urines ou diabète insipide. L'insensibilité du tube rénal à l'ADH provoque un diabète rénal.

## AUTRES ÉLECTROLYTES

Le rein adapte les transferts tubulaires aux entrées pour équilibrer le contenu de l'organisme.

- Le **potassium** filtré est réabsorbé pour 2/3 au niveau du tube proximal. C'est au niveau du tube collecteur que l'adaptation dépend de l'aldostérone.
- Le rein intervient dans l'excrétion du **calcium** bien que n'excrétant que 1 % du Ca filtré. La parathormone (PTH) augmente la réabsorption distale.
- L'excrétion des **phosphates** est régulée au niveau rénal. La réabsorption est influencée par la PTH.
- Le **magnésium** est le deuxième constituant électrolytique du liquide intracellulaire. Sa réabsorption tubulaire est modulée par la PTH, la volémie, la calcémie et la magnésémie.

# Rôle du rein dans l'équilibre acido-basique

La teneur en ions $H^+$ de l'organisme dépend de la production endogène et de l'apport alimentaire d'ions acides non volatiles (environ 1 mmol/kg/jour).

Le rein intervient pour neutraliser à chaque instant cette production et conserver un pH ( – log $[H^+]$) extracellulaire compris entre 7,35 et 7,43 (valeurs extrêmes compatibles avec la vie : 6,80 à 7,80).

Pour maintenir l'équilibre acido-basique intra- et extracellulaire, le rein dispose de différents mécanismes :

– la réabsorption de bicarbonates : tous les bicarbonates filtrés sont réabsorbés ;

– la régénération tubulaire d'ions bicarbonates grâce à l'élimination dans l'urine d'ions $H^+$.

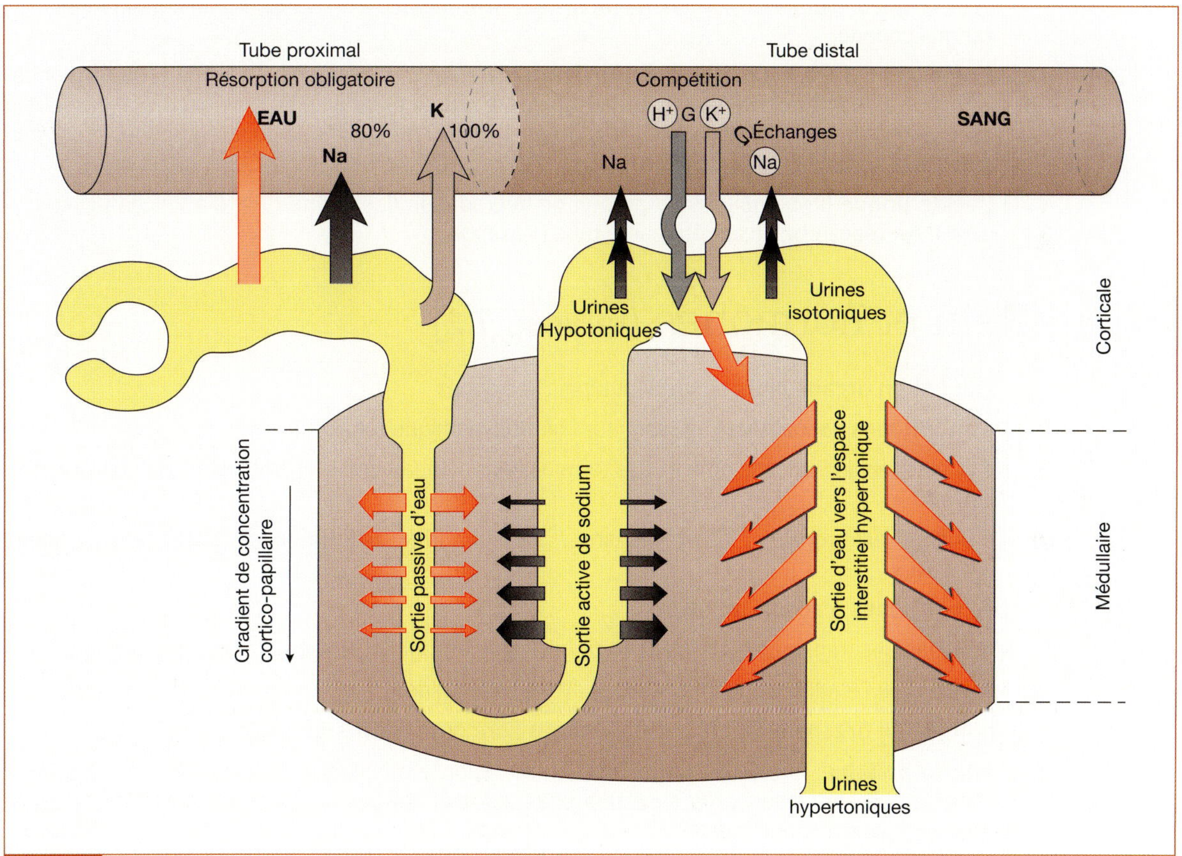


Fig. 7.9 *Le mécanisme d'excrétion de l'eau et du sel.*

# Rôle du rein dans l'excrétion des substances organiques

- **Réabsorption des substances énergétiques.** Le rein «récupère» le glucose filtré, les acides aminés, les petites protéines, qui sont réabsorbés grâce à des transporteurs spécifiques.
- **Excrétion des métabolites inactifs**. Le rein excrète les produits terminaux du métabolisme des protéines, des hormones, du métabolisme énergétique, et de certains médicaments. Les métabolites azotés les plus importants sont :
  - **La créatinine** (PM = 113) provient de la créatine musculaire : elle est presque exclusivement éliminée par filtration glomérulaire, puis soit réabsorbée au niveau proximal, soit sécrétée en fonction de la quantité de créatinine endogène produite, de créatinine apporté par l'alimentation, et de la créatininémie. Les transferts tubulaires se font grâce à un transporteur, dont la régulation est mal connue.
  - **L'urée** (PM = 60) est le métabolite terminal du catabolisme protéique (6,25 g de protéines endogènes ou exogènes entraînent la formation de 2 g d'urée en moyenne). Son excrétion par le rein est prédominante : 50 % de la quantité filtrée au niveau du glomérule sont réabsorbés au niveau du tube proximal.
  - **L'acide urique** (PM = 168) est le produit de dégradation des purines. Filtré au niveau glomérulaire, il est réabsorbé et sécrété par le tube proximal.

# Rein et hormones (tableau 7.2)

**Le rein est un organe cible** pour de multiples hormones.

- **Des hormones vasoactives** agissant sur l'hémodynamique rénale,
  - d'origine rénale : catécholamines des terminaisons sympathiques, angiotensine, prostaglandines, kinines ;
  - d'origine extrarénale : catécholamines, facteur atrial natriurétique, glucagon, hormones digestives.
- **Des hormones à action tubulaire :**
  - modifiant les transferts hydroélectrolytiques : aldostérone, ADH, facteur atrial natriurétique ;
  - régulant de l'équilibre phosphocalcique : PTH, calcitonine.

**Le rein est un organe endocrine** sécrétant des hormones actives sur d'autres systèmes.

- **L'érythropoïétine**, formée au niveau du rein en réponse à l'hypoxie, favorise l'érythropoïèse. Sa diminution ou son absence de sécrétion chez les anéphriques et les insuffisants rénaux est la cause principale de l'anémie.
- **Le 1,25-dihydroxycholécalciférol** est formé au niveau du rein grâce à la présence d'une hydrolase : c'est le métabolite le plus actif de la vitamine D. Il contrôle l'absorption intestinale du calcium et du phosphore et leur mobilisation osseuse.

**Tableau 7.2. Contrôle neuro-hormonal de l'excrétion sodée.**

| | | |
|---|---|---|
| **Nerfs rénaux et catécholamines**<br>**↗ Activité : ↘ Excrétion NaCl** | | |
| ↘ Débit filtration glomérulaire | | |
| ↗ Sécrétion de rénine | | |
| ↗ Réabsorption NaCl au niveau du tube proximal et de l'anse de Henle | | |
| **Système rénine – Angiotensine – Aldostérone**<br>**↗ Activité : ↘ Excrétion NaCl** | | |
| ↗ Angiotensine II | → ↗ | Réabsorption NaCl au niveau du tube proximal |
| ↗ Aldostérone | → ↗ | Réabsorption NaCl au niveau du tube collecteur |
| ↗ ADH | | |
| **Facteur atrial natriurétique**<br>**↗ Sécrétion : ↗ Excrétion NaCl** | | |
| ↗ Débit filtration glomérulaire | | |
| ↗ Sécrétion de rénine | | |
| ↘ Sécrétion d'aldostérone | | |
| ↘ Réabsorption au niveau du tube collecteur | | |
| ↘ Sécrétion ADH | | |
| **ADH**<br>**↗ Sécrétion : ↘ Excrétion $H_2O$ et NaCl** | | |
| ↗ Réabsorption $H_2O$ au niveau du tube collecteur | | |
| ↗ Réabsorption NaCl au niveau de l'anse de Henle | | |
| ↗ Réabsorption NaCl au niveau du tube collecteur | | |

# Système nerveux 8

# Anatomie

Le système nerveux est constitué des systèmes nerveux central (SNC) (encéphale et moelle épinière) et périphérique (SNP), et du système nerveux végétatif ou autonome (SNA) (figure 8.1). Cette séparation vise à simplifier l'étude de cette structure complexe. En réalité, les différents systèmes ne peuvent être dissociés sur le plan fonctionnel.

## Système nerveux central

Le SNC est constitué de la substance grise et de la substance blanche. La substance grise renferme les corps cellulaires des neurones, centres anatomiques et fonctionnels répartis soit à la surface du cerveau : le cortex cérébral et le cortex cérébelleux, soit plus profondément sous forme de noyaux : les noyaux gris centraux, les noyaux cérébelleux et les noyaux du tronc cérébral. La substance blanche est composée des divers prolongements neuronaux regroupés en faisceaux. Elle est le lieu de passage des grandes voies ascendantes sensitives (qui conduisent les messages captés par les récepteurs périphériques aux centres corticaux qui les analysent) et motrices descendantes (qui transmettent l'ordre moteur du cerveau vers les muscles).

### ■ ENCÉPHALE

On appelle encéphale toute la partie du système nerveux situé dans la boîte crânienne. L'encéphale est une structure symétrique composée des deux hémisphères cérébraux et de gros noyaux situés dans sa profondeur : les noyaux gris centraux et le thalamus.

#### *Hémisphères cérébraux*

Les deux hémisphères cérébraux sont constitués d'une écorce de substance grise : le cortex, et de substance blanche : le centre semi-ovale et la capsule interne (figure 8.2).

Le cortex est divisé en plusieurs lobes par des scissures et des sillons. Les lobes sont subdivisés

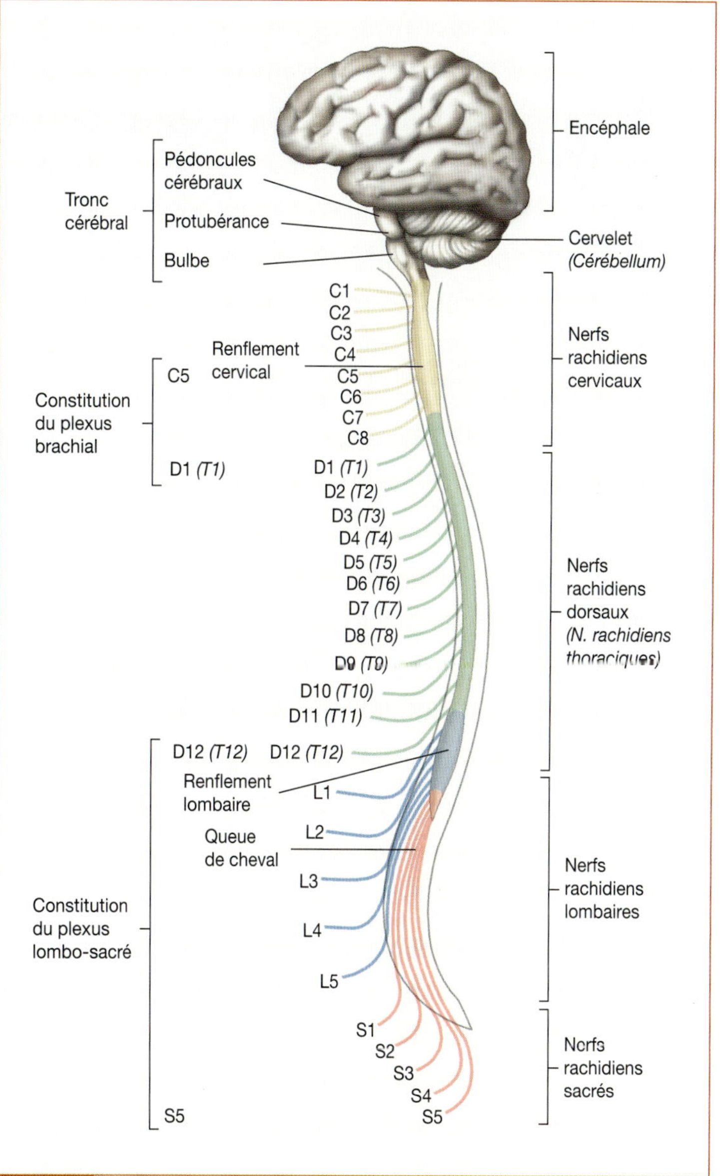


**Fig. 8.1** *Présentation générale du système nerveux.*

en régions distinctes : les circonvolutions cérébrales. Elles correspondent à des aires fonctionnelles différentes (figure 8.3). On distingue le lobe frontal à la partie antérieure de l'encéphale, le lobe pariétal, le lobe temporal et le lobe occipital en arrière.

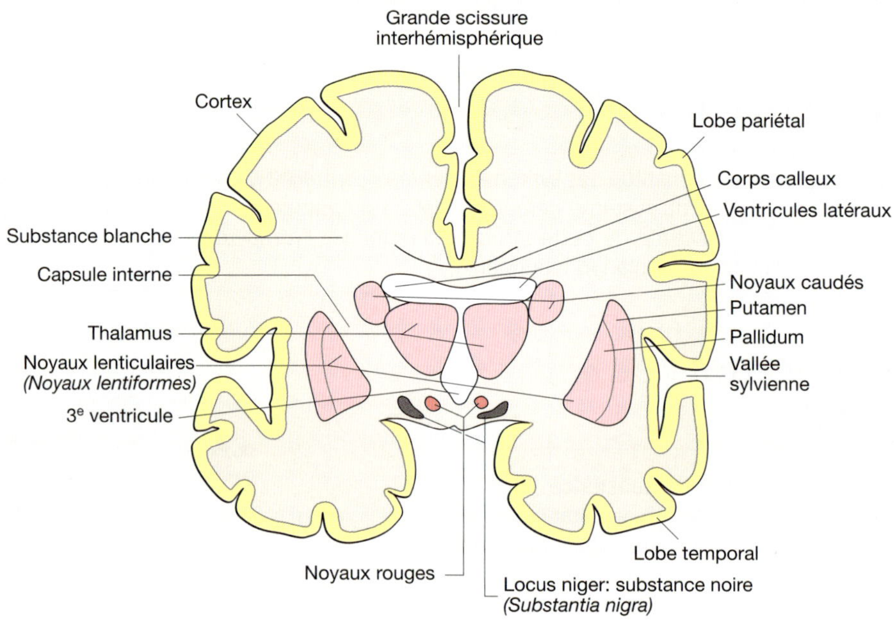


Fig. 8.2 *Coupe frontale du cerveau : les thalamus et les noyaux gris centraux.*

### *Noyaux gris centraux et le thalamus*

On distingue le noyau caudé et le noyau lenticulaire constitué du putamen et du pallidum, principaux centres effecteurs moteurs du système extrapyramidal.

Le thalamus est un volumineux noyau qui borde latéralement la cavité du troisième ventricule. La quasi-totalité des afférences sensitives parvient au thalamus qui les intègre et les projette sur le cortex pariétal sensitif.

Il existe des connexions directes entre le thalamus et les noyaux gris centraux qui permettent au système de fonctionner de manière autonome.

### *Tronc cérébral*

Le tronc cérébral est composé de bas en haut du bulbe qui assure la jonction avec la moelle épinière cervicale, de la protubérance et des pédoncules cérébraux qui sont connectés aux hémisphères cérébraux (figure 8.4).

Il est le siège de nombreux centres, notamment des noyaux des nerfs crâniens et de la substance noire ou locus niger (noyau situé sur les voies de la motricité extrapyramidale).

En raison de sa situation anatomique, le tronc cérébral est le lieu de transit et de relais des grandes voies ascendantes et descendantes. Les premières s'enrichissent des fibres émanant des noyaux sensitifs des nerfs crâniens, les secondes des voies extrapyramidales. En raison de la décussation des voies longues, l'hémicorps droit est «pris en charge» par l'hémisphère gauche et réciproquement, tant sur le plan moteur que sensitif.

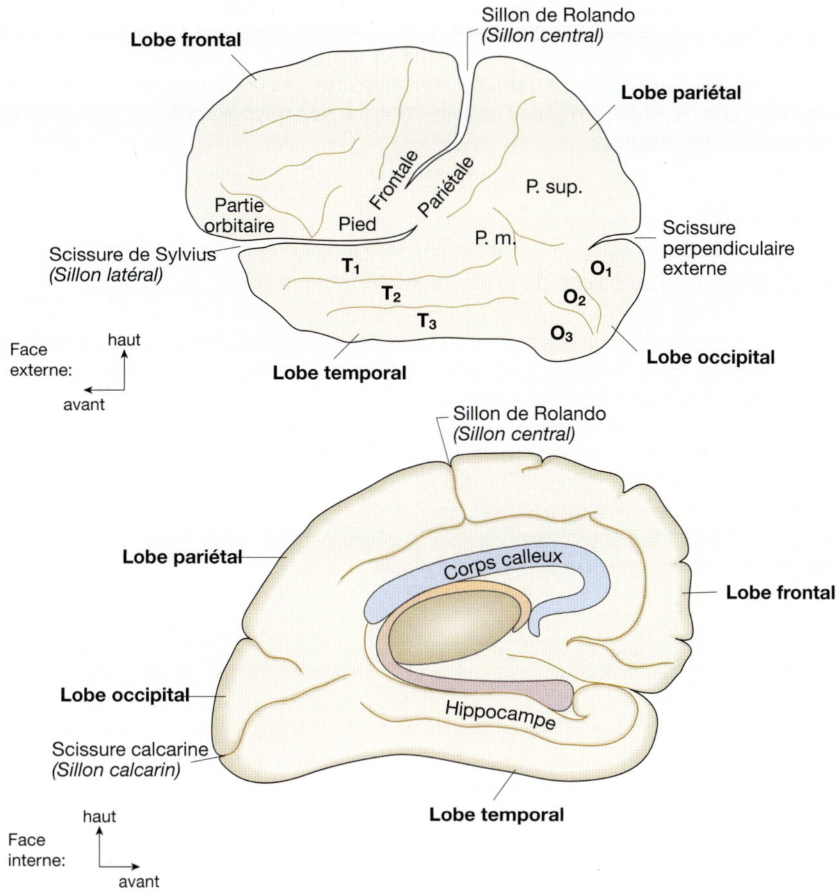


Fig. 8.3 *Les différentes circonvolutions du cortex cérébral.*

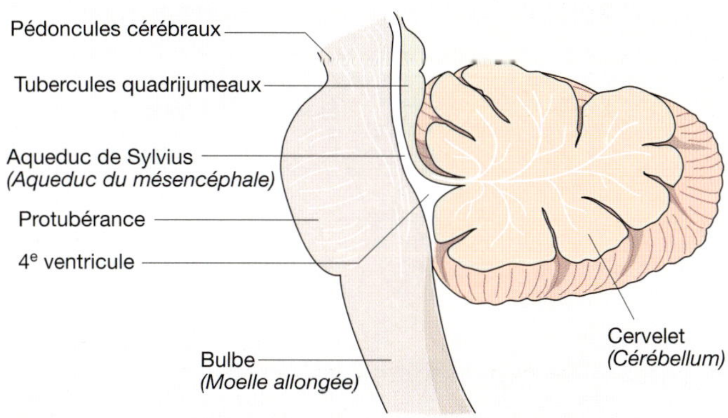


Fig. 8.4 *Le tronc cérébral et le cervelet (cérébellum) : coupe sagittale de l'étage sous-tentoriel.*

### Cervelet (cérébellum)

Le cervelet est situé à la face postérieure du tronc cérébral auquel il est uni par les pédoncules cérébelleux. Il est recouvert du cortex cérebelleux et comprend des noyaux situés en profondeur (noyau dentelé). En fonction des informations sensitives reçues de la périphérie par l'intermédiaire de structures du tronc cérébral, il régule l'activité motrice des noyaux moteurs des nerfs crâniens et des centres moteurs médullaires.

## MOELLE ÉPINIÈRE

La moelle épinière est située dans un canal osseux : le canal rachidien (foramen vertébral) et s'étend du bulbe au cône terminal au niveau de la première vertèbre lombaire (figure 8.5).

Sur une coupe transversale de la moelle, on observe la disposition des différents faisceaux : les voies de la sensibilité lemniscale (proprioceptive et superficielle fine) cheminent dans les cordons postérieurs de la moelle et constituent les faisceaux de Goll et Burdach.

La sensibilité extralemniscale est véhiculée par les faisceaux (tractus) spino-thalamique antérieur (sensibilité superficielle non discriminative) et spinothalamique latéral (sensibilité thermique et algique) tous les deux situés dans le cordon antérieur.

La voie pyramidale siège dans le cordon latéral.

Les voies de la motricité extrapyramidale (faisceaux réticulo-spinal, rubro-spinal, vestibulo-spinal…) se distribuent dans les cordons antérieur et latéral de la moelle.

La corne antérieure est le siège des corps cellulaires des motoneurones. C'est à ce niveau que le premier neurone moteur issu de l'encéphale fait synapse avec le second motoneurone qui quitte la moelle par la racine antérieure.

Les fibres sensitives atteignent la moelle par la racine postérieure et gagnent la corne postérieure. Celles qui véhiculent la sensibilité extralemniscale s'y terminent et font synapse avec le deuxième neurone sensitif qui croise la ligne médiane et rejoint le faisceau spinothalamique controlatéral. La corne postérieure constitue ainsi le point de départ de la voie extralemniscale.

Les fibres de la sensibilité lemniscale transitent par la corne postérieure, rejoignent le cordon postérieur et entrent dans la constitution des faisceaux de Goll et Burdach (faisceaux gracile et cunéiforme).

Les grandes voies motrices et sensitives la traversent et constituent la substance blanche, située en périphérie.

La substance grise médullaire, centrée par le canal de l'épendyme (canal central de la moelle spinale), a une forme de papillon constitué de deux cornes antérieures et postérieures.

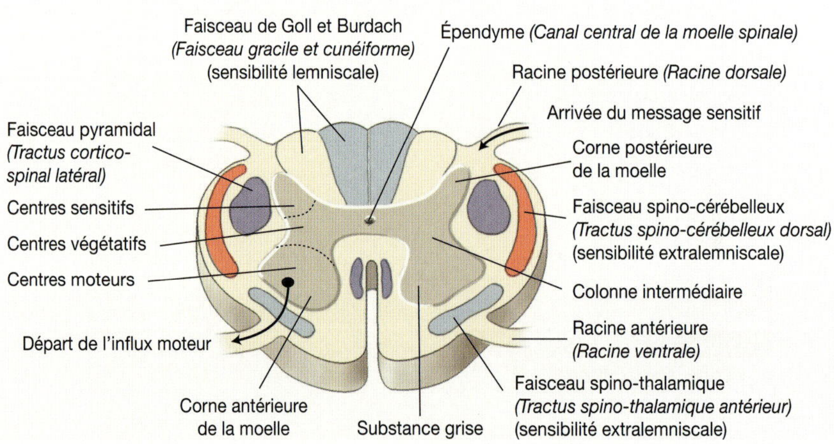


Fig. 8.5 *La moelle épinière.*

## MÉNINGES

Le système nerveux central est enveloppé de trois tuniques appelées méninges (figure 8.6) :

- la dure-mère, feuillet externe et résistant ;
- l'arachnoïde en situation intermédiaire, richement vascularisée et synthétisant une partie du liquide céphalo-rachidien ;
- la pie-mère, tunique interne au contact du cerveau et de la moelle.

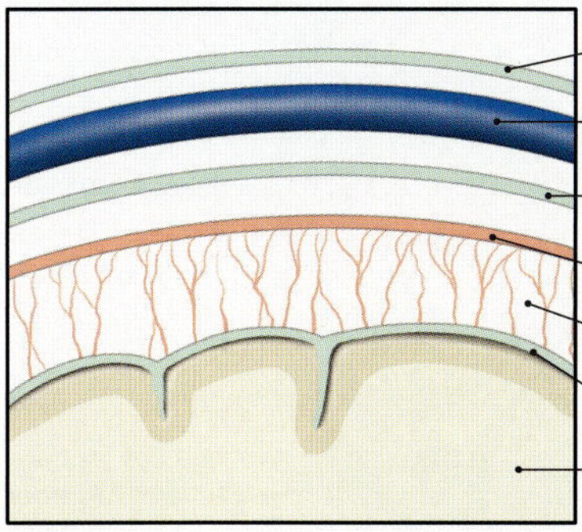


Fig. 8.6 *Les différents feuillets méningés.*
***Les veines ou sinus cérébraux circulent entre les deux feuillets de la dure-mère, tandis que le LCR circule dans l'espace sous-arachnoïdien, entre l'arachnoïde et la pie-mère.***

## LIQUIDE CÉPHALO-RACHIDIEN (LCR)

Le cerveau et la moelle « baignent » dans un liquide stérile appelé liquide céphalo-rachidien (ou LCR). Ce liquide est sécrété par les plexus choroïdes situés dans les ventricules et circule dans l'espace sous-arachnoïdien à la surface du système nerveux central, dans des cavités : les « ventricules » et dans un canal creusé au centre de la moelle : « l'épendyme » (canal central de la moelle spinale) (figure 8.7).

Il existe deux ventricules latéraux (situés dans la profondeur des hémisphères cérébraux), un troisième ventricule (V3 : médian, entouré des noyaux gris centraux et du thalamus) et un quatrième ventricule (V4 : également médian, situé dans le tronc cérébral). Les ventricules communiquent par des orifices : le trou de Monro entre les ventricules latéraux et le V3, l'aqueduc de Sylvius entre V3 et V4. Le V4 communique avec le canal de l'épendyme.

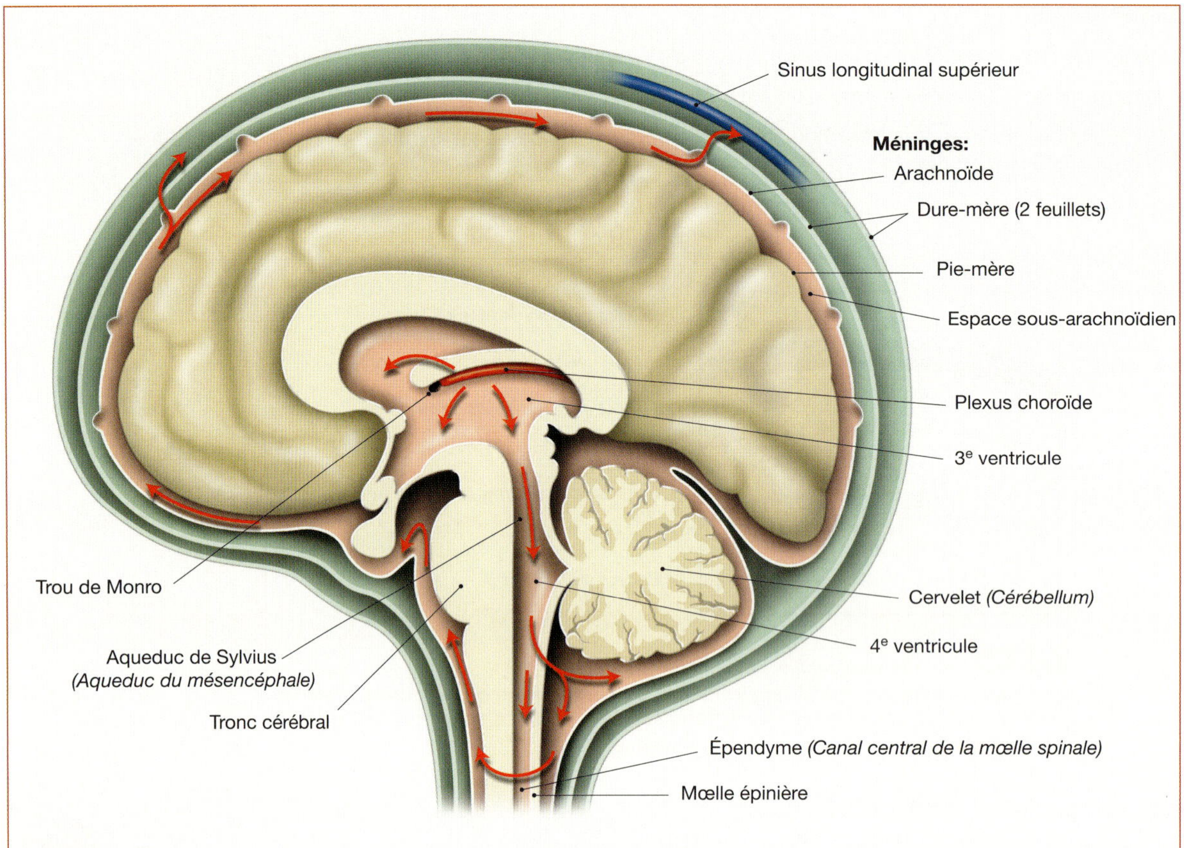


**Fig. 8.7** ***Sécrétion, circulation et résorption du LCR, sur une coupe saggitale et médiane du système nerveux central.***
***Le liquide céphalo-rachidien est sécrété par filtration du sang au niveau des plexus choroïdes situés dans les ventricules (A). Le LCR circule dans les ventricules, le canal de l'Épendyme (canal central de la mœlle spinale) et dans l'espace sous-arachnoïdien tant au niveau médullaire qu'encéphalique. Il est résorbé par les granules de Pacchioni au niveau de l'arachnoïde, sur la convexité de l'encéphale (B).***

## VASCULARISATION CÉRÉBRALE

On distingue deux systèmes différents de vascularisation qui sont sous la dépendance des artères du cou (figure 8.8) : le système carotidien (artères carotides internes) et le système vertébro-basilaire (artères vertébrales qui s'unissent pour donner naissance au tronc basilaire).

À la base du crâne, les systèmes carotidiens internes droit et gauche et le système vertébro-basilaire sont reliés entre eux par des artères constituant le polygone de Willis (figure 8.9). Les hémisphères cérébraux sont vascularisés par trois artères : deux issues de l'artère carotide interne (artère cérébrale antérieure et moyenne ou sylvienne) et une naissant de la terminaison du tronc basilaire (artère cérébrale postérieure).

Le tronc cérébral et le cervelet sont vascularisés par des branches du tronc basilaire.

Les artères vascularisent chacune des structures cérébrales bien définies qui constituent des territoires vasculaires (figures 8.10 et 8.11).

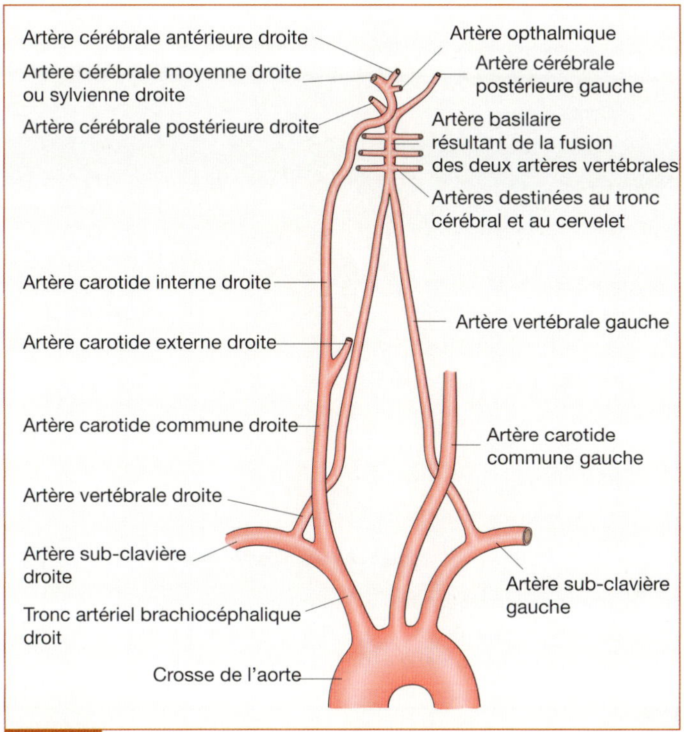


**Fig. 8.8** *Les vaisseaux du cou à destinée cérébrale.*

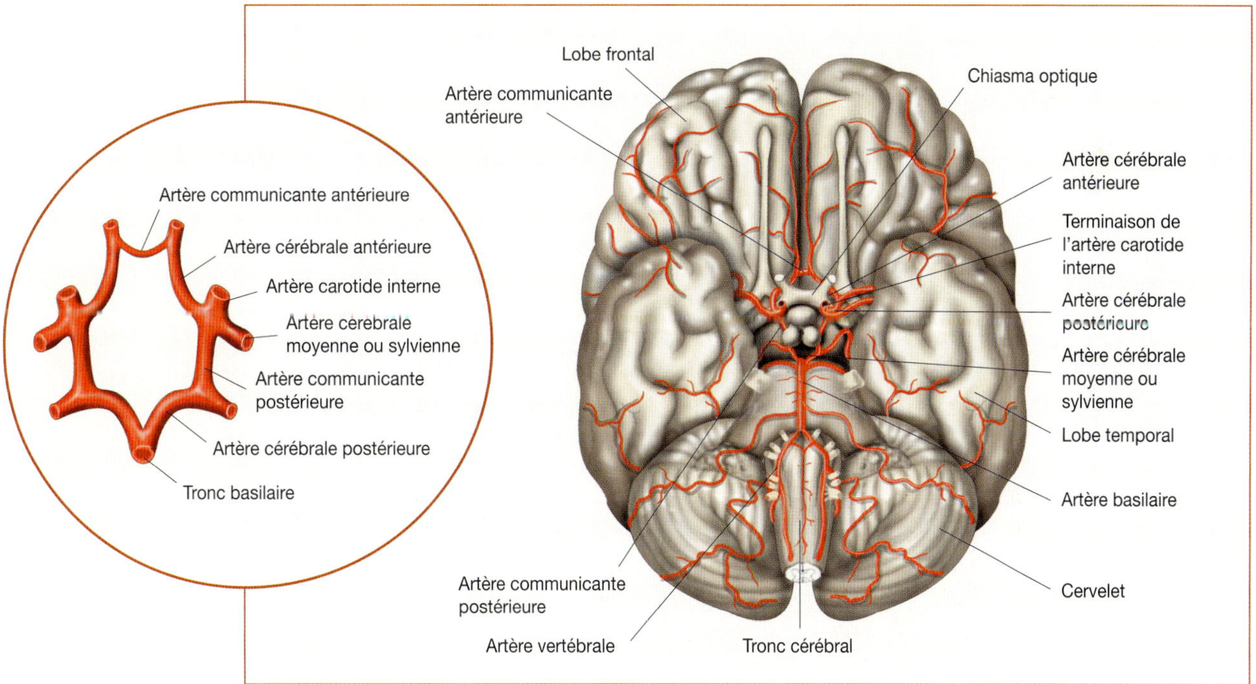


**Fig. 8.9** *Le polygone de Willis sur une vue inférieure de l'encéphale.*

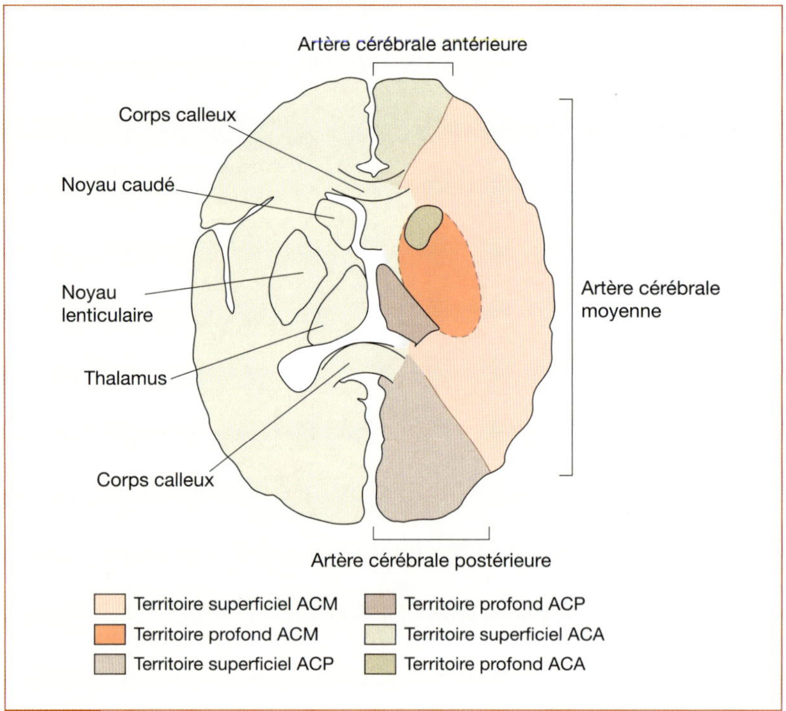


Fig. 8.10 *Les territoires artériels sur une coupe horizontale des hémisphères cérébraux passant par les noyaux gris centraux.*

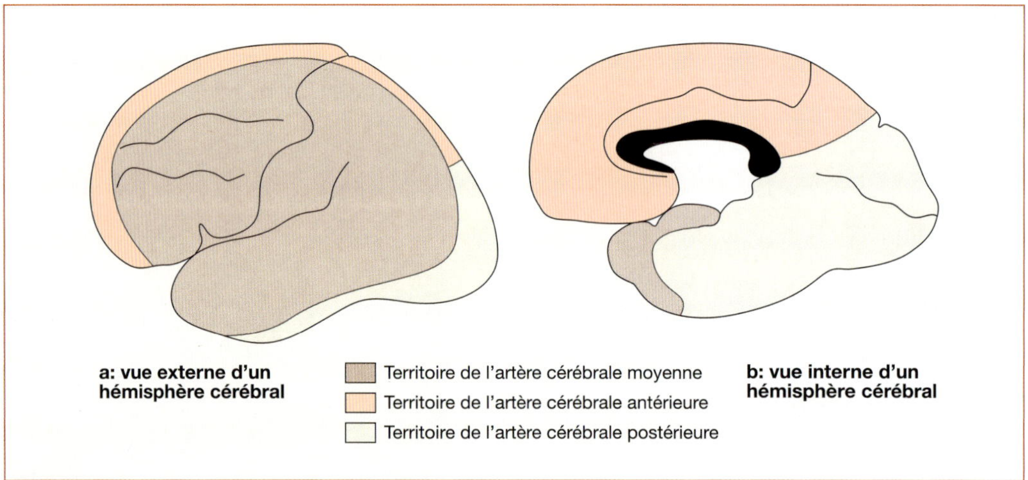


Fig. 8.11 *Les territoires artériels.*

# Système nerveux périphérique

Le SNP est composé des nerfs rachidiens ou périphériques qui naissent dans la moelle et des nerfs crâniens qui naissent des noyaux du tronc cérébral et sont destinés à la face et au cou. (Il est convenu que les noyaux de ces nerfs rachidiens et crâniens appartiennent au SNP.)

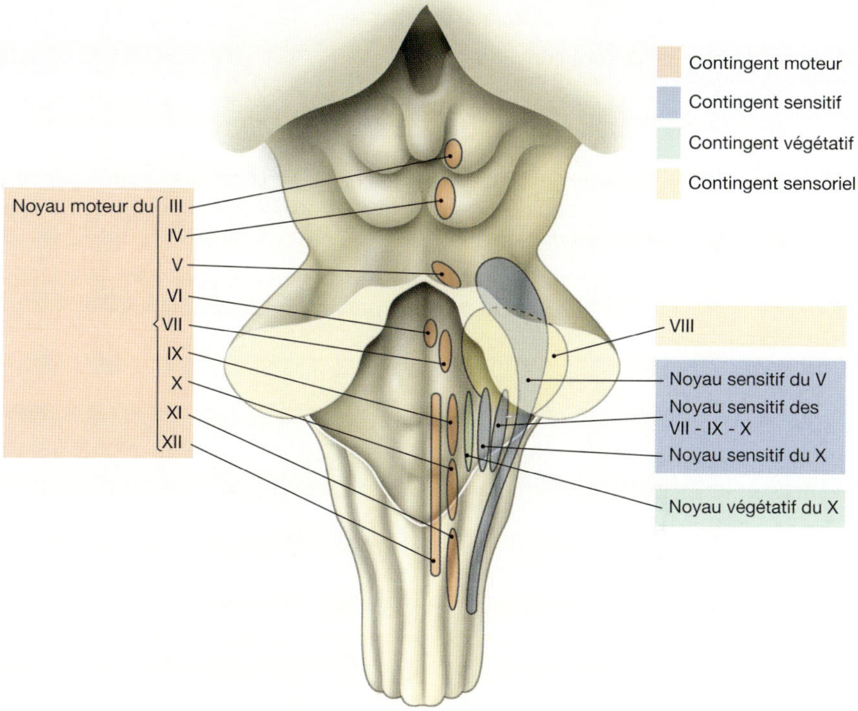


**Fig. 8.12** *Noyaux des nerfs crâniens.*
*À l'exception des 2 premières paires (I ou nerf olfactif, II ou nerf optique), les nerfs crâniens ont leurs noyaux situés dans le tronc cérébral : les noyaux des nerfs III (ou nerf oculomoteur commun) et IV (ou nerf pathétique) au niveau des pédoncules cérébraux ; des nerfs V (nerf trijumeau), VI (nerf oculomoteur externe), VII (nerf facial) et VIII (nerf auditif ou cochléo-vestibulaire) au niveau de la protubérance ; et des nerfs IX (nerf glosso-pharyngien), X (nerf pneumogastrique), XI (nerf spinal) et XII (nerf grand hypoglosse) au niveau du bulbe.*
*Les noyaux sont alignés de telle sorte que l'on décrit de l'intérieur vers l'extérieur : une colonne motrice, proche de la ligne médiane, une colonne sensitive et une colonne végétative.*

## NERFS RACHIDIENS

Ils comprennent un contingent moteur et un contingent sensitif.

- Un **contingent moteur** constitué des corps cellulaires des motoneurones, de l'émergence des racines ventrales qui se regroupent au niveau cervical et lombosacré pour former les plexus cervicaux et lombosacrés d'où naissent les troncs nerveux destinés aux muscles des membres supérieurs et inférieurs. (Au niveau du rachis dorsal, les racines ne s'articulent pas entre elles et constituent les nerfs intercostaux.)
- Un **contingent sensitif** constitué des récepteurs sensitifs d'où partent des fibres sensitives regroupées en troncs nerveux. Le corps cellulaire des neurones sensitifs est situé dans les ganglions rachidiens postérieurs. Les fibres sensitives forment des plexus à la racine des membres puis gagnent la corne postérieure de la moelle par les racines dorsales.

*Remarque :* les plexus sont donc constitués de l'intrication des fibres nerveuses motrices et sensitives issues des racines adjacentes. De même, les troncs nerveux sont moteurs purs, sensitifs purs ou mixtes.

## NERFS CRÂNIENS

Il existe 12 paires de nerfs crâniens numérotés de I à XII :

- **les nerfs sensoriels** : le nerf olfactif (I), le nerf optique (II) et la huitième paire crânienne (VIII) constituée d'un contingent cochléaire (audition) et d'un contingent vestibulaire (équilibre) ;
- **les nerfs moteurs** : les nerfs oculomoteurs (III, IV et VI) permettent les mouvements des yeux ; le nerf facial (VII) assure la motricité de la face et le grand hypoglosse (XII) celle de la langue ;
- **les nerfs sensitifs** : le nerf trijumeau (V) assure l'innervation sensitive de la face ;
- **les nerfs mixtes** : les neuvième (IX), dixième (X) et onzième (XI) paires crâniennes prennent en charge la motricité et la sensibilité de la sphère oro-pharyngo-laryngée. Le X a de plus une fonction végétative pour les organes cardio-respiratoires et les viscères.

# Système nerveux autonome ou végétatif

Le système nerveux autonome ou végétatif est constitué de deux systèmes : le système nerveux orthosympathique et le système nerveux parasympathique (figure 8.13).

Ils sont constitués de :

- centres situés au niveau du tronc cérébral et de la moelle ;
- neurones dits préganglionnaires, cholinergiques (figure 8.14) ;
- ganglions situés dans la chaîne sympathique latéro-vertébrale, à distance de l'organe qu'ils innervent pour le système nerveux orthosympathique, au niveau de cet organe pour le système nerveux parasympathique ;
- neurones postganglionnaires cholinergiques dans le système nerveux parasympathique, adrénergiques dans le système nerveux orthosympathique.

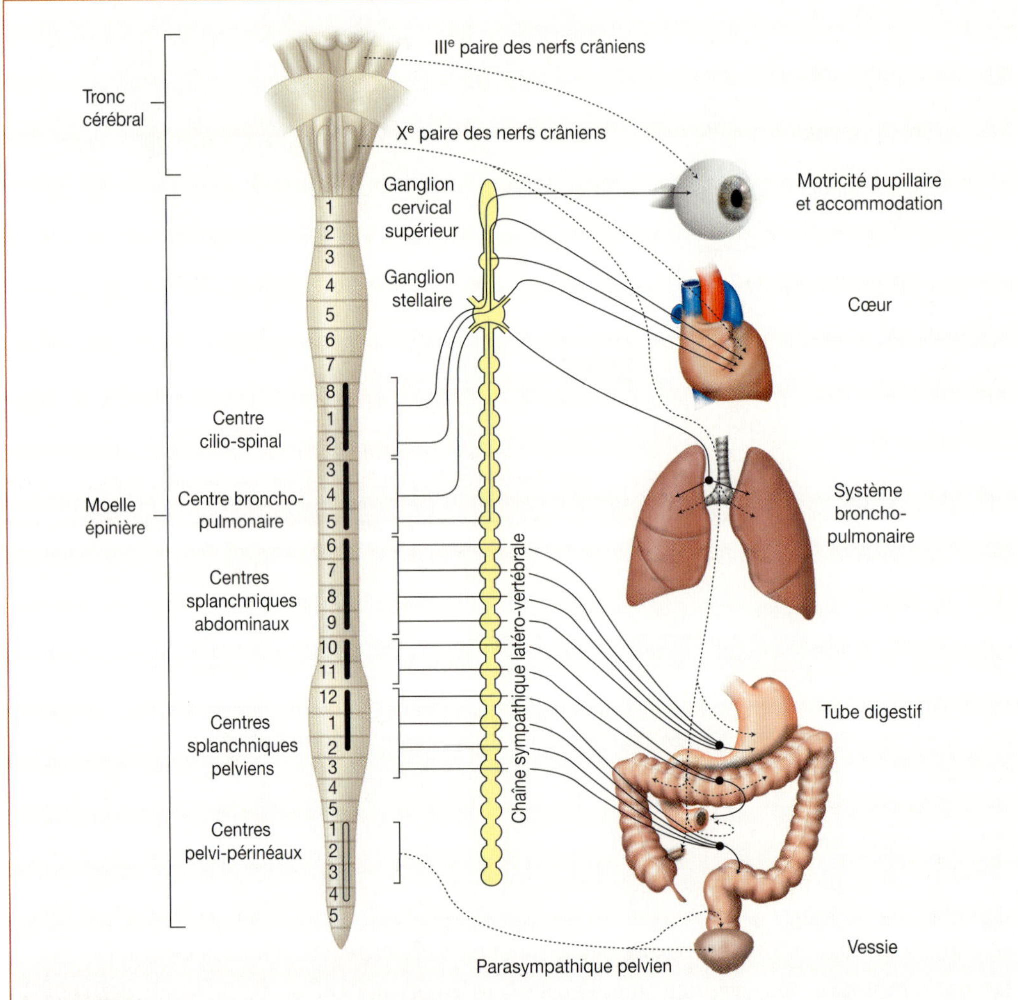


Fig. 8.13 *Les centres végétatifs médullaires.*
*En traits pleins : l'ortho-sympathique ; en traits pointillés : le parasympathique.*

# Physiologie

## Physiologie de la cellule nerveuse

La structure élémentaire est la cellule nerveuse ou neurone (figure 8.14). Elle est constituée d'un corps cellulaire où naît l'influx nerveux. Les axones conduisent l'influx du corps cellulaire vers la périphérie. Les dendrites sont les « antennes réceptrices » et conduisent l'influx de la périphérie vers le corps cellulaire (figure 8.15).

Les axones sont entourés ou non d'une gaine de myéline synthétisée par les oligodendrocytes au niveau du système nerveux central et par les cellules de Schwann au niveau du système nerveux périphérique (figure 8.16). Ils sont regroupés en voies ou faisceaux (SNC) et en nerfs (SNP).

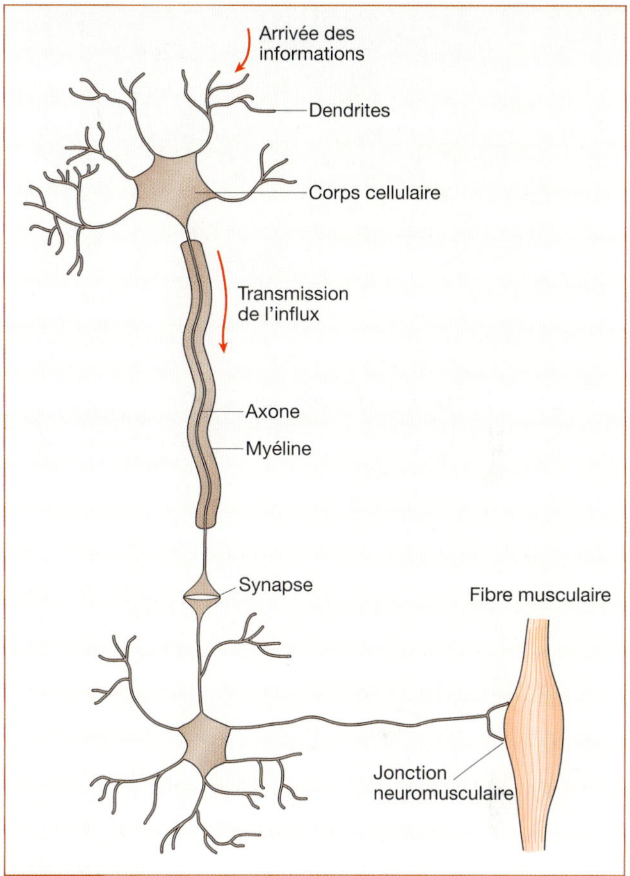


**Fig. 8.14** *Schéma d'un neurone et d'une synapse.*

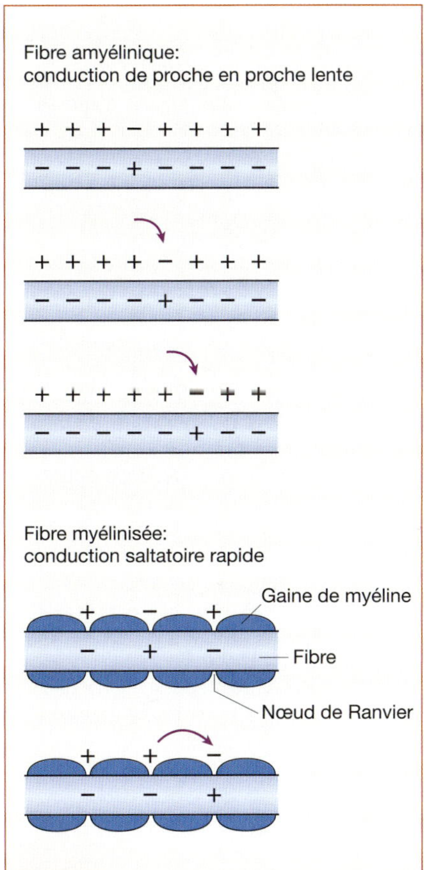


**Fig. 8.15** *La conduction le long de la fibre nerveuse.*

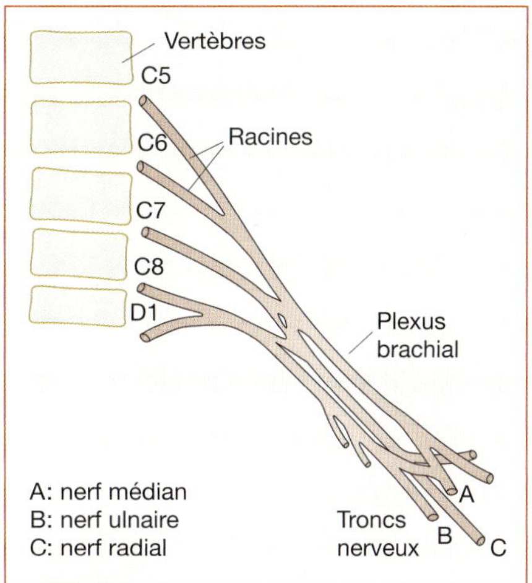


**Fig. 8.16** *Organisation générale du système nerveux périphérique (racines, plexus, troncs nerveux) : exemple au niveau cervical.*

# Physiologie de la motricité

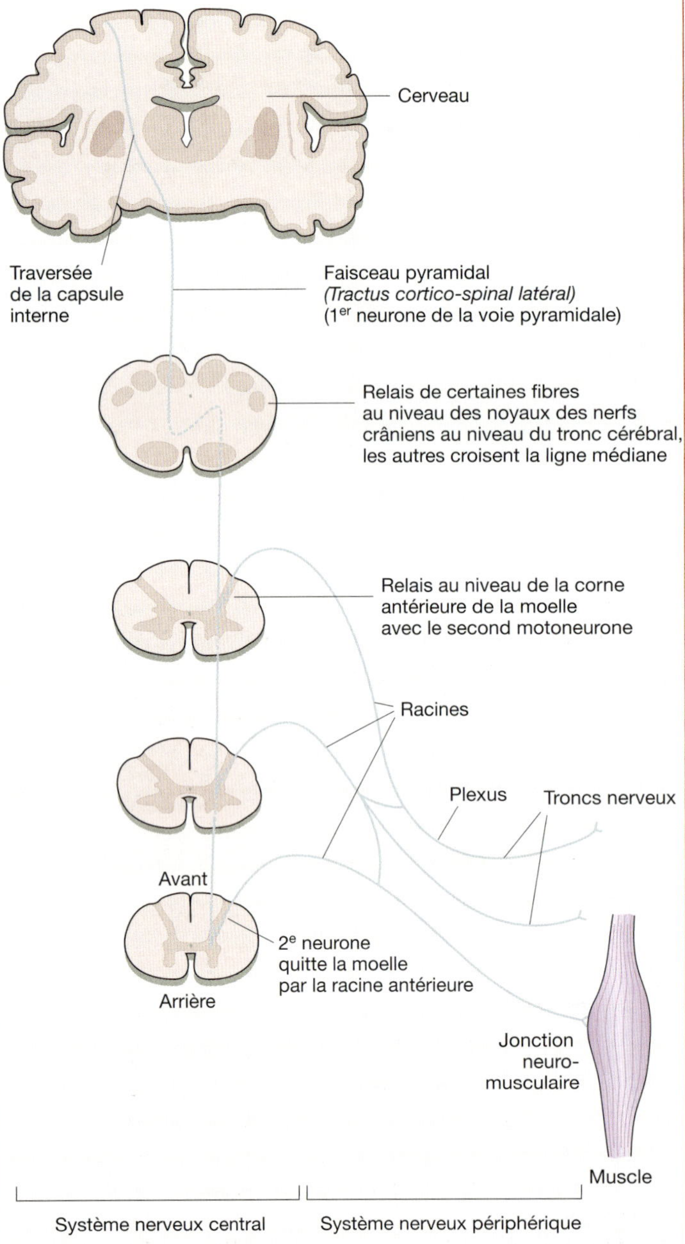


**Fig. 8.17** *Organisation générale de la motricité volontaire : le système pyramidal.*

## SYSTÈME PYRAMIDAL

L'« ordre » moteur est donné par le cortex frontal (aire frontale ascendante). Il est transmis par la grande voie pyramidale qui traverse la capsule interne et gagne les noyaux moteurs des nerfs crâniens dans le tronc cérébral (innervation motrice de la face) et les motoneurones dans la corne antérieure de la moelle (innervation du tronc et des membres). Le second neurone de cette voie de la motricité volontaire est constitué des nerfs crâniens et des nerfs rachidiens (nerfs spinaux). Ces derniers se regroupent en plexus d'où naissent les nerfs périphériques destinés aux muscles. Le système pyramidal est un système très rapide et très spécialisé (figure 8.17).

L'excitabilité est la propriété essentielle de la fibre nerveuse. Le potentiel d'action apparaît pour une stimulation électrique d'intensité suffisante, selon la loi du tout ou rien. Il correspond à la dépolarisation ponctuelle de la membrane axonale. La propagation de l'influx nerveux est assurée soit par dépolarisation de la membrane de proche en proche le long des petits axones amyéliniques, soit par saut d'un nœud de Ranvier à l'autre sur les fibres myélinisées. Les neurones ont la possibilité de transmettre un signal électrique à d'autres cellules nerveuses au niveau de la synapse par l'intermédiaire d'une substance spécifique appelée neuromédiateur. Celui-ci se fixe sur des récepteurs spécifiques provoquant la dépolarisation du neurone postsynaptique. La jonction entre cellule nerveuse et cellule musculaire est appelée plaque motrice : la libération du neuromédiateur (acétylcholine) s'accompagne d'une dépolarisation de la membrane musculaire et d'une contraction.

## SYSTÈME EXTRAPYRAMIDAL

La motricité est en permanence régulée par des systèmes plurisynaptiques à conduction plus lente : les voies extrapyramidales (figure 8.18). Le cervelet et les noyaux gris centraux en sont le point de départ. Cette fonction n'est pas consciente.

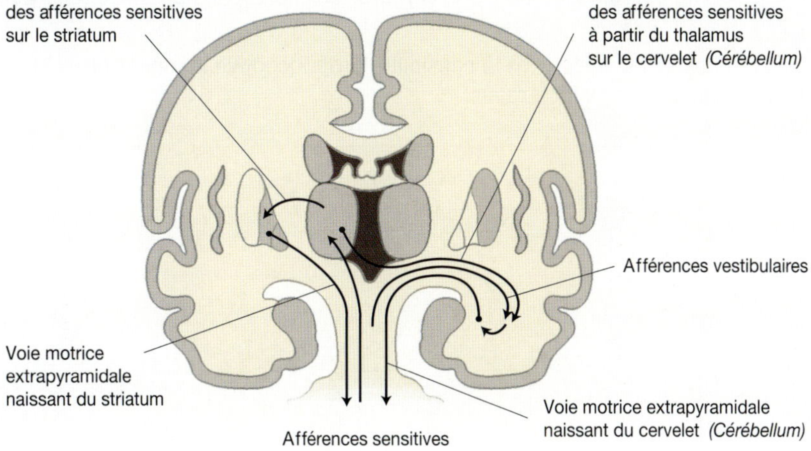


Fig. 8.18 *Le système extrapyramidal.*

- Les neurones du locus niger (ou substance noire) sont connectés aux noyaux gris centraux et principalement au striatum. Ils activent le striatum grâce à un neurotransmetteur : la dopamine. Cette boucle nigro-striée entretient, régule et assure l'automatisme des mouvements et des postures.
- Le cervelet (cérébullum) coordonne l'action des différents muscles au cours du mouvement volontaire. Il intervient dans l'équilibre et la marche en adaptant le tonus musculaire et les mouvements en fonction des informations sensitives profondes reçues en permanence : position des membres et des segments de membres les uns par rapport aux autres (sensibilité proprioceptive) et position et déplacement de la tête et du cou (système vestibulaire).

Toutes les fibres motrices, qu'elles appartiennent au système pyramidal ou extrapyramidal, se terminent au niveau des motoneurones de la corne antérieure et se répartissent aux différents étages médullaires.

# Physiologie de la sensibilité

Il existe différents types de sensibilités. À chacun correspond un type de fibre nerveuse, de voie de transmission jusqu'au cerveau et un type de récepteur périphérique situé sur la peau, les muqueuses, les muscles, les tendons, les articulations, les vaisseaux ou les viscères. On distingue deux systèmes anatomiquement et fonctionnellement différents :

- **Le système lemniscal** est une voie directe et rapide véhiculant la sensibilité superficielle fine épicritique et la sensibilité profonde ou proprioceptive. La sensibilité lemniscale est véhiculée du récepteur périphérique vers les racines postérieures de la moelle, gagne les cordons postérieurs de la moelle (faisceaux de Goll et Burdach (faisceaux gracile et cunéiforme) et fait relais au niveau du bulbe (figure 8.19). Le second neurone croise la ligne médiane et atteint le thalamus spécifique. Le troisième neurone (radiations thalamiques) rejoint le cortex pariétal sensitif (aire pariétale ascendante) controlatéral au récepteur.
- **Le système extralemniscal** véhicule les sensibilités thermoalgique, tactile grossière non discriminative et proprioceptive inconsciente. C'est un système plurisynaptique à conduction plus lente.

Les fibres périphériques se terminent dans la corne postérieure de la moelle où elles font synapse avec diverses fibres (figure 8.20).

La sensibilité thermique et algique est transportée par le faisceau néospinothalamique qui croise au niveau médullaire, traverse le tronc cérébral sans faire relais et atteint le thalamus puis le cortex cérébral.

La sensibilité tactile grossière gagne le tronc cérébral par le faisceau spino-réticulo-thalamique et se projette sur la substance réticulée du tronc cérébral. Les fibres gagnent ensuite le thalamus non spécifique.

Les voies spinocérébelleuses véhiculent la sensibilité proprioceptive inconsciente. Elles sont directes et atteignent le cervelet sans faire relais.

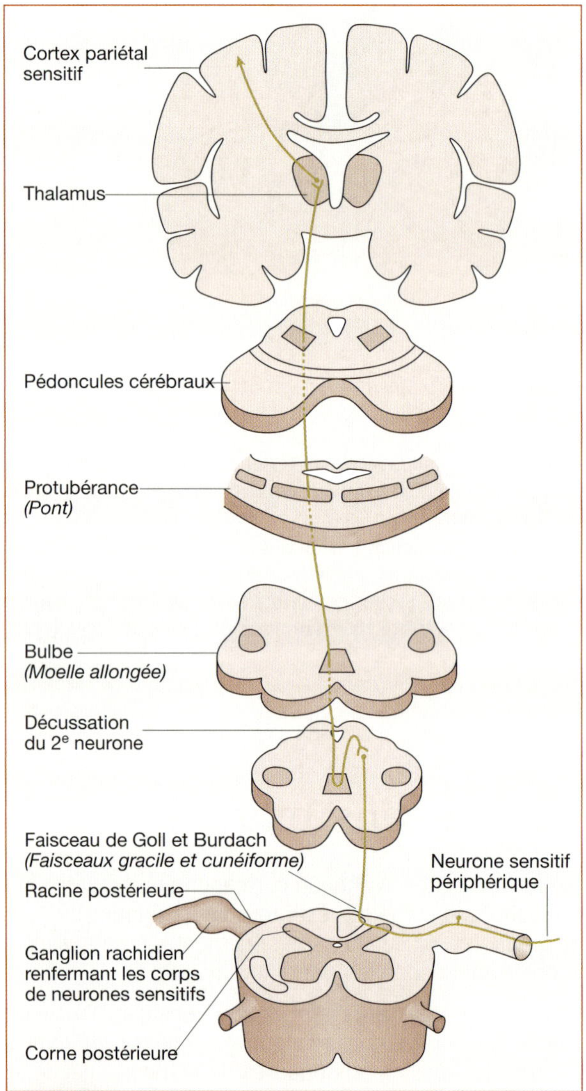


Fig. 8.19 *Schéma des voies de la sensibilité lemniscale.*

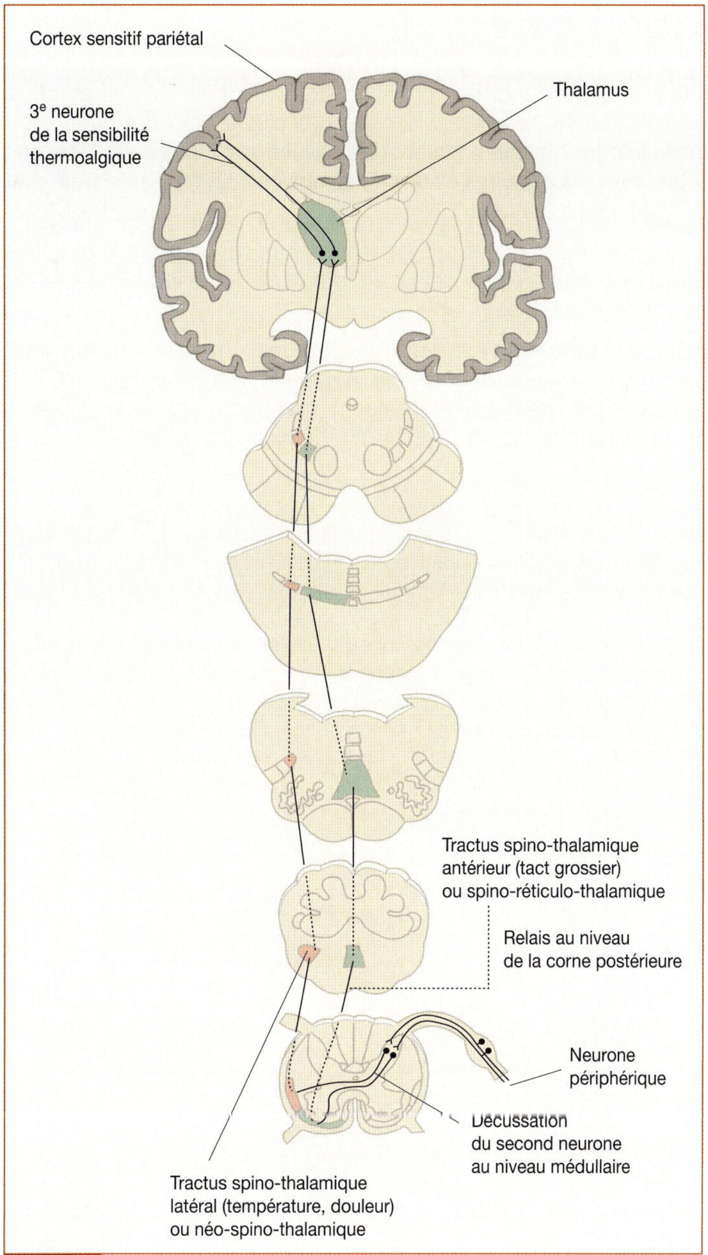


**Fig. 8.20** *Schéma des voies de la sensibilité extralemniscale (les voies spino-cérébelleuses ne sont pas représentées).*

# Organisation cérébrale

Le cortex cérébral est divisé en zones fonctionnelles distinctes : les aires cérébrales. Les aires primaires (c'est-à-dire motrice, sensitive, visuelle…) reçoivent des informations par l'intermédiaire des structures sous-jacentes qui leur envoient des projections. L'information est ensuite transmise à des aires adjacentes, dites secondaires et tertiaires, qui les intègrent et les analysent.

Le carrefour temporo-pariéto-occipital comprend des aires associatives au niveau desquelles sont intégrées les diverses afférences issues des aires primaires, secondaires et tertiaires. Ces aires associatives permettent une information consciente hautement élaborée à partir des informations sensitives, sensorielles et intellectuelles.

Le cerveau est un organe latéralisé, c'est-à-dire que les fonctions intellectuelles ne sont pas reparties de façon identique sur les deux hémisphères : le langage est pris en charge par l'hémisphère gauche chez les droitiers, tandis que l'hémisphère droit gère les fonctions visio-spatiales. On parle d'hémisphère dominant pour le gauche chez le droitier et d'hémisphère mineur pour le droit, toujours chez le droitier.

Le lobe frontal est le plus volumineux; il est situé en avant du sillon de Rolando (sillon central). Il comprend les aires motrices (aire frontale ascendante), des aires impliquées dans la production du langage (région de Broca), dans la programmation motrice (aires prémotrices) et dans le contrôle comportemental (planification, convenances sociales).

En arrière se trouve le lobe pariétal qui reçoit les influx sensitifs (aire pariétale ascendante) et comprend des aires impliquées dans la compréhension du langage (région de Wernicke) ou les fonctions visuo-spatiales.

Le lobe temporal est situé en dessous de la scissure de Sylvius (sillon latéral) et à la partie inférieure et interne de l'encéphale. Il comporte les aires auditives, une partie des aires du langage et des zones fonctionnelles impliquées dans les processus de mémorisation (cortex hippocampique).

Enfin, en arrière de la scissure calcarine (sillon calcarin) siège le lobe occipital, à la partie postérieure de l'encéphale. Les aires visuelles se trouvent à son niveau.

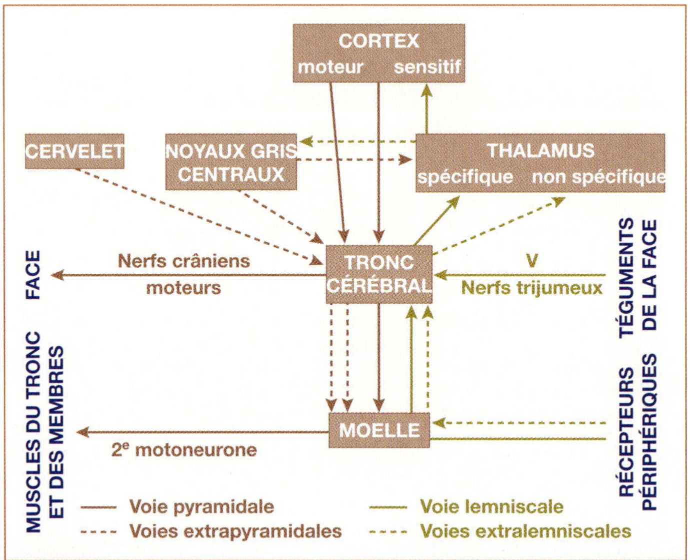


Fig. 8.21 *Récapitulatif de l'organisation générale du système nerveux.*

**Points-clés**

1. Le **système lemniscal**, système à conduction rapide et hautement spécialisé :
La sensibilité profonde et superficielle fine est captée par des récepteurs spécialisés situés dans la peau, les articulations et les muscles.
Le message est véhiculé par des grosses fibres myélinisées à conduction rapide. La transmission jusqu'au cortex pariétal ne fait intervenir que trois neurones.
2. Le **système extralemniscal**, système plus lent :
Les sensibilités superficielle grossière et thermoalgique sont captées par des récepteurs cutanés. Elles sont véhiculées par des fibres plus petites et peu ou pas myélinisées. Il existe de nombreux relais aux différents niveaux de la conduction médullaire et cérébrale.

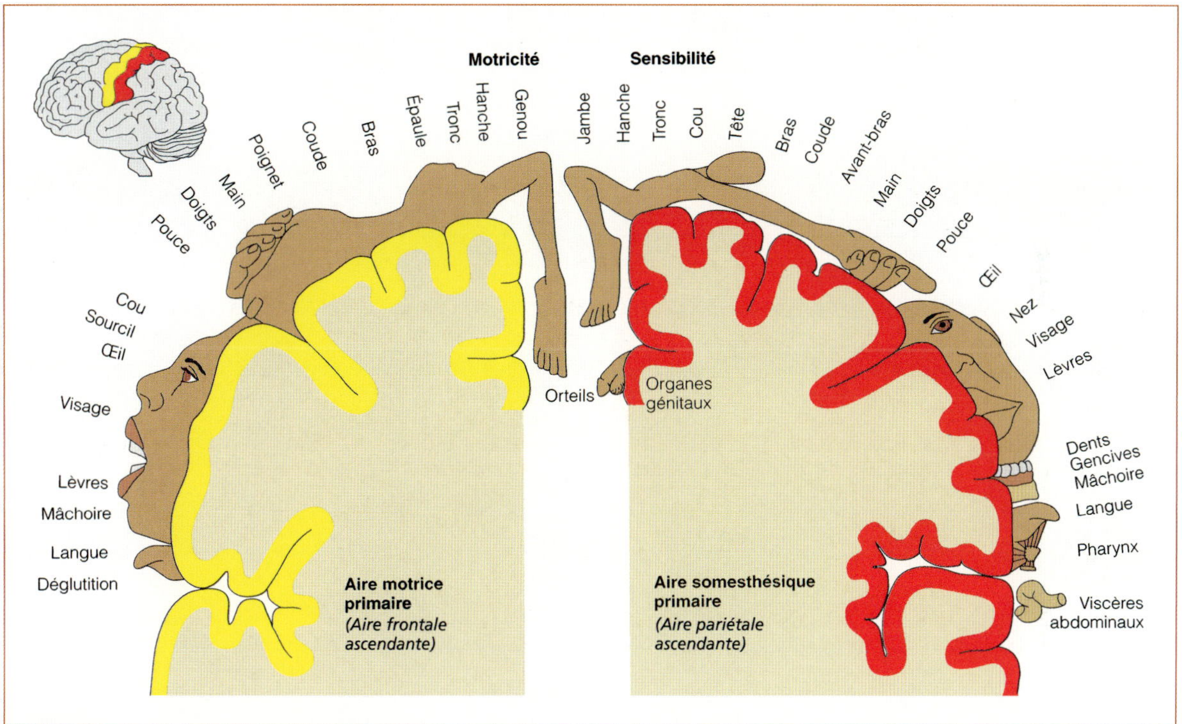


**Fig. 8.22** *Aires motrices et somesthésiques*

*L'« ordre » moteur émane du cortex moteur primaire, dans l'aire frontale ascendante. Chaque région du corps est « commandée » par une région correspondante du cortex. C'est la « somatotopie motrice ». De même, la sensibilité de chaque région du corps est projetée sur une région correspondante à un niveau de l'aire sensitive primaire, sur le cortex pariétal ascendant : c'est la « somatotopie somesthésique ».*

**Points-clés**

1. La **motricité volontaire**, l'**équilibre** et la **marche** sont assurés par plusieurs systèmes qui **fonctionnent en synergie** :
– L'effecteur est constitué des muscles innervés par les voies motrices pyramidales (motricité volontaire) et extrapyramidales (équilibre, tonus postural, motricité automatique…)
– Le système lemniscal véhicule les informations proprioceptives provenant des articulations, muscles et tendons, et destinées au cervelet et aux noyaux gris centraux *via* le thalamus. Ils régulent en permanence le déroulement des gestes et de la marche.
– Le système vestibulaire, sensible aux accélérations et aux décélérations de la tête, transmet l'information au cervelet, aux noyaux oculomoteurs et aux noyaux gris centraux, permettant une adaptation posturale du tronc et des yeux.
– Le contrôle visuel.

# Vie de relation : organes des sens

9

## Vision

Plusieurs structures participent à l'élaboration d'une fonction visuelle de qualité.

L'œil ou globe oculaire constitue l'organe récepteur de la vision (figure 9.1). Les voies optiques comprennent l'ensemble des neurones qui transmettent l'information visuelle de la rétine jusqu'au cortex cérébral occipital. Les muscles oculomoteurs assurent la motilité coordonnée des deux yeux. La conjonctive, les voies lacrymales et les paupières sont nécessaires à une fonction visuelle normale. Nous décrirons l'anatomie et la physiologie de chacune de ces structures.

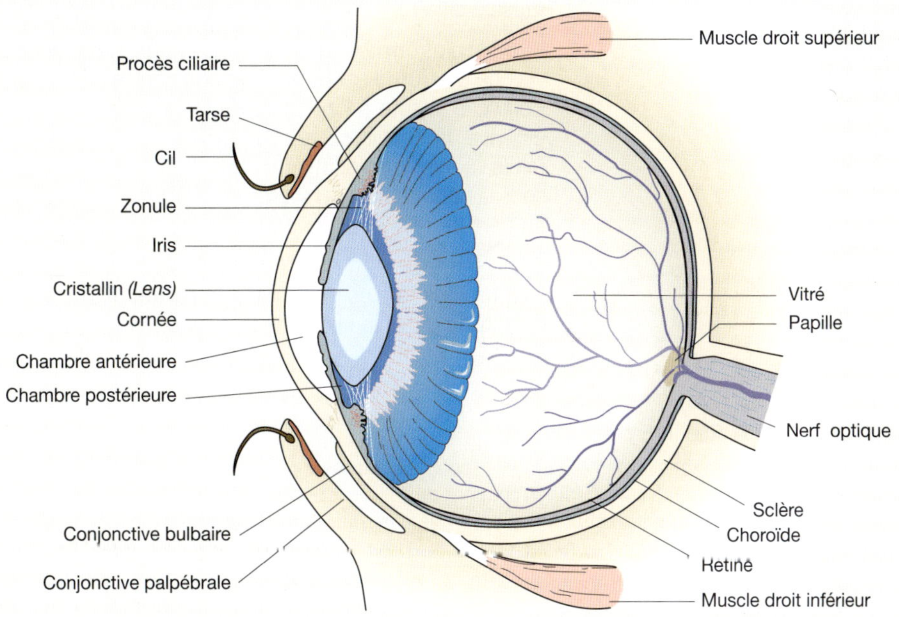


**Fig. 9.1** *Coupe sagittale du globe oculaire.*

### Œil ou globe oculaire

Il a la forme d'une sphère de 23 mm de diamètre antéro-postérieur. Il pèse 7 g, son volume est de 6,5 $cm^3$. Il est contenu dans la partie antérieure de l'**orbite.**

L'œil est formé d'une paroi et d'un contenu.

## PAROI

La paroi postérieure du globe oculaire est formée de trois tuniques concentriques : de l'extérieur vers l'intérieur, la sclère (ou sclérotique), la choroïde et la rétine.

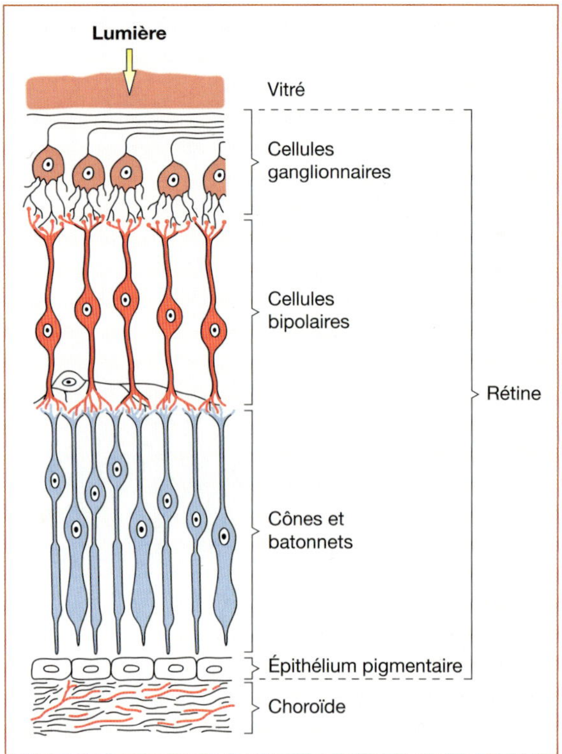


**Fig. 9.2** *Structure de la rétine.*

– La tunique la plus externe est la **sclère,** coque résistante, fibreuse, blanche, constituant les 4/5 postérieurs du globe. Sa surface externe présente les insertions des muscles oculomoteurs. Elle se prolonge en avant par la **cornée** parfaitement transparente qui ferme l'œil en avant comme un hublot. La zone de transition entre sclère et cornée est appelée **limbe scléro-cornéen.**

– La tunique intermédiaire est la **choroïde,** qui se poursuit en avant par le **corps ciliaire,** et l'**iris.**

La choroïde est très riche en vaisseaux sanguins disposés en couches superposées responsables de la coloration orangée du fond d'œil à l'examen ophtalmoscopique.

Le corps ciliaire sécrète l'humeur aqueuse grâce à ses procès ciliaires, et dirige l'accommodation, grâce au muscle ciliaire.

L'iris est plus ou moins pigmenté, prenant une couleur bleu, vert ou marron. Il est perforé en son centre par la **pupille**. Celle-ci s'adapte à l'intensité de la lumière : si la lumière est vive, la pupille se rétrécit (myosis); si la lumière est faible, la pupille se dilate (mydriase). L'iridoconstriction est sous la dépendance du système parasympathique annexé au nerf moteur oculaire commun (III); l'iridodilatation est sous la dépendance du système sympathique.

– La tunique la plus interne est la **rétine** (figure 9.2). Elle est située entre la choroïde et le vitré.

## STRUCTURE DE LA RÉTINE

La rétine est la structure essentielle de l'œil car elle reçoit les impressions lumineuses et les transmet au cerveau par les voies optiques. Elle comprend 10 couches de cellules dont les principales sont représentées sur la figure 9.2. La couche des photorécepteurs a pour rôle d'assurer la transduction visuelle : c'est-à-dire la transformation de l'énergie des rayons lumineux qui arrivent sur la rétine, en énergie électrique transmise au cerveau par les voies optiques.

On distingue deux types de photorécepteurs : les cônes (responsables de la vision diurne et de la vision des détails et des couleurs) et les bâtonnets (utilisés pour la vision dans l'obscurité).

Les photorécepteurs sont connectés aux cellules bipolaires, cellules de transition, elles-mêmes reliées aux cellules ganglionnaires qui se réunissent au niveau de la papille pour former le nerf optique (figure 9.2).

## CONTENU

Il est constitué des milieux transparents de l'œil que les rayons lumineux doivent traverser après la cornée, d'avant en arrière pour atteindre la rétine.

- **L'humeur aqueuse**, liquide incolore, occupe l'espace situé entre la cornée et le cristallin. Cet espace est divisé en chambres antérieure et postérieure par l'iris. L'humeur aqueuse est sécrétée par les procès ciliaires du corps ciliaire dans la chambre postérieure, traverse l'orifice pupillaire pour gagner la chambre antérieure, puis est évacuée par le trabéculum et le canal de Schlemm, dans l'angle irido-cornéen, vers les veines épisclérales.
- **Le cristallin** est une lentille biconvexe, convergente d'une puissance d'environ 20 dioptries, située entre l'iris en avant, et le vitré en arrière. Il est maintenu en place par la zonule de Zinn. Il mesure

10 mm de diamètre et 5 mm d'épaisseur. Il est constitué d'un noyau, d'un cortex et d'une capsule. C'est l'élément le plus important de l'appareil dioptrique de l'œil.

- **Le vitré** est un gel transparent, qui remplit la partie postérieure de l'œil, entre le cristallin et la rétine. Il représente en volume les 2/3 du globe oculaire. Il est enfermé dans une membrane, la hyaloïde.

**CLINIQUE**

**APPLICATION**

### LE CRISTALLIN

L'élasticité du cristallin lui permet de changer son rayon de courbure selon que l'œil est utilisé pour la vision de loin ou pour la vision de près. Au repos, le cristallin est réglé pour la vision de loin. En vision de près, le muscle ciliaire se contracte, ce qui augmente la convexité du cristallin et donc sa puissance de convergence. Avec l'âge, l'élasticité du cristallin diminue, réduisant ainsi le pouvoir d'accommodation à partir de 45 ans : c'est la presbytie. Le sujet est gêné en vision de près :

- s'il ne portait pas de lunettes auparavant, il doit en porter pour voir de près ;
- s'il portait déjà des lunettes auparavant, il doit porter des verres bifocaux (progressifs ou double foyer). La partie haute des verres bifocaux sert à la vision de loin et la partie basse, de puissance différente, sert à la vision de près.

L'opacification du cristallin est très fréquente chez le sujet âgé : c'est la cataracte.

# Voies optiques

Les voies optiques représentent l'ensemble des structures chargées de conduire l'information de l'œil au cortex visuel.

Elles comprennent le nerf optique, le chiasma optique, la bandelette optique (tractus optique), le corps genouillé latéral, les radiations optiques et le cortex visuel occipital (figure 9.4).

Comme nous l'avons vu plus haut, les axones des cellules ganglionnaires traversent la choroïde et la sclère, se réunissent en sortant du globe oculaire et constituent le **nerf optique.**

Les deux nerfs optiques se réunissent au niveau du **chiasma optique** qui surplombe directement l'hypophyse. Le chiasma se prolonge de chaque côté par la **bandelette optique** (tractus optique) jusqu'au **corps genouillé latéral (CGL).** Les **radiations optiques** relient le CGL au **cortex visuel occipital**. Le centre cortical visuel est situé sur la face interne du lobe occipital de part et d'autre de la scissure calcarine.

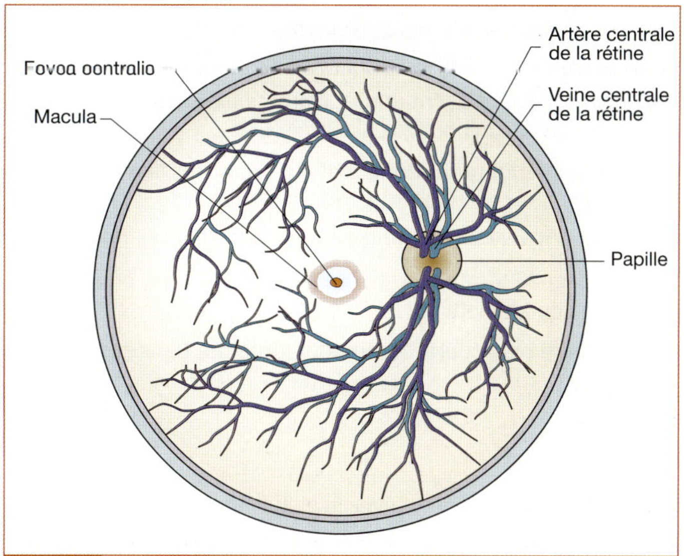


**Fig. 9.3** *Schéma d'un fond d'œil.*

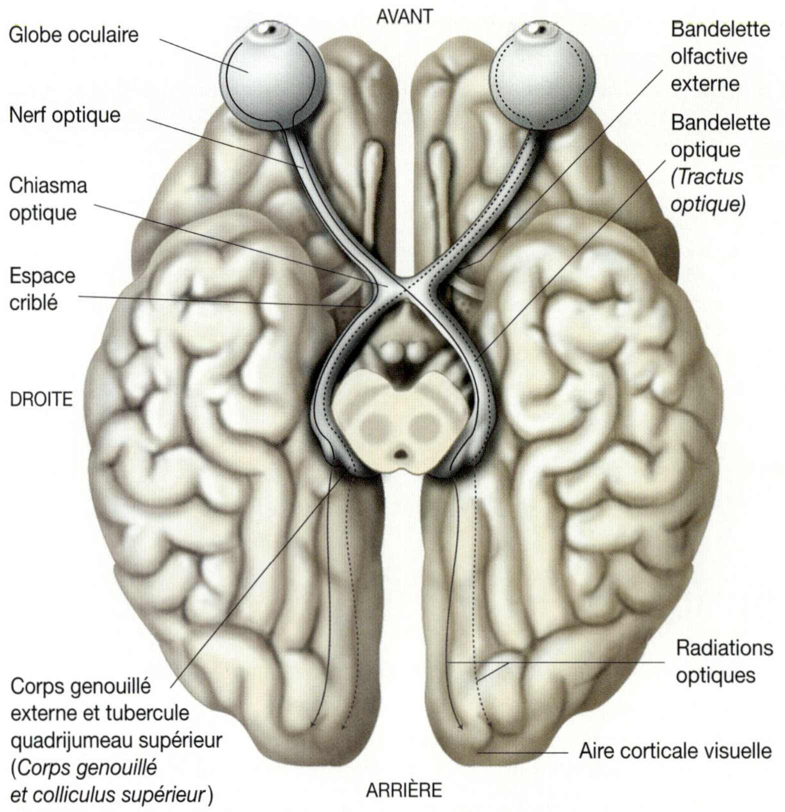


Fig. 9.4 *Les voies optiques (vue inférieure de l'encéphale).*

# Annexes

## PAUPIÈRES

Les paupières supérieures et inférieures sont deux voiles musculo-membraneux qui protègent l'œil, et étalent le liquide lacrymal à la surface du globe (figure 9.5).

Elles sont formées de la superficie vers la profondeur de quatre plans : peau-muscle orbiculaire-tarse-conjonctive palpébrale. On leur décrit une face antérieure convexe cutanée et une face postérieure concave recouverte par la conjonctive palpébrale.

Les paupières supérieure et inférieure se réunissent au niveau des canthus interne et externe. Dans le canthus interne, se trouvent la caroncule et le repli semi-lunaire

Leur bord libre est séparé en deux parties par les méats lacrymaux : Il comprend :

- la portion externe, très longue (30 mm) qui supporte les cils, et juste en arrière, alignés aux cils, les 25-30 orifices des glandes de Meibomius ;
- la portion interne, beaucoup plus courte (6 mm) qui renferme dans son épaisseur les canalicules lacrymaux.

## CONJONCTIVE

Elle tapisse la surface palpébrale en contact avec le globe (conjonctive palpébrale), se réfléchit dans les culs-de-sac conjonctivaux, et recouvre la sclère (conjonctive bulbaire), jusqu'à la cornée en avant (figure 9.5).

## GLANDE LACRYMALE ET VOIES LACRYMALES (VL)

La glande lacrymale, située dans l'angle supéro-externe de l'orbite sert à sécréter les larmes (figure 9.5). Celles-ci s'évacuent par les méats (tubercules) lacrymaux, situés à l'extrémité interne du bord libre de chaque paupière, puis cheminent dans les canalicules lacrymaux (*conduits lacrymaux*) supérieurs et inférieurs. Ces deux canalicules (*conduits*) se réunissent au niveau du canal d'union unique qui communique avec le sac lacrymal. Le canal lacrymo-nasal (conduit lacrymo-nasal) fait suite au sac lacrymal et débouche dans les fosses nasales.

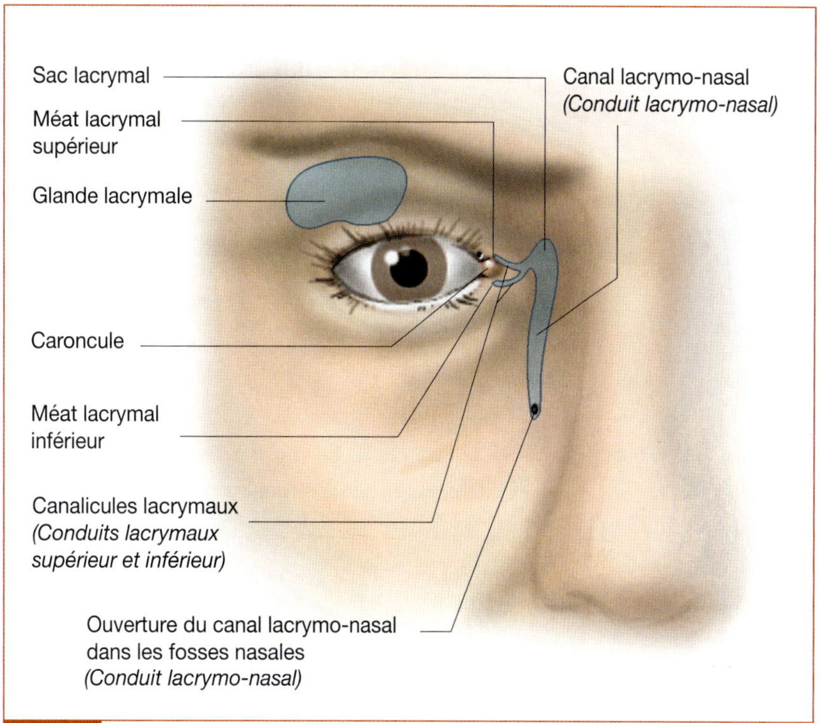


Fig. 9.5 *La glande et les voies lacrymales.*

## MUSCLES OCULOMOTEURS

Ils sont au nombre de six : quatre muscles droits (interne, externe, supérieur, inférieur), et deux obliques (grand et petit) (figure 9.6). Ils s'insèrent sur la sclère, de 5 à 8 mm du limbe scléro-cornéen, et assurent toute la motilité oculaire. Le droit externe (droit latéral) tourne l'œil en dehors, le droit interne en dedans, le droit supérieur en haut, le droit inférieur en bas; le muscle grand oblique (oblique supérieur) porte l'œil en bas et en dedans; c'est le muscle de la lecture. Le petit oblique (oblique inférieur) porte l'œil en haut et en dedans.

Les voies lacrymales sont normalement perméables : elles conduisent les larmes dans les fosses nasales.

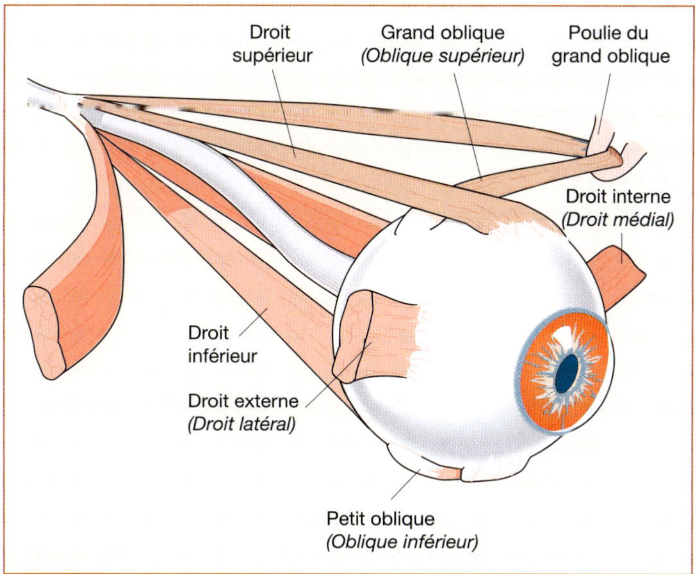


Fig. 9.6 *Les muscles oculomoteurs.*

CLINIQUE
APPLICATION

**EXEMPLE DE DÉFICIT VISUEL :
LA DÉGÉNÉRESCENCE MACULAIRE LIÉE À L'ÂGE (DMLA)**

La dégénérescence maculaire liée à l'âge est la principale cause de baisse d'acuité visuelle chez le sujet âgé dans les pays développés.

C'est une maladie dégénérative rétinienne invalidante d'évolution chronique qui correspond au vieillissement de la région centrale de la rétine, la macula.

La macula assurant l'acuité visuelle, la vision des couleurs et la vision diurne, les patients se plaignent d'une baisse d'acuité visuelle, de l'apparition d'un scotome (tâche noire au centre de la vision) et de métarphopsies (sensation de déformations visuelles).

Il n'y a pas de traitement satisfaisant connu. Il a été proposé d'utiliser des anticorps pour empêcher la formation de vaisseaux capillaires fragiles responsables de micro-hémorragies dans l'œil.

Points-clés

1. La face interne de la **rétine** est bien vue par l'examen du fond d'œil; elle est transparente laissant voir à travers la **choroïde** orangée.
2. Deux zones ont un aspect particulier au fond d'œil (figure 9.3) :
   ***La papille :*** tâche de 1,5 mm de diamètre, elle est à la fois le point de convergence des fibres du nerf optique, et le point de passage des vaisseaux rétiniens qui vont tapisser la rétine (artère, veine centrale de la rétine et leurs branches de division).
   ***La macula*** est située exactement au pôle postérieur de l'œil. C'est elle qui assure, grâce à ses cônes, l'acuité visuelle, la vision des couleurs et la vision diurne. Le reste de la rétine, comprenant principalement des bâtonnets, assure la perception du champ visuel et la vision dans l'obscurité.

# Odorat

## Anatomie

Le nez et les sinus de la face forment la partie supérieure et purement respiratoire des voies aéro-digestives supérieures. On décrit plusieurs parties :

- les **fosses nasales** : constituées de deux cavités symétriques séparées sagittalement par la cloison nasale et situées au milieu du massif facial supérieur entre la base du crâne en haut et en arrière et la cavité buccale en bas;
- les fosses nasales sont protégées en avant par la **pyramide nasale** ostéo-cartilagineuse;
- autour des fosses nasales sont situés les différents **sinus de la face** communiquant avec les fosses nasales par des orifices appelés ostiums.

### PYRAMIDE NASALE

Partie externe, visible du nez, elle est constituée d'os et de plusieurs cartilages pairs et symétriques recouverts de muscles et de peau. On décrit plusieurs parties (figures 9.7 et 9.8) :

- une base formée par les deux **os propres du nez** qui sont attachés à l'os frontal;
- deux faces latérales réunies par une arête et formées par les **cartilages triangulaires**;
- la pointe constituée par les **cartilages alaires**, mobiles, permettant de modifier l'ouverture des narines.

## FOSSES NASALES

Elles forment deux couloirs sagittaux, plus hauts que larges, communiquant en avant avec l'extérieur par les **narines** et en arrière avec le cavum (ou rhinopharynx) par les **choanes** (figure 9.7).

On décrit plusieurs faces :

- **Un plancher** horizontal qui correspond au palais osseux.
- **Un plafond** (ou toit) formé :
  - en avant par la très fine **lame criblée de l'ethmoïde** laissant passer les filets olfactifs et située directement sous l'étage antérieur de la base du crâne,
  - en arrière par le **sinus sphénoïdal.**
- **Une cloison médiane** cartilagineuse en avant jusqu'à la columelle, osseuse en haut (lame perpendiculaire de l'ethmoïde) et en arrière (os vomer).
- **La face externe** est complexe (figure 9.8). Elle contient des éléments importants dans la physiologie naso-sinusienne :
  - les trois cornets : replis osseux étendus d'avant en arrière,
  - les ostiums : orifices de drainage des sinus maxillaires, ethmoïdaux et frontaux,
  - l'orifice du canal lacrymo-nasal (conduit lacrymo-nasal).

La région située sous chaque cornet se nomme méat. On décrit :

- **Le méat inférieur** (entre le plancher de la fosse nasale et le cornet inférieur) : à sa partie antérieure se drainent les voies lacrymales par le canal lacrymal.
- **Le méat moyen** (entre le cornet inférieur et le cornet moyen) : il a une grande importance clinique car les sinus antérieurs de la face (sinus frontal, maxillaire et les cellules ethmoïdales antérieures) s'y drainent. Les ostiums de ces trois sinus étant très proches les uns des autres, l'atteinte de l'un de ces sinus retentit rapidement sur les deux autres.
- **Le méat supérieur** (entre le cornet moyen et le cornet supérieur) : les cellules ethmoïdales postérieures s'y abouchent. L'ostium du sinus sphénoïdal se trouve sur la paroi antérieure du sinus sphénoïdal à la hauteur du méat supérieur.

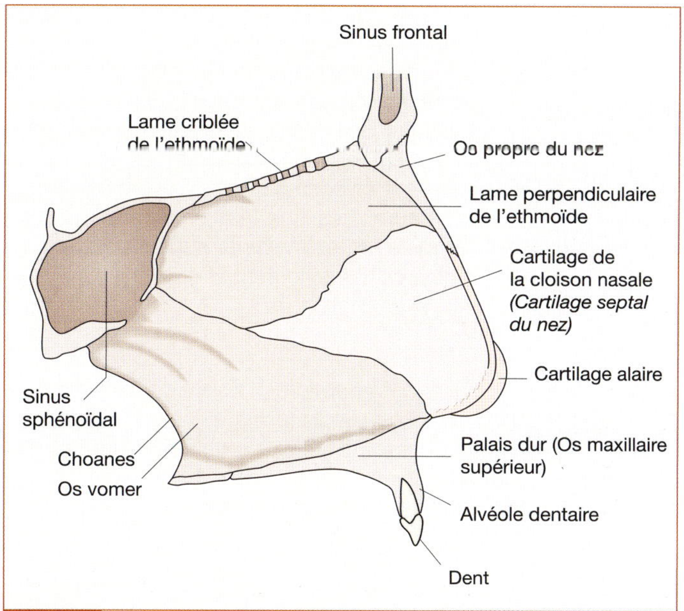


**Fig. 9.7** *Vue de profil de la fosse nasale droite (septum nasal).*

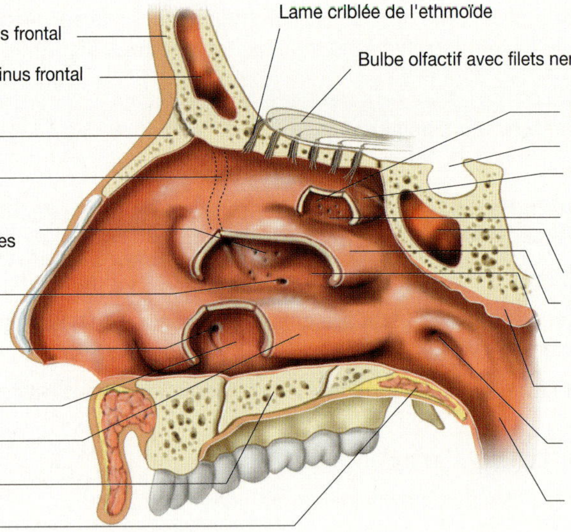


**Fig. 9.8** *La paroi latérale de la fosse nasale droite (après résection partielle des trois cornets).*

## SINUS DE LA FACE

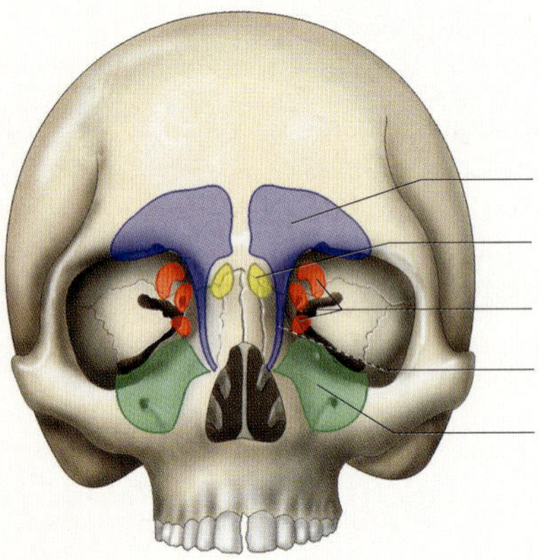


**Fig. 9.9** *Les sinus paranasaux, projection sur le crâne.*

Ce sont des cavités pneumatiques situées autour des fosses nasales (figure 9.9) avec lesquelles elles communiquent par des ostiums au niveau des différents méats. Elles sont paires mais souvent asymétriques.

### Sinus maxillaires

Ces sinus se développent après l'âge de 7 ans. Le sinus maxillaire est creusé dans l'os maxillaire et malaire (figure 9.10). Sa paroi supérieure correspond au plancher de l'orbite, sa paroi antérieure correspond à la joue. C'est à la partie haute de la paroi interne que se trouve l'orifice de drainage qui s'abouche dans la fosse nasale au niveau du méat moyen. L'écoulement des sécrétions dans la fosse nasale n'est donc pas spontané mais est favorisé par les mouvements mucociliaires. Sa paroi inférieure, très fine, est en relation étroite avec l'apex des prémolaires et molaires supérieures (d'où la fréquence des sinusites d'origine dentaire).

### Sinus frontaux

Ils se forment après l'âge de 2 ans. Souvent asymétriques, ils sont de taille extrêmement variable. Ils sont situés dans l'os frontal entre les deux sourcils. Ils forment une partie du toit de l'orbite (d'où les complications orbitaires) et la paroi antérieure de la fosse crânienne antérieure (d'où les complications cérébrales). Ils communiquent avec les fosses nasales par un long et fin canal (le canal naso-frontal) qui débouche dans le méat moyen sous le cornet moyen.

### Sinus ethmoïdaux

Ils sont formés dès la naissance. Situé entre l'orbite et la fosse nasale, chaque sinus ethmoïdal forme un quadrilatère creusé comme les rayons d'une ruche par des cellules séparées par de minces cloisons osseuses (figures 9.10 et 9.11). Ces cellules pneumatiques sont divisées en deux groupes, antérieur et postérieur, qui s'ouvrent respectivement dans les méats moyen et supérieur. Sa paroi supérieure forme le plancher de la fosse cérébrale antérieure (d'où les complications cérébrales); sa paroi externe, très fine, forme la paroi interne de l'orbite (d'où les fréquentes complications orbitaires). En arrière, les cellules ethmoïdales postérieures sont en rapport avec les sinus sphénoïdaux et les nerfs optiques.

### Sinus sphénoïdaux

Ils se forment à partir de 6 ans. Situés en haut et en arrière des fosses nasales, ils ont leur ostium sur leur face antérieure, à la hauteur du méat supérieur mais indépendant de ceux des autres sinus (figures 9.7, 9.9 et 9.11). Leur situation centrale dans le crâne (entre la fosse crânienne antérieure et moyenne) où ils ont des rapports étroits avec les nerfs optiques et olfactifs, les artères carotides internes, les sinus caverneux (confluents veineux du crâne) et la glande hypophyse, explique la fréquence et la gravité des complications en cas de pathologie sphénoïdale.

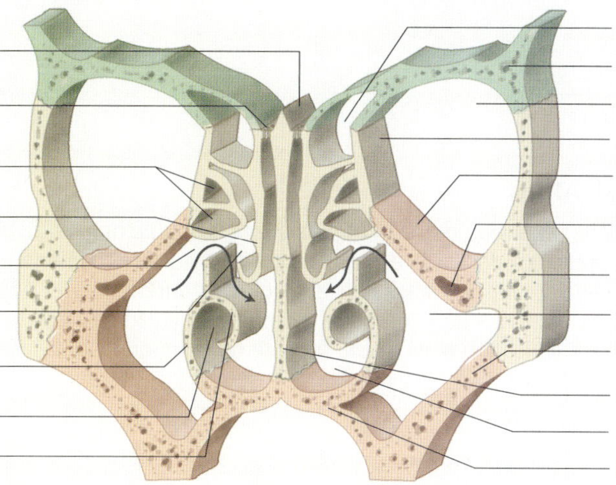


**Fig. 9.10** *Le sinus maxillaire.*
*Les flèches symbolisent les mouvements des sécrétions du sinus maxillaire vers les fosses nasales à travers l'ostium.*

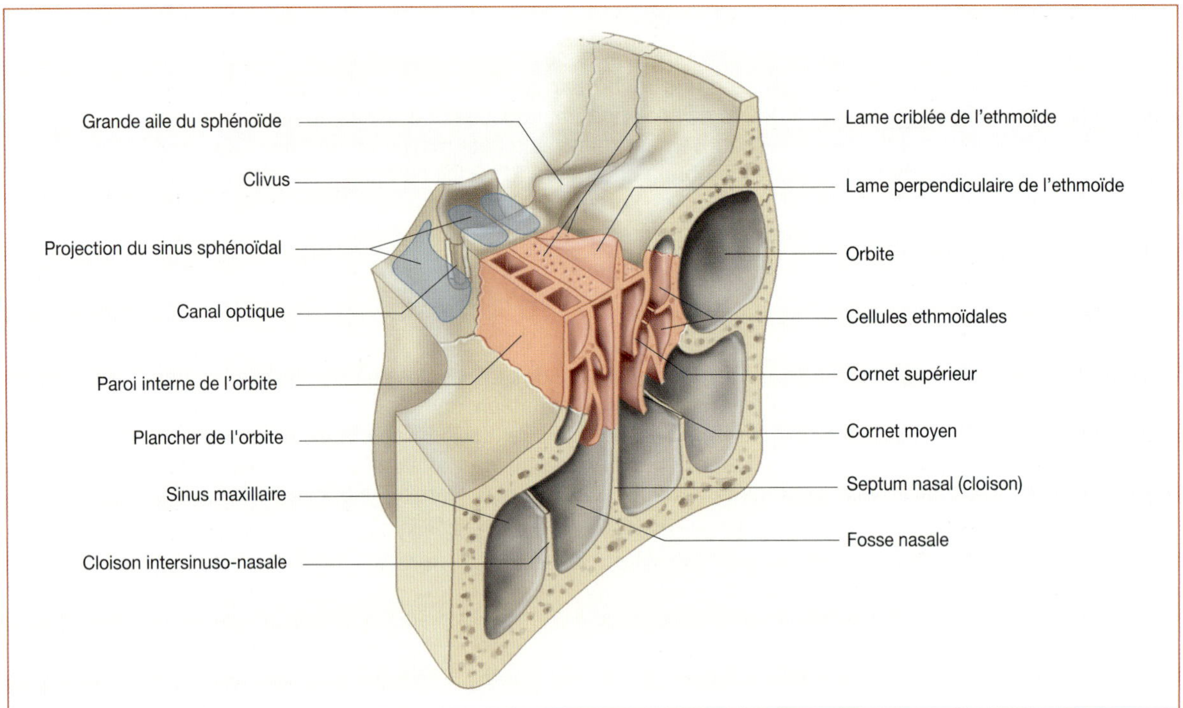


Fig. 9.11 *Le sinus ethmoïdal.*

## VASCULARISATION

Elle est très riche au niveau du nez car il existe une double origine (figure 9.12). Une grande partie provient des branches de l'artère carotide externe (artères sphéno-palatines); l'artère carotide interne donne également des branches (ethmoïdales antérieures et postérieures) qui sont anastomosées avec les branches de la carotide externe au niveau de la tache vasculaire. La richesse de cette double vascularisation ainsi que la fragilité de la muqueuse nasale expliquent la fréquence et la gravité des épistaxis.

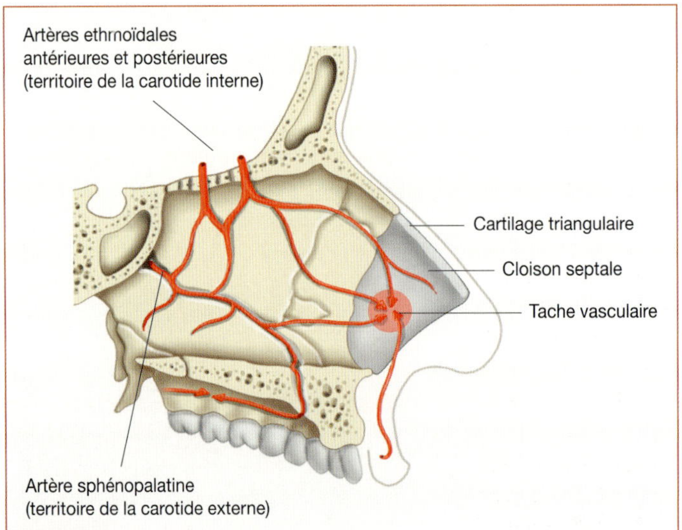


Fig. 9.12 *La vascularisation des fosses nasales.*

# Physiologie naso-sinusienne

Le système naso-sinusien est formé de cavités recouvertes d'une muqueuse ciliée de type respiratoire qui remplit deux grandes fonctions :

- **Une fonction respiratoire** : l'air qui passe dans les fosses nasales est réchauffé, humidifié et filtré par le système mucociliaire : le mucus (gel visqueux) capte les impuretés, et les mouvements ciliaires les évacuent vers l'arrière dans le cavum.

Le système mucociliaire est très fragile, et son altération est à la base de beaucoup de pathologies naso-sinusiennes. Un riche système cellulaire sous-muqueux (macrophages, lymphocytes) forme également une première barrière immunitaire face aux agressions.

- **Une fonction olfactive** : au niveau du toit des fosses nasales existent des cellules neuro-sensorielles qui reconnaissent les molécules odoriférantes.

## OLFACTION

L'odorat est peu développé chez l'homme comparé à la plupart des animaux, mais son utilité est fondamentale. Il participe à la reconnaissance des odeurs (molécules odoriférantes) véhiculées dans l'air et complète le goût. En effet, les papilles gustatives ne reconnaissent que les sensations sucrées, salées, acides et amères. Toutes les autres sensations, comme l'arôme, sont dues à l'olfaction. Ces sensations olfactives gustatoires sont dues au passage des substances olfactives des aliments pendant la mastication et la déglutition. Ces odeurs stimulent ou inhibent l'appétit. L'odorat permet de reconnaître les aliments périmés et les substances toxiques. Il est indispensable dans de nombreuses professions. L'atteinte de l'odorat a fréquemment des répercussions psychologiques.

### *Physiologie de l'olfaction*

L'aire olfactive (figure 9.8), innervée par des fibres du nerf olfactif, se situe au niveau du toit de la fosse nasale : lame criblée de l'ethmoïde, une partie du cornet supérieur et la partie supérieure de la cloison nasale.

Les cellules sensorielles olfactives (figure 9.13) sont bipolaires et constituent les protoneurones (neurones de 1er ordre) : leur prolongement périphérique cilié flotte dans la fosse nasale entre les cellules de soutien de l'épithélium; leurs prolongements centraux (fibres olfactives) traversent les orifices de la lame criblée de l'ethmoïde et gagnent le bulbe olfactif (centre olfactif primaire) où elles font synapse avec les deutoneurones. Ces neurones de 2e ordre forment les bandelettes olfactives sous la face inférieure du lobe frontal jusqu'aux centres olfactifs secondaires (formations limbiques du rhinencéphale).

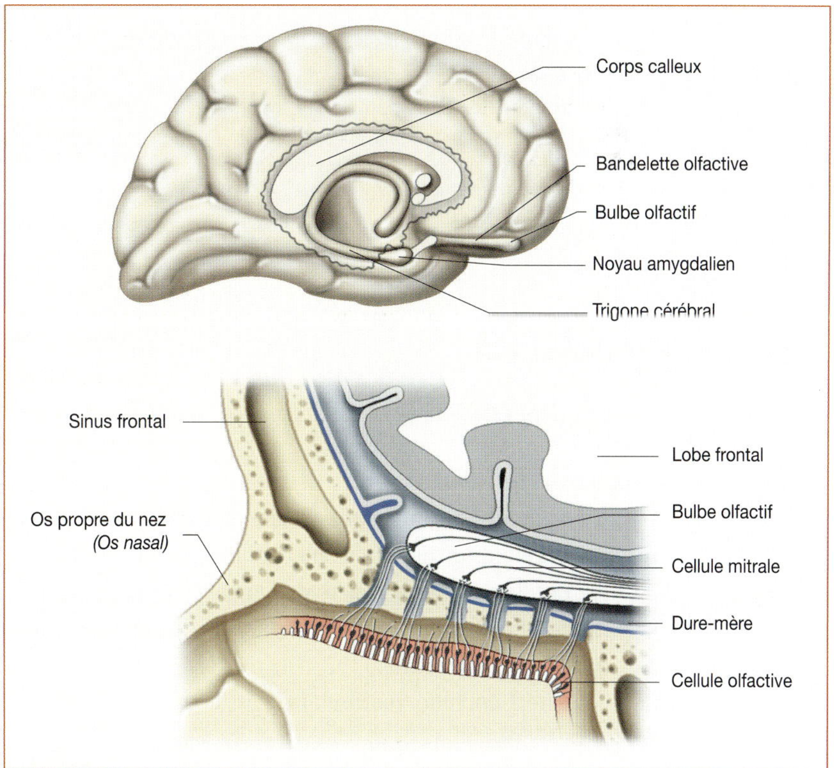


**Fig. 9.13** *Les cellules sensorielles olfactives.*
*a. Les centres olfactifs secondaires. b. Coupe sagittale du bulbe olfactif.*

La genèse des sensations olfactives est peu connue. Les substances odoriférantes doivent être volatiles et hydrosolubles pour se dissoudre dans la couche de mucus jusqu'aux prolongements des cellules sensorielles. À une concentration suffisante (extrêmement faible : $10^{-15}$/mL), elles déclenchent un potentiel d'action au niveau de l'axone. On peut percevoir environ 10000 odeurs différentes et en distinguer 200.

### *Explorations de l'odorat : olfactométrie*

- Tests qualitatifs subjectifs : en différenciant les substances stimulant exclusivement l'olfaction et les substances ayant également un effet sur le goût. On apprécie la façon dont est perçue et reconnue la sensation olfactive.
- Tests quantitatifs semi-objectifs.
- Tests objectifs : potentiels évoqués olfactifs.

**Tableau 9.1. Causes des troubles de l'odorat.**

| Atteintes nasales (périphériques) : hyposmie, anosmie | Atteintes intracérébrales (centrales) : parosmie |
|---|---|
| • Obstruction nasale<br>– déviation septale, traumatisme nasal<br>– rhinites et sinusites<br>– tumeur nasale ou rhinopharynx<br>• Lésions des récepteurs olfactifs<br>– atrésie choanale<br>– laryngectomie, trachéotomie<br>• Anomalie hormonale<br>– rhinites atrophiques et ozène<br>– toxiques : cigarette, toxiques industriels, médicaments (aminoside, amphétamines, coumarine, cocaïne, méprobamate, morphine phénothiazine, pénicillamine, procaïne, ...)<br>– déficit en vitamine A<br>– anosmie essentielle | • Traumatisme cérébral<br>– lésions du bulbe olfactif et des nerfs olfactifs<br>– contusion frontale, fracture de la lame criblée<br>• Infection du SNC : virale, abcès frontal, syphilis<br>• Déficit en vitamine B<br>• Anomalie congénitale<br>• Anomalie psychiatrique<br>• Tumeur : tumeur du lobe frontal, esthésioneuroblastome, méningiome de la base du crâne, tumeurs hypophysaires |

**PHYSIOPATHOLOGIE DE L'OLFACTION**

- **Anosmie :** perte complète de l'odorat.
- **Hyposmie :** perte partielle de l'odorat.
- **Parosmie :** reconnaissance erronée des odeurs. La cacosmie est une parosmie qui correspond à l'impression de perception de mauvaises odeurs.

La parosmie et les hallucinations olfactives sont souvent dues à des atteintes du système nerveux central, alors que l'anosmie et l'hyposmie sont souvent dues à une atteinte des récepteurs périphériques.

# Ouïe

## Anatomie

On distingue (figure 9.14) :

**Un système périphérique** séparé en trois parties :

- **L'oreille externe** : pavillon et conduit auditif externe (méat acoustique externe) (CAE).
- **L'oreille moyenne** : caisse du tympan, tympan, chaîne des osselets, mastoïde, trompe d'Eustache.
- **L'oreille interne** : le labyrinthe formé de la cochlée (audition) et du vestibule (équilibre).

**Un système central** :

- **Le nerf cochléo-vestibulaire** (VIIIe paire crânienne) dans le conduit auditif interne jusqu'au tronc cérébral.
- Le tronc cérébral, le cortex cérébral et les voies d'association.

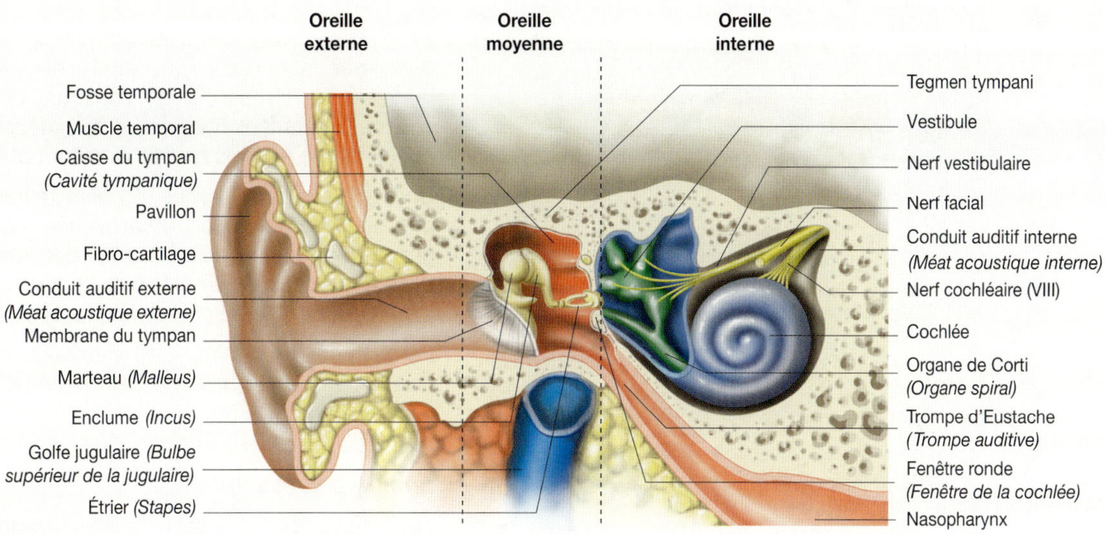


Fig. 9.14 *L'oreille.*

## OREILLE EXTERNE

Elle collecte les sons vers le système tympano-ossiculaire.

### *Pavillon*

**Il est constitué de fibrocartilages recouverts de peau**. Chez l'enfant de 7 ans, ses dimensions sont proches de celles de l'adulte.

**Le pavillon** est légèrement décollé de la mastoïde. Ses principaux reliefs sont la **conque**, l'**hélix**, l'**anthélix**, le **tragus** (figure 9.15**)**.

**Le fibrocartilage du pavillon** se continue en dedans avec le cartilage du conduit auditif externe (méat acoustique externe). Il est fixé à l'aide de muscles et de ligaments. Sur la face postérieure du pavillon, la peau est mince et mobile avec du tissus cellulo-adipeux, alors qu'elle est fixée au cartilage sur la face antérieure. Le lobule ne possède pas de cartilage. Enfin la peau du pavillon contient des éléments du système pileux et des glandes sébacées.

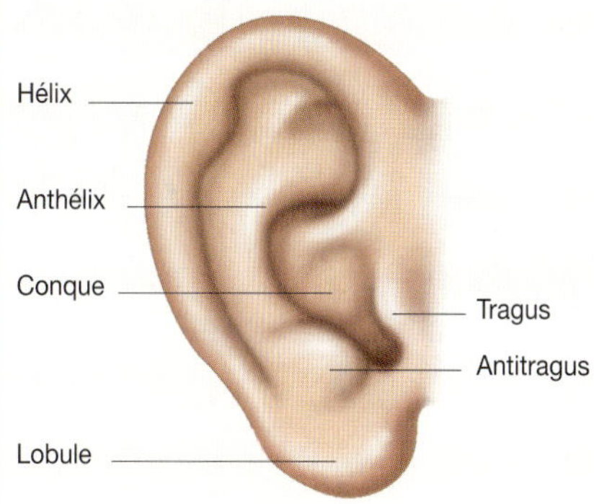


Fig. 9.15 *L'oreille droite.*

### *Conduit auditif externe (CAE)*

C'est un **canal ostéo-cartilagineux** qui s'étend jusqu'au tympan (figures 9.14 et 9.16). Il a la forme d'un cylindre situé dans l'axe du conduit auditif interne (méat acoustique interne) et mesure 25 mm de long avec un diamètre de 5 à 10 mm. Le tiers externe est cartilagineux, et les deux tiers internes sont osseux, constitués par l'écaille du temporal en haut, la mastoïde en arrière et le tympanal en bas et en avant. La peau qui recouvre le CAE adhère fortement aux parois et se continue avec la couche épidermique du tympan. La portion fibro-cartilagineuse externe est riche en follicules pileux et en glandes sébacées, sudoripares et cérumineuses.

**Le cérumen** est le mélange du produit de sécrétion des glandes sébacées et sudoripares constituant une substance cireuse de pH acide qui protège l'épithélium du CAE.

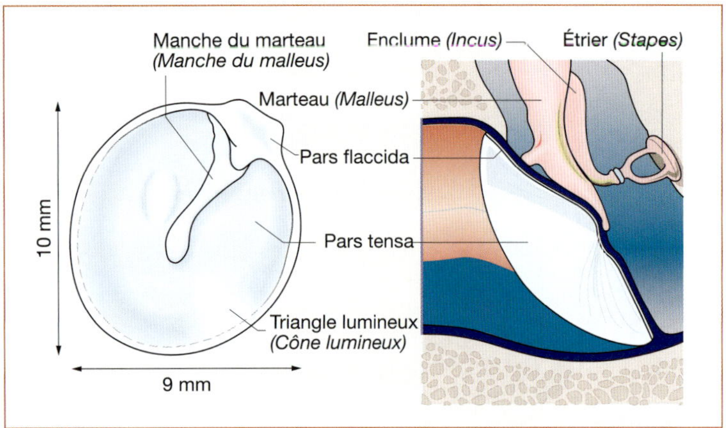


**Fig. 9.16** *Examen otoscopique : le tympan avec le relief du marteau et le reflet lumineux.*

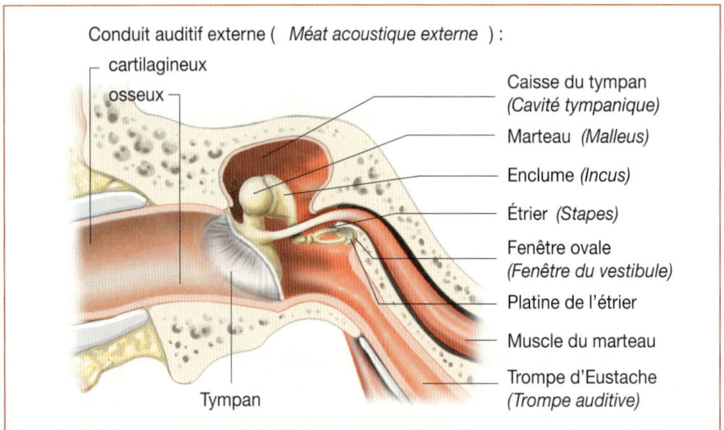


**Fig. 9.17** *Oreille moyenne : les osselets.*

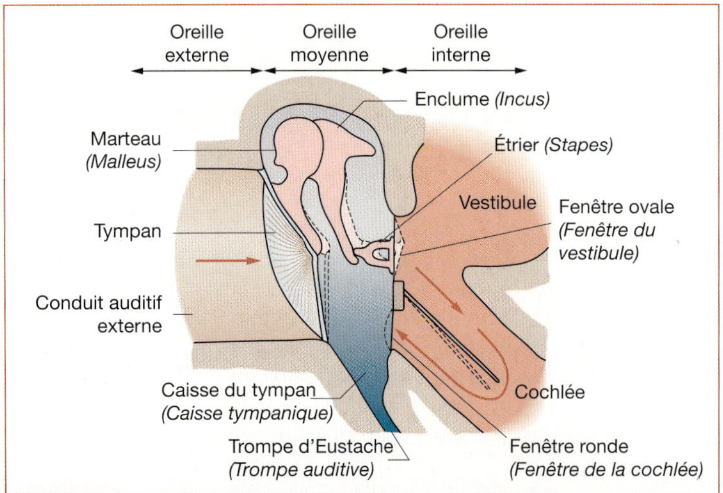


**Fig. 9.18** *La chaîne des osselets : marteau (Malleus), enclume (Incus), étrier (Stapes).*
*Les flèches rouges symbolisent l'ordre de pression sonore : vibration du tympan, bascule de l'étrier, mouvement des liquides de l'oreille interne de la fenêtre ovale vers la fenêtre ronde.*

## OREILLE MOYENNE

### Tympan

C'est une membrane qui sépare le CAE de la caisse du tympan. Il est constitué de trois couches (cutanée, fibreuse et muqueuse), ce qui lui donne à la fois rigidité et déformabilité.

On distingue deux parties : la pars tensa et la pars flaccida. La **pars tensa** occupe les deux tiers inférieurs de la surface tympanique. La **pars flaccida** (ou membrane de Schrapnell) est la portion supérieure et plus fine du tympan.

En examen otoscopique, les éléments visibles du tympan sont le relief du marteau et le reflet lumineux (figure 9.16).

### Chaîne des osselets

**Trois osselets : marteau** (malleus)**, enclume** (incus), **étrier** (stapes). Reliés par des articulations, ils réunissent le tympan à l'oreille interne. En effet, le marteau (malleus) est inclus dans le tympan et l'étrier (stapes) dans la fenêtre ovale par l'intermédiaire de la platine et du ligament annulaire (figures 9.16, 9.17 et 9.18).

**Deux muscles :** l'un, relié au marteau (malleus), permet d'amplifier les sons; l'autre, relié à l'étrier (stapes), protège l'oreille interne lors de sons de forte intensité (réflexe stapédien) (figure 9.17).

### Caisse du tympan

**Cavité creusée dans le rocher**, interposée entre oreille externe et interne. Elle communique en avant avec le nasopharynx par la trompe d'Eustache (trompe auditive) et en arrière avec la mastoïde. Sa paroi externe est constituée par la membrane tympanique. Sa paroi interne contient le relief de la cochlée, la fenêtre ronde, la fenêtre ovale (fenêtre du vestibule) et la deuxième portion du nerf facial (figures 9.14, 9.16 et 9.17).

### Mastoïde

**Cavité aérienne creusée dans le rocher en arrière de la caisse du tympan** avec laquelle elle communique par l'aditus. On distingue deux parties : l'antre et les cellules mastoïdiennes (figure 9.19).

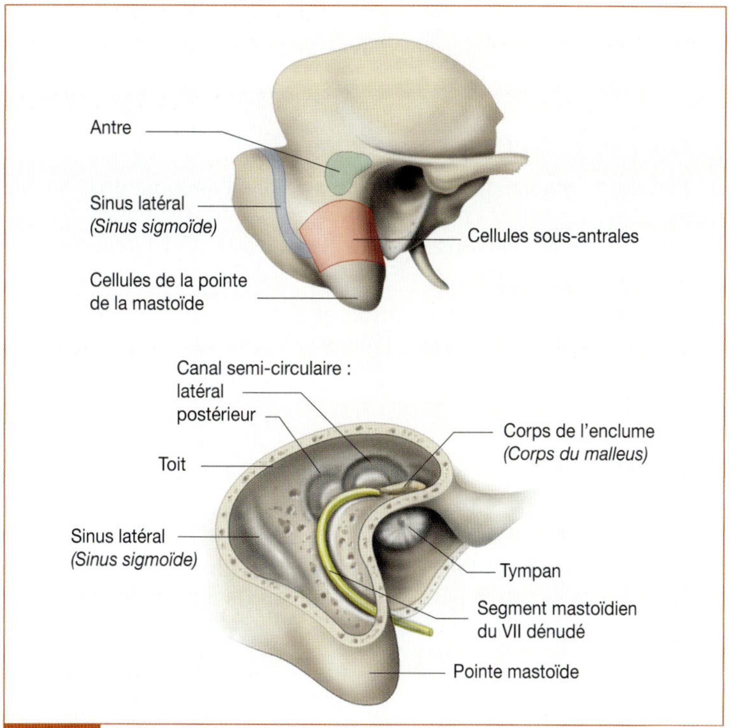


Fig. 9.19 *La mastoïde.*

### *Trompe d'Eustache (trompe auditive)*

**Canal ostéo-cartilagineux** qui relie la caisse du tympan et le nasopharynx. Elle permet d'égaliser les pressions entre l'intérieur et l'extérieur de l'oreille et de drainer les sécrétions de l'oreille moyenne vers le nez.

## ■ OREILLE INTERNE (figures 9.14 et 9.20)

### *Labyrinthe osseux*

Situé en dedans de la caisse du tympan, il est formé de plusieurs cavités creusées dans le rocher. On distingue l'organe de l'équilibre formé par le **vestibule** (saccule et utricule) et les **canaux semi-circulaires** et l'organe de l'audition formé par la **cochlée** (ou limaçon). Il est rempli de liquide, la **périlymphe,** dans lequel baigne le labyrinthe membraneux (qui est rempli de liquide, l'**endolymphe**).

### *Labyrinthe membraneux*

**Cavités à paroi membraneuse**, remplies de liquide, l'**endolymphe**, elles occupent l'intérieur du labyrinthe osseux et baignent dans la **périlymphe**.

Le labyrinthe membraneux contient les **récepteurs neurosensoriels**. Pour l'audition, il s'agit de l'**organe de Corti** (organe spinal). Pour l'équilibre, il s'agit de la **crête ampullaire** dans les canaux semi-circulaires et des **macules** dans l'utricule et dans le saccule.

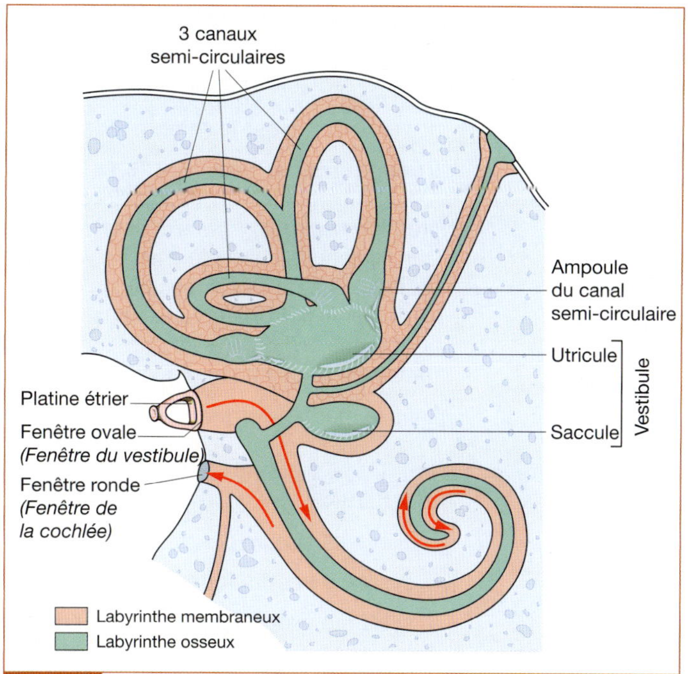


Fig. 9.20 *Vue d'ensemble de l'oreille interne.*

**La vascularisation** du labyrinthe membraneux est assurée par l'artère auditive interne. Toute modification vasculaire peut retentir sur l'équilibre liquidien et sur la trophicité cellulaire et entraîner d'importantes perturbations fonctionnelles.

### *Nerfs cochléo-vestibulaires (VIII^e^ paire crânienne)*

Le nerf cochléaire naît dans l'organe de Corti (organe spinal) à l'intérieur de la cochlée, par la fusion des fibres nerveuses issues des cellules neurosensorielles. Le nerf vestibulaire naît dans le labyrinthe postérieur, par la fusion des fibres nerveuses issues des canaux semi-circulaires, de l'utricule et du saccule.

**Le nerf VIII assure les deux fonctions d'audition et d'équilibre**. Il pénètre dans le conduit auditif interne où il rejoint le nerf facial (VII$^{e}$ paire crânienne) pour former le **paquet acoustico-facial** Celui-ci traverse l'angle ponto-cérébelleux et gagne le tronc cérébral (figure 9.14).

# Physiologie

## AUDITION

**Le son est l'effet de la vibration de l'air.** Aussi est-il impossible de produire un son dans le vide. Par contre, cette vibration se propage plus ou moins bien dans tous les milieux matériels, qu'ils soient solides (os), liquides ou bien gazeux.

La vitesse de propagation du son est de 340 m/s dans l'air, de 1 500 m/s dans l'eau et de 3 000 m/s dans la fonte. La fréquence de la vibration de l'onde sonore est codée en hertz (Hz). Un son aigu a une fréquence élevée (> 2 000 Hz); un son grave une fréquence basse (< 500 Hz). La voix a une fréquence entre 500-2 000 Hz.

Par définition, le seuil de perception auditive correspond à un niveau acoustique de 0 décibel (dB) et le seuil de douleur à un niveau de 130 dB.

**Chaque partie de l'oreille a un rôle dans l'audition.**

- **L'oreille externe** favorise la localisation sonore.
- **L'oreille moyenne** (figure 9.18) transmet les sons de l'oreille externe (vibration de l'air) à l'oreille interne (vibration de l'eau : périlymphe et endolymphe) sans perte d'énergie. Elle sert aussi de protecteur de l'oreille interne grâce aux mouvements des osselets. Une stimulation sonore de forte intensité (> 90 dB) déclenche une contraction du muscle de l'étrier ce qui bloque la chaîne des osselets : **c'est le réflexe stapédien.**
- **L'oreille interne** (figures 9.18 et 9.20) reçoit une onde de pression liquidienne correspondant à l'enfoncement de l'étrier (stapes) dans la fenêtre ovale (fenêtre du vestibule). Cette onde de pression se propage dans la périlymphe puis dans l'endolymphe jusqu'à l'organe de Corti (organe spinal), depuis la base du limaçon vers l'apex et ressort au niveau de la fenêtre ronde (fenêtre de la cochlée). Puis le signal mécanique est codé en signal électrique par les cellules neurosensorielles de l'organe de Corti (organe spinal). La déformation des cils des cellules neurosensorielles lors de la vibration de l'organe de Corti (organe spinal) crée une différence de potentiel électrique qui est transmise le long du nerf auditif jusqu'au tronc cérébral.
- Enfin le message arrive au **cerveau auditif** situé dans le **lobe temporal**.

## ÉQUILIBRE

L'équilibre est assuré par trois systèmes sensoriels :

- le **système vestibulaire** (central et périphérique),
- le **système proprioceptif** (position des membres dans l'espace),
- la **vision**.

Les informations données par ces systèmes sont intégrées par un système central (cerveau et cervelet) et régulées par des interconnexions entre ces différents systèmes.

**Le système vestibulaire** est un organe pair et symétrique qui comprend deux parties :

– Une partie périphérique composée par :

- le **vestibule** (utricule et saccule) sensible aux accélérations linéaires verticales et horizontales (dont la pesanteur);
- les **trois canaux semi-circulaires** situés dans les trois plans de l'espace, sensibles aux accélérations angulaires (rotations) de la tête dans l'espace;
- le **nerf vestibulaire**, VIIIe paire crânienne (dans le conduit auditif interne jusqu'au tronc cérébral) qui transmet les informations.

– **Une partie centrale** au niveau du tronc cérébral.

Chaque appareil vestibulaire a une activité permanente de repos qui est symétrique; chaque côté antagonise l'autre. Lors d'un mouvement de la tête, il y a une augmentation de l'activité vestibulaire d'un côté et diminution de l'autre côté. Ces informations sont intégrées au niveau central, comparées à celles des autres systèmes, ce qui provoque une réponse motrice (maintien de l'équilibre) et une adaptation du regard (système oculomoteur).

### DESTRUCTION D'UN LABYRINTHE

**En cas de destruction d'un labyrinthe**, il y a libération de l'activité du labyrinthe opposé et apparition d'un syndrome vestibulaire périphérique :

– vertige rotatoire (fausse impression de mouvement);
– hypotonie musculaire homolatérale;
– nystagmus : oscillations rythmées, involontaires et conjuguées des deux globes oculaires;
– signes vagaux (nausées, vomissements, sueurs).

Progressivement le système central va comprendre cette anomalie et réaliser une compensation centrale ce qui fera disparaître les symptômes. En cas de destruction progressive d'un labyrinthe, cette compensation centrale a lieu en même temps d'où l'absence possible de symptôme.

# Goût

## RÔLES DE LA GUSTATION

La gustation renseigne sur la qualité des aliments introduits en bouche, permettant au tube digestif d'anticiper son action.

Elle intervient dans le déclenchement de la sécrétion salivaire, paramètre capital de la déglutition.

Elle influe directement sur le temps de mastication. Le bol alimentaire doit être déplacé dans la cavité buccale afin qu'il stimule en permanence de nouveaux récepteurs, sinon la sensation gustative disparaît même en présence du stimulus gustatif.

## GOÛT D'UN ALIMENT

Il s'inscrit dans une chaîne de perception appartenant à la phase céphalique de la digestion qui débute en amont de sa mise en bouche par la vision et l'odeur. Dans la cavité buccale ce que nous appelons la sensation du goût est en fait liée à la diffusion d'odeurs dans les fosses nasales. La perception gustative fait appel à des récepteurs stimulés par des substances chimiques diluées en milieu liquide (la salive). De la même façon pour l'odorat, les substances chimiques sont diluées dans l'air, on parle alors de chémorécepteurs. L'analyse chimique de substances implique des cofacteurs telles que la dilution dans l'eau ou la salive, l'homogénéisation, la température et les sensations tactiles interfèrent dans cette discrimination des différents goûts.

# Anatomie

## RÉCEPTEURS GUSTATIFS

### Anatomie descriptive

**Les récepteurs gustatifs** (papilles) se situent dans l'épithélium de la muqueuse surtout sur le dos de la langue mais aussi sur le palais mou et sur les régions postérieurs de la cavité buccale (le pharynx, le larynx jusqu'au 2/3 supérieur de l'œsophage) (figure 9.21). La face interne des joues, le palais dur, les régions gingivales et la surface ventrale de la langue ne possède aucun récepteur gustatif. Quantitativement, il existe une grande variabilité. On dénombre plus 500000 récepteurs regroupés en 7000 à 10000 bourgeons gustatifs avec une moyenne de 50 récepteurs par bourgeon. Au niveau du voile 400 bourgeons, au niveau de l'épiglotte 1000 bourgeons, au niveau de la face dorsale de la langue plus de 5000 bourgeons sont répartis dans les papilles.

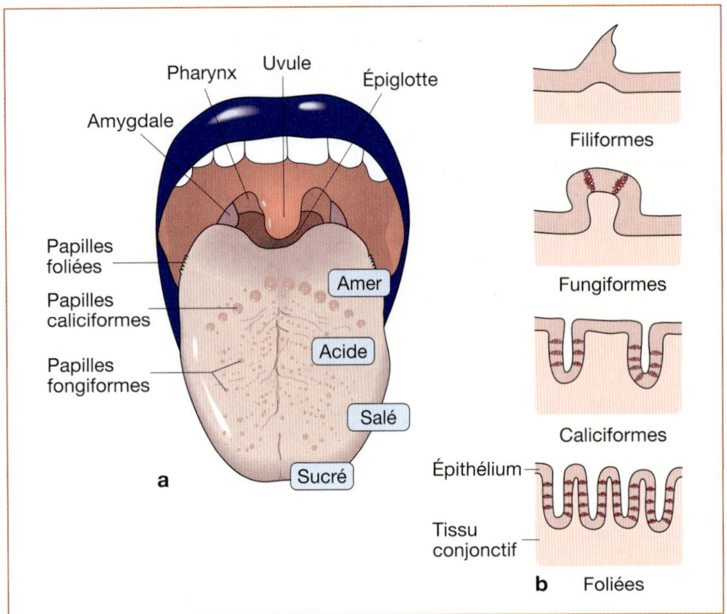


Fig. 9.21 *a. Localisation des différents types de papilles gustatives et des régions de plus grande sensibilité pour les différentes modalités gustatives. b. Localisation schématique des bourgeons gustatifs au sein des différents types de papilles linguales.*

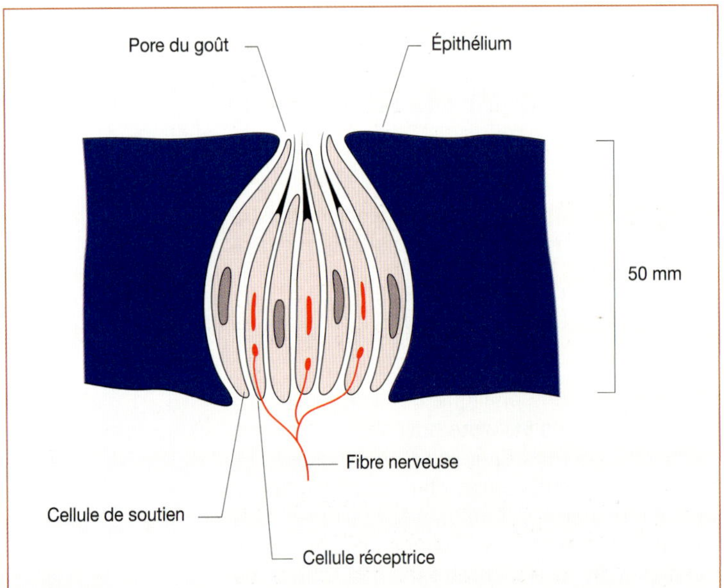


Fig. 9.22 *Structure microscopique du bourgeon gustatif.*

**On reconnaît quatre types de papilles :**

– Les plus nombreuses : les **papilles filiformes** de la pointe de la langue au «V» lingual ne possèdent pas de bourgeon gustatif.

– Les 150 à 200 **papilles fongiformes** (en forme de champignon) isolées parmi les papilles filiformes occupent les 2/3 antérieurs et les bords latéraux du dos de la langue. La morphologie de ces papilles est liée à leur fonction d'organe gustatif : les papilles arrondies, de couleur rouge vif, reconnaissent un goût salé et acide, celles plus allongées reconnaissent des sensations amères ou sucrées. Le nombre de bourgeons gustatifs par papille fongiforme varie considérablement d'une papille à l'autre. Plus la papille se situe près de la pointe et est volumineuse plus elle possédera de bourgeons gustatifs (4 à 5). Plus éloignée de la pointe, la papille ne possédera que 2 à 3 bourgeons. Plus de la moitié des papilles fongiformes ne possèdent aucun bourgeon gustatif.

– La dizaine de **papilles caliciformes** (7 à 15) forment le «V» lingual en arrière de la face dorsale de la langue. Leur diamètre varie de 1 à 3 mm. Chaque papille possède en moyenne 200 bourgeons gustatifs.

– Les deux **papilles foliées** se présentent comme une série de replis disposés verticalement; elles sont situées latéralement de chaque côté de la base de la langue et possèdent chacune 1280 bourgeons gustatifs

Embryologiquement, l'ébauche d'un organe du goût débute à la neuvième semaine. C'est à la quatorzième semaine que les bourgeons du goût sont fonctionnels.

### Histologie

Le bourgeon gustatif (figure 9.22) est une structure spécialisée différenciée à partir des cellules épithéliales ; il est formé de 30 à 150 cellules gustatives agencées comme les quartiers d'un citron, enserrées entre des cellules interstitielles, d'une hauteur de 70 micromètres, d'un diamètre de 50 micromètres. Il possède une extrémité s'ouvrant dans la cavité buccale sous forme d'un pore de 2 micromètres de diamètre, prolongé par des microvillosités. L'autre extrémité au niveau de la lame basale regroupe les efférences nerveuses périphériques et internes faisant synapse avec les cellules gustatives.

On distingue quatre types de cellules du bourgeon gustatif en microscopie électronique à transmission.

- Cellule de type I : cellule dite sombre, la plus fréquente, fusiforme, étroite, allongée, elle s'étend sur toute la hauteur du bourgeon. Son rôle est mal élucidé. La présence de vésicules synaptiques près de la région de contact avec les fibres nerveuses traduit le rôle de récepteur gustatif.
- Cellule de type II : cellule dite claire, moins abondante que la précédente, de forme ovalaire. La présence de nombreuses mitochondries et vésicules suggère que la cellule est la plus active sur le plan métabolique. Cela implique un rôle dans les échanges de matériels avec son environnement cellulaire.
- Cellule de type III : elle ressemble à la cellule de type II mais c'est la seule à établir des contacts synaptiques grâce à des vésicules cytoplasmiques. Son rôle dans la transmission de l'information gustative aux fibres nerveuses est prouvé.
- Cellule de type IV : cellule basale dont le rôle de remplacement est évident, elle se situe vers le pôle apical du bourgeon sans jamais atteindre le pore.

La durée de vie des cellules gustatives est d'environ dix jours. La disparition des connexions nerveuses entraîne la dégénérescence puis la disparition rapide du bourgeon gustatif.

## SYSTÈME NERVEUX

### Nerfs efférents

Une cellule gustative envoie plusieurs efférences (fibre amyélinique) et chaque fibre innerve plusieurs cellules gustatives parfois appartenant à des bourgeons gustatifs distants de plusieurs millimètres. Les informations gustatives vont être transmises au système nerveux central non pas par un réseau spécifique comme les autres sens mais en empruntant des voies nociceptives des VII$^{e}$, IX$^{e}$ et X$^{e}$ paires de nerfs crâniens.

Les efférences des bourgeons gustatifs issus des papilles fongiformes (2/3 antérieurs de la langue) et une partie des bourgeons gustatifs issus des papilles foliées empruntent les voies somesthésiques du nerf lingual (branche du trijumeau : V) puis rejoignent à la base du crâne la corde du tympan, le nerf facial accessoire (VIIbis) ou intermédiaire de Wrisberg : racine sensitive du nerf facial (VII) qui prend son origine dans le ganglion géniculé.

Les efférences des bourgeons gustatifs issus des papilles caliciformes (du « V » lingual) qui représentent la majeure partie des sensations gustatives (plus de 50 %) et une partie issue des papilles foliées, sont véhiculées par le nerf glossopharyngien (IX) prenant naissance dans les ganglions d'Andersch et d'Ehrenritter.

Les efférences des bourgeons gustatifs (région épiglottique, pharynx et larynx) passent par le nerf laryngé supérieur, branche du nerf pneumogastrique (X) dont les fibres naissent dans les ganglions jugulaire et plexiforme.

### Voies gustatives centrales

Les efférences gustatives primaires des nerfs faciaux (VII), glosso-pharyngiens (IX) et pneumogastriques (X) se dirigent vers le noyau du faisceau solitaire parfois appelé bulbe gustatif (figure 9.23).

- Le tiers supérieur du noyau du faisceau solitaire (de Nageotte) reçoit les neurones primaires issus des papilles fongiformes et foliées qui y font synapse.

– Le tiers moyen reçoit les neurones primaires issus des papilles caliciformes.

– Le tiers inférieur reçoit les neurones primaires issus des papilles extralinguales.

Après avoir fait synapse avec un deuxième neurone celui-ci se rend à un relais pontique : le noyau gustatif. De là, un troisième neurone bifurque en deux projections ascendantes : l'une se dirige vers l'hypothalamus latéral, le noyau central de l'amygdale, la strie terminale et le cortex frontal. L'autre projection ascendante du troisième neurone se dirige vers le noyau ventro-postérieur médian du thalamus qui reçoit aussi des afférences olfactives du cortex piriforme, ce qui explique les intrications entre l'olfaction et la gustation. Puis partant du thalamus, un quatrième neurone se dirige vers la portion inférieure de la circonvolution pariétale ascendante à l'intérieur de la scissure de Sylvius.

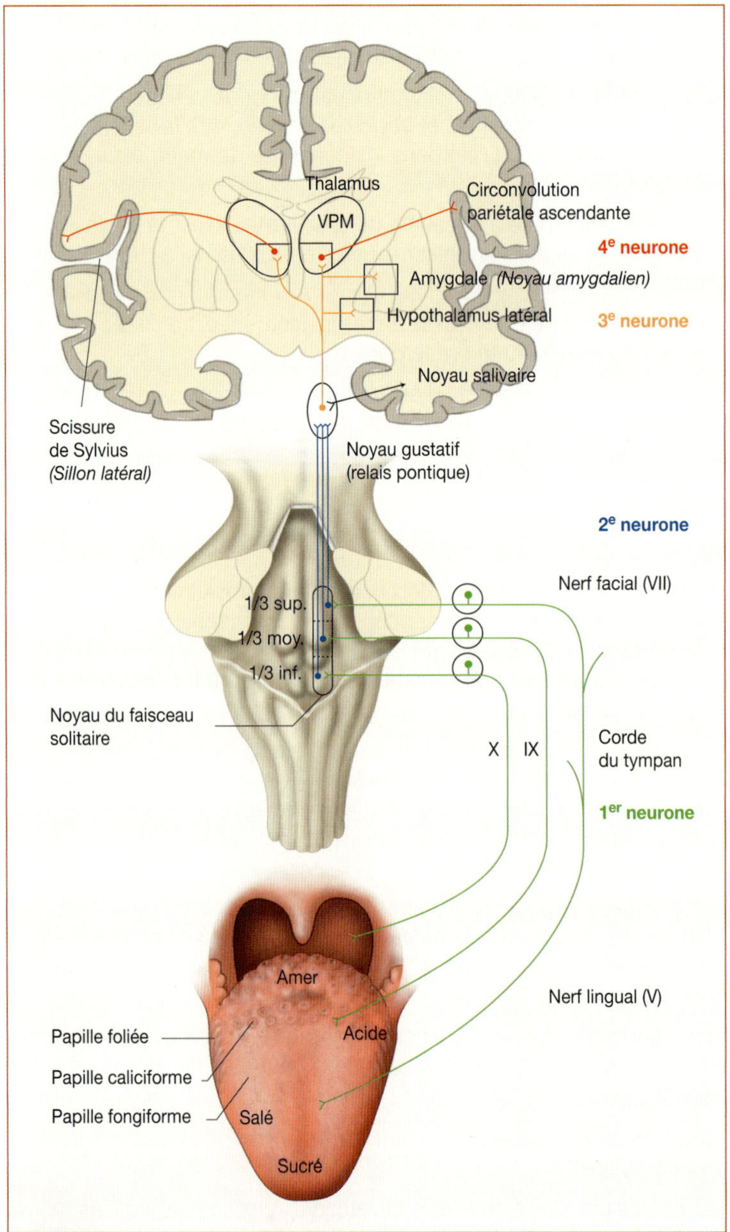


Fig. 9.23 *Schéma des nerfs de la gustation.*

# Physiologie

Il existe quatre qualités de la gustation, ou saveurs fondamentales, chez l'homme : le sucré, le salé, l'acide et l'amer, auxquelles on rajoutera la discrimination chimique de l'eau pour certaines espèces animales. Il n'existe pas de spécialisation des bourgeons gustatifs. Chaque bourgeon gustatif est sensible aux quatre saveurs fondamentales mais l'est plus pour l'une ou deux d'entre elles. De ce fait des zones de localisation des modalités fondamentales seront interprétées comme une prédominance à reconnaître cette modalité par rapport aux autres. On parlera de la pointe de la langue pour la modalité sucrée ; de la pointe et des bords pour la modalité salée et des bords latéraux pour l'acide, le goût amer étant prépondérant en arrière de la langue au niveau du « V » lingual.

- **Le sucré** est produit par des molécules organiques (hydrates de carbone et alcools) et par exception quelques molécules inorganiques comme par exemple le sel de plomb. La substance de référence est le saccharose avec un seuil de perception de 0,01 M. L'édulcorant de synthèse, la saccharine, possède un seuil de 0,000 023 M. Le goût sucré n'est pas lié à un groupe chimique.
- **Le salé** est produit par les anions des sels inorganiques. La substance de référence est le chlorure de sodium avec un seuil de perception de 0,02 M.
- **L'acide** est produit par les ions hydrogènes, et le degré d'acidité est proportionnel au degré de dissociation. La substance de référence est l'acide chlorhydrique dont le seuil de perception est de 0,000 1 M.
- **L'amer** est produit par les alcaloïdes morphine, nicotine, urée, la phénylthiourée et certains sels inorganiques comme le sulfate de magnésium. La substance de référence est le sulfate de quinine avec un seuil de perception très bas de 0,000 008 M.

Beaucoup de substances peuvent produire des sensations gustatives différentes en fonction de leur concentration. Par exemple, le chlorure de sodium qui caractérise le goût salé, a un seuil de perception 0,02 M et est perçu comme sucré. D'autres substances peuvent produire des sensations gustatives qui évoluent, donnant un arrière-goût. Par exemple, la saccharine, édulcorant sucré, possède un arrière-goût amer. C'est la combinaison des quatre goûts fondamentaux et de composants comme la température, les sensations tactiles, etc., qui contribue à créer des identifications corticales de chaque molécule. Du fait de notre génétique, de notre histoire et de notre éducation, chacun se fait sa propre image corticale d'une molécule sapide : on parle alors de saveur.

# Physiopathologie du goût

## VARIATIONS PHYSIOLOGIQUES DE LA GUSTATION

Les variations individuelles de la sensibilité au goût chez des sujets d'une même tranche d'âge sont bien connues. En revanche, la diminution des sensations gustatives chez le sujet âgé a été constatée, sans pour autant que l'on puisse l'expliquer par une baisse éventuelle du nombre de bourgeons gustatifs, qui ne varie pas ou peu. Des facteurs comme l'hygiène orale, la présence de restaurations prothétiques, le tabac et la diminution salivaire altèrent la discrimination gustative.

## VARIATIONS PATHOLOGIQUES DE LA GUSTATION

Les troubles du goût peuvent être classés en :

- perte complète ou **agueusie,**
- diminution ou **hypogueusie**,
- perturbation ou **dysgueusie,**
- sensation continue intense de mauvais goût ou **cacogueusie.**

Les anomalies du goût peuvent être d'origines congénitale, locale (infections, brûlures, etc.), médicamenteuses. Certaines maladies neurologiques sont en cause, lorsqu'elles atteignent les VII$^{e}$, IX$^{e}$ et X$^{e}$ paires crâniennes.

# Toucher

Le toucher est un sens véhiculé par les récepteurs nerveux de la peau ; à côté de cette fonction sensorielle, la peau a également une fonction de protection.

## Anatomie et histologie de la peau

La peau est l'organe le plus lourd (3,5 kg) et le plus étendu (2 m$^2$) du corps humain.

La peau est composée de trois couches : de la superficie vers la profondeur on trouve l'**épiderme,** le **derme** et l'**hypoderme** (figure 9.24).

### ÉPIDERME

C'est un épithélium pavimenteux stratifié et kératinisé.

*Il comporte de la profondeur vers la superficie*

- **La couche basale** composée d'une seule assise de **kératinocytes** unis les uns aux autres par des **desmosomes**. Les kératinocytes basaux sont **à l'origine du renouvellement de l'épiderme** qui s'effectue en 28 jours ; ils reposent sur la **lame basale** qui les sépare du derme sous-jacent.
- **La couche du corps muqueux de Malpighi** ou couche spineuse, composée de plusieurs assises de volumineux kératinocytes polyédriques.
- **La couche granuleuse** composée de deux à trois assises de kératinocytes aplatis dont le noyau a quasiment disparu.

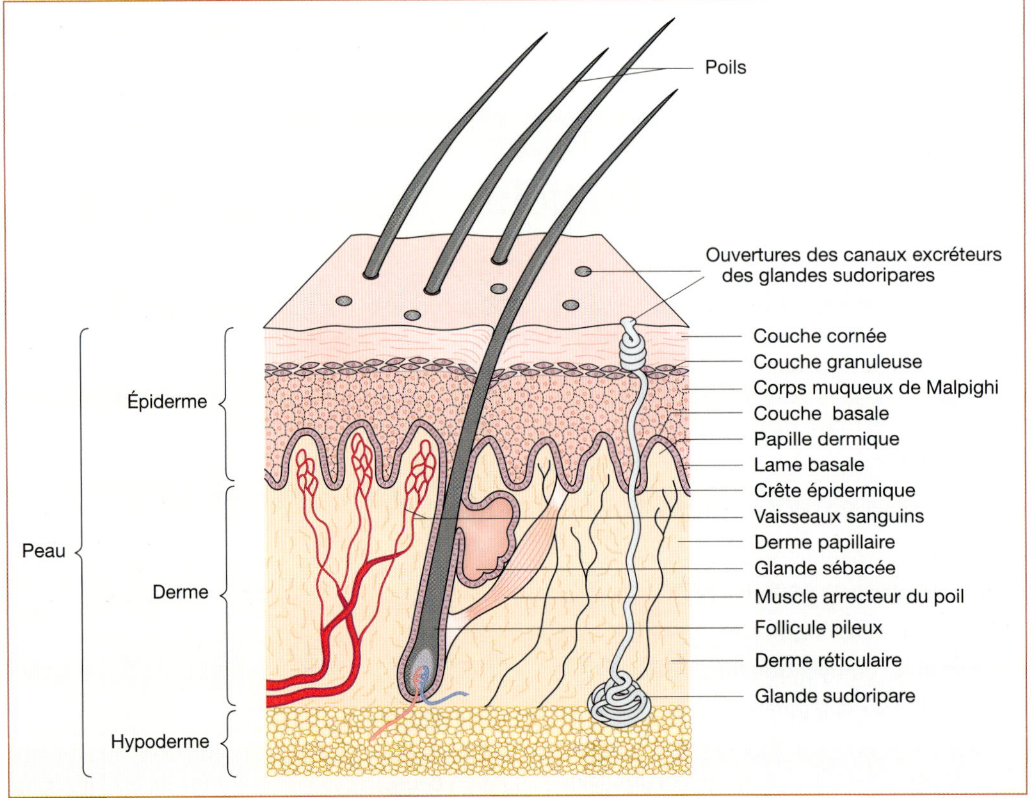


Fig. 9.24 *Schéma d'une coupe histologique de peau.*

- **La couche cornée** composée de cornéocytes, kératinocytes très différenciés, apoptotiques, remplis de **kératine**, régulièrement ordonnés et qui desquament en surface.

### *Il est composé de quatre types cellulaires*

- **Les kératinocytes** : ils représentent 80 % de la population cellulaire de l'épiderme ; ils subissent, à partir de la couche basale une série de transformations morphologiques et chimiques aboutissant à la formation des cornéocytes.
- **Les mélanocytes** : ils synthétisent, sous la dépendance d'une hormone hypophysaire, la **MSH**, un pigment noir, la **mélanine,** responsable de la couleur de la peau. Les mélanocytes qui assurent la protection de la peau contre les ultraviolets siègent dans la couche basale, entre les kératinocytes. Il existe, en moyenne pour un sujet, 1 mélanocyte pour 7 kératinocytes ; le nombre des mélanocytes est le même quelle que soit la race ; les différences d'intensité de pigmentation de la peau sont dues à la quantité de mélanine fabriquée par les mélanocytes et transférée aux kératinocytes.
- **Les cellules de Langerhans** : cellules jouant un rôle dans les réactions immunitaires, elles siègent dans le corps muqueux de Malpighi.
- **Les cellules de Merkel** : elles appartiennent au système endocrinien diffus.

**Points-clés**

L'épiderme est un tissu en constant renouvellement depuis le développement embryonnaire et tout au long de la vie d'un individu ; il se **renouvelle** à partir des kératinocytes basaux qui prolifèrent et se différencient jusqu'à aboutir aux cornéocytes qui desquament en surface dans un processus de mort cellulaire programmée ou **apoptose** (voir UE 2.1).

## DERME

C'est un tissu conjonctif **richement vascularisé** et **innervé** sur lequel repose l'épiderme.

Il comprend le derme papillaire, couche la plus superficielle, qui est un tissu conjonctif lâche, et le derme réticulaire, couche la plus profonde, qui est un tissu conjonctif plus dense.

Il est composé :

- d'une substance fondamentale,
- de fibres de collagène, de fibres de réticuline et de fibres élastiques,
- de cellules : fibroblastes essentiellement, macrophages, mastocytes, plasmocytes, et autres cellules sanguines (lymphocytes et polynucléaires) en faible proportion dans les conditions normales.

De nombreux vaisseaux sanguins et terminaisons nerveuses (terminaisons nerveuses libres et corpuscules de Meissner, de Golgi-Mazzoni, etc.) cheminent dans le derme.

## JONCTION DERMO-ÉPIDERMIQUE

C'est la zone d'attache de l'épiderme sur le derme ; elle est ondulée et forme des saillies dermiques dans l'épiderme, appelées papilles dermiques, et des sillons occupés par l'épiderme, appelés crêtes épidermiques (figure 9.25). C'est une zone importante dont la structure est complexe et comprend de la superficie vers la profondeur : les hémi-desmosomes des kératinocytes basaux, la **lamina lucida**, la **lamina densa** et les fibres d'ancrage composées de collagène VII.

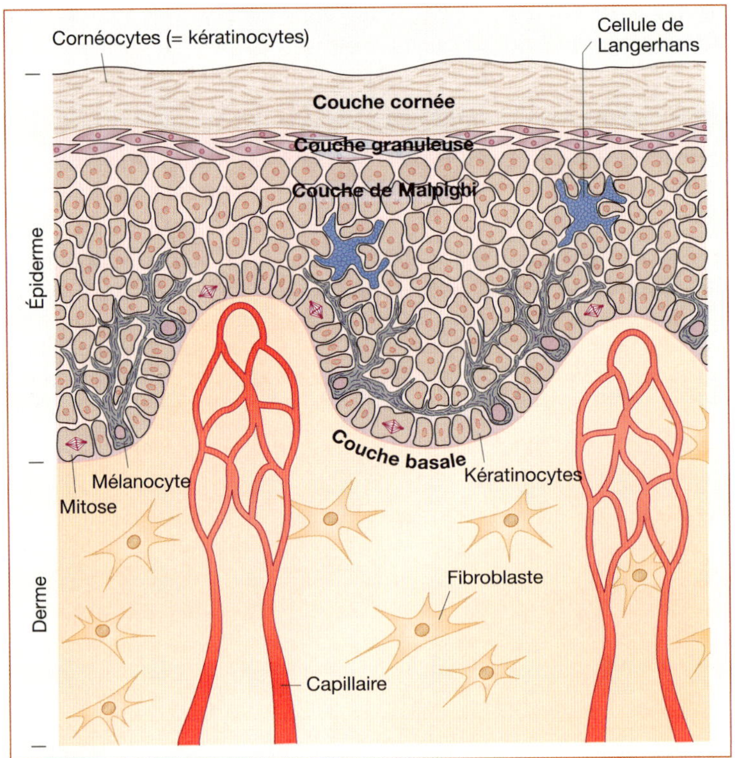


Fig. 9.25 *Détails de l'épiderme.*

## HYPODERME

C'est la couche la plus profonde de la peau. Elle est composée de lobules graisseux entourés de septa conjonctifs dans lesquels cheminent des nerfs et des vaisseaux.

# Physiologie de la peau

La peau a un rôle de protection.

- Barrière cutanée s'opposant à la pénétration de molécules exogènes (allergènes, agents infectieux, toxiques, corps étrangers, etc.) grâce à l'empilement et la cohésion des cornéocytes de la couche cornée.
- Protection immunitaire par la fonction barrière de la couche cornée mais également par la présentation d'antigènes par les cellules de Langerhans aux lymphocytes T.
- Protection mécanique due aux propriétés physiques des constituants du derme qui absorbe les chocs.
- Protection contre le rayonnement solaire essentiellement assurée par l'activité des mélanocytes et accessoirement par les cheveux pour le cuir chevelu.
- Protection thermique : la peau, grâce à sa vascularisation, agit comme un radiateur : pour lutter contre le chaud, il se produit une importante vasodilatation des artérioles cutanées, permettant un transport accru de chaleur de la profondeur de l'organisme vers la peau ; elle s'accompagne d'une sécrétion de sueur qui lorsqu'elle peut s'évaporer permet une importante perte de chaleur, en effet **rien ne sert de suer il faut évaporer** ; rappelons qu'il est impossible d'évaporer en atmosphère très humide (pays équatoriaux) ; à l'inverse, pour lutter contre le froid il se produit une vasoconstriction cutanée pour limiter la déperdition de chaleur.

La peau a un rôle sensoriel grâce aux nombreuses terminaisons nerveuses situées dans le derme, notamment juste sous l'épiderme.

**Points-clés**

1. L'épiderme est une structure dynamique comportant trois flux continus permanents :
   - la **différenciation des kératinocytes** de la basale vers la couche cornée,
   - l'**arrivée d'allergènes** et de signaux extérieurs de l'environnement,
   - l'**arrivée** permanente de **cellules de Langerhans** du sang périphérique vers l'épiderme.
2. La peau normale est un **équilibre** entre ces trois flux.

# Anatomie et physiologie des annexes cutanées

## PHANÈRES

### *Poils et cheveux*

Ce sont des filaments de kératine qui prennent naissance dans le **follicule pileux** situé dans le derme et font saillie à la surface de la peau; les poils comportent deux annexes :

- le muscle arrecteur du poil, qui en se contractant provoque une verticalisation du poil : c'est le phénomène d'horripilation;
- la glande sébacée.

Les cheveux ont une croissance cyclique; ils passent successivement par une phase de croissance (phase anagène), une phase de stabilisation (phase catagène), un arrêt de la croissance et une chute du poil (phase télogène).

Il existe une chute physiologique de 50 cheveux par jour en moyenne.

Les poils ont perdu chez l'homme la plupart des fonctions qu'ils ont chez l'animal au profit d'une importante valeur symbolique.

### *Ongles*

Ce sont des lames cornées rectangulaires et convexes situées aux faces dorsales des extrémités digitales (figure 9.26).

Les ongles sont composés de :

- la lame ou tablette unguéale;
- la matrice, qui donne naissance à la tablette.

La matrice de l'ongle a une activité permanente; le renouvellement d'un ongle se fait en 4 à 5 mois aux mains et en 10 à 18 mois aux pieds.

Les ongles ont un rôle de protection du lit unguéal et sont indispensables à la préhension fine.

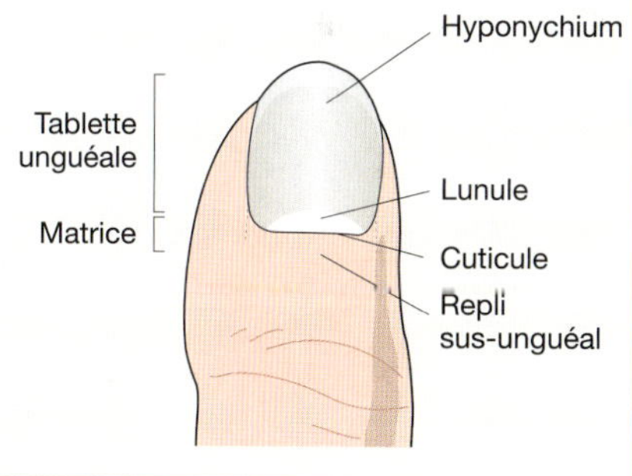


**Fig. 9.26** *Schéma d'un ongle.*

## GLANDES

### *Glandes sudoripares*

Elles sécrètent la sueur et sont de deux types :

- **Les glandes sudoripares eccrines**. Elles sont distribuées sur l'ensemble du corps mais sont en plus grand nombre aux paumes des mains, aux plantes des pieds et dans le dos; elles synthétisent une sueur aqueuse et salée; leur cavité sécrétrice siège dans le derme et leur canal excréteur traverse le derme et l'épiderme pour s'aboucher à la surface de la peau par un pore; les facteurs stimulant la sécrétion sont thermiques et psychiques. Les glandes sudoripares eccrines ont essentiellement un rôle dans la thermorégulation et participent également à l'hydratation de la peau.

– **Les glandes sudoripares apocrines**. Elles siègent électivement dans les creux axillaires, le pubis et la région périanale ; elles synthétisent une sueur grasse secondairement malodorante par dégradation bactérienne ; leur cavité sécrétrice est située dans l'hypoderme et leur canal excréteur s'abouche dans le conduit pilo-sébacé ; elles sont sous la dépendance des hormones stéroïdes.

### *Glandes sébacées*

Elles sont annexées aux poils et forment ainsi les follicules pilo-sébacés ; elles synthétisent le sébum, produit riche en graisses qui sert à lubrifier le poil et apporte à la couche cornée hydratation et imperméabilité ; elles sont sous la dépendance des androgènes.

# Le larynx et la parole

Le larynx est la partie du tube respiratoire intermédiaire entre le pharynx et la trachée, particulièrement développé dans la race humaine.

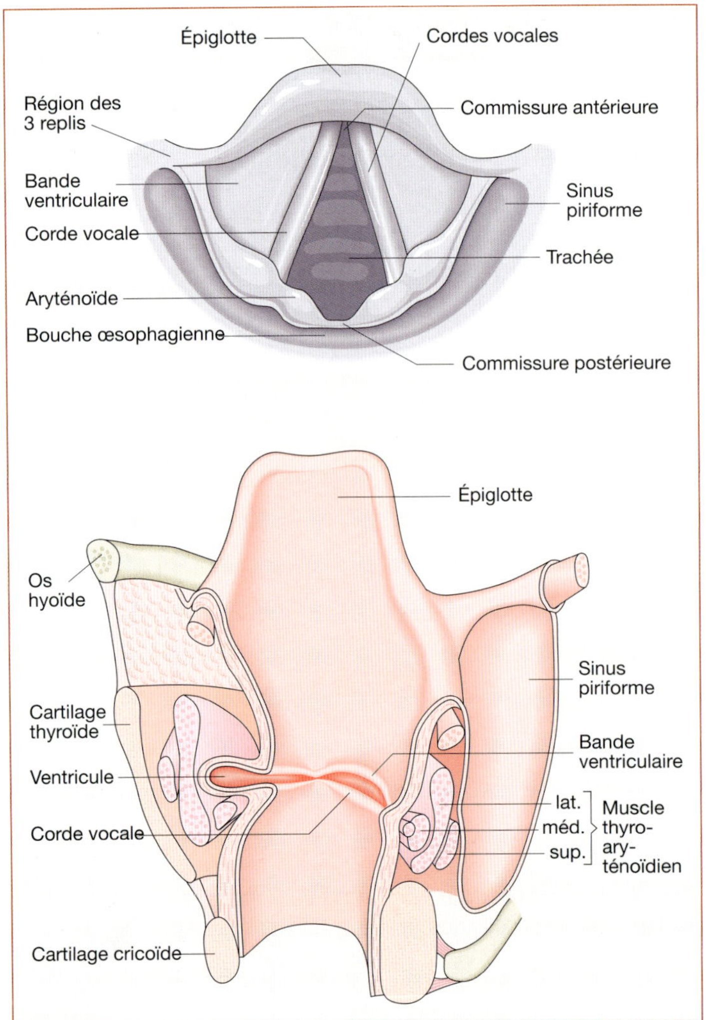


**Fig. 9.27** *Le larynx.*

## Anatomie

Le larynx est formé d'un tube fermé en haut par une lame cartilagineuse appelée épiglotte.

Il a trois étages : la région sus-glottique, la glotte formée par les cordes vocales et la sous-glotte.

En dessous se trouve l'appareil de la phonation :

– **Les cordes vocales**, ce sont deux muscles puissants tendus du cartilage thyroïde en avant, au cartilage aryténoïde, en arrière. Elles sont reliées aux parois du tube laryngé par des bandes ventriculaires.

– **Les nerfs des cordes vocales** sont issus des nerfs pneumogastriques (X[e] paire). Les nerfs récurrents sont les nerfs moteurs et les nerfs laryngés externes sont les nerfs tenseurs des cordes vocales.

## Physiologie

La structure du larynx lui fait jouer un rôle :

– **dans la déglutition :** il *se* ferme lors de l'absorption des aliments ou des boissons, empêchant le reflux des liquides et des aliments dans le tube respiratoire ;

– **dans la respiration** : il s'ouvre pour permettre l'issue avec force de l'air contenu dans la trachée et les bronches ce qui permet la respiration et la parolc ;

– **dans la phonation** : le larynx est l'organe de la parole : particulièrement développé chez l'homme, par rapport aux animaux, il permet le langage articulé et modulé et le chant avec la participation de la cavité buccale des lèvres et du voile du palais.

## LA PAROLE ET LE CHANT

Dans l'espèce humaine, la parole et le chant sont des phénomènes très complexes. Ils sont produits par un véritable instrument de musique comportant des cordes et des vents (de la flûte à l'orgue) et s'étendant depuis le nez jusqu'aux poumons.

***Trois mécanismes physiques sont mis en œuvre :***

– Une **source d'énergie puissante, capable d'expulser l'air** : ce sont les poumons et la cage thoracique. Cette force peut facilement être contrôlée et modulée.

– Une **structure capable de moduler des oscillations périodiques et apériodiques** : ce sont les cordes vocales. Elles sont capables de vibrer d'avant en arrière, de dehors en dedans et de haut en bas. Les muscles des cordes vocales sont plus ou moins puissants (mâles ou féminins) et capables de se tendre avec une force très variable.

L'orifice qu'elles délimitent est évidemment de dimensions et de formes multiples et une quantité d'air sous pression peut être bloquée entre les cordes vocales supérieures et inférieures.

– Un **système de résonance, générateur d'harmoniques** : c'est la colonne d'air emprisonnée dans le « tube » formé par l'espace compris depuis les cordes vocales dans le pharynx, la bouche et la cavité nasale. Ce système fournit un ton extrêmement modulable mais conserve, comme un instrument de musique, des caractéristiques fondamentales, dont le timbre, qui permettent de reconnaître immédiatement la parole d'un individu.

***La commande nerveuse est également très riche***

Au moins, quatre aires corticales sont impliquées et de nombreuses branches nerveuses issues du nerf pneumogastrique, mais aussi du glosso-pharyngien et du grand hypoglosse, permettant de mettre en mouvement tous les organes de la parole et du chant.

# Système endocrinien 10

Le terme d'hormone a été défini par Ernest Starling en 1905. «Ces messagers chimiques... ou «hormones» (de *hormao*, j'excite, je stimule) comme nous pouvons les appeler, doivent être transportées de l'organe où elles ont été produites à l'organe qu'elles affectent, par le moyen du courant sanguin, et les besoins physiologiques de l'organisme qui se reproduisent continuellement doivent provoquer de façon répétée leur production et leur circulation dans le corps.» (figure 10.1)

**Hypothalamus**
GHRH : *Growth Hormone Releasing Hormone*
GnRH : *Gonadotropin Releasing Hormone*
CRH : *Corticotropin Releasing Hormone*
TRH : *Thyrotropin Releasing Hormone*
PIF : *Prolactin Inhibiting Factor* (dopamine)
**Hypothalamus**
TSH : *Thyroid Stimulating Hormone*
ACTH : *Adrenocorticotropin Hormone*
FSH : *Follicular Stimulating Hormone*
LH : *Luteinizing Hormone*
STH : *Somatotropic Hormone*
(synonyme de GH : Growth Hormone)

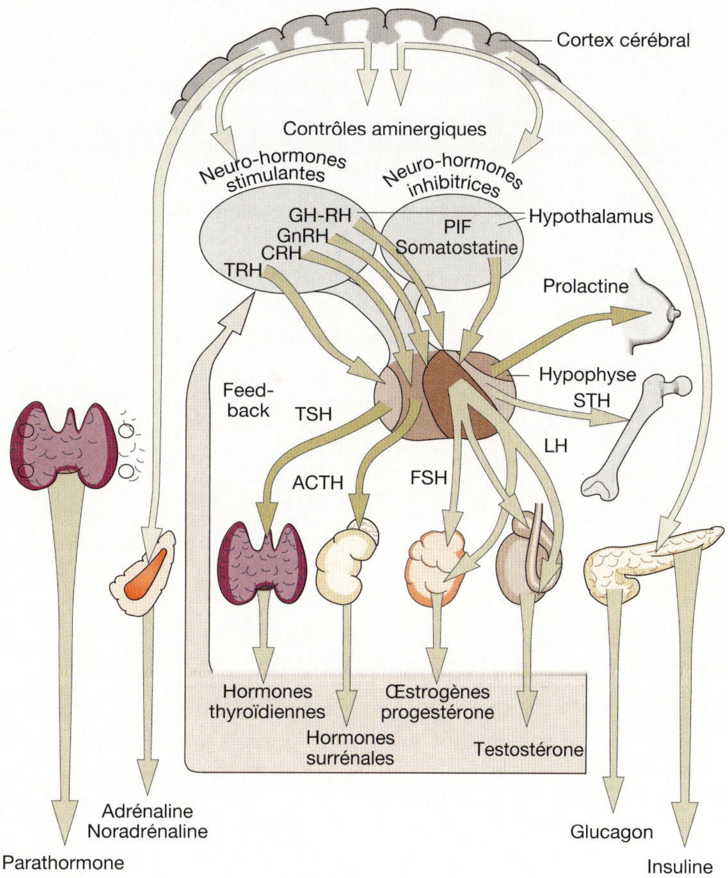


Fig. 10.1 *Les principales hormones de l'organisme.*

## Propriétés des hormones

Elles sont sécrétées en **faibles quantités** par des tissus glandulaires spécialisés.

Elles sont **déversées directement dans le courant sanguin** et transportées par le système vasculaire. Leur action s'effectue ainsi à distance.

Elles **agissent sur des cellules précises** en produisant des effets spécifiques. Une seule hormone peut agir sur plusieurs cibles et produire plusieurs effets.

**Leur action persiste** lorsque toute connexion nerveuse avec l'organe a été supprimée.

Elles agissent, conjointement au système nerveux, comme **régulateurs physiologiques** du métabolisme et comme intégrateurs, habituellement en synergie avec une ou plusieurs autres hormones.

# Action des hormones

## RÉCEPTEURS MEMBRANAIRES

Ce sont des structures situées sur la membrane des cellules. Ils reconnaissent surtout les hormones polypeptidiques comme l'insuline, l'hormone de croissance, etc.

**Points-clés**

Principales hormones : hormones polypeptidiques.

Leur taille varie d'un minuscule tripeptide à une masse de plusieurs milliers d'acides aminés. Les principales hormones polypeptidiques sont :

1. **Hormones hypothalamiques** (ADH, TRH, GRH, LHRH, CRH).
2. **Hormones hypophysaires** (TSH, FSH, LH, GH, prolactine, ACTH).
3. **Insuline** et **glucagon**.
4. **Parathormone** et **calcitonine**.
   Les **hormones polypeptidiques** sont transportées dans le sang en étant fixées à des protéines plasmatiques. Seule la forme libre est active.
   Leur dosage se fait par méthode immunologique utilisant des antigènes ou des anticorps marqués par radioactivité ou par d'autres substances (fluor, enzymes...).
5. Dérivés de la tyrosine
   - la **dopamine** ;
   - l'**adrénaline** et la **noradrénaline** ;
   - les **hormones thyroïdiennes**.
   Ce sont des hormones dont le rôle est de stimuler brutalement le fonctionnement de leurs cellules cibles.
   Elles ont le rôle fondamental de maintenir la pression artérielle.
6. **Hormones stéroïdiennes**.
   Ce sont les hormones surrénaliennes (suprarénaliennes) et sexuelles.
   Elles sont produites par :
   - le cortex surrénal ;
   - les ovaires et les testicules ;
   - le corps jaune ;
   - l'unité fœto-placentaire.

## RÉCEPTEURS INTRACELLULAIRES

L'hormone traverse la membrane cellulaire et pénètre à l'intérieur des cellules. Les récepteurs reconnaissent l'hormone et la transportent dans le noyau des cellules où elle agit.

Les récepteurs intracellulaires sont sensibles à deux types d'hormones :

- les hormones thyroïdiennes ;
- les hormones stéroïdiennes (corticosurrénaliennes, gonadiques).

## SIGNAUX CELLULAIRES DÉCLENCHÉS PAR LES HORMONES ET LEUR TRANSMISSION

Pour que la cellule réagisse, il faut qu'elle reçoive un signal fort. Celui-ci est transmis depuis le récepteur jusqu'au noyau par le biais de messagers.

Lorsqu'une cellule reçoit un signal hormonal, elle répond selon la fonction qui lui est dévolue, par exemple :

- elle peut fabriquer une autre hormone ;
- elle peut transporter une substance (glucose, calcium, sodium) ;
- elle peut faire croître un tissu (cartilage, seins, muqueuse utérine).

■ **FONCTIONNEMENT GLOBAL DE LA CELLULE CIBLE APRÈS LE SIGNAL HORMONAL**

Lorsque la cellule cible a reçu le signal hormonal elle peut accélérer son fonctionnement (action de la TSH sur la thyroïde par exemple) ou au contraire le freiner (action de la dopamine sur la sécrétion de prolactine). Elle obéit aussi à une autorégulation (*feed-back*) qui tend à la ramener à son fonctionnement initial.

# L'hypothalamus chef d'orchestre

Comme un vaste système d'engrenages, l'hypothalamus, petite zone située au centre du cerveau, juste au-dessus de l'hypophyse, fabrique de nombreuses substances qui règlent le fonctionnement des autres glandes.

L'hypothalamus est une petite région nerveuse située au-dessus de l'hypophyse. Les neurohormones sont dirigées vers l'hypophyse par un système vasculaire « porte ».

## Axe surrénal : CRH (*Corticotropin Releasing Hormone*)

La CRH a été isolée en 1981 (Vale et coll.). Il s'agit d'un polypeptide de 41 acides aminés. La séquence des acides aminés de l'homme et du rat est identique. La CRH est synthétisée à partir d'un précurseur de 196 acides aminés, la pro-CRH.

La CRH est synthétisée dans le noyau paraventriculaire mais a une concentration maximale dans l'éminence médiane. On trouve également de la CRH dans d'autres régions du cerveau, ce qui suggère des actions diverses sur le comportement.

En dehors du système nerveux central, on trouve de la CRH dans le tractus digestif et dans le placenta.

## Axe gonadique : gonadolibérine ou *Gonadotropin Releasing Hormone* (GnRH)

La gonadolibérine ou GnRH (*Gonadotropin Releasing Hormone*) est encore appelée LHRH ou LRH (*Luteotropin Releasing Hormone).* Elle a été isolée en 1971 et synthétisée en 1984 sa formule est : pyro-Glu-His-Trp-Ser-Tyr-Gly-Leu-Arg-Pro-Gly-NH2. La GnRH est formée à partir d'un précurseur comportant 92 acides aminés.

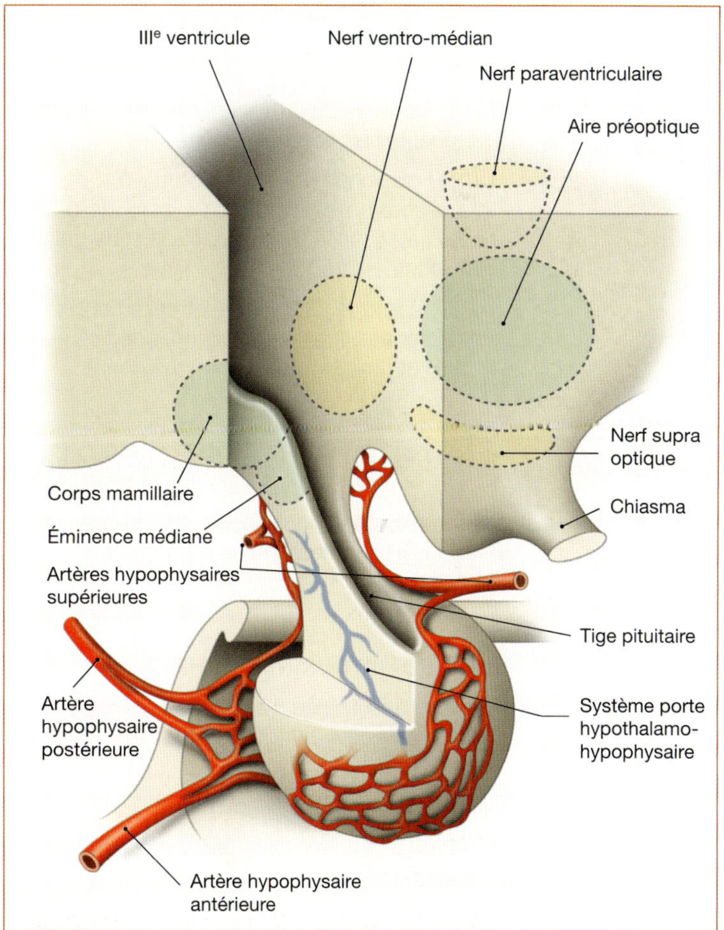


Fig. 10.2 *Le système hypothalamo-hypophysaire et sa vascularisation.*

La structure de la GnRH comporte 2 sous-unités α et β ; la sous-unité α est commune à TRH, FSH et LH. La sous-unité β est spécifique de l'hormone.

La GnRH est synthétisée dans l'aire préoptique. Les neurones terminaux se trouvent dans l'éminence médiane. On trouve également des neurones sécrétant des peptides précurseurs de GnRH dans le placenta.

La GnRH est sécrétée de façon périodique, toutes les 90 minutes et en quantité fixe. Sa demi-vie est très courte, de quelques minutes.

Les effets de la GnRH (et de ses analogues) sur l'hypophyse sont biphasiques : de petites quantités de GnRH administrées toutes les 90 minutes induisent une augmentation du nombre des récepteurs de GnRH ; elles provoquent ainsi la synthèse et la sécrétion de FSH et LH.

## Axe thyroïdien : thyrolibérine ou *Thyrotropin Releasing Hormone* (TRH)

La TRH est un tripeptide de structure : (pyro) GLU-HIS-PRO-amide. Ce fut le premier polypeptide hypothalamique à être identifié et isolé (Boler, Greer 1969). Il est synthétisé à partir d'un précurseur de 242 acides aminés qui contient 6 copies de la TRH. La structure comporte 2 sous-unités α et β. La sous-unité α est commune à TRH, FSH et LH. La sous-unité β est spécifique de l'hormone.

La TRH est largement répandue dans l'organisme. Sa plus forte concentration se trouve dans le noyau paraventriculaire et les neurones terminaux dans l'éminence médiane de l'hypothalamus. On trouve également ce polypeptide en quantité notable dans le tractus gastro-intestinal, le pancréas, les testicules.

La durée de vie de la TRH est d'environ 6 minutes. Elle est dégradée dans le plasma et les tissus. Ses métabolites n'ont pas d'activité TRH.

La TRH provoque une sécrétion de TSH rapide et maximale en 20 minutes. Le test à la TRH montre une ascension des valeurs de base de 0-3 µU/mL à 8-20 µU/mL en dosage radio-immunologique. La TRH agit sur la synthèse des 2 sous-unités de la TSH. Elle augmente également la sécrétion de l'hormone.

La sécrétion de TSH est essentiellement sous la dépendance du taux plasmatique des hormones thyroïdiennes. Il existe d'ailleurs une corrélation quantitative inverse entre les quantités sécrétées de TRH et l'hyper- ou l'hypothyroxinémie.

## Hormone de croissance

La sécrétion de l'hormone de croissance est régulée par deux facteurs, l'un stimulant et l'autre freinant la GH : Somatocrinine ou Somatotropin Releasing Factor (SRF) ou Growth Hormone Releasing Hormone (GHRH).

### LA SOMATOCRININE (GHRH)

Elle a été isolée en 1982 à partir d'extraits de tumeur pancréatique. Trois peptides ont ainsi été isolés, mais deux sont très actifs : GHRH-44-NH2, GHRH-40.

La sécrétion de GRH est localisée dans le noyau arqué de l'hypothalamus et les neurones terminaux dans l'éminence médiane.

La GHRH a une demi-vie très courte, inférieure à 5 minutes. Son action est en revanche pratiquement immédiate.

Elle agit en se fixant sur la membrane des cellules hypophysaires sécrétant GH. Elle agit par intermédiaire des ions Ca++ et de l'AMPc. À la dose de 0,1 à 10 µg/kg, la GHRH provoque une augmentation progressive jusqu'à la 30e minute de la sécrétion de STH qui revient à sa valeur de base en 3 heures environ.

La somatocrinine est sensible aux variations de la glycémie : l'hypoglycémie stimule considérablement la synthèse et la sécrétion de somatocrinine alors que l'hyperglycémie la freine. Les stimulants des β-récepteurs : vasopressine, arginine, exercice physique, stress, sont stimulants sur la GHRH et donc sur la sécrétion de somathormone.

Le sommeil profond est un très puissant stimulant de la sécrétion de GRH et de STH, probablement par le biais d'un mécanisme sérotoninergique, car le 5-hydroxytryptophane provoque le même effet alors que la cyproheptadine, bloqueur de la sérotonine, freine la sécrétion de somatocrinine et de STH.

### LA SOMATOSTATINE (SRIF : *Somatostatin Release Inhibiting Factor*)

Elle tire son nom de l'action inhibitrice qu'elle exerce sur la sécrétion de somathormone. Elle existe sous 2 formes : l'une, contenant 14 acides aminés (S14), est présente dans le cerveau et le pancréas et l'autre, en contenant 28 (S28), est présente dans le tractus gastro-intestinal. On connaît la structure exacte de la préprohormone humaine et on sait fabriquer un certain nombre de peptides à action somatostatine.

La somatostatine est très répandue dans l'organisme : hypothalamus, système nerveux central, tractus digestif, pancréas. Il est intéressant de constater que la somatostatine hypothalamique est une véritable neurohormone, sécrétée au niveau du noyau hypothalamique paraventiculaire et agissant directement pour inhiber la sécrétion de GHRH. La somatostatine du tube digestif est plutôt une sécrétion paracrine.

La somatostatine se fixe sur des récepteurs membranaires et provoque une diminution de la concentration intracellulaire des ions $Ca^{++}$ par blocage du passage transmembranaire. Elle entraîne également une diminution de la concentration en AMPc. Diminuant ainsi l'activité électrique des cellules, elle agit comme un interrupteur de sécrétion.

## Prolactine

À l'inverse des autres hormones hypophysaires dont le tonus est stimulé par la neurohormone hypothalamique correspondante, la prolactine est au contraire inhibée à l'état normal.

### PRF (*Prolactin Releasing Factor*) ou PRP (*Prolactin Releasing Peptide*)

Il existe à l'évidence un facteur hypothalamique stimulant puisque la succion du mamelon provoque une sécrétion immédiate et importante de prolactine. Le PRF a été isolée en 1998 par Hinuma, chez le rat, sous le nom de *Prolactin Releasing Peptide*. Il s'agit d'un peptide de structure originale, possédant 7 domaines transmembranaires, se liant au récepteur spécifique HGR3 de la prolactine.

Ainsi, la prolactine, qui est normalement sous le contrôle inhibiteur de la dopamine, peut être sécrétée de façon brutale et importante sous l'influence d'une stimulation externe.

### PIF (*Prolactin Inhibiting Factor*)

La sécrétion de prolactine est normalement inhibée par le contrôle hypothalamique. Cette substance est actuellement reconnue comme étant la dopamine (figure 10.3). Les substances ayant une activité dopaminergique sont de puissants inhibiteurs de la sécrétion de PRL comme la bromoergocriptine ou le pergolide. Cependant il existe d'autres substances inhibant la sécrétion de prolactine : l'acide amino-butyrique ou GABA, le peptide sécrété en même temps que la GnRH.

La sécrétion de prolactine est autorégulée : son augmentation entraîne une stimulation de la dopamine (boucle de régulation courte). Certaines substances entraînent une hyperprolactinémie : soit en stimulant directement TRH, soit en freinant la dopamine (œstrogènes, antidopaminergiques, neuroleptiques).

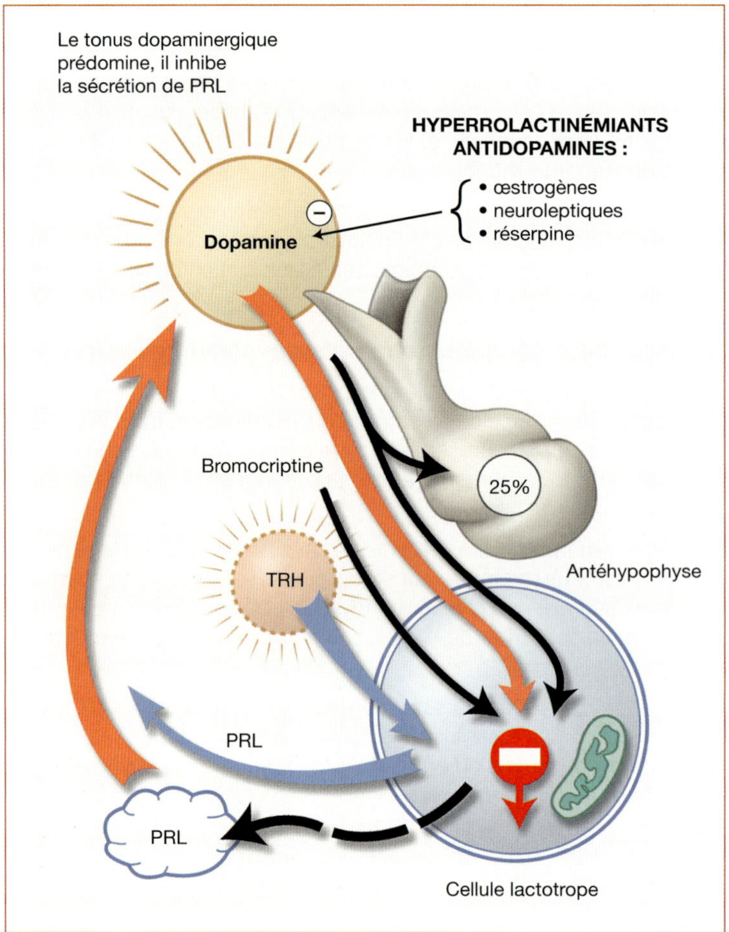


Fig. 10.3 *PIF. Dopamine.*

# Glandes endocrines et régulation d'urgence des constantes de l'organisme

L'organisme ne peut survivre que si le «milieu intérieur», c'est-à-dire la composition des fluides (sang, lymphe, liquide céphalo-rachidien) et du liquide cellulaire, est constante et équilibrée.

Ainsi, le taux d'eau, sodium, potassium, calcium, glucose doit être constamment régulé. Surtout la pression des fluides (pression artérielle essentiellement) doit rester constante. Ce sont les hormones «de l'urgence» qui assurent cet équilibre constant et indispensable. Elles doivent pouvoir être mobilisées immédiatement et agir de même.

**Tableau 10.1. Les hormones de l'urgence.**

| Hormones | Régulation |
|---|---|
| Antidiurétique (ADH) | Eau |
| Aldostérone | Sodium et eau |
| Cortisol | Glucose intracellulaire et eau |
| Adrénaline | Pression artérielle |
| Parathormone | Calcium |
| Thyrocalcitonine | Calcium |
| Insuline glucagon | Glucose |
| Thyroxine | Énergie, chaleur |

# Posthypophyse : eau

L'organisme humain, pour survivre, doit obligatoirement conserver sa composition en eau (environ 80 % chez l'enfant et 70 % chez l'adulte).

## Equilibre hydrique

Les apports en eau sont d'environ 2 litres/24 h chez l'adulte ; l'élimination est équivalente, une moitié se faisant par le rein et l'autre moitié par les sueurs, la respiration et la perspiration.

La partie qui est régulée est celle qui passe par le rein. Ce dernier filtre en effet à peu près 180 litres de sang par 24 heures et réabsorbe 99 % de l'eau filtrée. Ce phénomène laisse donc une quantité d'eau « libre » de 1,8 litre sur laquelle joue la régulation.

- En cas de **déshydratation**, les récepteurs du système nerveux central déclenchent la sensation de soif et donc un désir de boisson.
- En cas d'**hyperhydratation,** c'est une élimination automatique de l'eau qui intervient.

## Hormone antidiurétique (ADH)

### SÉCRÉTION

L'ADH (ou hormone anti-diurétique) est sécrétée par les cellules nerveuses de l'hypothalamus. C'est un petit polypeptide qui est déversé dans le système porte hypothalamo-hypophysaire et est ensuite stocké dans la posthypophyse.

### ACTION

L'ADH agit sur les cellules rénales du tube distal. Elle ouvre les pores qui permettent le passage de l'eau depuis la lumière du tube rénal vers le tissu interstitiel.

### EN PATHOLOGIE

- **L'insuffisance en ADH** provoque le diabète insipide : l'impossibilité de réabsorber l'eau libre provoque une polyurie permanente d'urines très diluées (figure 10.4).
- **L'excès en ADH** provoque le syndrome de Schwartz-Bartter : inflation hydrique de l'organisme avec hypo-osmolarité. La natrémie est toujours très basse.

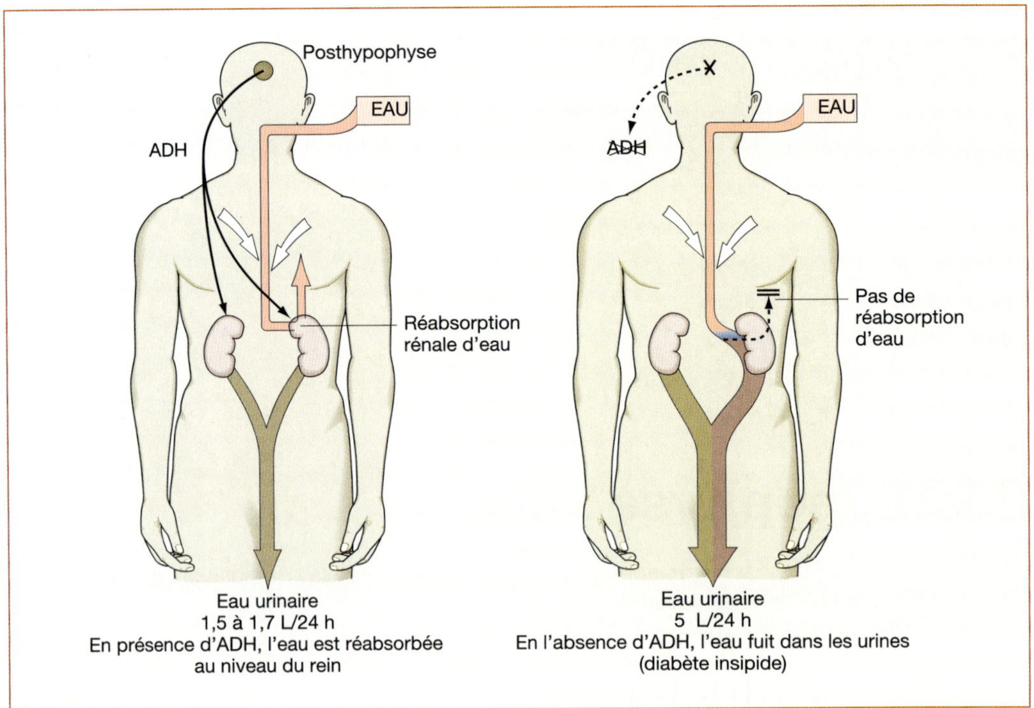


Fig. 10.4 *Le diabète insipide.*

# Corticosurrénales : le sodium

## Anatomie

Les glandes surrénales (glandes suprarénales) comportent deux parties complètement différentes : les corticosurrénales, ainsi appelées parce qu'elles forment la partie externe ou «cortex» et les médullosurrénales qui forment la partie centrale ou médullaire.

### ANATOMIE DESCRIPTIVE ET RAPPORTS

Les glandes surrénales (suprarénales) coiffent le pôle supérieur des reins, l'une à droite, l'autre à gauche. Elles sont donc situées très profondément dans l'abdomen, derrière le péritoine, près de la paroi lombaire, de chaque côté de la colonne vertébrale.

Ce sont des glandes aplaties, en forme de virgule, de petites dimensions : 4,5 cm de longueur, 3 cm de largeur et 1 cm d'épaisseur. Elles pèsent 8 g environ.

Les rapports sont différents à droite et à gauche.

#### *Glande surrénale droite (glande suprarénale droite)*

Elle est proche de la **colonne vertébrale** au niveau de D12 et de ses deux disques. La 12$^{e}$ côte droite, le piler droit du diaphragme et le cul-de-sac pleural sont proches.

La **veine cave inférieure** est le rapport majeur avec ses ganglions lymphatiques et le ganglion semi-lunaire du sympathique.

Le **rein droit** est juste au-dessous.

La surrénale droite marque une **empreinte sur le foie.**

### *Glande surrénale (suprarénale) gauche*

La paroi lombaire est comme à droite. Le **corps du pancréas** et l'estomac se trouvent juste au-dessus.

## VAISSEAUX ET NERFS

- **Artères.** Les glandes surrénales (suprarénales) sont très richement vascularisées par trois groupes d'artères (figure 10.5).
- **Veines.** La veine surrénale (veine suprarénale) principale, très volumineuse draine la glande surrénale (glande suprarénale) (figure 10.5).
- À droite, elle se jette dans la veine cave inférieure; à gauche, elle se draine dans la veine rénale gauche.
- **Lymphatiques.** Ils sont nombreux et variés, drainant la surrénale vers les ganglions aortiques, hépatiques à droite et intrathoraciques des deux côtés. Ce point est important dans l'envahissement des cancers surrénaliens.
- **Nerfs.** Ils sont très nombreux formant un plexus surrénalien (*suprarénalien*).

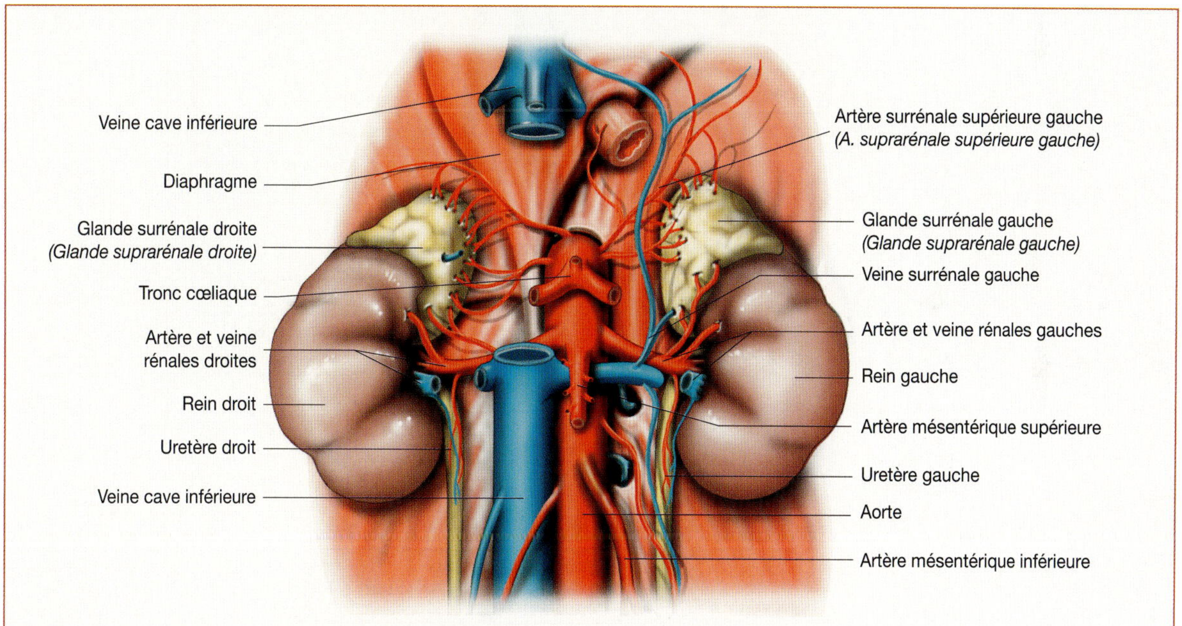


**Fig. 10.5** *Artères et veines rénales.*

# Histologie

La corticosurrénale comprend trois zones bien distinctes (figure 10.6) :

- la **zone glomérulée** superficielle, qui sécrète les hormones **minéralocorticoïdes** ;
- la **zone fasciculée** moyenne qui fabrique les hormones **glucocorticoïdes (cortisol)** ;
- la **zone réticulée** profonde qui fabrique les **androgènes**.

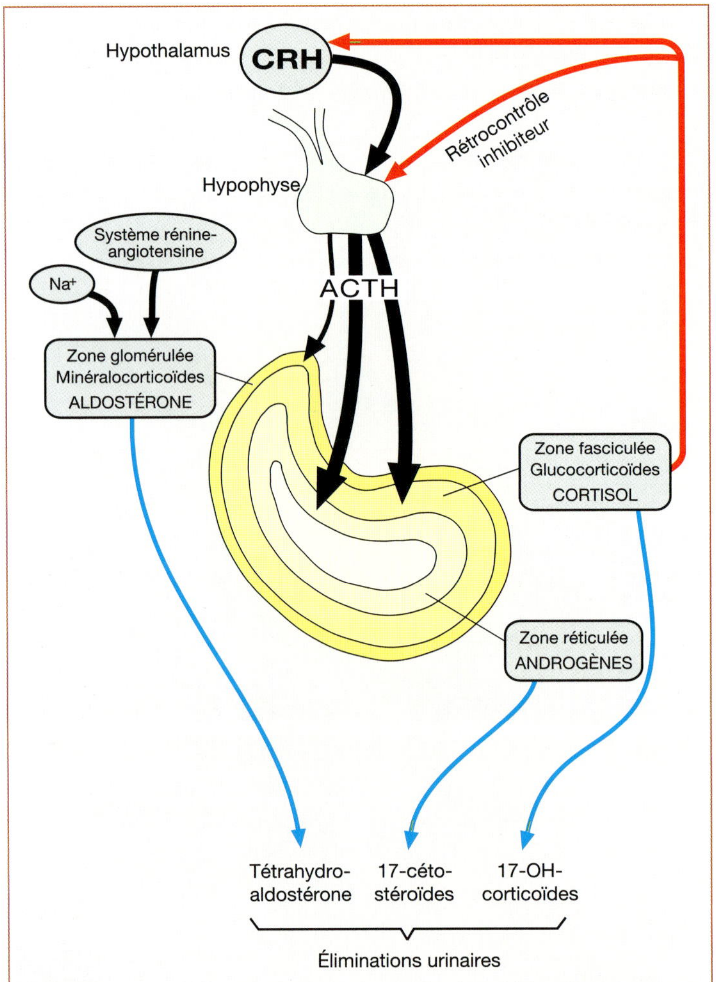


**Fig. 10.6** *Sécrétions et éliminations urinaires de la corticosurrénale : contrôle de la sécrétion.*

# Physiologie

## GLUCOCORTICOÏDES

Indispensables à la vie, ils règlent le métabolisme des glucides intracellulaires. Le chef de file de ces hormones est l'**hydrocortisone** ou cortisol. Le cortisol permet la **néoglucogenèse** hépatique c'est-à-dire la reconstitution du glucose à partir des acides aminés. Il aide aussi à la conservation du sel et à la répartition de l'eau dans l'organisme.

**Le taux de cortisol est régulé par l'appareil hypothalamo-hypophysaire.** Lorsque la cortisolémie baisse dans le sang, l'hypothalamus sécrète du CRH (*Corticotropin Releasing Hormone*) qui à son tour entraîne la sécrétion d'ACTH hypophysaire ; cette dernière stimule la corticosurrénale et rétablit le taux de cortisol. À l'inverse, en cas d'élévation de la cortisolémie il y a freinage hypothalamo-hypophysaire et surrénalien.

## MINÉRALOCORTICOÏDES

Ce sont la désoxycorticostérone et **l'aldostérone** qui règlent le **métabolisme du sodium.**

Le déficit en aldostérone, dans les insuffisances surrénales, entraîne une perte de sodium et une accumulation du potassium dans les cellules.

La sécrétion d'aldostérone est régulée par le **système rénine-angiotensine** et non par le taux périphérique de l'hormone.

## ANDROGÈNES

Les hormones mâles synthétisées par le cortex surrénal sont la **DHA** déhydroépiandrostérone) et la **delta-4 androstènedione.**

Les androgènes d'origine surrénalienne sont dits « faibles » par rapport à la testostérone qui est la véritable hormone mâle.

Les androgènes surrénaliens sont responsables de la « puberté surrénale » ou « adrénarche », c'est-à-dire de l'apparition de poils dans les deux sexes (poils dits « ambosexuels »).

La sécrétion des androgènes surrénaliens est sous la dépendance de l'ACTH.

**Points-clés**

1. L'**hydrocortisone** (cortisol) est synthétisée et sécrétée à raison de 0,5 mg/kg/j. environ, soit 30 à 40 mg/j. pour un adulte de poids moyen.
   Elle contribue à l'équilibre du sodium, de l'eau et du glucose.
   Son taux est régulé par l'ACTH hypophysaire.
2. L'**aldostérone** est l'hormone de rétention du sel. Tout excès (syndrome de Conn) est responsable d'hypertension avec hypokaliémie.
   Son taux est régulé par le système rénine-angiotensine.
3. Les **androgènes surrénaliens (*suprarénaliens*)** ont une importance chez la femme : tout excès peut être responsable d'un hirsutisme.
   Leur taux est régulé indirectement par l'ACTH.

## RÔLE DE LA GLANDE SURRÉNALE

La glande surrénale joue un rôle vital puisqu'elle assure l'équilibre de trois substances vitales pour l'organisme : le sodium, le potassium, le glucose.

*Le sodium* est l'ion EXTRAcellulaire. C'est lui qui est chargé de maintenir la *pression osmotique* dans les vaisseaux et les espaces extracellulaires, situés entre les tissus et les organes. Toute perte de sodium provoque une perte d'eau et une tendance à la baisse de la pression artérielle et de la quantité d'eau entre les tissus.

Tout excès en sodium dans un espace ou un tissu provoque un appel d'eau et une augmentation du volume de l'espace concerné. La rétention sodée provoque une hypertension artérielle.

*Le potassium* est l'ion INTRAcellulaire. Ses mouvements suivent en général ceux du sodium : leur échange génère de l'énergie au niveau des cellules (pompe à sodium). Certains tissus sont particulièrement sensibles à la perte de potassium : muscles (surtout cœur), reins, nerfs.

*Le glucose* est l'élément énergétique le plus important. Son taux sanguin et sa pénétration dans les cellules sont sous la dépendance de l'insuline mais son taux cellulaire et surtout son renouvellement hépatique sont dépendants de l'hydrocortisone. La surrénale intervient également de façon majeure dans la répartition de l'eau, mais cet effet est indirect et passe par l'action de l'hydrocortisone et de l'aldostérone.

# Médullosurrénales : la pression artérielle

## Sécrétion

La médullosurrénale (et plus généralement certains ganglions sympathiques sécréteurs) sécrète deux hormones faisant partie de la catégorie des catécholamines : l'**adrénaline (AD)** et la **noradrénaline (NA)** dont le rôle essentiel est le maintien de la pression artérielle et la mobilisation énergétique en cas d'agression.

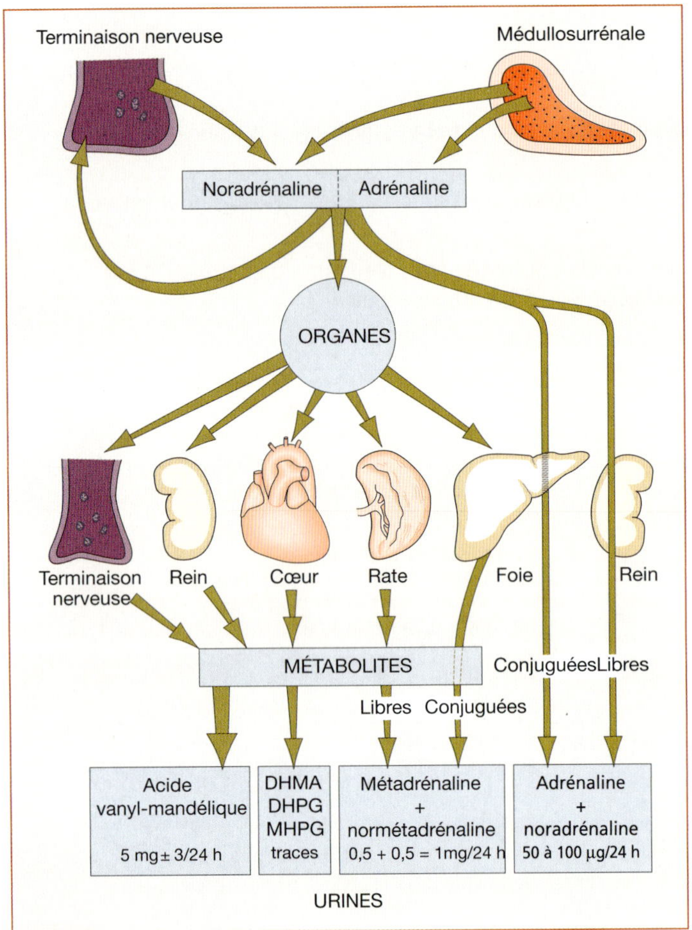


Fig. 10.7 *L'élimination des catécholamines.*

La NA et l'AD sont synthétisées à partir de la phénylalanine. Les produits intermédiaires sont les **métanéphrines**. La NA est également synthétisée par les terminaisons des neurones.

Le terme métabolique commun est l'acide vanylmandélique (VMA) dont l'élimination urinaire est < 1 mg/24 heures.

## Effets physiologiques

Les catécholamines agissent sur des récepteurs $\alpha$ et $\beta$ :

– **les $\alpha$-récepteurs** provoquent surtout une vasoconstriction en particulier splanchnique et des muscles lisses;

– **les $\beta$-récepteurs** entraînent les effets contraires. Suivant l'équipement de l'organe en tel ou tel type de récepteurs, les conséquences ne sont pas les mêmes.

Les deux effets majeurs sont cependant : hypertension artérielle et hyperglycémie.

L'excès de catécholamines s'observe au cours des **phéochromocytomes** (figure 10.7).

# Pancréas : métabolisme des hydrates de carbone et régulation de glycémie

Toutes les cellules animales utilisent préférentiellement les hydrates de carbone, et surtout le glucose, comme fournisseur d'énergie.

## Apports en hydrates de carbone (HC) ou glucides ou sucres

L'alimentation humaine comporte idéalement un apport en hydrates de carbone qui représente 50 % de la ration énergétique.

Pour une activité moyenne (ni trop sédentaire, ni « de force ») l'alimentation est équilibrée pour des apports de 25 à 30 cal/kg/j. chez la femme et 35 à 40 cal/kg/j. chez l'homme adulte.

Comme 1 g de glucose fournit 4 cal (16,6 kilojoules), les apports moyens en HC représentent 200 à 300 g/j.

## Sources d'hydrates de carbone

Les hydrates de carbone alimentaires sont de source principalement **végétale**. Les apports sont complétés par les **laitages** et les **sucres raffinés**. Ceux contenus dans les pommes de terre, les féculents, sont apportés sous forme d'**amidon**.

Tous ces sucres doivent être digérés pour être absorbés sous forme de glucose, galactose, lactose ou fructose.

Une partie des hydrates de carbone est apportée sous forme simple (**oses**) comme le fructose contenu dans les **fruits,** le galactose du **lait**.

## Absorption intestinale des sucres

Une fois réduits en sucres simples sous l'action des enzymes digestives, les hydrates de carbone sont absorbés par la muqueuse intestinale et déversés dans la circulation porte qui se dirige vers le foie.

## Rôle du foie dans le métabolisme des hydrates de carbone

Le foie possède ce rôle pratiquement unique dans l'organisme de pouvoir assurer, dans toutes les circonstances, la fourniture de glucose suivant les besoins.

Il fournit en moyenne 1,5 à 2 mg/kg/min. de glucose. Les hormones permettant d'augmenter le stockage de glycogène dans le foie sont l'insuline et les corticosoniques. La libération supplémentaire de glucose est sous la dépendance des catécholamines et du glucagon.

**Points-clés**

1. Le **foie** est le seul organe fournisseur de glucose à l'organisme : environ 250 à 300 g/24 h.
2. Cette propriété unique du foie explique que, même en l'absence de tout apport alimentaire, la **fourniture de glucose** à l'organisme **ne cesse jamais**.

# Utilisation des hydrates de carbone par les cellules

Toutes les cellules de l'organisme utilisent le glucose : la combustion de la molécule se fait par une série de réactions enzymatiques. Le processus s'appelle glycolyse et a pour but de fournir de l'énergie et de la chaleur. La glycolyse peut se faire en présence d'oxygène (réactions aérobies) ou en son absence (en anaérobie).

**Points-clés**

Un homme adulte, ayant une activité moyenne dépensant 2400 kcal/j **est équilibré** avec un apport équivalent :
- 50 % de glucides = 1200 kcal soit 300g/j. (1g = 4 kcal);
- 30% de lipides = 720 kcal soit 80g/j. (1 = 9 kcal);
- 20% de protides = 480g soit 120g/j. (1g = 4 kcal).

– **Glycolyse aérobie**. C'est la voie fondamentale d'utilisation du glucose par les cellules.

Elle fournit de l'énergie sous forme d'ATP, de la chaleur et des substrats nécessaires aux réactions de biosynthèse.

La combustion totale d'une molécule de glucose fournit 686000 cal (2860 kilojoules).

– **Glycolyse anaérobie**. Elle a pour fonctions fondamentales de promouvoir par des réactions enzymatiques la biosynthèse des lipides et des acides nucléiques.

## RÉGULATION DE LA GLYCÉMIE

Le taux de la glycémie est conservé à niveau constant (0,80 à 1,20g/L = 4,4 à 6,6 mmol/L). Elle résulte de l'équilibre entre les combustions par l'organisme et les apports par le foie, qui est lui-même «rechargé» par l'alimentation (figure 10.8).

- Le *débit glucosé hépatique* est d'environ 1,5 à 2mg/kg/min, ce qui représente 250 à 300g de glucose par 24 h.
- Cette quantité de glucose est utilisée parce que *l'insuline* lui permet d'entrer dans les cellules.
- Elle est remplacée par le glucose fourni par *l'alimentation.*

En cas de nécessité, une quantité supplémentaire de glucose est libérée par le foie sous l'influence d'une décharge d'adrénaline et de glucagon. Mais le foie a une réserve limitée à 12 heures (environ 100 à 150g de glucose). Lorsque les apports alimentaires cessent, le foie fabrique du glucose à partir des protéines et très accessoirement des lipides (néoglucogenèse).

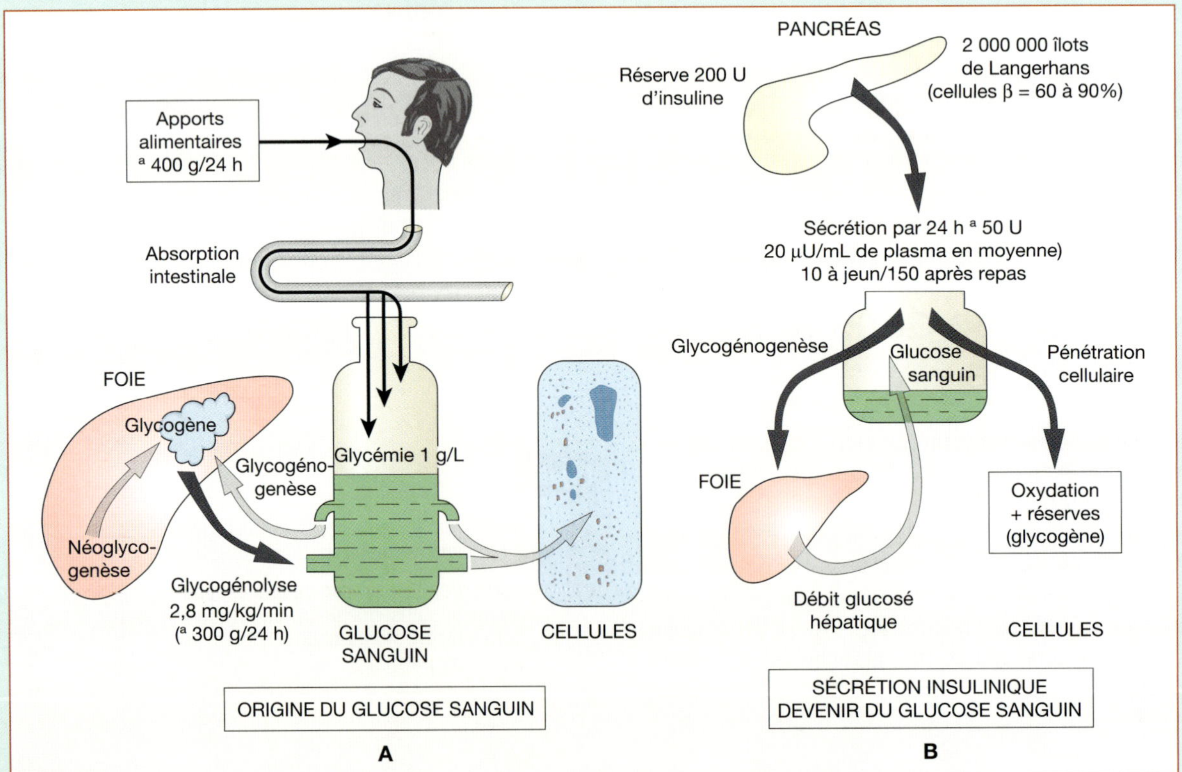


Fig. 10.8 *a. Origine du glucose sanguin. b. Sécrétion insulinique, devenir du glucose sanguin.*

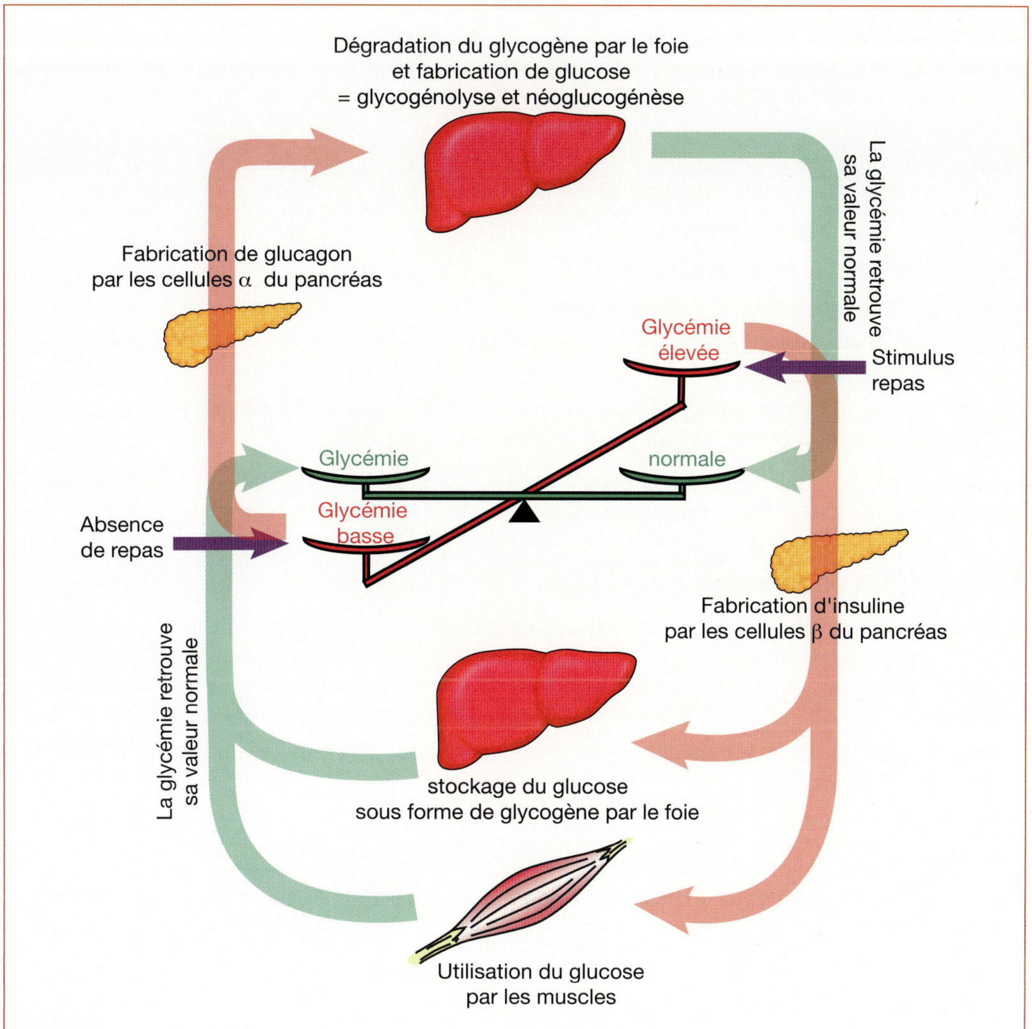


**Fig. 10.9** *Régulation de la glycémie.*

# Insuline

L'anatomie du pancréas, glande mixte exocrine (digestive) et endocrine, est décrite par ailleurs dans le chapitre 6.

Le pancréas endocrine est essentiellement localisé dans la queue du pancréas ; ce sont les cellules de Langerhans qui sécrètent l'**insuline, seule hormone hypoglycémiante de l'organisme.**

Les îlots de Langerhans contiennent aussi :

– les cellules A qui sécrètent le **glucagon** ;

– les cellules D qui sécrètent la **somatostatine**.

L'insuline est formée de deux chaînes polypeptidiques : la chaîne A (21 acides aminés) et la chaîne B (30 acides aminés).

Les deux chaînes sont d'abord réunies par un peptide de connexion : le C peptide ; celui-ci est séparé puis sécrété en même temps que l'insuline et en même quantité.

Le dosage radio-immunologique du peptide C est faisable chez les diabétiques traités par l'insuline, pour mesurer la capacité sécrétoire de la cellule β.

## RÉGULATION DE L'INSULINOSÉCRÉTION

L'agent insulinostimulant le plus puissant est le **glucose**. Le débit de sécrétion d'insuline est étroitement lié à la concentration glucosée du plasma qui se manifeste pour des concentrations comprises entre 0,80 et 3 g/L. À chaque instant, la cellule β ajuste sa sécrétion à la glycémie, maintenant un taux stable. Un taux excessif de glucose a au contraire une action « glucotoxique » qui bloque la sécrétion d'insuline.

La présence extracellulaire de **calcium** est indispensable pour que se manifeste la réponse insulinique à un stimulus glucosé.

À l'état physiologique :

– tout excès d'insuline met au repos la cellule β et inversement ;

– le glucagon a chez l'homme, un effet insulinosécréteur qui paraît dépendre de la concentration en glucose du milieu.

## LIBÉRATION DE L'INSULINE

La sécrétion de l'insuline est caractérisée par une double pulsatilité : l'une rapide, dont la fréquence est réglée toutes les 15 minutes et des oscillations lentes de 90 à 120 minutes. Des quantités supplémentaires d'insuline (bolus) sont sécrétées en fonction des besoins, à chaque ingestion de produits glucidiques.

Cette pulsatilité ne peut pas être reproduite par des injections mais elle peut être mimée par les pompes à insuline.

## ACTION CELLULAIRE DE L'INSULINE

L'insuline agit en se fixant sur des récepteurs.

Les récepteurs sont formés de deux parties dont l'une est en dehors de la cellule (sous-unité α), et l'autre à l'intérieur (sous-unité β).

Les récepteurs fixent l'insuline pour laquelle ils ont une grande affinité. Lorsque l'hormone se fixe sur le récepteur, elle déclenche un signal.

– Les actions cellulaires de l'insuline dépendent évidemment des cellules sur lesquelles elle agit mais, de toute façon, elle fait passer le glucose sanguin vers l'intérieur des cellules de l'organisme en activant des transporteurs de glucose nommés GLUT et dont on connaît au moins six variétés.

– Les cellules hépatiques vont augmenter de façon considérable la synthèse de glucose (néoglucogenèse), tandis que les cellules adipeuses s'orientent vers une lipogenèse intense et accélérée.

CLINIQUE

APPLICATION

## ■ UN EXEMPLE DE RUPTURE DE L'HOMÉOSTASIE GLUCIDIQUE : LE DIABÈTE SUCRÉ DE TYPE I OU DIABÈTE INSULINO-DÉPENDANT

Le diabète sucré de type I ou diabète insulino-dépendant est lié à une destruction des cellules β du pancréas qui sont responsables de la fabrication de l'insuline.

Cette destruction est liée à des lymphocytes (globules blancs) et à des anticorps qui détruisent ces cellules.

La disparition des cellules β entraîne une carence en insuline. La carence en insuline entraîne un défaut de captage du glucose par les cellules. Par conséquent, la glycémie augmente.

Comme les cellules sont carencées en glucose, le foie va hydrolyser ses stocks en glycogène : il va y avoir augmentation de la production hépatique de glucose. Simultanément, le foie va également fabriquer du glucose à partir des acides gras et des acides aminés : c'est la néoglucogenèse. La glycogénolyse et la néoglucogenèse favorisent l'hyperglycémie.

Il va y avoir une destruction du muscle et une fonte du tissu adipeux pour que le foie puisse fabriquer du glucose.

Si la situation perdure, c'est-à-dire en l'absence de traitement, le patient va maigrir, puis finalement mourir. L'ensemble de ces anomalies est maintenant facilement corrigé grâce au traitement par insuline.

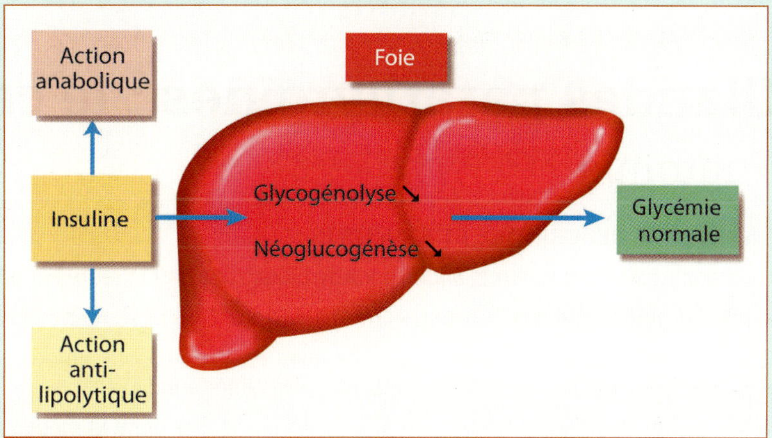


Fig. 10.10 *Effets de l'insuline.*

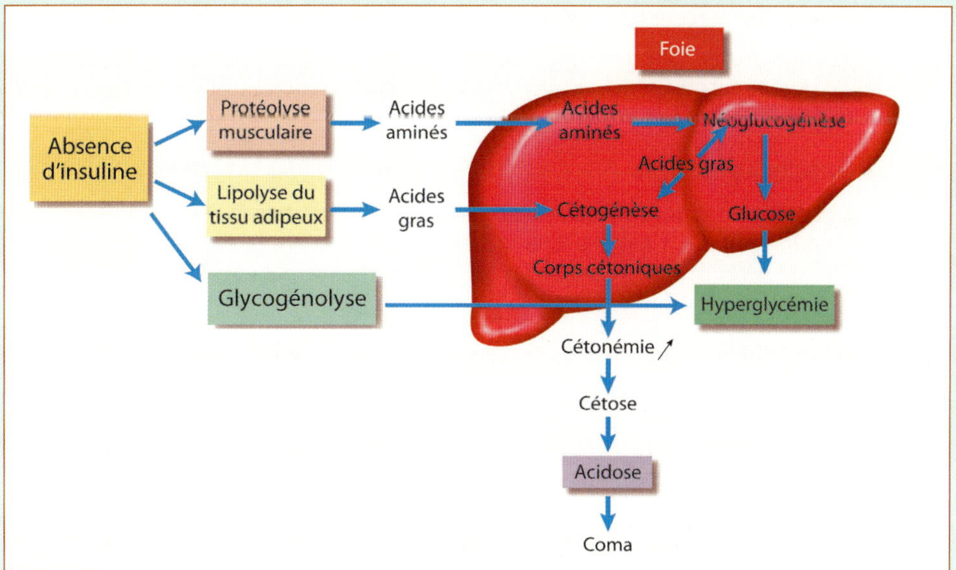


Fig. 10.11 *Conséquence de l'absence d'insuline.*

### RÔLE MÉTABOLIQUE GLOBAL DE L'INSULINE

**Sur le métabolisme glucidique**, à l'état basal, le foie libère des quantités de glucose variant entre 1,5 et 2 mg/min/kg de poids corporel.

Même en l'absence d'insuline, la membrane hépatocytaire est perméable au glucose. **L'action de l'insuline est dirigée vers l'utilisation immédiate du glucose, déclanchant une hypoglycémie** :

- pénétration massive du glucose dans le foie par activation des transporteurs et son utilisation immédiate ;
- glycogénogenèse ;
- glycolyse.

**Au niveau du tissu adipeux** : l'insuline augmente la captation globale adipocytaire du glucose et a un effet antilipolytique.

Concernant le **métabolisme protidique**, l'insuline favorise l'incorporation des acides aminés dans les protéines.

# Glandes parathyroïdes : le calcium

## Anatomie

### ANATOMIE DESCRIPTIVE ET RAPPORTS

Il existe normalement quatre glandes parathyroïdes : deux supérieures et deux inférieures.

Ce sont de petites glandes : 6 × mm × 3 mm × 1,5 mm. Elles pèsent environ 30 à 40 mg.

Habituellement ovales, de couleur brun chamois, les glandes sont situées derrière les lobes thyroïdiens (deux aux pôles supérieurs et deux aux pôles inférieurs).

Il peut exister des parathyroïdes ectopiques, en particulier dans le médiastin, ce qui complique la tâche du chirurgien en cas de tumeur.

Le rapport essentiel est la **glande thyroïde** : les parathyroïdes sont dans une capsule propre qui permet de les séparer de la thyroïde.

Les parathyroïdes sont proches de l'artère thyroïdienne inférieure, de la veine thyroïdienne moyenne et du **nerf récurrent** (+++), qui commande les cordes vocales, et de sa chaîne lymphatique.

### VASCULARISATION

Les parathyroïdes sont vascularisées par une artère terminale, issue en général de l'artère thyroïdienne inférieure. Ce fait explique qu'une intervention sur la glande thyroïde peut léser définitivement une parathyroïde en cas de lésion artérielle chirurgicale.

- Les veines rejoignent la veine thyroïdienne moyenne.
- Les lymphatiques sont les mêmes que ceux de la thyroïde.

# Physiologie : régulation de la calcémie

Le rôle des glandes parathyroïdes est de maintenir constant le taux de calcium dans l'organisme (figure 10.12).

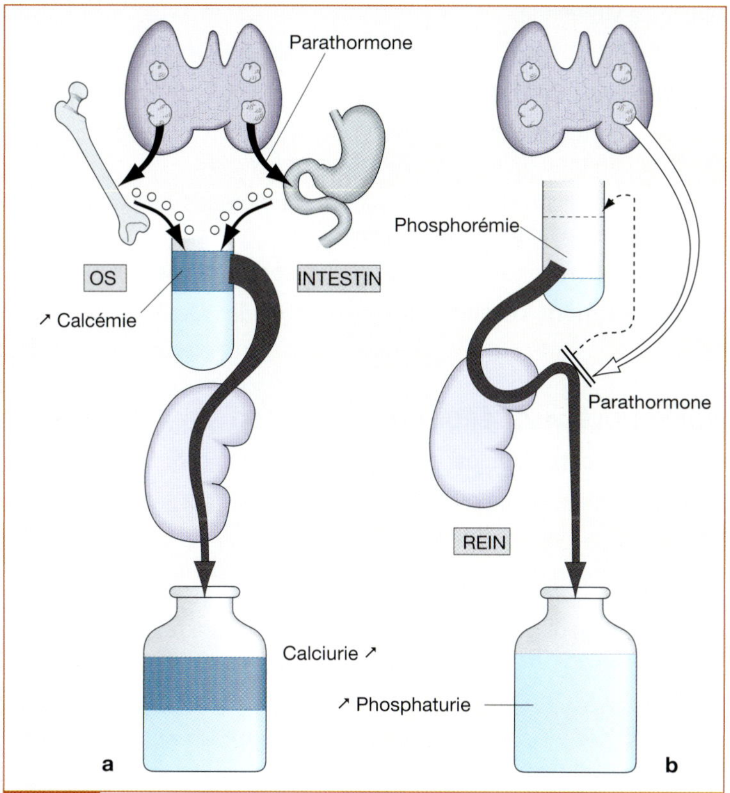


**Fig. 10.12** *L'action des parathyroïdes sur le calcium et le phosphore.*
*a. Sur le calcium : hypercalcémie, hypercalciurie secondaire.*
*b. Sur le phosphore : hyperphosphaturie, hypophosphorémie secondaire.*
*Correction sur le schéma, voir ouvrage joint.*

## PARATHORMONE (PTH)

La PTH est sécrétée dans les cellules principales des glandes parathyroïdes. On connaît la localisation du gène de la PTH sur le bras court du chromosome 10. L'hormone finale comporte 84 acides aminés.

La PTH se fixe sur des récepteurs membranaires spécifiques. Elle agit au triple niveau digestif, osseux et rénal, en activant l'adénylcyclase, fournissant ainsi des quantités importantes d'AMPc, c'est-à-dire d'énergie cellulaire.

- **Sur l'intestin**. La PTH potentialise les effets du 1-$\alpha$-25-dihydroxycholécalciférol (vitamine D), dont l'action sur le noyau est de promouvoir la synthèse des protéines du transport calcique. Elle augmente ainsi l'absorption du calcium alimentaire.
- **Sur l'os**. La PTH active les enzymes du transport calcique contenus dans les ostéoblastes et les ostéoclastes. Les effets dépendent de la concentration de l'hormone : le rôle de la PTH est de mobiliser le calcium osseux (*cf.* ci-dessous).
- **Sur le rein**. Le rôle de la PTH dépend de sa concentration.
  - À faibles concentrations, elle provoque une phosphaturie importante avec baisse du phosphore sanguin et une augmentation de la réabsorption tubulaire du calcium. Elle active la 1-$\alpha$-hydroxylase rénale (*cf. infra* vitamine $D_3$).

- À concentrations plus importantes, la PTH augmente l'activité ostéoclastique provoquant une résorption osseuse et une hypercalcémie avec hypercalciurie.

La PTH est régulée par le taux du calcium sanguin : toute baisse de la calcémie provoque une sécrétion importante de PTH et toute élévation de la calcémie entraîne l'effet inverse.

La PTH n'assure qu'une partie de l'équilibre phosphocalcique : deux autres substances interviennent : la calcitonine et la vitamine D.

### THYROCALCITONINE OU CALCITONINE

C'est un neuropeptide sécrété par certaines cellules du système nerveux primitif et qui migrent dans d'autres organes : chez l'homme dans les cellules C de la thyroïde.

- **Mode d'action.** La thyrocalcitonine se fixe sur les membranes cellulaires, principalement des ostéoclastes, au niveau de récepteurs spécifiques.

  L'effet principal de la calcitonine est l'inhibition de la résorption osseuse.

- **Régulation de la sécrétion.** Le stimulus essentiel de la sécrétion de thyrocalcitonine est l'hypercalcémie.

### 1,25-DIHYDROXYCHOLÉCALCIFÉROL OU VITAMINE D3

- **La vitamine $D_3$, ou cholécalciférol,** est considérée comme une véritable préhormone.

  La substance agissant sur le métabolisme phosphocalcique est le 1,25-(OH) 2-$D_3$ appelé 1,25-dihydroxycholécalciférol.

  La vitamine $D_3$ est synthétisée entièrement par l'organisme à partir de l'ergostérol (substance que l'on trouve dans la peau : derme et épiderme). L'irradiation de l'ergostérol par des rayons UV de 290 à 300 nm induit la formation de vitamine $D_3$ ou cholécalciférol. Ce fait explique le rôle fondamental des rayons solaires dans cette transformation.

- **Effets biologiques**
  - Sur l'intestin : la 1,25-(OH) 2-$D_3$ augmente la vitesse de transfert et la quantité de calcium absorbée. Cette action est majorée par la PTH.
  - Sur l'os : la vitamine $D_3$ agit essentiellement sur les ostéoclastes ; elle active la destruction des cristaux de phosphate tricalcique osseux. La PTH est synergique de la vitamine D.
  - Sur le rein : 1,25-(OH) 2-$D_3$ règle les réactions d'hydroxylation de la vitamine $D_3$.

# Antéhypophyse : croissance, lactation et régulation des autres axes glandulaires

## Anatomie

### ANATOMIE DESCRIPTIVE ET RAPPORTS

L'hypophyse est une petite glande de la taille d'un pois chiche : 5 mm de hauteur, 15 mm de largeur, 10 mm d'épaisseur (figure 10.13). Elle pèse 0,60 g. L'hypophyse est contenue dans une loge osseuse appelée selle turcique creusée dans le corps de l'os sphénoïde.

Les organes essentiels avec lesquels l'hypophyse est en rapport sont :

### *Chiasma optique*

Il se trouve immédiatement au-dessus de l'hypophyse dont il est séparé par une simple membrane. Les tumeurs de l'hypophyse peuvent comprimer le chiasma optique.

### *Sinus caverneux*

Ils sont situés de chaque côté de la glande. Ils contiennent dans leurs parois les muscles moteurs de l'œil.

### *Sinus sphénoïdal*

Il s'agit de la cavité creusée dans le corps de l'os sphénoïde juste en avant de l'hypophyse. La paroi de l'os est très mince et communique avec les fosses nasales, ce qui permet d'aborder l'hypophyse par cette voie.

### *Tronc basilaire et protubérance*

Ils sont en arrière de la lame quadrilatère qui forme la paroi postérieure de la selle turcique.

## ■ VASCULARISATION

L'hypophyse est richement vascularisée par deux systèmes.

### *Système artériel hypophysaire*

Il est issu des artères hypophysaires supérieures qui proviennent de l'artère carotide interne.

Il se draine vers le sinus caverneux.

### *Système porte hypothalamo-hypophysaire*

C'est un réseau particulier qui conduit le sang de l'hypothalamus vers l'hypophyse et inversement draine le sang hypophysaire vers l'hypothalamus.

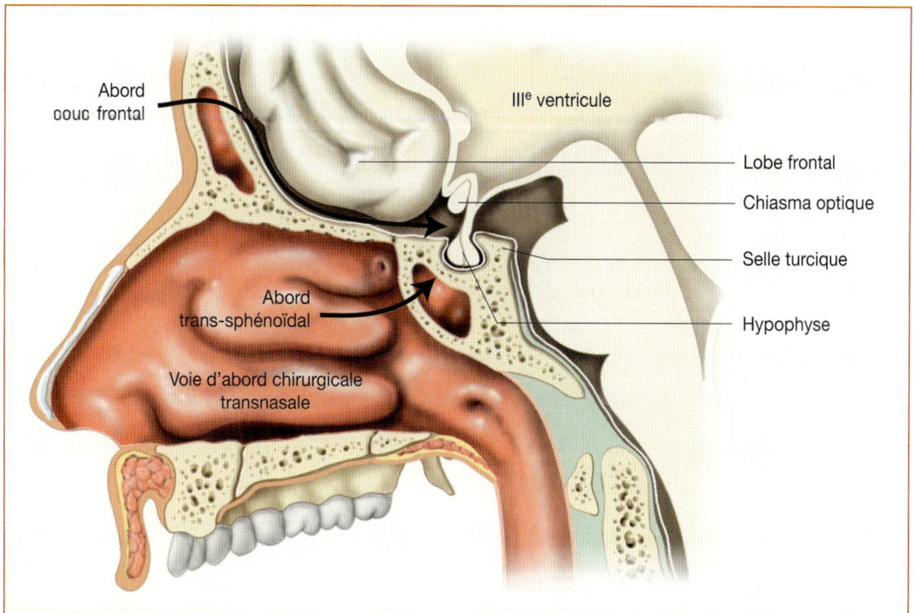


Fig. 10.13 *L'hypophyse.*

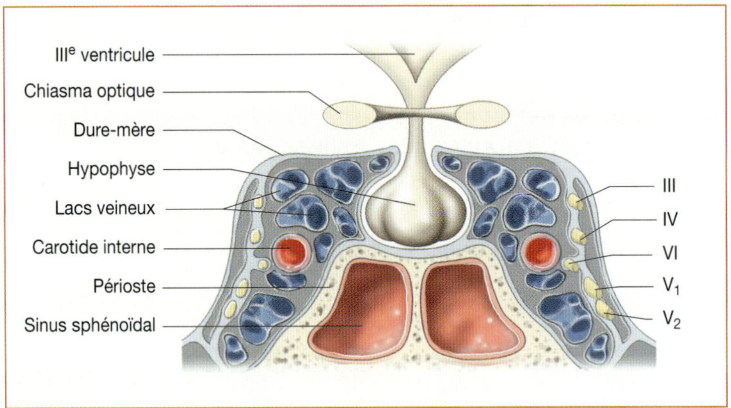


Fig. 10.14 *La coupe verticale de l'hypophyse au niveau du sinus caverneux.*

# Physiologie

L'antéhypophyse sécrète des **stimulines** qui ont pour rôle d'agir sur des glandes «périphériques» : thyroïde, gonades, surrénales (figure 10.15). Elle fabrique aussi des **hormones** à part entière : l'hormone de croissance ou GH (*Growth Hormone*) et la prolactine (PRL).

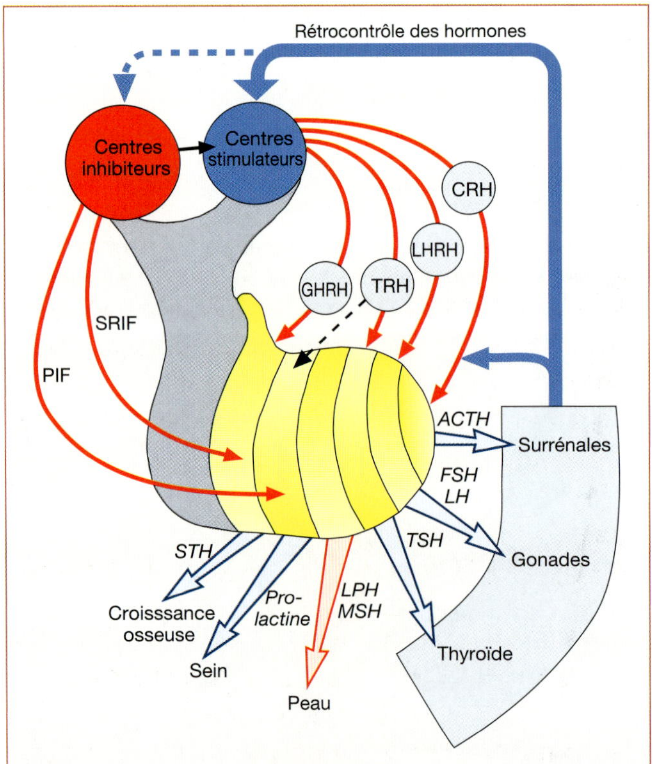


Fig. 10.15 *Physiologie de l'hypophyse.*

## STIMULINES

### *Hormones gonadotropes*

Les deux gonadotrophines FSH et LH sont présentes dans les mêmes cellules, mais on trouve également des cellules ne sécrétant qu'une seule des deux hormones.

## FSH (*Follicular Stimulating Hormone*)

➢ **Structure, sécrétion.**

– Hormone polypeptidique formée de deux sous-unités.

La sécrétion de la FSH varie au cours du cycle menstruel :

– elle augmente régulièrement dans la première partie du cycle ;

– elle atteint un pic avant le déclenchement de l'ovulation ;

– puis elle diminue dans la phase postovulatoire, et reste en plateau plusieurs jours avant de s'effondrer avant la menstruation.

La GnRH hypothalamique contrôle les variations normales de la sécrétion de FSH.

➢ **Effets biologiques**

**Effets sur l'ovaire**. La FSH intervient dans le recrutement des follicules primordiaux, c'est-à-dire ceux qui sont destinés à devenir des ovocytes. Le temps nécessaire pour recruter un follicule chez la femme est de 13 à 15 jours.

(Le follicule sécrète des $\alpha$ et $\beta$-inhibines, qui inhibent la sécrétion de FSH par l'hypophyse, empêchant ainsi la croissance d'autres follicules primordiaux.)

**Effets sur le testicule**. La FSH a essentiellement pour action de développer la spermatogenèse dans les tubes séminifères, et de stimuler la sécrétion de testostérone. Les cellules de Sertoli synthétisent de l'inhibine.

## LH (*Luteinizing Hormone*)

➢ **Structure, sécrétion**

La LH est une hormone polypeptidique de 204 acides aminés, formée de deux sous-unités $\alpha$ et $\beta$. LH diffère de FSH par la sous-unité $\beta$.

**Chez la femme**, sous l'influence de l'horloge hypothalamique, la LH est sécrétée à partir de la puberté toutes les 90 minutes.

**Chez l'homme**, la LH n'est pas sécrétée de façon cyclique. La spermatogenèse est continue ainsi que la sécrétion androgénique.

➢ **Effets biologiques**

La LH a une action majeure sur la stéroïdogenèse.

**Chez la femme**, elle stimule les cellules de la thèque interne de l'ovaire et provoque l'activation de l'aromatase qui transforme les androgènes en œstrogènes.

Elle déclenche l'ovulation, et elle stimule la synthèse des hormones par le corps jaune après la ponte ovulaire.

**Chez l'homme**, elle entraîne la production de testostérone par les cellules de Leydig du testicule.

➢ **Régulation de la sécrétion**

Le principal régulateur de la sécrétion de LH chez la femme est le 17-$\beta$ – œstradiol qui agit lui-même sur le GnRH.

**Chez l'homme**, les androgènes ont une action suppressive sur la sécrétion de LH.

Tout se passe comme si le cerveau, même adulte, avait subi une différenciation sexuelle.

➢ **En pathologie**

Les dosages de LH permettent d'explorer le cycle menstruel et surtout la régulation hypophyso-gonadique.

### *Thyréostimuline (TSH)*

– **Structure, sécrétion.** La TSH est une hormone glycoprotéique, formée de deux sous-unités $\alpha$ et $\beta$ qui sont ensuite unies pour former la TSH définitive.

- La TSH est sécrétée de façon permanente. Son taux plasmatique est faible : 1 à 4 ng/mL. La sécrétion de TSH est sous la dépendance de la TRH hypothalamique, elle-même stimulée par la baisse de $T_3$ et $T_4$ et freinée par l'augmentation des taux circulants des hormones thyroïdiennes.
- **Effets biologiques.** La TSH augmente fortement le nombre et la taille des cellules thyroïdiennes et elle stimule la sécrétion de $T_3$ et $T_4$.
- **En pathologie.** Le dosage de TSH est intéressant dans le diagnostic des hypothyroïdies, permettant de distinguer celles qui sont d'origine hypophysaire de celles qui sont thyroïdiennes. En revanche les tumeurs à TSH sont exceptionnelles.

### *Corticotrophine (ACTH)*

#### Structure et sécrétion

L'ACTH est une molécule de 39 acides aminés fabriquée à partir d'une pré-prohormone (proopiomélanocortine ou POMC) dont le clivage donne naissance à plusieurs produits actifs.

L'ACTH agit en stimulant la glande corticosurrénale.

L'ACTH est sécrétée de façon continue mais à des taux variables suivant les heures : le minimum se situe entre 22 heures et 2 heures du matin. Puis l'ACTH est sécrétée par «pulses» toutes les 15 minutes en moyenne.

La sécrétion d'ACTH est réglée par le cortisol qui agit essentiellement sur le CRH hypothalamique qui commande lui-même la sécrétion d'ACTH.

#### Mode d'action

- **Sur la surrénale.** L'ACTH agit sur les cellules des couches réticulées et fasciculées de la corticosurrénale. Elle stimule la production de l'ensemble des hormones.
- **Les actions extrasurrénaliennes.** L'ACTH mobilise la graisse à partir des adipocytes. Elle exerce une indiscutable action antiœdémateuse au cours de tumeurs malignes neurologiques.

#### En pathologie

L'ACTH est élevée dans les tumeurs de l'hypophyse telles la maladie de Cushing, freinée dans les hyperfonctionnements surrénaliens primitifs telles les tumeurs surrénaliennes sécrétantes.

## SOMATOTROPHINE (STH) OU HORMONE DE CROISSANCE (GROWTH HORMONE : GH)

#### Structure et sécrétion

La GH est une chaîne polypeptidique de 191 acides aminés très spécifique de chacune des espèces vivantes. Les techniques de génie génétique ont permis d'obtenir de l'hormone «humaine» utilisable chez l'homme.

Les **cellules somatotropes fabriquent la GH** et forment environ 50 % de l'antéhypophyse. Elles sont situées principalement dans les parties latérales du lobe antérieur.

La sécrétion de GH est sous la dépendance d'un GHRF *(Growth Hormone Releasing Factor)*. Elle est inhibée par la **somatostatine**.

Le taux de GH est augmenté pendant le sommeil et en cas d'hypoglycémie. À l'inverse, l'hormone est mise au repos par l'hyperglycémie.

#### Action

La GH permet la synthèse et l'action de facteurs de croissance produits par le foie : **les somatomédines**; encore appelés **IGF** (*Insulin like Growth Factors*).

Ainsi la somatomédine A est appelée IGF I et la somatomédine C est l'IGF II.

Les IGF déclenchent plus particulièrement :

- la croissance des cartilages épiphysaires;
- l'anabolisme musculaire;
- la croissance des cellules.

### En pathologie

L'élévation du taux de la somatotrophine est le critère majeur du diagnostic d'acromégalie.

Les tests de stimulation par la somatocrinine (GHRH), l'hypoglycémie, les acides aminés basiques (arginine, ornithine) sont utilisés dans le diagnostic des hypopituitarismes.

## PROLACTINE (PRL)

### Structure et sécrétion

La prolactine contient 199 acides aminés.

Les cellules à PRL représentent 20 à 25 % des cellules antéhypophysaires. Le nombre des cellules à PRL est très variable.

La **dopamine** issue de l'hypothalamus freine normalement la prolactine ce qui explique que les substances produisant le même effet (agonistes) (*Parlodel, Norprolac*) sont également de puissants inhibiteurs de la sécrétion prolactinique.

À l'inverse, certains produits comme les **réserpiniques** et les **œstrogènes** augmentent le nombre des cellules lactotropes.

La TRH enfin est un très puissant stimulant de la synthèse et de la sécrétion de prolactine.

### Action

La prolactine provoque, au niveau de la glande mammaire, la sécrétion de deux enzymes clés de la fabrication du lait : la lactose synthétase et l'$\alpha$-lactalbumine.

### En pathologie

Le dosage de la prolactine permet de faire le diagnostic des hyperprolactinémies organiques (hyperplasies ou tumeurs hypophysaires) ou fonctionnelles.

> **Points-clés**
>
> La **sécrétion de prolactine** normale est inférieure à 30 ng/mL à jeun. Elle n'augmente notablement qu'au cours de la grossesse.

# Glande thyroïde

Le nom thyroïde provient du grec « thyros » qui signifie « bouclier », celui que portaient les guerriers grecs pour se protéger et dont la glande a la forme.

## Anatomie

### ANATOMIE DESCRIPTIVE ET RAPPORTS

La thyroïde est brun rouge, de consistance assez molle; elle comporte deux lobes latéraux, droit et gauche reliés par un isthme (figure 10.16). Elle mesure 6 cm en hauteur, 6 cm en largeur et 1,5 cm en épaisseur. Elle pèse environ 30 g chez l'adulte.

- Les **lobes latéraux** ont la forme d'un cône ou d'une pyramide arrondie d'environ 6 cm de haut, Ils s'étendent depuis le cartilage thyroïde en haut jusqu'au 6e anneau trachéal en bas.
- **L'isthme**, large de 1 cm, est plaqué contre les 2e, 3e et 4e anneaux de la trachée.

La thyroïde est située dans une loge formée par des enveloppes de tissu conjonctif solide. La thyroïde est solidaire de l'axe trachéo – œsophagien.

#### *Trachée*

Les goitres (hypertrophie de la glande thyroïde) montent et descendent avec les mouvements de la déglutition.

### Œsophage

Il adhère à la face postérieure de la trachée.

### Nerfs récurrents

Nerfs moteurs des cordes vocales, ils longent l'angle entre trachée et œsophage. Ils sont tout proches de la thyroïde.

Un cancer ou un gros goitre peuvent comprimer les récurrents et provoquer des troubles de la voix (dysphonie).

### Glandes parathyroïdes

Elles sont accolées à la partie postérieure des lobes thyroïdiens.

### En dehors de la loge : le cou

La glande thyroïde est assez superficielle.

Lorsqu'on palpe le cou, on perçoit de la superficie à la profondeur :

- la peau ;
- le tissu cellulaire sous-cutané ;
- l'aponévrose cervicale superficielle (fascia cervical superficiel), qui engaine quatre muscles formant un losange : en haut les muscles sterno-cléido-mastoïdiens, en bas les sterno-thyroïdiens.

Ce losange est important car il sert de point de repère à la trachéotomie.

De chaque côté, le paquet vasculo-nerveux du cou : artères carotides, veines jugulaires, internes, nerf grand hypoglosse, plexus cervical.

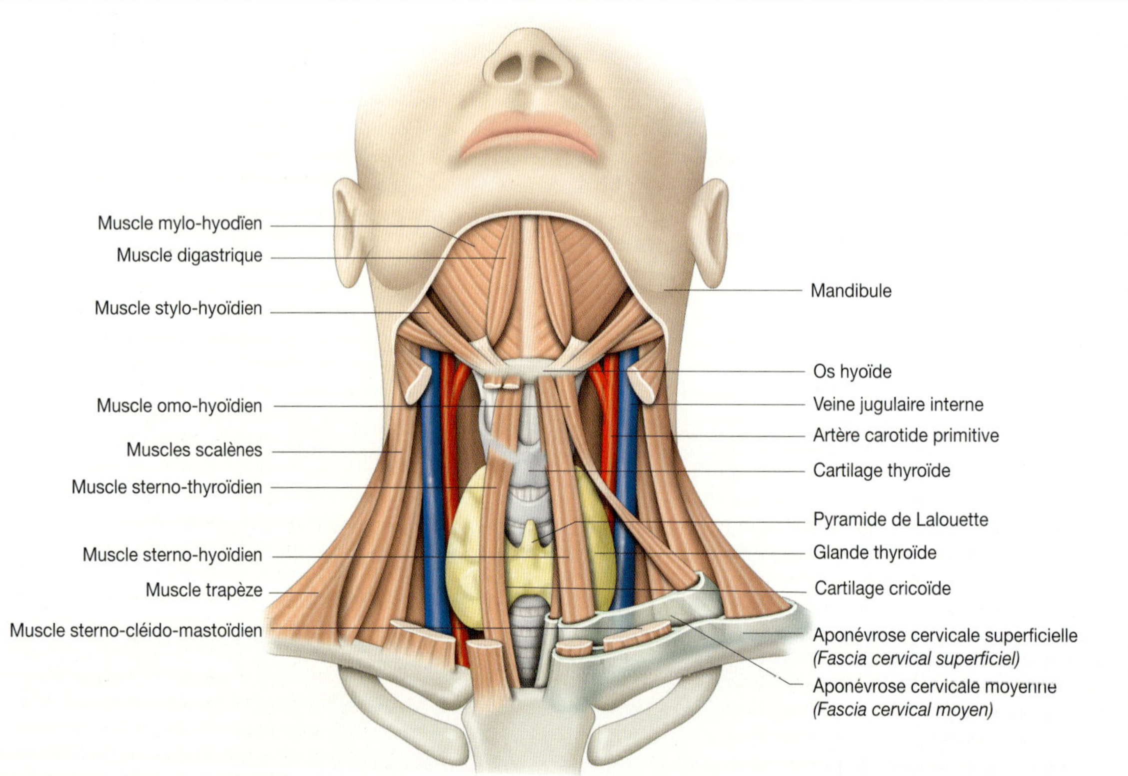


**Fig. 10.16** *Les rapports antérieurs de la glande thyroïde.*

## VAISSEAUX ET NERFS

- Deux **artères thyroïdiennes** (supérieure et inférieure) plus une artère thyroïdienne moyenne irriguent la thyroïde.
- Les **veines supérieures** accompagnent seules les artères.
- Les **lymphatiques** drainent la thyroïde vers toutes les chaînes du cou, ce qui est important pour l'extension des cancers. Les principales chaînes sont : jugulo-carotidiennes (+++), sous-mentales, omo-hyoïdiennes, trapéziennes, spirales.
- De très nombreux plexus sympathiques innervent la glande thyroïde.

# Histologie

La thyroïde est formée de **vésicules** (encore appelés follicules). Ces vésicules sont des sortes de petits sacs ronds. L'enveloppe des vésicules est faite de cellules thyroïdiennes : les **thyréocytes** (99,9 % des cellules). Le contenu est la thyroglobuline.

À côté des cellules thyroïdiennes, on trouve les **cellules C** (0,1 %) qui synthétisent une hormone hypocalcémiante, la thyrocalcitonine.

Elles peuvent donner lieu à des cancers très particuliers du fait de l'association à d'autres cancers endocriniens (néoplasies endocriniennes multiples) et ont un caractère familial.

# Physiologie

Les hormones thyroïdiennes agissent sur toutes les cellules de l'organisme dont elles accélèrent le fonctionnement.

## BIOSYNTHÈSE DES HORMONES THYROÏDIENNES

Les hormones thyroïdiennes sont fabriquées à partir de l'iode minéral trouvé dans l'alimentation et les eaux de boisson (figure 10.17). Les besoins journaliers sont de 250 à 300 µg par jour. L'iode est successivement :

- capté par les cellules thyroïdiennes ;
- oxydé pour pouvoir être utilisé ;
- fixé sur des acides aminés particuliers : les tyrosines ;
- les tyrosines sont couplées 2 par 2 pour former les hormones thyroïdiennes ou thyronines.
- Il existe deux types d'hormones thyroïdiennes :
- **la triiodothyronine ou $T_3$** (qui contient trois atomes d'iode) ;
- la tétraiodothyronine ou **thyroxine ou $T_4$** (qui contient quatre atomes d'iode).
- Les hormones thyroïdiennes sont stockées dans les follicules thyroïdiens sous forme de **thyroglobuline**.

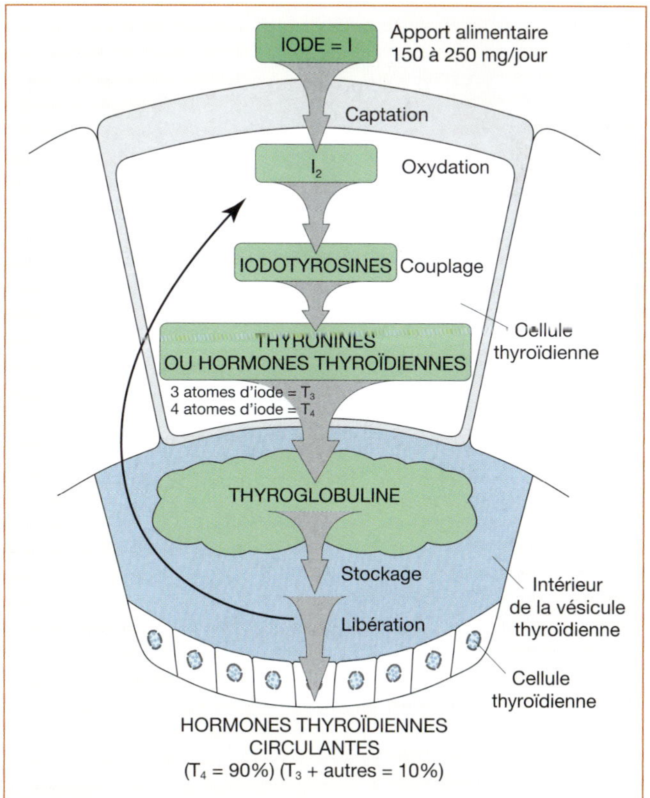


Fig. 10.17 *La biogenèse des hormones thyroïdiennes.*

## SÉCRÉTION HORMONALE

Les hormones thyroïdiennes sont sécrétées dans le sang en fonction des besoins.

**La $T_4$** est l'hormone sécrétée en plus grande quantité mais ce n'est pas la forme immédiatement active.

L'organisme fabrique environ 150 à 200 µg de $T_4$ par jour soit environ 0,5 µg/kg/j. Ce sont ces quantités qu'il faut remplacer en cas d'hypothyroïdie.

**La $T_3$** est l'hormone directement active sur les tissus.

## TRANSPORT DES HORMONES THYROÏDIENNES

Les hormones thyroïdiennes plasmatiques circulent liées à des protéines de transport : la TBG (*Thyroid Binding Globulin*) surtout, mais aussi l'albumine et la préalbumine (*Thyroxine Binding Prealbumine, TBPA*) ; la fraction libre des hormones thyroïdiennes ne représentant que 0,03 % de $T_4$ et 0,4 % de $T_3$.

Du fait de leur liaison très importante aux protéines plasmatiques, les hormones thyroïdiennes ont une demi-vie plasmatique très longue : 7 jours pour la $T_4$ et 36 heures pour la $T_3$.

**Points-clés**

Taux plasmatique moyen de $T_4$ :
***40 à 120 mg/l (65 à 165 nmol/l)***

Taux plasmatique moyen de $T_3$ :
***0,6 à 1,8 mg/100 mL (1,2 à 2,1 nmol/L)***

## RÉGULATION DE LA SÉCRÉTION THYROÏDIENNE

Le taux des hormones thyroïdiennes est remarquablement constant dans le plasma. Il est assuré par la TSH (thyréostimuline) hypophysaire : si le taux des hormones thyroïdiennes baisse, la TSH est stimulée et déclenche la sécrétion de $T_4$ et $T_3$ ; à l'inverse lorsque ce taux augmente la TSH est freinée par le rétrocontrôle.

**Points-clés**

Taux plasmatique de TSH :
***0,1 à 5 µU/mL***

## ACTIONS DES HORMONES THYROÏDIENNES

Les hormones thyroïdiennes accélèrent les réactions métaboliques. En effet, elles stimulent la synthèse de la plupart des protéines enzymatiques en agissant au niveau des noyaux, lors de la transcription des ARNm en protéines.

### *Sur les métabolismes*

- glucidique : tendance à l'hyperglycémie ;
- lipidique : lipolyse avec fonte adipeuse et baisse des lipides plasmatiques ;
- protidique : augmentation du catabolisme azoté ;
- hydrique : hypersudation et soif…

### *Sur les tissus*

Les hormones thyroïdiennes agissent sur tous les tissus mais particulièrement sur :

- le **tissu musculaire** : accélération de la conduction (myocarde) et de la contraction (muscles périphériques) ;
- le **tissu nerveux** : accélération de la conduction nerveuse, diminution du temps de réaction réflexe ;
- le **tube digestif** : accélération du temps de transit.

**Tableau 10.2. Origine de la $T_3$ liée spécifiquement aux récepteurs nucléaires de divers tissus**

| Tissus | % d'origine plasmatique | % produit par la cellule |
|---|---|---|
| Adénohypophyse | 50 | 50 |
| Cortex cérébral | 20 | 80 |
| Cervelet | 40 | 60 |
| Rein | 90 | 10 |
| Foie | 75 | 25 |

### *Sur les cellules cibles*

- **Il a été mis en évidence un transporteur de $T_4$,** Na+ et ATP dépendant. À l'intérieur des cellules, $T_4$ est désiodée ou transformée en $T_3$ qui est 8 fois plus active et transportée vers le noyau des cellules.
- Tous les tissus de l'organisme fonctionnent de façon proportionnelle à la quantité d'hormones thyroïdiennes à laquelle ils sont soumis. Celles-ci agissent par le biais de récepteurs nucléaires (TR). Les effets des hormones thyroïdiennes se produisant sur des séquences nucléotidiques spécifiques sont donc des **effets génomiques**.
- **Les récepteurs sont inégalement répartis** : les hépatocytes disposent de 5000 sites récepteurs nucléaires à la $T_3$, comparés aux 8000 récepteurs de l'antéhypophyse.

## LE FONCTIONNEMENT DE LA THYROÏDE EST RÉGULÉ PAR LA TSH

- **Action**. Cette glycoprotéine, sécrétée par des cellules spécialisées de l'antéhypophyse, est constituée d'une sous-unité $\alpha$ commune aux hormones glycoprotéiques (LH, FSH, HCG) et d'une sous-unité $\beta$ spécifique. La TSH se lie aux récepteurs membranaires des thyréocytes et stimule, *via* une protéine G, l'adénylcyclase et la phospholipase C. Elle active toutes les étapes du métabolisme iodé, depuis la captation de l'iode jusqu'à la sécrétion hormonale, ainsi que la synthèse de la peroxydase et de la thyroglobuline. Sa demi-vie est de 60 minutes.
- **Régulation.** La TSH subit un double contrôle hypothalamique. La TRH stimule sa sécrétion, tandis que la somatostatine et la dopamine l'inhibent. De plus, les hormones thyroïdiennes exercent un rétrocontrôle négatif sur la synthèse et la libération de la TSH et de la TRH. Ainsi, par exemple, une augmentation de $T_3$ et $T_4$ plasmatiques entraîne une diminution de la sensibilité de l'antéhypophyse à la TRH. Il s'ensuit une baisse de sécrétion de la TSH et, en conséquence, une diminution du taux de $T_3$ et de $T_4$.

# Sang et système immunitaire 11

Chez un individu adulte, le sang représente un volume d'environ 5L qui circule dans les différents réseaux vasculaires à travers tout l'organisme. Le sang est un tissu conjonctif liquide pouvant être fractionné en deux composants :

- la fraction solide constituée par les cellules sanguines : globules rouges, globules blancs et plaquettes;
- la fraction liquide appelé **plasma** dont le rôle ne se limite pas à faire circuler les cellules sanguines; ce plasma contient en effet des gaz respiratoires ($O_2$ et $CO_2$), des solutés minéraux (calcium, sodium…), des solutés organiques tels que les nutriments, différents déchets, les particules de LDL, HDL, des hormones, des protéines plasmatiques assurant des fonctions diverses.

Le sang assure plusieurs fonctions :

- il assure la distribution des nutriments et du dioxygène vers les tissus;
- il est chargé de transporter les déchets vers les sites d'élimination (reins ou poumon);
- il permet la diffusion des hormones produites par les glandes endocrines;
- il joue également un rôle dans la défense de l'organisme.

Ce chapitre sera partagé en deux parties : la première présentera la composition du sang ainsi que les fonctions exercées par les globules rouges et les plaquettes. Dans un second temps, seront abordés les mécanismes de défense immunitaire impliquant les globules blancs et autres molécules contenus dans le sang.

# Le sang

## Données anatomiques

On distingue trois ensembles principaux.

### TISSU MYÉLOÏDE

Comme son nom l'indique, le tissu myéloïde se rattache principalement à la **moelle osseuse** où sont produits la plupart des globules sanguins. La moelle est contenue au sein des os de l'ensemble du squelette chez le jeune, avant de se concentrer, sous forme de moelle rouge, dans les os plats et les extrémités des os longs chez l'adulte, laissant la place à une moelle jaune, faite principalement de tissu adipeux, dans le fût des os longs.

Cette moelle hématopoïétique – qui fabrique les cellules du sang – occupe des logettes situées au sein de l'os compact, comme on peut l'observer par exemple sur une biopsie ostéomédullaire qui permet de retirer une « carotte » contenant en général 10 à 20 logettes (figure 11.1). Son examen au microscope a lieu après décalcification pour pouvoir découper en tranches fines le prélèvement.

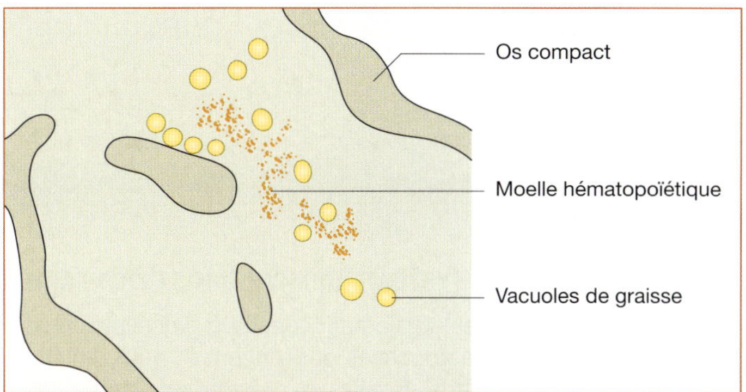


Fig. 11.1 *Aspect histologique de la moelle osseuse : il y a autant de tissu hématopoïétique que de graisse.*

C'est là que sont produites les **cellules sanguines** qui se partagent en trois catégories (figure 11.2) :

- les globules rouges ou hématies ou érythrocytes, cellules qui ont perdu leur noyau et renferment principalement l'hémoglobine ;
- les globules blancs ou leucocytes ; ces cellules jouent un rôle dans les défenses de l'organisme ; cette fonction sera détaillée dans la 2e partie de ce chapitre ;
- les plaquettes ou trombocyte qui sont en réalité des fragments venant d'une grosse cellule médullaire éclatée, le mégacaryocyte, et jouent un rôle dans l'hémostase.

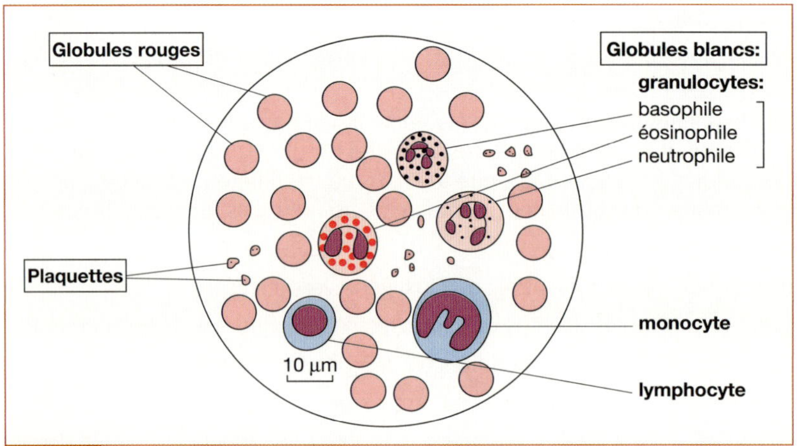


**Fig. 11.2** *Cellules sanguines normales, sur un frottis de sans.*

**Le tableau 11.1 montre les valeurs attendues d'un hémogramme.**

| **Numération globulaire** | | | |
|---|---|---|---|
| | | Système international | Système traditionnel |
| Hématies | Homme<br>Femme | 4,5-5,9 x $10^{12}$/L<br>4-5,4 x $10^{12}$/L | 4500000-5900000/mm$^3$<br>4000000-5400000/mm$^3$ |
| Hématocrite | Homme<br>Femme | 0,40-0,54<br>0,37-0,45 | 40-54 %<br>37-45 % |
| Hémoglobine | Homme<br>Femme | 8,1-11,2 mmol/L<br>7,4-9,9 mmol/L | 14-18 g/100 mL<br>12-16 g/100 mL |
| Volume globulaire moyen | | 80-100fL | 80-100 µm$^3$ |
| Leucocytes | | 4-9 x $10^9$/L | 4000-9000/mm$^3$ |
| Plaquettes | | 150-400 x $10^9$/L | 150000-400000/mm$^3$ |
| | | **Formule leucocytaire (%)** | **Valeurs absolues ($10^9$/L)** |
| Granulocytes<br>– neutrophiles<br>– éosinophiles<br>– basophiles | | <br>50-85<br>1-4<br>0-1 | <br>2,5-7,5<br>0,09-0,5<br>0,01-0,1 |
| Lymphocytes | | 20-40 | 1,5-4 |
| Monocytes | | 2-10 | 0,4-1 |

## SYSTÈME RÉTICULO-HISTIOCYTAIRE

Il est également constitué de cellules réparties dans tous les tissus. Celles-ci ont des caractères de macrophages et prennent le nom d'histiocytes dans les tissus, de monocytes dans le sang. Selon les tissus, elles se présentent comme des cellules dendritiques dans les ganglions, des cellules de Langerhans dans la peau, des cellules de Kupffer dans le foie, des macrophages alvéolaires dans les poumons, des cellules microgliales dans le cerveau, etc.

# Données physiologiques

## NAISSANCE, VIE ET MORT DES CELLULES SANGUINES

Les cellules sanguines sont, parmi toutes les cellules de l'organisme, celles dont la vie est la mieux connue : leur dissociation facile a permis de nombreuses études.

### *Hématopoïèse*

La fabrication des globules du sang permet de distinguer des lignées sanguines et les facteurs conditionnant leur différenciation et leur croissance.

Toutes les cellules ont leur origine dans une cellule pluripotente qui donne des cellules souches pour les lignées myéloïde et lymphoïde.

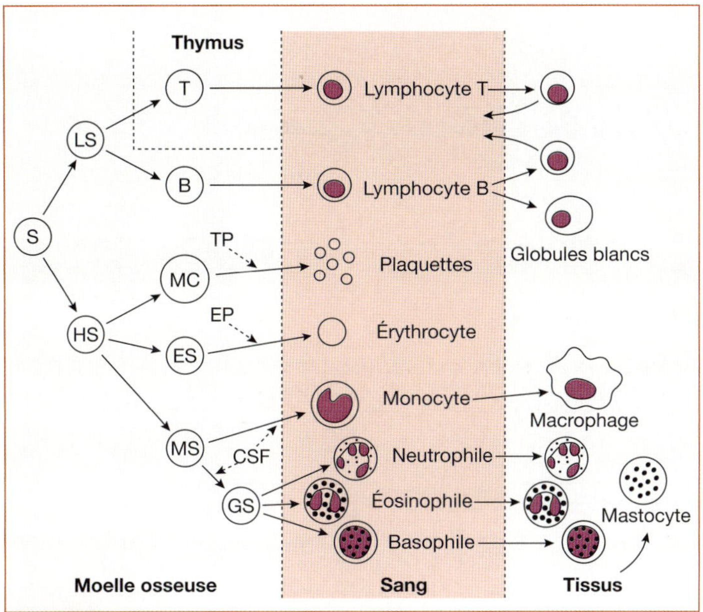


Fig. 11.3 *L'origine des cellules sanguines.*

La lignée myéloïde va ensuite se subdiviser pour donner, par différenciation et maturation, les globules rouges, les plaquettes, les granulocytes ainsi que les monocytes. La lignée lymphoïde se subdivisera pour donner les lymphocytes B et les lymphocytes T.

L'orientation et la maturation de ces cellules sont influencées par des cytokines, produites principalement par ces cellules elles-mêmes :

- des interleukines désignées par un numéro (IL1, IL2, etc.) ;
- des facteurs de croissance désignés par un sigle anglais (CSF pour Colony Stimulating Factor) précédé d'une lettre désignant les cellules stimulées (G pour les granulocytes, M pour les monocytes).

La maturation des hématies se caractérise par la perte de leur noyau, mais surtout par leur charge en hémoglobine qui dépend surtout du fer qui en est l'élément prépondérant.

Le **métabolisme du fer** est pratiquement fermé, avec peu d'apports alimentaires et peu de pertes, sauf chez la femme en période d'activité génitale du fait des règles (figure 11.4). Cela explique que toute hémorragie entraînera volontiers une anémie ferriprive (hypochrome, microcytaire) et, à l'inverse, que tout apport de fer accru, comme lors de transfusions répétées et nombreuses, entraînera une surcharge de fer ou hémochromatose.

La fabrication des hématies est aussi dépendante des **facteurs vitaminiques**, en particulier de la vitamine B12 (figure 11.5). Son absorption dépend d'un facteur intrinsèque gastrique qui peut être déficient après gastrectomie ou dans la maladie de Biermer, ce qui entraîne une anémie mégaloblastique qui se corrige par l'administration parentérale de vitamine B12. La synthèse de l'hémoglobine dépend aussi de la bonne fabrication des chaînes protéiques qui entourent l'atome de fer, deux chaînes alpha et deux chaînes bêta. Ces chaînes peuvent être malformées à la suite d'un défaut génétique donnant une hémoglobinopathie et, en général, une anémie hémolytique congénitale.

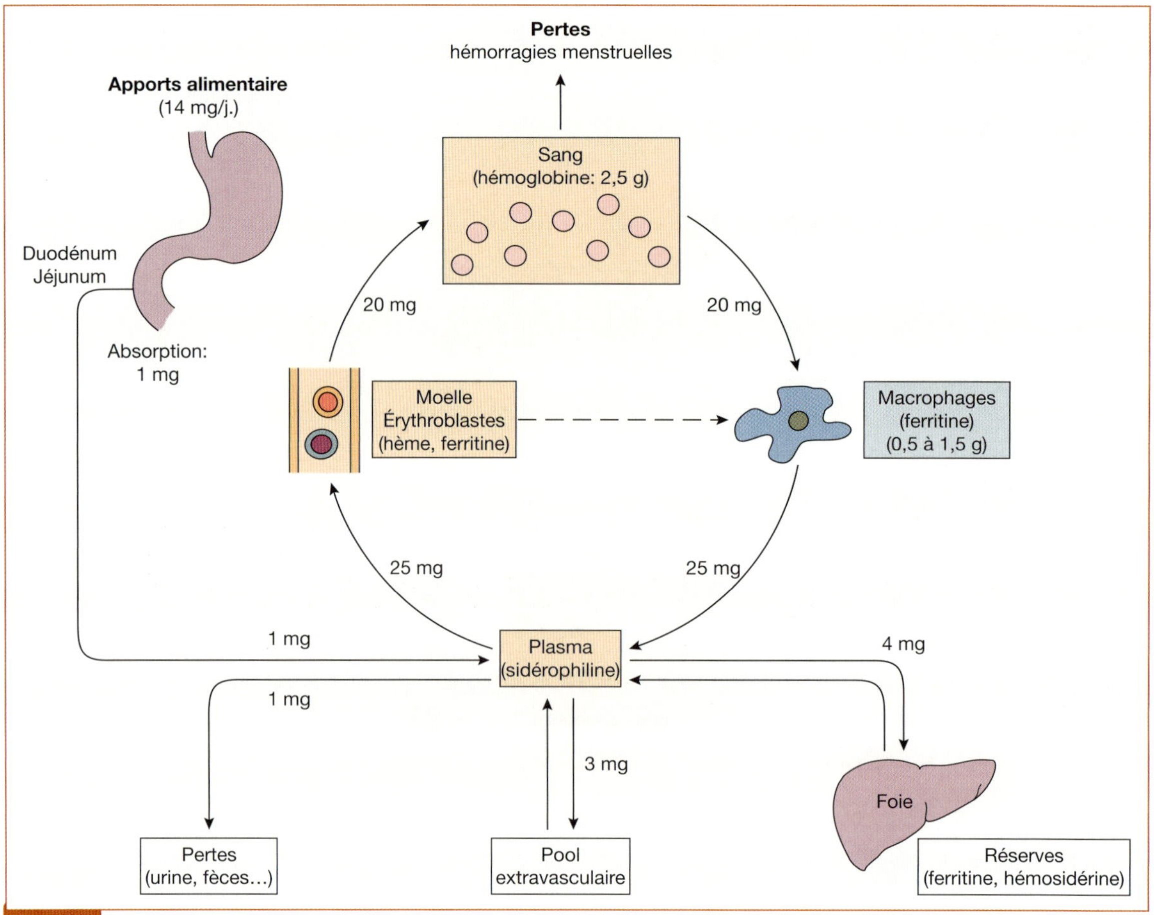


**Fig. 11.4** *Le métabolisme du fer.*

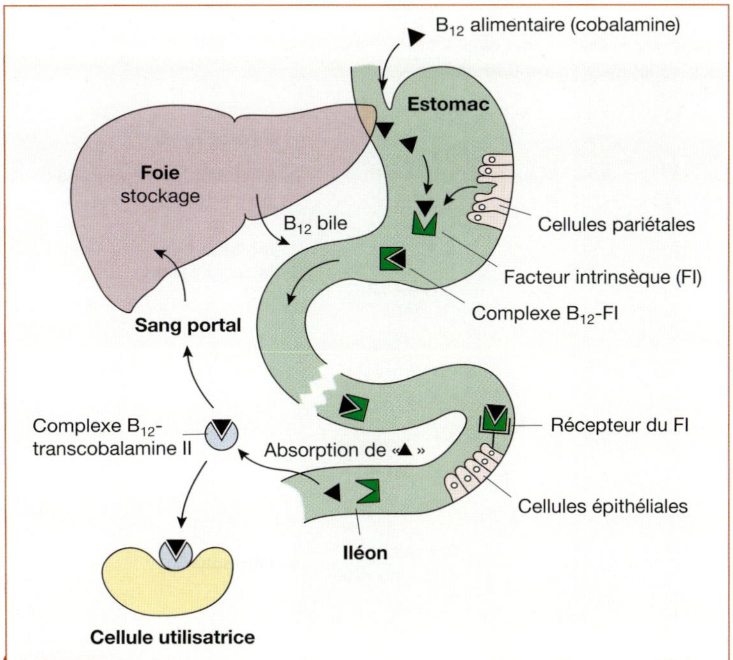


**Fig. 11.5** *Le circuit de la vitamine $B_{12}$ d'origine alimentaire.*

### *Vie des cellules sanguines*

La demi-vie des hématies est de l'ordre de 60 jours, celles des granulocytes et des plaquettes de quelques jours. Cela explique qu'après sidération de leur production, par exemple par une chimiothérapie anticancéreuse, le taux de globules rouges diminue de façon lente et imperceptible tandis que celui des globules blancs et des plaquettes diminue nettement en quelques jours.

Les globules rouges ont pour principale fonction de porter l'hémoglobine et par elle de transporter l'oxygène récolté dans les poumons aux différents tissus de l'organisme pour lesquels il a une fonction vitale.

Les plaquettes jouent un rôle dans l'hémostase.

Les leucocytes interviennent dans les défenses de l'organisme.

## HÉMOSTASE

À l'état normal, le sang circule librement dans les vaisseaux bordés par les cellules endothéliales. Ces dernières forment une barrière entre les plaquettes circulant le long de la paroi, les facteurs plasmatiques de la coagulation et le tissu conjonctif sous-endothélial (figure 11.6). De plus, elles sécrètent de nombreuses substances qui inhibent l'agrégation plaquettaire, la coagulation (action analogue à celle de l'héparine ou du système de la protéine C), ou qui activent la fibrinolyse. Ces mécanismes permettent au sang de circuler librement dans les vaisseaux, au contact de l'endothélium vasculaire, sans qu'il y ait formation de caillot.

Lors de la rupture d'un vaisseau, un saignement survient. Son arrêt sera assuré par les mécanismes de l'hémostase qui vont aboutir à la formation d'un caillot puis à son élimination et à la cicatrisation du tissu lésé. Tous ces mécanismes sont intriqués entre eux, mettant en jeu des activateurs et des inhibiteurs qui vont limiter les réactions au site de la plaie.

On distingue schématiquement trois temps principaux interdépendants.

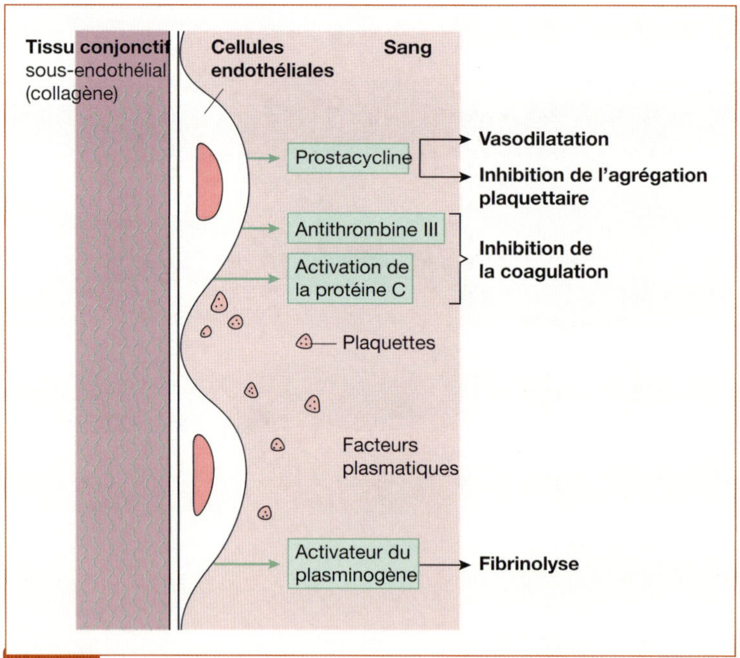


Fig. 11.6 *Circulation normale du sang dans le vaisseau. Les cellules endothéliales sécrètent des inhibiteurs de la coagulation.*

### *Hémostase primaire*

Encore appelée temps pariéto-plaquettaire, elle aboutit à la formation en 3 à 5 minutes du clou plaquettaire hémostatique fragile. On observe successivement:

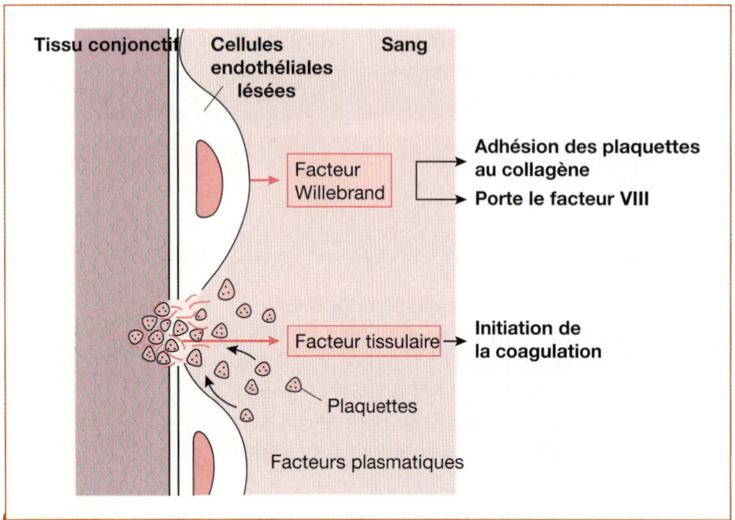


Fig. 11.7 *Blessure vasculaire déclenchant le début de l'hémostase.*

– une **vasoconstriction** immédiate du vaisseau;

– une **adhésion** des plaquettes au sous-endothélium lésé, par l'intermédiaire du facteur Willebrand sécrété par les plaquettes et les cellules endothéliales; ce facteur établit un pont entre la paroi vasculaire, les plaquettes et certains facteurs plasmatiques de la coagulation;

– une **activation plaquettaire** qui lie les plaquettes entre elles (agrégation); les plaquettes changent de forme et sécrètent à leur surface des substances procoagulantes.

Le clou plaquettaire ainsi formé (figure 11.7) va être consolidé par la coagulation qui a déjà commencé par fixation locale de plusieurs facteurs (V, VIII, fibrinogène).

L'hémostase primaire est explorée globalement par le temps de saignement (méthode d'Ivy) et la numération plaquettaire (avec les automates de comptage globulaire).

### *Coagulation sanguine*

Elle transforme le clou plaquettaire fragile en un caillot de fibrine stable en 10 minutes environ. Elle utilise des protéines plasmatiques appelées facteurs de coagulation désignés par des chiffres romains. Ces facteurs ne deviennent actifs qu'après clivage enzymatique et sont désignés par une lettre «a» à côté du chiffre romain. Il est classique de séparer in vitro deux voies entre lesquelles existent d'ailleurs des «passages». Il n'est pas sûr qu'in vivo, ce modèle s'applique de façon identique.

#### Voie exogène (extrinsèque)

Elle est déclenchée par le facteur tissulaire (FT) qui est une glycoprotéine du sous-endothélium. Il fixe le facteur VII en présence de calcium, et le complexe formé va exercer son activité catalytique vis-à-vis du facteur X; la cascade enzymatique poursuit son action ainsi de suite (figure 11.8) pour aboutir à la formation de fibrine.

Cette voie est explorée au laboratoire par le temps de Quick qui mesure la vitesse de coagulation d'un plasma en présence de thromboplastine (FT + phospholipides) et de calcium.

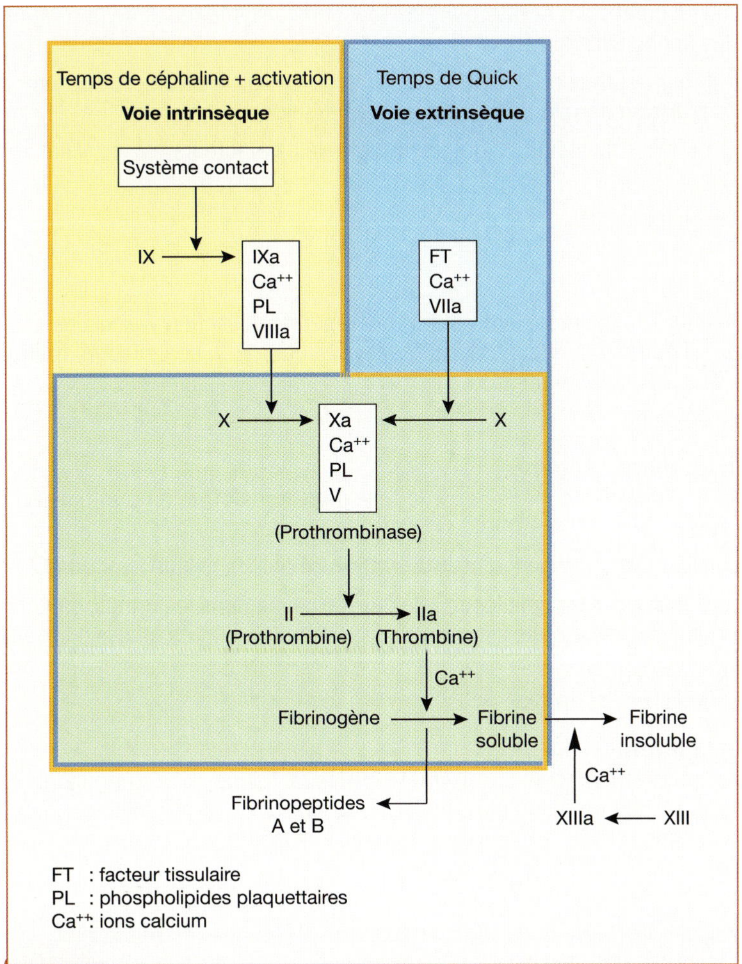


**Fig. 11.8** *Exploration de la coagulation sanguine. Le temps de Quick (TP) explore la voie extrinsèque et la voie commune; le temps de céphaline avec activateur (TCA) explore la voie intrinsèque et la voie commune (en vert).*

**Voie endogène (intrinsèque)**

Elle est initiée par le biais de ce que l'on appelle la «phase contact» qui est in vivo le sous-endothélium ou les plaquettes agrégées et, in vitro le verre, le kaolin... In vivo, cette voie a sans doute peu d'importance. Elle correspond, comme la voie exogène, à une cascade enzymatique aboutissant à la formation de fibrine.

Elle est explorée par le temps de céphaline avec activateur (TCA) qui mesure la vitesse de coagulation du plasma en présence d'un activateur de la phase contact (kaolin...), de céphaline (équivalent des phospholipides plaquettaires) et de calcium.

**Fibrine**

- La fibrine formée par les deux voies est d'abord soluble et devient ensuite insoluble par l'action du facteur XIII qui crée des ponts entre les différents monomères de fibrine. Le caillot de fibrine est devenu solide.

**Inhibiteurs de la coagulation**

Ce sont des protéines plasmatiques qui empêchent l'extension du processus de coagulation à distance de la plaie en contrôlant étroitement les réactions enzymatiques de la coagulation. Ils sont nombreux. Les plus importants sont:

- l'antithrombine III qui neutralise l'activité enzymatique de la thrombine et de nombreux autres facteurs de la coagulation dont le Xa et le IIa de façon rapide;
- les systèmes protéine C-protéine S qui dégradent les cofacteurs Va et VIIIa, ralentissant la coagulation;
- l'inhibiteur de la voie exogène.

### *Fibrinolyse*

Elle détruit le caillot (en 7 à 10 jours), entraînant une reperméabilisation vasculaire. La régulation de ce système est aussi complexe que la cascade enzymatique de la coagulation, mettant en jeu un système d'activateurs et d'inhibiteurs.

On distingue deux étapes:

**Transformation du plasminogène**

Protéine plasmatique inactive synthétisée par le foie, il est transformé en plasmine active sous l'influence d'activateurs:

- l'activateur tissulaire du plasminogène ou TPA synthétisé par les cellules endothéliales;
- l'urokinase (UK) produite par les cellules rénales et retrouvée dans les urines; dans le plasma, elle est sous forme inactive (pro-UK); elle est sécrétée par de nombreuses cellules (fibroblastes, macrophages, monocytes...);
- le facteur XII active la pro-UK en UK.

**Dégradation de la fibrine**

C'est la fibrinolyse proprement dite. La plasmine coupe la fibrine et le fibrinogène aboutissant à des produits de dégradation (que l'on peut doser au laboratoire). La plasmine est dangereuse pour l'organisme; elle est donc activée seulement à la surface de la fibrine. Dans le plasma, elle est immédiatement inhibée.

Le sang et la lymphe circulent dans les vaisseaux sanguins (artères et veines) et lymphatiques. Ils transportent des cellules produites dans les tissus myéloïde (la moelle osseuse), lymphoïde (ganglions principalement) et réticulo-histiocytaire (ubiquitaire). Cette production dépend de nombreux facteurs comme le fer et la vitamine $B_{12}$ pour les globules rouges et des cytokines.

Les globules rouges assurent le transport de l'oxygène aux tissus, les globules blancs contribuent aux défenses immunitaires humorales ou cellulaires, les plaquettes participent à l'hémostase en association avec de nombreux facteurs plasmatiques.

Les groupes sanguins conditionnent la compatibilité des transfusions.

Tous ces mécanismes physiologiques peuvent être perturbés en entraînant des maladies très diverses.

Les différents inhibiteurs de la fibrinolyse sont représentés sur la figure 11.9.

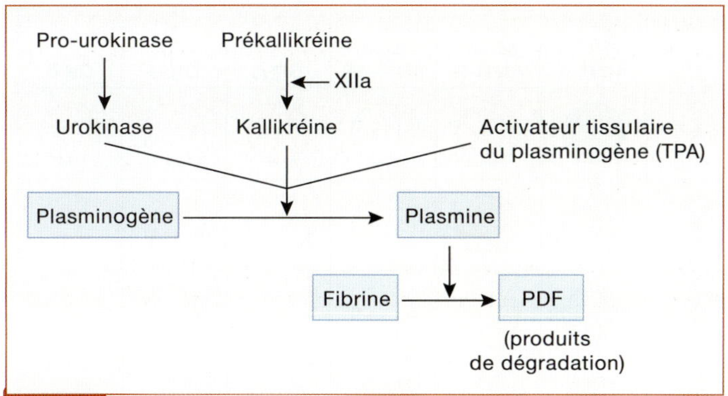


Fig. 11.9 *Schéma simplifié de la fibrinolyse.*

### *Prélèvement de sang*

L'exploration de la coagulation et de la fibrinolyse n'a de valeur que si le prélèvement de sang est correctement effectué. Il faut éviter toute contamination par le facteur tissulaire et toute hémolyse en rejetant le sang d'une ponction difficile; les premières gouttes seront rejetées et la proportion d'anticoagulant (citrate) respectée. Enfin, les tubes doivent parvenir au laboratoire dans l'heure qui suit le prélèvement (sauf si l'on utilise des tubes spéciaux).

## ■ GROUPES SANGUINS

Ils sont définis par la présence de substances antigéniques sur les globules rouges (GR). Le terme «antigène» signifie que leur détermination se fait à l'aide d'anticorps spécifiques.

On distingue deux systèmes principaux.

### *Système ABO*

Les deux antigènes (A et B) de ce système sont présents sur les GR et dans de nombreux tissus (lymphocytes, cellules endothéliales, etc.). Ce sont des substances glucidiques. Les anticorps qui leur correspondent sont formés de manière spontanée: ils sont dits naturels. Ainsi, un sujet ayant des antigènes A sur ses GR possédera des anticorps anti-B; un sujet n'ayant ni l'antigène A, ni l'antigène B, possédera des anticorps anti-A et anti-B.

Il existe quatre groupes différents (phénotype) : A, B, AB et O, qui sont déterminés au laboratoire sur une plaque grâce à une réaction d'agglutination. Deux manipulations sont réalisées en parallèle :

– les globules rouges (GR) du sujet sont mélangés avec un antisérum connu contenant des anticorps (anti-A, anti-B ou anti-AB)

– le sérum ou plasma du patient est mélangé avec des GR connus de type A, B et O.

Lorsqu'un antigène rencontre l'anticorps correspondant, il se forme une agglutination des GR. Les deux épreuves réalisées doivent aboutir à une conclusion concordante.

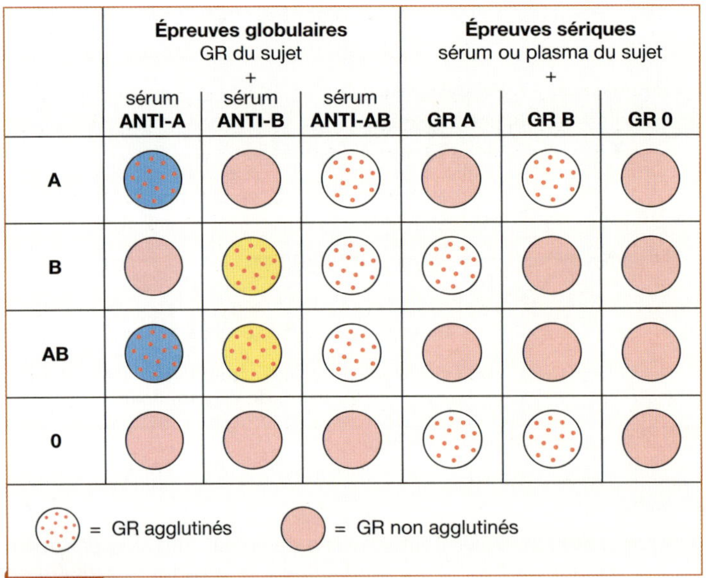


**Fig. 11.10** *La détermination du groupe ABO par les épreuves sériques et gloubulaires.*

### *Système rhésus (Rh)*

L'antigène D de ce système ne se retrouve que sur les GR (85 % de la population). Il n'y a pas d'anticorps naturels. Un sujet qui ne possède pas l'antigène Rh classique (antigène D) est appelé Rh négatif (15 % de la population); il ne fabrique pas naturellement d'anticorps anti-Rh. Si des GR Rh positifs (possédant l'antigène D) sont introduits, il fabriquera un anticorps anti-D, dit immun, comme par exemple lors d'une grossesse (mère Rh négatif et enfant Rh positif à cause du père).

Au laboratoire, les GR du sujet sont mélangés sur une plaque avec un antisérum anti-D connu; si l'antigène D est présent sur les GR, une agglutination se produit: le sujet est Rh positif (85% de la population); s'il n'y a pas d'agglutination, le sujet est Rh négatif (15% de la population).

Cet antigène D est complexe et a des sous-unités (E, e, C ou c) que l'on peut déterminer avec des antisérums de la même manière.

Ces deux systèmes, AB0 et Rh, sont essentiels dans la pratique transfusionnelle et déterminés simultanément pour le groupe sanguin habituel.

D'autres systèmes (Kell, Kidd, Duffy…) ne sont en général déterminés que si un patient doit recevoir des transfusions répétées.

# Le système immunitaire

Le système immunitaire est représenté par un ensemble de tissus et de cellules disséminés dans tout l'organisme, ayant pour finalité de le protéger contre des invasions étrangères. L'immunité est l'ensemble des mécanismes assurant l'intégrité de l'individu. Les acteurs du système immunitaire sont confrontés à un problème majeur : la distinction entre les cellules de l'organisme dits éléments du « soi » et les éléments étrangers appelés antigène et constituant le « non-soi ».

# La distinction entre le soi et le non soi

À la surface des cellules de tout organisme humain, il existe des protéines particulières constituant les éléments du soi. Ces protéines sont tolérées par le système immunitaire. Il existe deux grandes catégories de marqueurs du soi selon le type cellulaire :

- ***Les* marqueurs mineurs du soi** : ils sont présents à la surface des globules rouges uniquement. Ce sont des glycoprotéines, qui déterminent le groupe sanguin et le rhésus de l'individu.
- Les **marqueurs majeurs du soi**, formant le **complexe majeur d'histocompatibilité** ou CMH. Ces protéines du CMH sont de deux types :
  - les protéines du CMHI, présentes à la surface de toutes les cellules nucléées de l'organisme ;
  - les protéines du CMHII, présentes à la surface de quelques cellules immunitaires comme les macrophages et les cellules dendritiques, qui jouent, comme nous le verrons plus loin dans cette partie, le rôle de cellules présentatrices de l'antigène (CPA).

Les gènes qui codent ces protéines sont nombreux et il existe pour chaque gène un nombre considérable d'allèles. La probabilité que deux individus aient en commun toutes les protéines du CMH est extrêmement faible. On peut donc considérer que chaque individu est unique, exception faite des vrais jumeaux homozygotes qui possèdent le même matériel génétique.

Grâce à ces différents marqueurs, le système immunitaire est capable de faire la distinction entre les protéines du soi et celles du non-soi, afin de ne prendre en charge que les éléments du non-soi.

Il faut également noter que lors du développement de certains cancers, certaines cellules initialement du soi peuvent être profondément modifiées et elles sont alors considérées comme des éléments du non-soi par des cellules immunitaires. On parle dans ce cas d'élément du soi modifié.

Dans certaines maladies, un dysfonctionnement immunitaire peut être à l'origine de la reconnaissance du soi comme des éléments du non-soi. Le système immunitaire s'attaque alors aux propres cellules de l'organisme. On parle de **maladies auto-immunes**. Citons, par exemple, le diabète insulino-dépendant (de type I) qui est dû à la destruction des cellules pancréatiques sécrétant l'insuline.

# Les acteurs de la réponse immunitaire

## LES ORGANES LYMPHOÏDES

Les organes lymphoïdes se répartissent en deux grandes catégories :

### *Les organes lymphoïdes centraux ou primaires*

Ils sont impliqués dans la production des cellules immunitaires. On distingue :

- *la moelle osseuse rouge :* cette moelle est contenue au sein des os de l'ensemble du squelette chez le jeune, avant de se concentrer, sous forme de moelle rouge, dans les os plats et les extrémités des os longs chez l'adulte, laissant la place à une moelle jaune, faite principalement de tissu adipeux, dans le fût des os longs ;
- *le thymus :* c'est le lieu de maturation des lymphocytes T. Fonctionnel pendant la vie embryonnaire, il reste bien développé chez l'enfant, et régresse à la puberté.

### *Les organes lymphoïdes secondaires ou périphériques*

Ils assurent le stockage et l'activation des cellules immunitaires. Ils sont disséminés dans l'organisme.

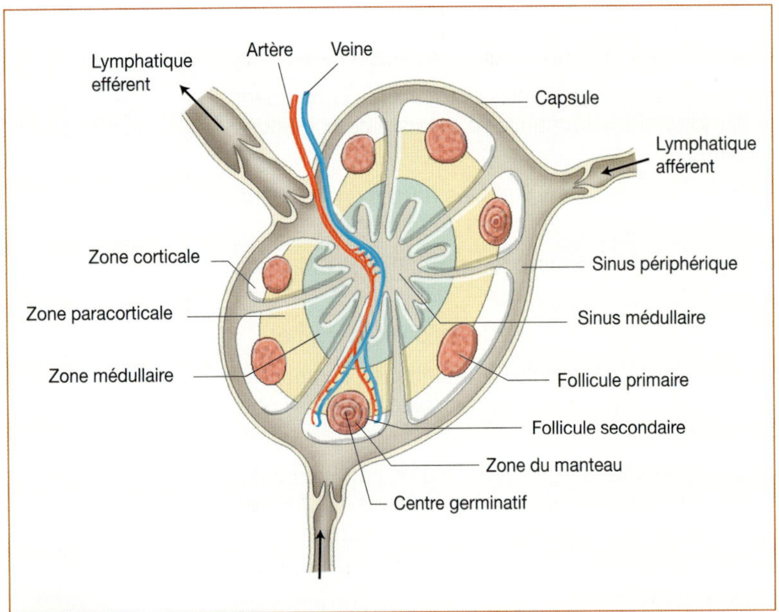


Fig. 11.11 *Coupe d'un ganglion lymphatique.*

## Les ganglions lymphatiques

Ce sont de petits organes réniformes répartis sur le trajet des vaisseaux lymphatiques, sur lesquels ils fonctionnent comme des filtres, et ils sont particulièrement présents au niveau du cou, dans le creux des aisselles, dans le médiastin, dans l'abdomen, en arrière du mésentère et dans les aines. Ils peuvent être isolés ou former des chaînes ganglionnaires, en particulier au niveau de l'aine, des aisselles et du cou.

Les ganglions ont pour rôle de filtrer la lymphe avant son retour dans le sang par la veine sous-clavière gauche, et de retenir les particules étrangères. Les ganglions reçoivent les antigènes qui ont pénétré dans l'organisme par **voie tissulaire**. Les ganglions sont donc localisés à des lieux stratégiques pour stopper l'avancée des corps étrangers vers le tronc, où se trouvent les organes vitaux.

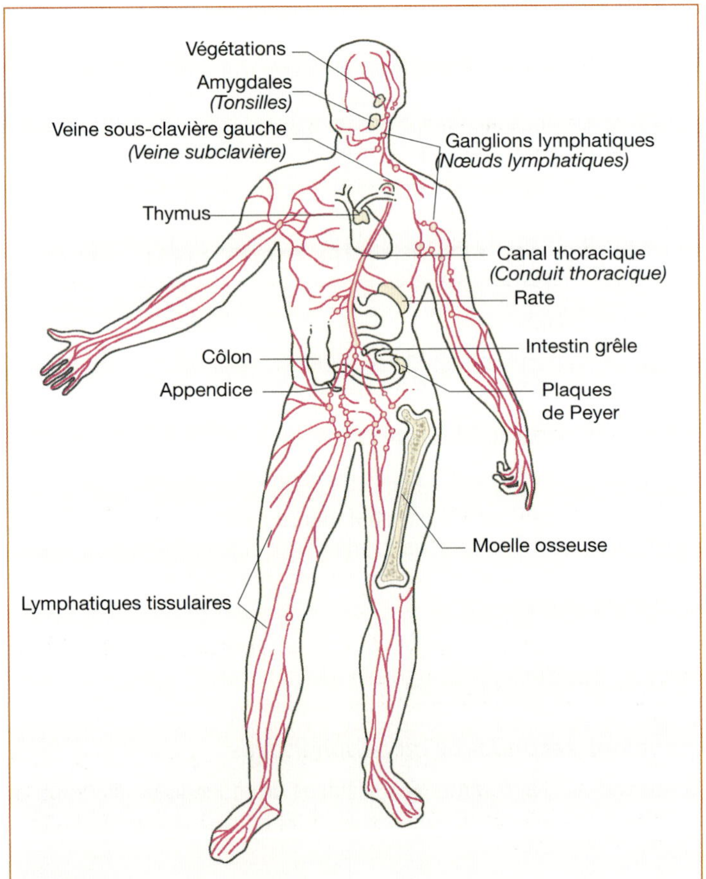


Fig. 11.12 *Les organes lymphoïdes.*

**La rate**
La rate filtre le sang et capte les antigènes circulants. La rate est ainsi le lieu de déclenchement de la réaction immunitaire contre les antigènes introduits par **voie sanguine**.

**Les structures associées aux muqueuses**
Ce sont les amygdales, ou les plaques de Peyer dans le tube digestif.

### LES CELLULES IMMUNITAIRES

Les cellules immunitaires sont toutes issues d'une cellule souche appelée cellule souche hématopoïétique, présente dans la moelle osseuse rouge par le mécanisme de l'hématopoïèse. Elles se répartissent en plusieurs catégories, les principales étant les leucocytes, ou globules blancs.

#### *Les leucocytes, ou globules blancs*

Parmi les leucocytes il faut distinguer :

- les **granulocytes**, aussi appelés « **polynucléaires** » : leur cytoplasme contient des granules et leur noyau est formé de plusieurs lobes donnant l'impression de plusieurs noyaux. Parmi les granulocytes, on trouve les **neutrophiles, les basophiles** et les **éosinophiles** ;
- les **agranulocytes mononucléaires** qui ne possèdent aucune granulation et présentent un noyau unilobé. Ils correspondent aux **lymphocytes et aux monocytes.**

#### *Les mastocytes*

Contrairement aux leucocytes qui circulent dans le sang, les mastocytes sont principalement localisés dans les tissus conjonctifs. Ils sont impliqués dans les réactions d'allergie.

#### *Les plaquettes ou thrombocytes*

Si ces cellules interviennent principalement dans les phénomènes d'hémostase, elles peuvent aussi libérer des médiateurs de l'inflammation.

### LES MÉDIATEURS SOLUBLES DE L'IMMUNITÉ

On entend par médiateur les molécules essentielles pour la réaction immunitaire. Citons par exemple :

- les protéines du complément, synthétisées par le foie ;
- les cytokines, dont les interleukines, sécrétées par les cellules immunitaires ;
- l'histamine, impliquée dans les réactions d'allergie ;
- les interférons…

Ces molécules assurent différentes fonctions comme le recrutement et l'activation des cellules immunitaires, la lyse des cellules étrangères…

## Les défenses non spécifiques de l'organisme : les barrières naturelles

L'organisme est naturellement protégé contre des invasions étrangères grâce aux structures particulières de la peau et des muqueuses qui constituent la première ligne de défense de l'organisme. Ce sont en effet des tissus épithéliaux formés de cellules jointives qui forment une véritable barrière entre les milieux intérieur et extérieur.

## LA PEAU

Il s'agit d'un épithélium pluristratifié c'est à dire formé de plusieurs couches de cellules. La kératine produite par ces cellules, résistant aux enzymes bactériennes et aux toxines, ainsi que le sébum formant un film imperméable, participent aussi à la protection. L'action protectrice de la peau est aussi renforcée par la sueur, ayant un pH acide qui limite le développement de certaines bactéries.

## LES MUQUEUSES

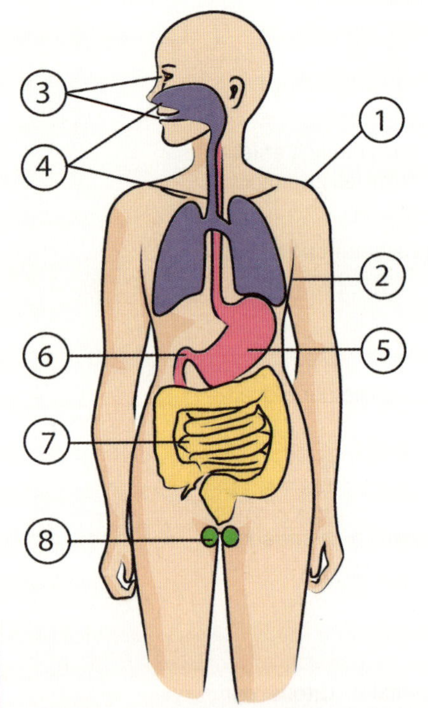


1. la peau; 2. les glandes suderipares; 3. les larmes, la salive; 4. le mucus (sécrétions nasales et bronchiques); 5. l'acide gastrique; 6. les sécrétions alcalines; 7. les bactéries non pathogènes; 8. la spermine et les sécrétions vaginales.

**Fig. 11.13** *Bilan des barrières.*

Les muqueuses tapissent les cavités de l'organisme en relation avec le milieu extérieur (les voies digestives, respiratoires ou urinaires, les voies génitales ou encore la muqueuse oculaire). Tout comme la peau, ces épithéliums produisent différentes substances chimiques destinées à protéger l'organisme :

- la salive ou le liquide lacrymal contiennent du lysozyme, enzyme bactéricide;
- le mucus produit par les glandes à mucus au niveau de l'appareil respiratoire emprisonne les agents étrangers;
- les battements des cils présents au niveau de l'épithélium bronchique permettent de faire remonter le mucus ayant emprisonné les micro-organismes vers la partie supérieure des voies aériennes;
- l'acide chlorhydrique produit par l'estomac diminue fortement le pH, permettant ainsi la destruction de nombreux micro-organismes;
- la spermine contenue dans le sperme a une action microbicide;
- l'urine, dont le pH est acide, limite le développement microbien et protège ainsi les voies urinaires.

Outre ces fonctions de barrières mécaniques et chimiques, la peau et les muqueuses assurent une protection de type biologique en renfermant diverses espèces de bactéries, formant la flore commensale. Paradoxalement, ces bactéries non pathogènes pour l'homme protègent l'organisme, car elles sont capables d'inhiber le développement de bactéries qui pourraient se révéler pathogènes, soit par un phénomène de compétition, soit en produisant des substances létales pour d'autres espèces bactériennes.

C'est pourquoi, une destruction de la flore commensale, en particulier, la flore intestinale lors d'inflammation du tube digestif (gastro-entérite) ou lors de la prise d'antibiotiques, rend très susceptible l'organisme à d'autres infections.

# Le déroulement de la réponse immunitaire

Les barrières naturelles décrites précédemment assurent remarquablement leur fonction tant qu'elles restent intactes. Lorsque la continuité de l'épithélium n'est plus assurée (suite à une blessure, une coupure...), des micro-organismes peuvent alors envahir les tissus sous-jacents. Ce qui déclenche alors d'autres types de réponse.

## LA RÉPONSE IMMUNITAIRE NON SPÉCIFIQUE OU INNÉE

C'est la première réponse à se mettre en place suite à l'entrée d'un corps étranger. Cette réponse non spécifique est un ensemble de **réactions vasculaires et cellulaires** qui se produisent au point d'introduction d'un élément étranger.

### La réaction inflammatoire

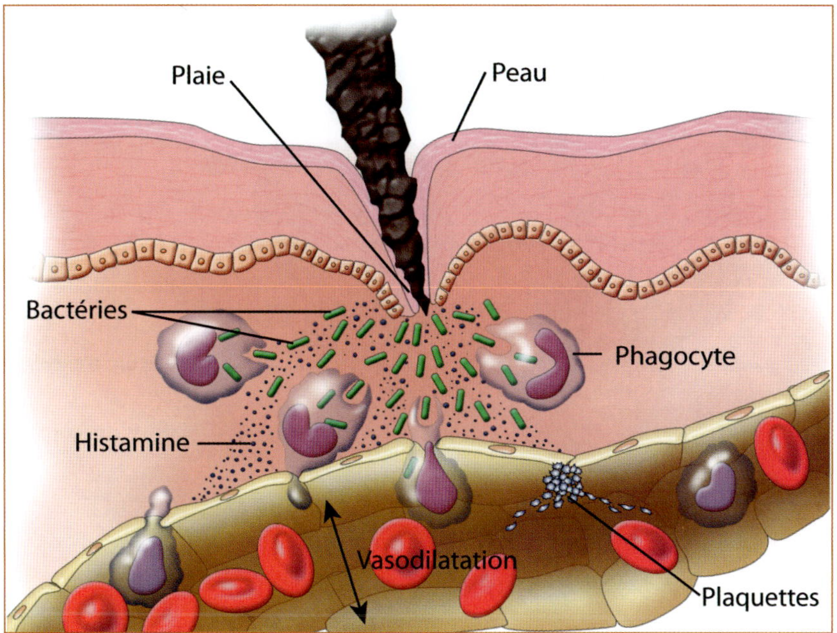


**Fig. 11.14** *La réaction inflammatoire.*

La réaction inflammatoire a pour but de mobiliser sur le site de l'infection les cellules et les acteurs permettant la destruction du corps étranger. Elle est très vite déclenchée grâce à la libération, par les cellules des tissus lésés, de médiateurs chimiques comme l'histamine, et se caractérise par quatre signes cliniques dits les quatre «OR» : *calor*, *color*, *dolor*, *tumor*, en français les quatre «EUR» : tumeur (œdème), rougeur, chaleur et douleur. Ces quatre signes sont dus à plusieurs phénomènes :

- une vasodilatation locale permettant un afflux de sang, responsable de la chaleur et de la rougeur;
- une exsudation du plasma, responsable de l'œdème (tumeur);
- une compression des fibres nerveuses sensitives, responsables de la douleur.

Les médiateurs chimiques libérés ont aussi pour conséquence de mobiliser sur le site de l'infection les cellules immunitaires comme les neutrophiles ou les monocytes circulants. Attirés sur le site, ces cellules sortent du capillaire sanguin par un phénomène de **margination** (= adhésion aux cellules endothéliales) et de **diapédèse** (infiltration entre les cellules endothéliales).

Ces cellules assurent une fonction commune : la phagocytose.

### La phagocytose

La phagocytose, qui consiste à ingérer puis à digérer les microbes, intervient en plusieurs étapes (figure 11.15).

- **L'adhésion** : elle correspond à la fixation du phagocyte sur le corps étranger. Elle peut être facilitée par un processus appelé opsonisation, qui consiste à un recouvrement du corps étranger par des anticorps ou des molécules du complément, qui seront plus facilement reconnus par les phagocytes.
- **L'internalisation** : le phagocyte émet des prolongements cytoplasmiques appelés pseudopodes qui englobent le corps étranger. Cette étape aboutit à la formation d'une vésicule intracellulaire : le **phagosome.**
- **La digestion** : le phagosome fusionne avec les lysosomes de la cellule pour former un phagolysosome. Le lysosome renferme du lysozyme et diverses enzymes lytiques qui vont dégrader le corps étranger. Ces enzymes peuvent également produire des radicaux libres comme l'ion superoxyde pouvant détruire les cellules bactériennes.

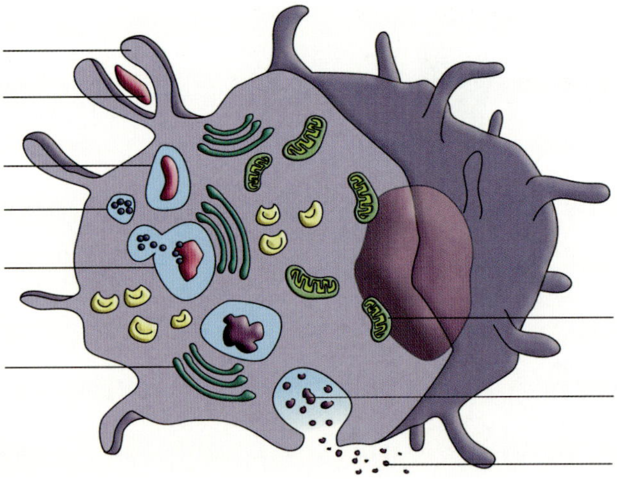


**Fig. 11.15** *La phagocytose.*

### *Les protéines antimicrobiennes : le système du complément*

Le complément est un ensemble de protéines sécrétées sous une forme inactive. Suite à la pénétration d'un micro-organisme, ces protéines s'activent et s'associent pour former le complexe d'attaque membranaire (CAM) formant un pore dans la membrane de la cellule étrangère. La cellule se vide ainsi de son contenu.

### *La fièvre*

L'élévation de la température, si elle reste modérée, peut avoir un effet bénéfique car elle peut bloquer le développement des bactéries et stimuler l'activité des phagocytes.

## LA RÉPONSE INFLAMMATOIRE SPÉCIFIQUE OU ADAPTATIVE

La réponse spécifique se met en place plus tardivement et implique une reconnaissance spécifique entre les éléments du non-soi et les cellules immunitaires. Elle fait intervenir d'autres catégories de cellules : les lymphocytes B, les lymphocytes T4 et les lymphocytes T8.

Contrairement à la réponse innée, cette réponse n'est plus limitée au site de l'infection mais s'étend à l'ensemble de l'organisme et plus précisément aux organes lymphoïdes.

En fonction de l'antigène ayant pénétré l'organisme, on peut distinguer deux grands types de réponses adaptatives :

– la réponse à médiation **humorale** faisant intervenir les **lymphocytes B** ;

– la réponse à médiation **cellulaire** impliquant les **lymphocytes T8**.

### *La formation des lymphocytes*

Au cours de leur développement dans les organes lymphoïdes primaires, les lymphocytes acquièrent des récepteurs à la surface de leur membrane plasmique. Ils deviennent alors immunocompétents. Ces récepteurs sont sélectionnés par l'organisme pour lier spécifiquement un antigène mais ils ne sont pas capables de reconnaître une molécule du soi.

Au sein de la population des lymphocytes B, il existe ainsi une multitude de clones de LB, chacun ayant le récepteur spécifique d'un antigène. De la même manière, il existe différents clones de LT4 et de LT8.

Avant même l'entrée d'un antigène, l'organisme s'est donc préparé en produisant une « armée de lymphocytes » capables de reconnaître n'importe quel antigène.

Lorsqu'ils ont acquis cette immunocompétence dans les organes lymphoïdes primaires, les lymphocytes gagnent les organes lymphoïdes secondaires où ils attendent la rencontre avec l'antigène. Un petit nombre d'entre eux seulement seront activés lors de l'entrée de l'antigène correspondant. Les autres resteront inactifs toute la vie.

### *La réponse immunitaire à médiation humorale*

La réponse à médiation humorale est principalement représentée par les **anticorps** ou **immunoglobulines** (Ig), sécrétés par les lymphocytes B transformés en plasmocytes.

#### Structure et fonction des anticorps

Les anticorps sont tous constitués de chaînes légères et de chaînes lourdes réunies par des ponts disulfures entre deux cystéines. On distingue deux régions importantes :

- la partie constante, fragment Fc : partie identique d'une classe d'anticorps
- la partie variable, fragment Fab : partie qui diffère entre tous les anticorps. Cette partie est spécifique à un même antigène.

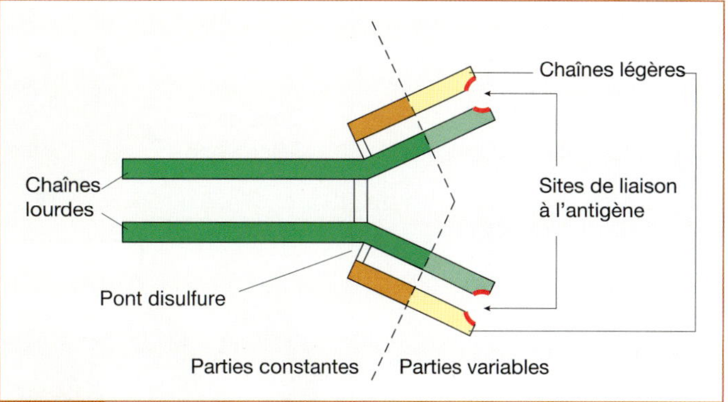


**Fig. 11.16** *Structure simplifié d'un anticorps.*

Les anticorps présentent plusieurs fonctions :

- **Opsonisation** : par leur partie constante, ils peuvent lier une cellule phagocytaire et ainsi favoriser la phagocytose.
- **Activation du complément** : les anticorps sont responsables de l'activation des protéines du complément afin d'assurer leur activité cytolytique.
- **Neutralisation** des toxines ou des virus : une toxine est une molécule produite par des micro-organismes. L'anticorps, en se fixant sur cette toxine, l'empêche d'exercer son action toxique dans l'organisme. Par ailleurs, les virus ont absolument besoin d'entrer dans une cellule pour se développer. En se fixant sur le virus, les anticorps bloquent alors l'entrée du virus dans les cellules.
- **Agglutination et précipitation** des globules rouges : c'est le cas lors d'une transfusion entre deux patients non compatibles, c'est-à-dire ayant des groupes sanguins non compatibles. Les anticorps du receveur se fixent aux globules rouges étrangers, entraînent leur agglutination et leur destruction.

### *Le déroulement de la réponse à médiation humorale*

La réponse humorale se met en place en deux temps.

- Première étape : reconnaissance de l'antigène et **sélection clonale**. Grâce à son récepteur membranaire, le clone de LB spécifique de l'antigène ayant pénétré dans l'organisme est sélectionné ; c'est l'étape de sélection clonale, qui stimule alors la multiplication par mitose de ce clone de LB.
- Deuxième étape : **la phase effectrice.** Les LB sélectionnés subissent alors une étape de maturation et deviennent des plasmocytes. Au cours de cette différenciation, on peut observer un développement important du réticulum endoplasmique rugueux permettant la production des anticorps. Ces plasmocytes ne vivent que quatre ou cinq jours mais sont très actifs. Un seul plasmocyte peut produire deux mille molécules d'anticorps par seconde. Ce système permet donc une forte production d'anticorps spécifique à l'antigène. Ces anticorps forment à leur tour un complexe immun avec l'antigène.

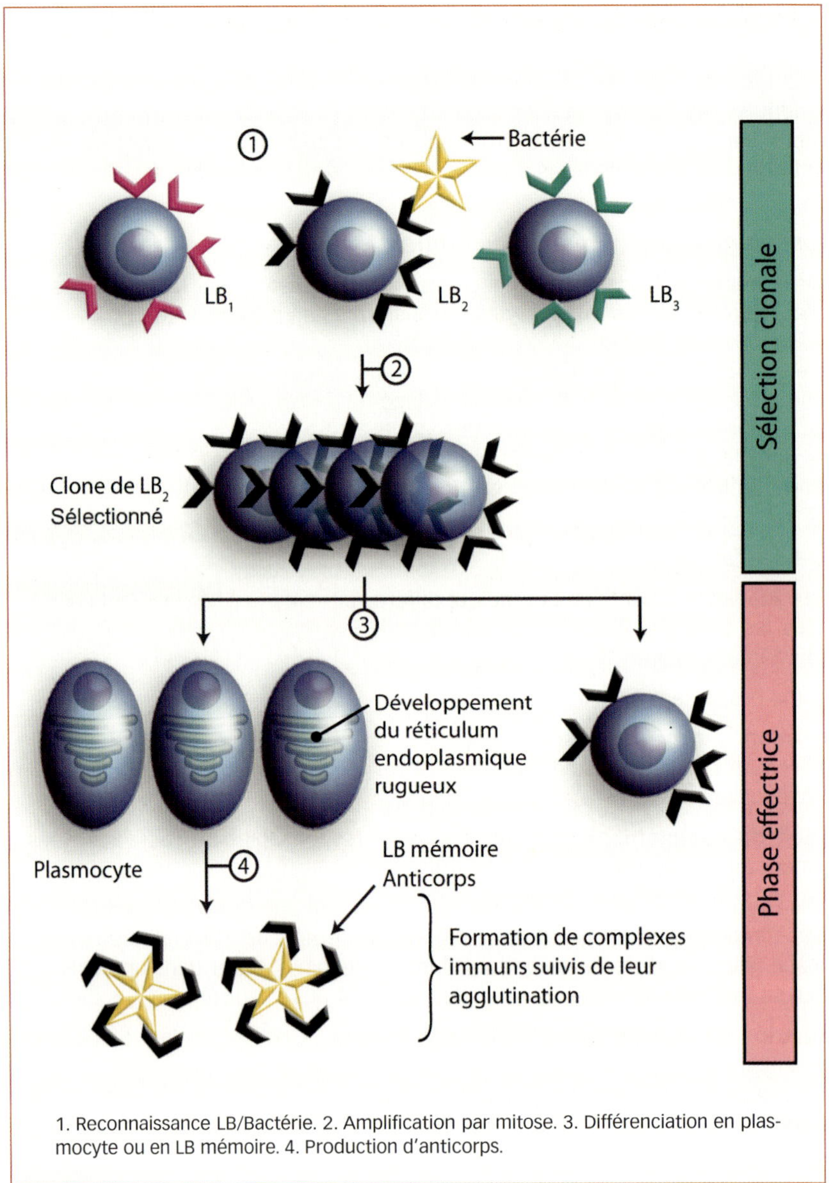


**Fig. 11.17** *La différenciation des lymphocytes B en plasmocytes producteurs d'anticorps.*

Parallèlement à cette amplification, certains LB constituent une population de LB mémoires qui permettront d'accélérer la réponse lors d'un contact ultérieur avec le même antigène.

## AVANT LA RÉPONSE À MÉDIATION CELLULAIRE

Le principe de la vaccination repose sur la capacité du système immunitaire à produire des cellules mémoires dont la durée de vie est très longue. La vaccination consiste à injecter au patient un antigène capable de déclencher une réponse immunitaire sans être pathogène. Lors d'une infection ultérieure avec le même antigène pathogène, l'organisme peut alors répondre plus rapidement et plus efficacement pour éliminer cet antigène. Il existe plusieurs types de vaccin (micro-organisme tué ou modifié, fragment de micro-organisme, toxine).

Un vaccin quel qu'il soit est **spécifique** d'un micro-organisme.

## LA RÉPONSE À MÉDIATION CELLULAIRE OU CYTOTOXIQUE

Ce type de réponse fait intervenir un autre type de lymphocyte : le lymphocyte T8 (LT8).

### *Le lymphocyte T8*

À sa surface, le lymphocyte T8 présente deux protéines particulières qui jouent un rôle dans l'activation du LT8 :

- Le récepteur du lymphocyte T : **TCR (Tcell receptor en anglais)**. Il est capable de reconnaître un antigène de manière spécifique.
- Le **marqueur CD8,** qui le différencie des lymphocytes T4 qui eux possèdent le marqueur CD4. Le CD8 peut interagir avec les protéines du CMHI.

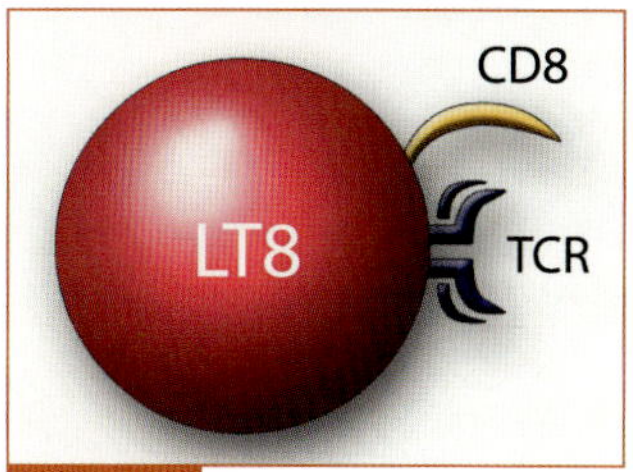


Fig. 11.18 *Structure d'un lymphocyte T8.*

### *L'activation des lymphocytes T8*

Dans le cas de la réponse humorale, on a vu que le LB pouvait directement se lier à l'antigène. Dans le cas de la réponse cellulaire ou cytotoxique, les lymphocytes T8 impliqués sont incapables de reconnaître l'antigène seul mais mettent en jeu une double reconnaissance du non-soi et du soi. Ils nécessitent l'intervention d'une cellule dite cellule présentatrice de l'antigène (CPA) qui peut être un phagocyte. Après avoir phagocyté le corps étranger, la CPA expose des fragments peptidiques de l'antigène à sa surface, sur les molécules appelées CMHI qu'on a présentées au début du chapitre.

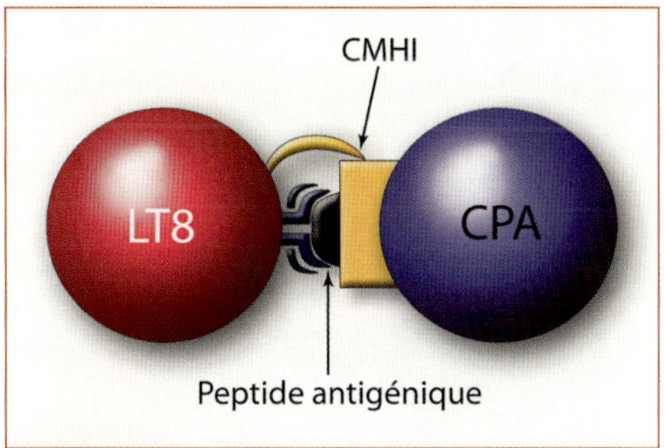


Fig. 11.19 *Formation d'un complexe entre LT8 et CPA.*

L'activation des lymphocytes T8 se fait ainsi en deux étapes :

#### Phase de sélection et d'amplification clonale

Une interaction se produit entre le récepteur du LT8 appelé TCR, associé à une protéine appelée CD8 et le complexe CMH/antigène de la CPA.

Cette interaction entraîne l'activation du LT8 spécifique de l'antigène : **c'est l'étape de sélection clonale**.

Le LT8 sélectionné prolifère activement par mitose.

#### Phase effectrice

Une fois activé, le LT8 subit une étape de différenciation en LT cytotoxique (LTc). Ce LTc mature peut alors reconnaître une cellule infectée par le corps étranger *via* une interaction TCR/CD8/CMHI/antigène et la détruire en libérant :

- des perforines, protéines formant un pore dans la membrane de la cellule infectée ou tumorale ;
- des granzymes : elles pénètrent dans la cellule par les pores et entraînent la fragmentation de l'ADN.

Ces molécules permettent alors la lyse de cette cellule infectée.

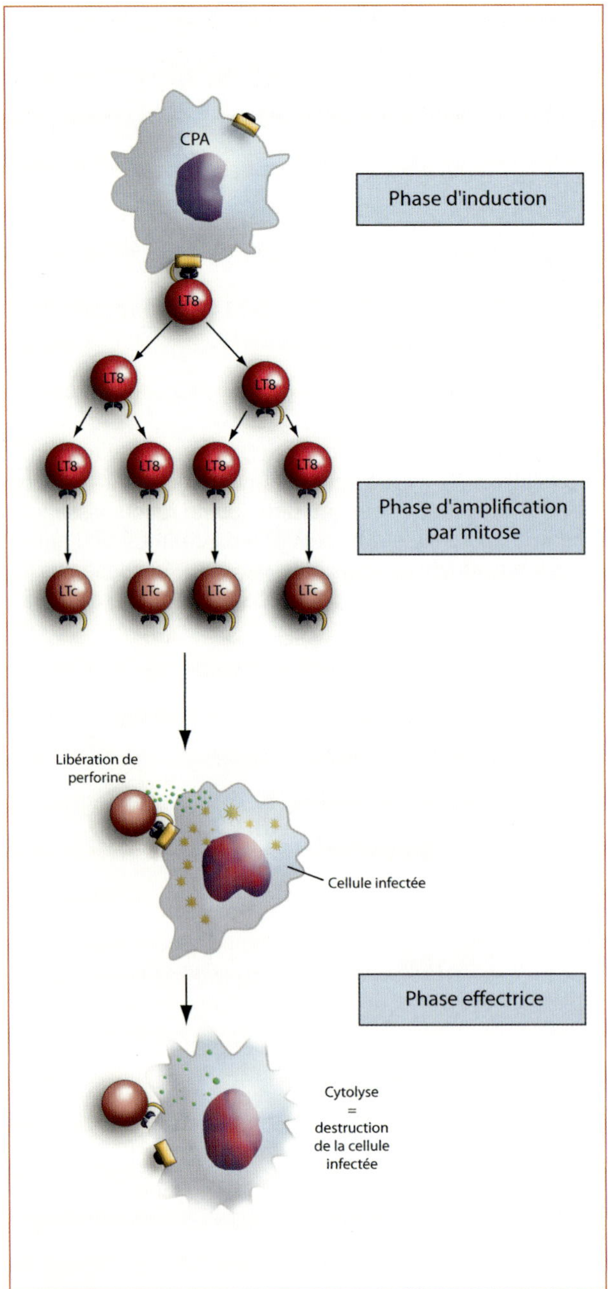


**Fig. 11.20** *Activation d'un lynphocyte T8 par une cellule présentatrice de l'antigène (CPA) et différenciation en lymphocyte T cytotoxique*

## L'INTERVENTION DES LYMPHOCYTES T4 : LE PHÉNOMÈNE DE COOPÉRATION

Une expérience de mise en culture *in vitro* de LB suivie de leur incubation avec un antigène révèle que ces cellules sont certes capables de produire des anticorps mais en quantité très faible. Elles ont, en effet, besoin d'être stimulées par une autre catégorie de cellules : les lymphocytes T4 (LT4). Cette stimulation se fait :

- soit par contact direct entre le LB et le LT4 ;
- soit par l'intermédiaire de cytokine comme l'IL2 produite par le LT4.

De la même manière, l'action cytotoxique des LT8 est renforcée en présence de LT4.

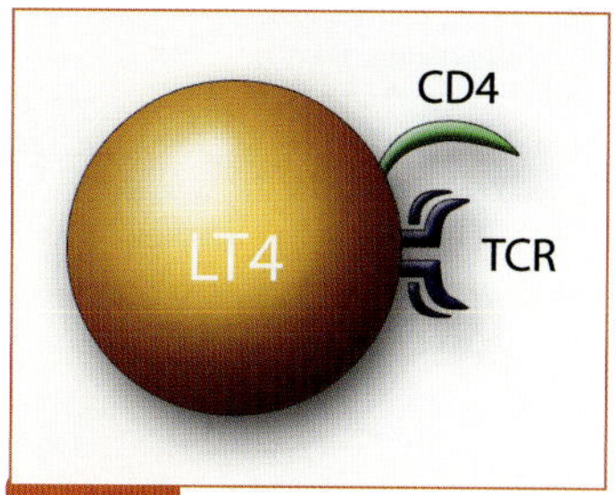


**Fig. 11.21** *La structure d'un lymphocyte T4.*

### *Le lymphocyte T4*

La structure du LT4 est très proche du LT8. On retrouve deux protéines caractéristiques à sa surface :

- le **récepteur du lymphocyte T, TCR,** capable de reconnaître un antigène de manière spécifique ;
- le **marqueur CD4**, qui peut interagir avec les protéines du CMHII.

### *L'activation du lymphocyte T4*

Comme les autres lymphocytes, le lymphocyte T4 doit être activé suite à la pénétration dans l'organisme d'un corps étranger. Cette activation est très proche de celle décrite pour le LT8, et fait intervenir une cellule de type CPA. La reconnaissance entre la CPA et le LT4 se fait par une interaction double :

- entre le CMHII de la CPA et le CD4 du LT4 ;
- entre l'antigène présent à la surface du CMHII et le TCR du LT4.

Cette reconnaissance stimule alors la prolifération de ce LT4 spécifique à un antigène.

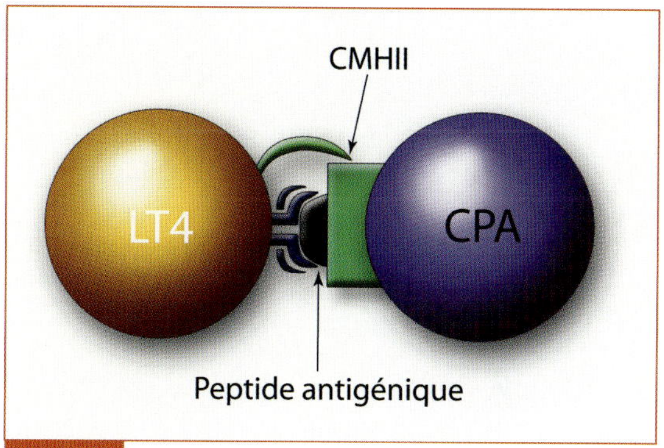


**Fig. 11.22** *Activation d'un LT4 par une cellule présentatrice de l'antigène (CPA).*

### *Le rôle des lymphocytes T4*

Une fois activé, le lymphocyte T4 libère des molécules de type interleukines dont la nature varie selon le type d'antigène rencontré. Ces molécules vont alors stimuler la propre prolifération des LT4 mais aussi celle des LB ou des LT8.

Il se forme aussi des LT4 mémoire qui permettront une réponse secondaire plus rapide.

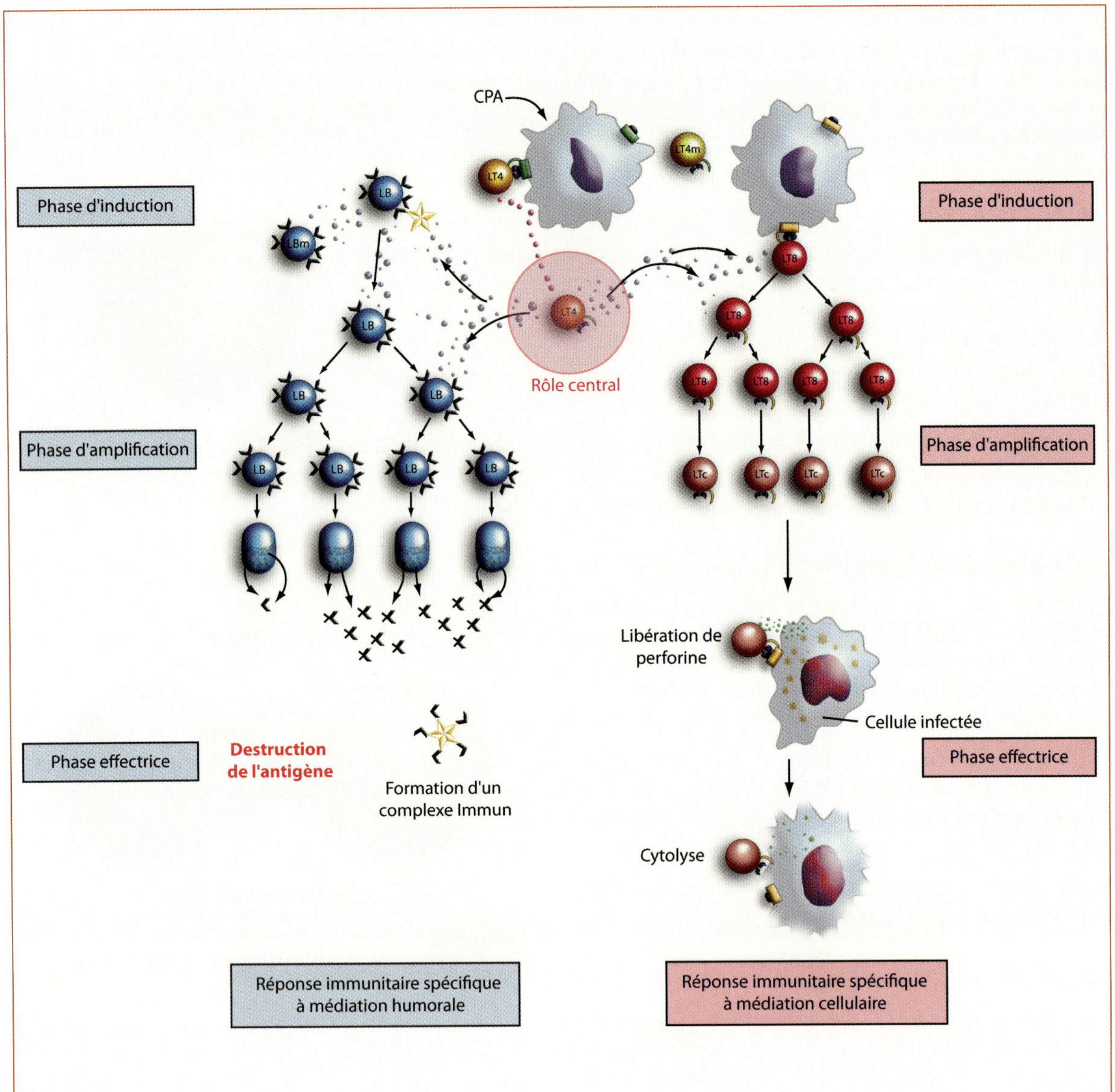


**Fig. 11.23** *Schéma bilan de la réponse immunitaire spécifique.*

**CLINIQUE**

APPLICATION

### EXEMPLE DE DÉFICIT IMMUNITAIRE : LE SIDA (SYNDROME D'IMMUNODÉFICIENCE ACQUISE)

Le SIDA est lié à l'infection par le virus de l'immunodéficience humaine (VIH).

Le VIH infecte les lymphocytes $CD4^+$ et va intégrer son génome à celui du lymphocyte. Le virus détourne les fonctions du lymphocyte à son profit. Le niveau des lymphocytes $CD4^+$ va diminuer.

Lorsque ceux-ci sont en nombre insuffisant, l'organisme ne peut plus se défendre contre certaines maladies infectieuses car ses défenses immunitaires deviennent trop faibles. Le patient va alors être victime d'infections qu'on appelle opportunistes. Ces infections sont spécifiques au patient immunodéprimé et ne surviennent pas chez un sujet immunocompétent (par exemple, pneumocystose, candidose).

# Appareil reproducteur 12

La reproduction est assurée par les glandes sexuelles qui deviennent matures à la puberté : testicules produisant les spermatozoïdes chez l'homme, et ovaires produisant les follicules ovariens chez la femme. C'est l'acte sexuel qui va permettre la fusion des gamètes mâles et femelles, la fécondation. Puis se succéderont la nidation, le développement de l'embryon et enfin l'accouchement. Nous envisagerons ici l'anatomie de l'appareil génital féminin et masculin et uniquement les premières étapes de la reproduction.

## Appareil génital féminin

### Anatomie

L'appareil génital féminin comprend deux parties.

- **Les organes génitaux internes :** ils sont situés dans la cavité pelvienne et essentiellement destinés à la reproduction (figures 12.1, 12.2 et 12.3).
- **Les organes génitaux externes et les caractères sexuels secondaires** : ils comprennent la vulve et les seins. (figures 12.4, 12.5, 12.6 et 12.7). Au niveau pelvien, il existe une structure anatomique complexe qui sépare et soutient les organes génitaux externes et internes : c'est **le périnée** (figure 12.8).

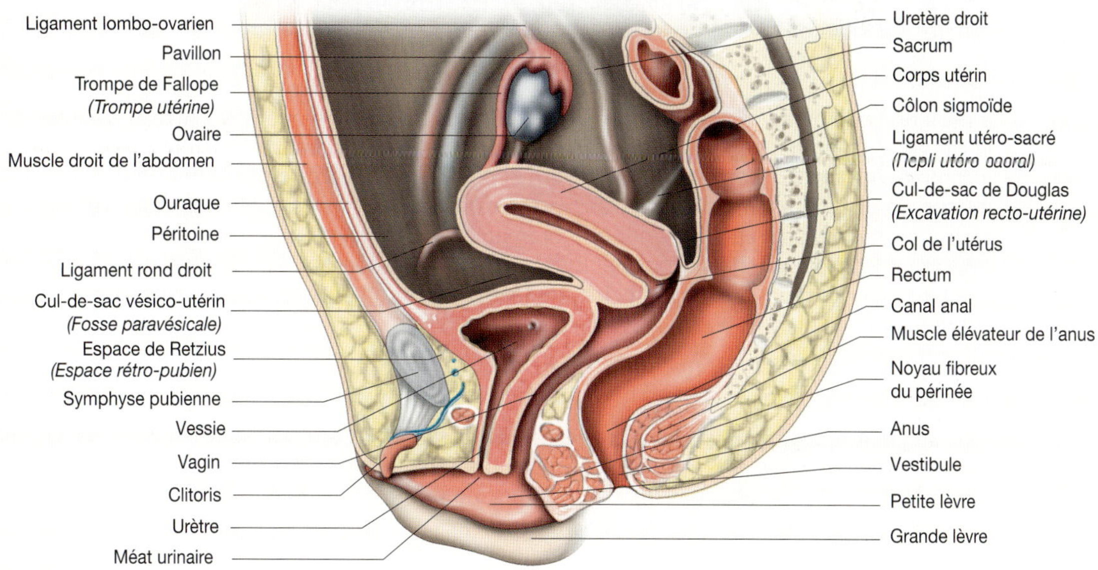


**Fig. 12.1** *Coupe du petit bassin.*

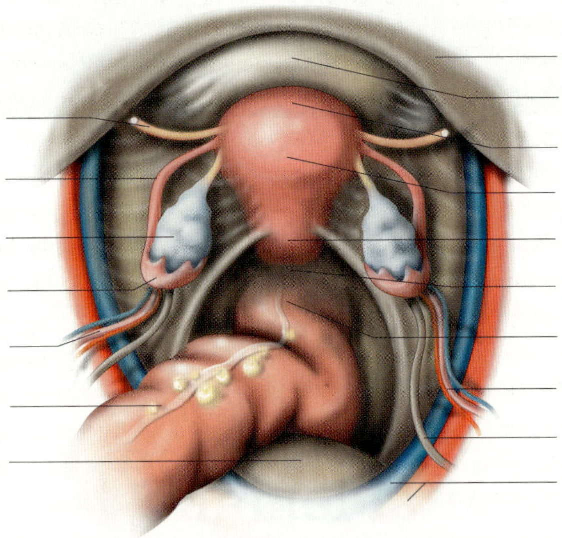


**Fig. 12.2** *Vue d'ensemble des viscères intrapelviens.*

## ORGANES GÉNITAUX INTERNES

### *Vagin*

C'est l'organe de la copulation qui reçoit le spermatozoïde lors de l'éjaculation. C'est par le vagin que s'écoule les leucorrhées provenant de la desquamation du col de l'utérus et de la muqueuse vaginale et les règles. Enfin, c'est le dernier organe qu'emprunte le fœtus lors de l'accouchement.

Conduit musculo-membraneux, qui réunit la vulve à l'utérus, il est situé entre la vessie et l'urètre en avant et le rectum en arrière. C'est une cavité virtuelle, aplatie, dont la direction générale est oblique en bas et en avant. Sa longueur moyenne est 10 cm pour la paroi postérieure. Son calibre est très variable en raison de sa très grande compliance. À son extrémité supérieure, la paroi vaginale forme autour du col les quatre culs-de-sac vaginaux. Le cul-de-sac antérieur et les deux latéraux sont peu profonds ; quant au cul-de-sac vaginal postérieur, le plus profond, il remonte en arrière du col. En bas, le vagin est obturé partiellement par l'hymen, c'est l'**introït vaginal**. Chez la vierge, le vagin est séparé de la vulve par l'**hymen**. C'est un septum membraneux transversal incomplet qui lors du premier coït se déchire et constitue les **caroncules hyménéales**. La surface interne du vagin présente des plis transversaux ou rides vaginales. Ces rides vaginales s'émoussent à la ménopause. Le vagin met en communication la cavité abdominale avec l'extérieur en traversant les plans aponévrotiques et musculaires du périnée. Latéralement, il reçoit les attaches des muscles releveurs de l'anus qui lors de leur contraction permettent la fermeture de la partie inférieure du vagin.

### *Utérus*

L'utérus est un organe musculaire creux, destiné à recevoir l'œuf fécondé pendant son développement et à l'expulser à terme. Sa muqueuse interne, l'**endomètre** desquame tous les mois au moment des règles (menstruation). C'est un organe ferme et élastique à l'examen, qui a la forme d'une poire renversée.

#### Configuration externe

L'utérus est divisé en trois parties.

- **Le corps utérin.** Il est intrapelvien de forme conoïde, aplatie d'avant en arrière. Le fond de l'utérus est convexe et se prolonge latéralement au niveau des angles supérieurs par les **cornes utérines** qui se continuent avec les trompes. Les dimensions de l'utérus sont variables en fonction de la parité et de l'âge de la patiente. L'utérus mesure environ 6 à 8 cm de long, dont 2 à 3 cm pour le col, la largeur au niveau du tronc utérin entre chaque corne utérine est de 4 à 5 cm, et l'épaisseur varie de 2 à 4 cm. Le corps de l'utérus fait saillie dans la cavité pelvienne ; sa position est variable. En général, le corps utérin qui est soutenu par le vagin repose sur la vessie et il est incliné en avant formant avec le col un angle de flexion obtus, ouvert en avant de 100° (**antéposition**). Mais l'utérus peut aussi s'infléchir ou basculer en arrière en fonction du tonus des parois musculaires antérieures et postérieures. Cette **rétroposition** réductible est physiologique.

- **Le col.** Il est cylindrique en forme de barillet. On distingue une portion supravaginale prolongeant le corps de l'utérus et une portion vaginale qui est visible au spéculum et accessible au doigt par le toucher vaginal. La portion vaginale du col constitue l'**exocol** qui est percé à son sommet d'un orifice. Cet **orifice externe** du col donne accès au **canal cervical** ou **endocol**. L'aspect de l'orifice externe est variable. Chez la nullipare, l'orifice est punctiforme. Chez la primipare, l'orifice s'allonge transversalement et divise alors l'exocol en deux lèvres : antérieure et postérieure.
- **L'isthme.** Dans sa partie moyenne, l'utérus présente un léger étranglement, c'est l'isthme utérin qui sépare le col et le corps.

## Configuration interne

L'utérus est un organe creux comportant deux parties : la cavité utérine au niveau du corps et le canal cervical. La **cavité utérine** est virtuelle, aplatie d'avant en arrière, triangulaire à base supérieure. Les angles latéraux supérieurs communiquent avec les canaux tubaires par l'intermédiaire d'un orifice de 1 à 2 mm de diamètre : l'**ostium utérin**. Le **canal cervical** ou **endocol** est réel et fait communiquer la cavité vaginale par l'orifice externe à la cavité utérine au niveau de l'isthme utérin. La cavité utérine est recouverte par une muqueuse qui s'appelle l'endomètre. Cette muqueuse ou épithélium glandulaire recouvre aussi l'endocol jusqu'au niveau de l'exocol qui est tapissé par un épithélium différent de type pavimenteux. La frontière où se rencontrent les deux épithéliums au niveau de l'exocol s'appelle la **ligne de jonction.**

## Rapports

Le corps utérin et la portion supravaginale du col présentent deux faces qui sont recouvertes du péritoine.

- **La face vésicale.** En avant, le corps utérin répond à la face utérine de la vessie par l'intermédiaire du **cul-de-sac vésico-utérin** (*fosse paravésicale*).

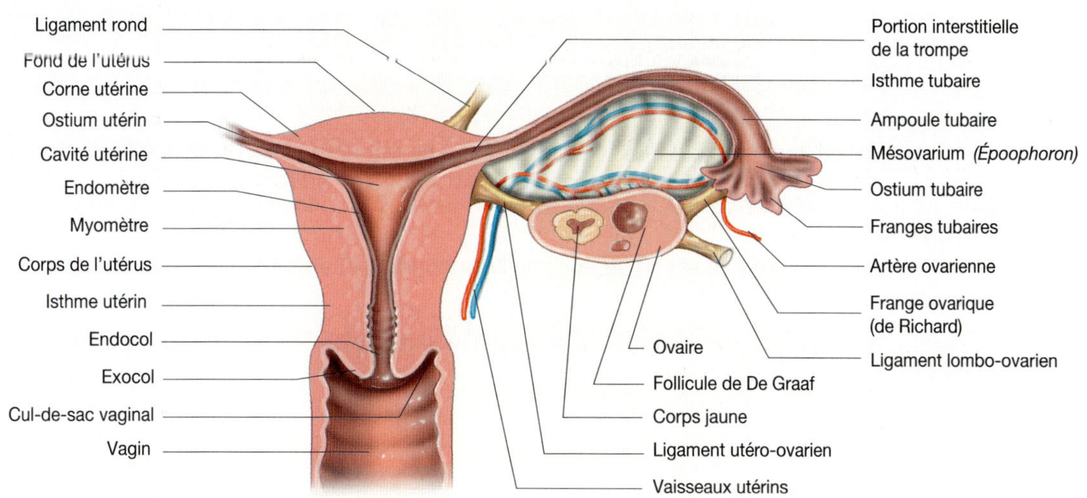


**Fig. 12.3** *Coupes de l'utérus, de ses annexes et de l'ovaire gauche.*

- **La face intestinale.** En arrière, l'utérus est séparé du rectum par le **cul-de-sac rétro-utérin de Douglas** (*excavation recto-utérine*).
- **Les bords** :
  - Les bords du corps de l'utérus répondent au **mésomètre** dans lequel cheminent les artères utérines, les veines utérines, les lymphatiques utéro-vaginaux et le nerf latéral de l'utérus. **L'artère et les veines utérines** abordent l'utérus à la base du **ligament large** au niveau de l'isthme et remontent le long de chaque bord de l'utérus pour s'anastomoser près de la corne avec les vaisseaux ovariens.
  - Les bords de la portion supravaginale du col répondent aux **paramètres** dont l'élément important est représenté par le croisement entre uretère et artère utérine.
  - L'utérus est maintenu en position par son attache vaginale sur le col renforcée par les **ligaments utéro-sacrés** (*replis utéro-sacraux*), les **ligaments ronds** étendus des cornes utérines à la paroi antérieure de l'abdomen et les lames péritonéales qui forment sous eux de chaque côté les **ligaments larges**.

### *Trompes*

Les trompes sont deux conduits musculo-membraneux, symétriques qui s'étendent de chaque côté de l'utérus à partir de la corne utérine correspondante pour aller rejoindre les ovaires.

#### Configuration externe

Situé dans le **mésosalpinx**, le trajet de la trompe est dirigé en dehors surplombant l'ovaire; la trompe s'incurve ensuite en bas et en dedans pour étaler son pavillon sur le bord libre de l'ovaire. La trompe mesure environ 10 à 12 cm de long et présente quatre parties :

- **La portion utérine ou interstitielle,** située dans l'épaisseur même du muscle utérin, débouche dans la cavité utérine au niveau de la corne par l'ostium tubaire.
- **L'isthme ou portion funiculaire** est cylindrique, inextensible, long de 3 à 4 cm, d'un diamètre de 2 à 4 mm.
- **L'ampoule tubaire**, flexueuse, à paroi mince et molle, présente une grande compliance. Elle mesure 7 à 8 cm de long et 8 à 9 mm de diamètre; elle est en rapport étroit avec l'ovaire et représente la chambre de fécondation.
- **L'infundibulum ou pavillon de la trompe** s'évase en entonnoir et vient coiffer le pôle externe de l'ovaire en faisant communiquer la cavité tubaire avec celle du péritoine par un orifice extensible de 2 à 3 mm, **l'ostium abdominal.** Sa base ressemble à une corolle de fleurs d'œillets et apparaît festonnée en une série de franges dont l'une, un peu plus longue, est insérée aux ligaments tubo-ovariques, c'est la **frange ovarique**.

#### Configuration interne

La muqueuse tubaire est tapissée de cellules ciliées à bordures en brosse dont le rôle est très important dans la migration ovulaire. La fécondation se fait au niveau de l'ampoule tubaire.

#### Rapports

Dans l'ensemble, la trompe est en dessous du ligament rond et en arrière du ligament large. Elle est en contact direct avec les structures digestives.

### *Ovaires*

Au nombre de deux comme les trompes, ces glandes génitales féminines ont une double fonction : **ovulatoire** d'une part et **endocrinienne** d'autre part. Formations oblongues à la forme d'une amande, d'environ 4 cm de long, leur aspect est blanchâtre à la cœlioscopie, tranchant nettement avec la teinte rosée des formations anatomiques voisines. Leur surface est irrégulière et bosselée par de petites formations ovulaires en voie de développement, des formations postovulatoires cicatricielles blanchâtres (**corpus albicans**) ou des formations jaunâtres d'ovulation récente (**corps jaune**). Les ovaires sont plaqués à la face postérieure du ligament large auquel ils sont amarrés par le **mésovarium.**

**Ligaments**
L'ovaire est mobile dans la cavité pelvienne et maintenu par trois ligaments :

- **Le ligament suspenseur de l'ovaire ou ligament lombo-ovarien** qui l'attache à la paroi latéro-postérieure de l'abdomen et qui entoure les **vaisseaux ovariens.** Ces vaisseaux ovariennes naissent de la face antérieure de l'aorte; ses branches s'anastomosent avec les branches homologues de l'artère utérine pour former les arcades artérielles ovariennes et tubaires.
- **Le ligament propre de l'ovaire ou ligament utéro-ovarien** en dedans qui fixe l'ovaire à la corne utérine. C'est à son niveau que des branches de l'artère utérine s'anastomosent avec les branches homologues de l'artère ovarienne.
- **Le ligament tubo-ovarien** solidaire de la frange ovarique ou frange de Richard.

**Rapports**
L'ovaire n'est pas recouvert de péritoine. La face latérale repose sur la fossette ovarienne recouverte par le péritoine pelvien. Le bord mésovarique est limité par la ligne d'attache du mésovarium qui représente le hile de l'ovaire. Le pôle utérin est accessible au toucher vaginal ou rectal.

### *Vascularisation, lymphatiques et nerfs pelviens*

- **La vascularisation artérielle pelvienne.** Elle dépend essentiellement de l'**artère iliaque interne** ou **obturatrice** qui vascularise la région pelvienne, périnéale et obturatrice. Elle naît de la bifurcation de l'artère iliaque primitive (branche terminale de l'aorte) et se sépare de l'artère iliaque externe. Elle descend verticalement dans le petit bassin, le long de la paroi latérale et se divise en donnant les principales branches pelviennes artères ombilicale, utérine, vaginale et rectale.
- L'ovaire est vascularisé par l'**artère ovarienne** (branche de l'aorte) et par des anastomoses avec l'artère utérine et l'artère du ligament rond.
- **La vascularisation veineuse pelvienne.** Elle est constituée d'un lit veineux très étalé par rapport aux vaisseaux artériels homologues dont il double le plus souvent les branches collatérales. Le tronc principal est la veine iliaque interne située le long de la paroi pelvienne sous l'artère iliaque interne.
- **Les lymphatiques du pelvis.** La connaissance de ces groupes ganglionnaires est essentielle dans la compréhension de l'envahissement métastatique des cancers gynécologiques (utérus, col, ovaire). Tous les organes pelviens sont tributaires de trois groupes : le groupe iliaque externe, le groupe iliaque interne et le groupe du promontoire. Le plus important est le **groupe iliaque externe**, situé sur la paroi externe du pelvis et notamment sa chaîne interne sous-veineuse comprenant le **ganglion obturateur** (au contact du nerf obturateur). Ces ganglions doivent être retirés au cours du curage iliaque externe. L'ensemble de ces ganglions se draine vers les **ganglions iliaques primitifs** et ensuite vers les **chaînes ganglionnaires lombo-aortiques**.
- **L'innervation du pelvis** provient essentiellement du **plexus hypogastrique,** double formation lamellaire située dans les lames sacro-recto-génitales. Ces branches afférentes sont constituées du **nerf présacré** et des nerfs splanchniques pelviens accessoires (sympathiques) et des **nerfs érecteurs** (parasympathiques) prenant leur origine sur les racines du **plexus honteux**.

## ■ PÉRINÉE

La partie inférieure du petit bassin est tapissée par des formations musculo-aponévrotiques séparant les organes génitaux internes des organes génitaux externes et constituant un véritable plancher pelvien. L'ensemble des parties molles situées au-dessous du diaphragme pelvien constitue le **périnée** (figure 12.8). C'est une région complexe dont le rôle est très important dans le maintien des organes génitaux externes, dans l'incontinence vésicale et anale, dans les rapports sexuels et dans la mécanique obstétricale.

La formation la plus solide du plan supérieur correspond au plan musculo-aponévrotique supérieur situé entre le canal anal et le vagin, c'est le **noyau fibreux central du périnée.** Le muscle le plus important de cette formation et dans la dynamique périnéale est le **muscle releveur de l'anus** qui comprend deux parties : une partie externe ou sphinctérienne du releveur de l'anus, une partie interne rejoignant le canal anal et l'anus ainsi que le noyau fibreux central du périnée, c'est la partie élévatrice du releveur de l'anus. À la face supérieure de ce plan musculaire, représenté par le releveur de l'anus, il existe une lame fibreuse encore appelée **aponévrose pelvienne**. C'est sur cette aponévrose que reposent les viscères pelviens.

Les plans moyen et inférieur correspondent à une superposition de plans aponévrotiques, aponévrose moyenne et superficielle entre lesquels glissent les éléments musculaires. L'élément le plus solide est l'aponévrose moyenne qui engaine le **muscle transverse profond**. Derrière le plan cutané, au niveau du périnée anal postérieur, on retrouve autour du **canal anal**, le **sphincter externe de l'anus** et de chaque côté de celui-ci les **fosses ischio-rectales**. Ces fosses ischio-rectales contiennent essentiellement du tissu graisseux et le **paquet vasculo-nerveux honteux interne** qui irrigue et innerve le périnée et ses éléments anatomiques.

L'ensemble des ligaments mais aussi des aponévroses et des muscles centrés par le noyau fibreux central du périnée sont essentiels car leur distension lors de l'accouchement retentit généralement sur la dynamique des viscères pelviens et permettent de comprendre les techniques chirurgicales réparatrices.

## ORGANES GÉNITAUX EXTERNES ET CARACTÈRES SEXUELS SECONDAIRES

### *Vulve*

La vulve recouvre l'espace superficiel du périnée; c'est l'élément principal des organes génitaux externes parce qu'elle s'abouche au canal génital par l'intermédiaire du vagin et aux canaux urinaires par l'intermédiaire du méat urétral. Elle est formée d'une fente antéro-postérieure et du **vestibule**, bordée de chaque côté par deux replis, l'un externe cutanéo-muqueux la **grande lèvre**, l'autre interne muqueux la **petite lèvre** (figure 12.4). Les petites lèvres s'unissent à leur partie supérieure pour former le capuchon muqueux du clitoris. On distingue :

- **Le mont de Vénus du pubis** (*mont du pubis*) situé devant la symphyse pubienne. Il s'agit d'une couche cellulo-adipeuse, épaisse en continuité avec les grandes lèvres et couvert de poils de la couleur des cheveux du sujet.
- **Les grandes lèvres** formées de deux replis cutanés qui s'étendent du mont de Vénus à la région anale. Leur face externe de couleur plus foncée est couverte de poils, leur face interne est rosée, lisse et humide. Leur extrémité postérieure, forme la **commissure postérieure** située à 2,5 cm de l'anus. Les grandes lèvres sont formées de tissu adipeux et de fibres musculaires lisses formant un organe semi-érectile.
- **Les petites lèvres** sont situées en dedans des grandes lèvres; ce sont deux replis muqueux qui limitent le vestibule. Elles ont un aspect rose lisse mais prennent une coloration plus foncée pendant la grossesse et ont tendance à s'atrophier pendant la ménopause. L'extrémité supérieure se dédouble autour du clitoris pour former au-dessus **le capuchon du clitoris** (*prépuce du clitoris*) et au-dessous le frein du clitoris. L'extrémité postérieure forme la fourchette vulvaire dont la mobilisation transmise au prépuce participe à l'excitation mécanique du clitoris. Les petites lèvres contiennent une lame fibro-élastique riche en filets nerveux et en vaisseaux rappelant les corps érectiles chez l'homme et expliquant ses modifications physiologiques. Très élastiques, elles peuvent facilement s'allonger, ce qui est mis à profit en chirurgie plastique vulvaire et vaginale. Entre les grandes lèvres et les petites lèvres, il existe un sillon appelé sillon interlabial.
- **Le vestibule** est un espace virtuel à l'état normal limité latéralement par la face interne des petites lèvres et séparé du vagin par l'introït vaginal (obturé partiellement chez la vierge) bordé par les restes hyménéaux. Dans le tiers antérieur s'ouvre l'urètre par le méat urinaire.
- **Le clitoris** est l'organe érectile féminin qui correspond au pénis chez l'homme. Il est situé à la partie antérieure de la vulve en avant du vestibule sous le capuchon formé par le dédoublement des petites lèvres. Il se termine par un renflement nommé le gland du clitoris.
- **Les bulbes vestibulaires** sont deux formations latérales de tissu spongieux érectile plongeant en profondeur dans la paroi du vestibule et se réunissant au-devant du clitoris. Le clitoris et les bulbes vestibulaires sont richement vascularisés et innervés. Au cours de l'excitation sexuelle, leur réplé-

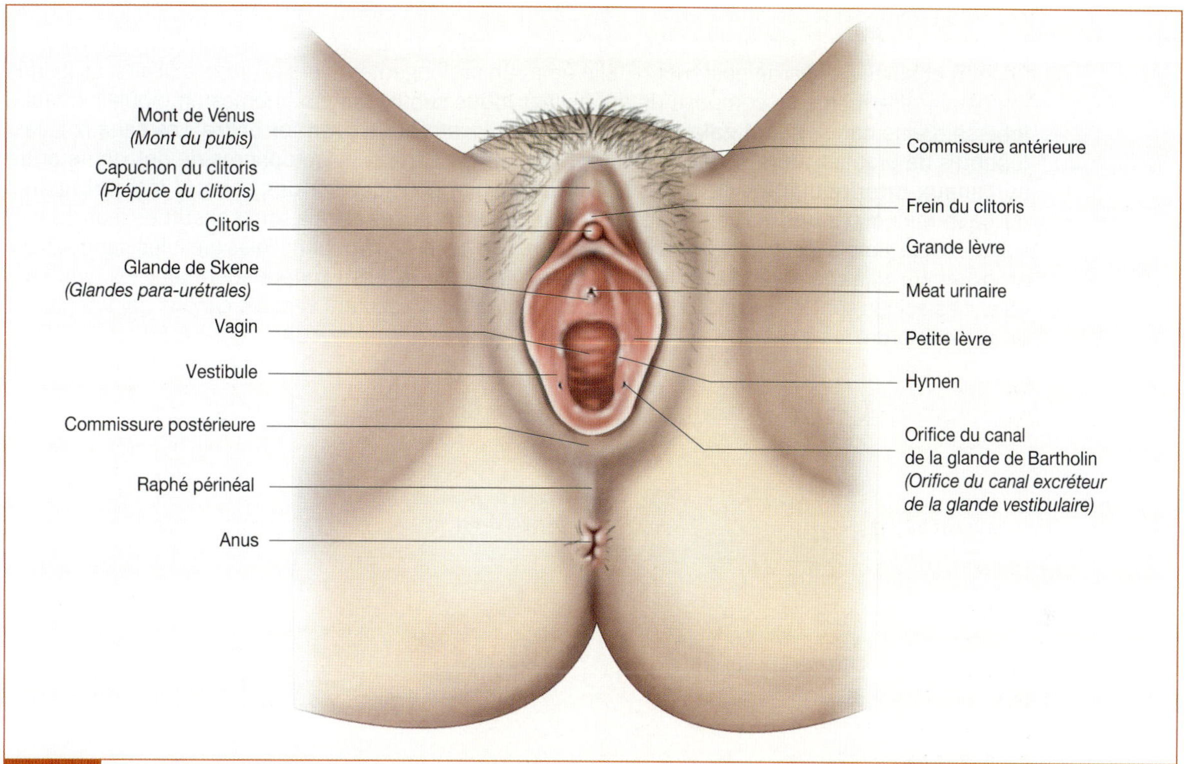


Fig. 12.4 *La vulve.*

tion ou leur détumescence est réglée par des phénomènes complexes de phases de régulation et de contraction de certains muscles destinés à bloquer le retour veineux.

- **Les glandes annexes**
  - **Les glandes de Bartholin** sont deux glandes d'environ 1,5 cm situées de chaque côté de la vulve dans la partie postérieure du vestibule. Leurs canaux excréteurs longs de 1 à 2 cm se portent en avant pour s'ouvrir dans le vestibule près de l'insertion de l'hymen.
  - **Les glandes de Skene** (*glandes para-urétrales*) sont des petites glandes para-urétérales dont le canal excréteur s'ouvre de chaque côté de l'urètre.

### *Seins*

Les seins sont deux glandes hémisphériques appendues à la face antérieure du thorax en avant des muscles pectoraux.

#### Configuration externe

Le sein est recouvert d'une enveloppe cutanée qui présente à son pôle antérieur l'**aréole** comprenant le **mamelon**, saillie conique de 1 cm de hauteur à la surface duquel s'ouvrent les **canaux galactophores** (*conduits lactifères*). L'aréole est une surface pigmentée brunâtre de 4 cm de diamètre qui présente à sa surface des nodosités ou **tubercules de Morgagni**. Le sein vu de face peut se diviser en quatre quadrants, le quadrant supéro-externe, le quadrant supéro-interne, le quadrant inféro-externe et le quadrant inféro-interne. Au niveau de sa partie inférieure, le sein est relié à la paroi thoracique par le sillon sous-mammaire.

#### Configuration interne

Derrière l'enveloppe cutanée, la **glande mammaire** contenue dans le sein est entourée de tissu adipeux. Ce **tissu adipeux** antérieur est traversé perpendiculairement par du **tissu fibreux** (ligaments de Cooper), véritable soutien-gorge qui permet le maintien de la glande mammaire.

La glande mammaire est située en arrière et au-dessous de l'aréole. La surface glandulaire est irrégulière dans sa partie antérieure (crêtes de Duret – *crêtes fibreuses* – où naissent les ligaments de Cooper) et plane à la partie postérieure. Elle émet un prolongement vers le creux axillaire. La glande mammaire elle-même se compose de dix à vingt **lobes** subdivisés eux-mêmes en lobules. Chaque **lobe** se draine par un **canal galactophore** (*conduit lactifère*) **de premier ordre**. Les canaux galactophores de premier ordre se divisent en profondeur en canaux galactophores de deuxième ordre ou **canaux interlobulaires**. Ceux-ci se divisent ensuite pour devenir des **canaux intralobulaires** qui se terminent par une portion tubulo-alvéolaire ou **acinus**. Les acinus sont constitués d'un épithélium cubique simple (cellules sécrétoires), entourés de cellules myoépithéliales (cellules contractiles) reposant sur une membrane basale. Ils sont entourés par le **tissu paléal** contenant les lymphatiques. Les acinus sont à l'origine de la sécrétion lactée qui s'écoulera vers les canaux galactophores de premier ordre.

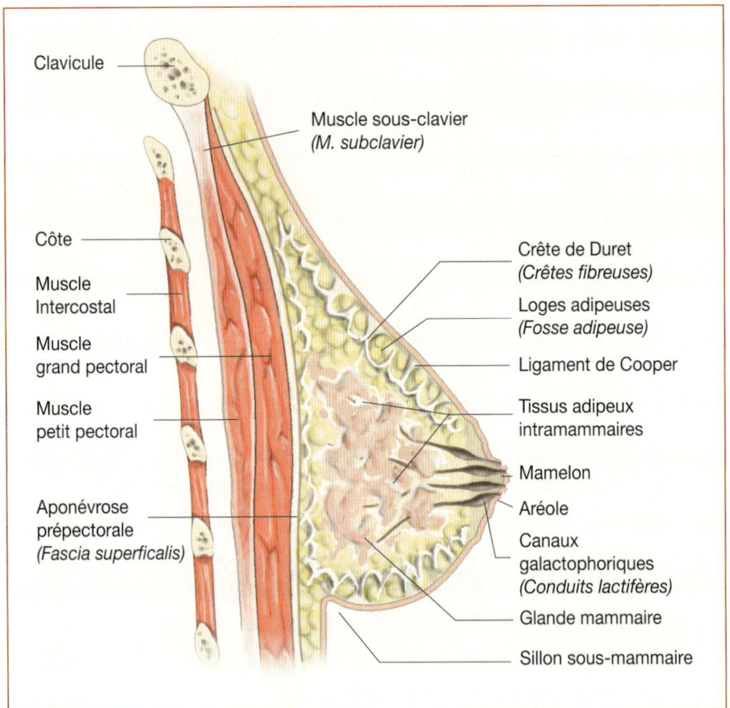


Fig. 12.5 *Configuration interne du sein.*

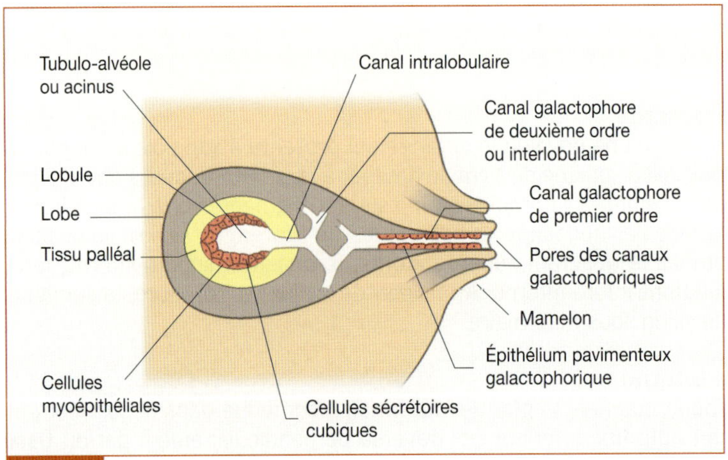


Fig. 12.6 *Les canaux galactophores.*

### *Vascularisation et innervation*

La partie externe du sein est irriguée par l'**artère mammaire externe**, la partie interne par des rameaux de l'**artère mammaire interne**. Le réseau veineux est calqué sur le réseau artériel. Les lymphatiques du sein se drainent vers les deux réseaux ganglionnaires principaux que sont : **les ganglions du creux axillaire** qui drainent la majorité de la glande mammaire et **les ganglions de la chaîne mammaire interne** qui drainent surtout une petite partie du réseau lymphatique interne et aréolaire. Ces deux réseaux se drainent ensuite vers **les ganglions sus-claviculaires** (*nœuds lymphatiques sus-claviculaires*). Le drainage lymphatique du sein est important à connaître pour expliquer les localisations métastatiques ganglionnaires du cancer du sein. Ce sont les ganglions du creux axillaire qui sont retirés systématiquement lors du curage pour cancer du sein. Les nerfs sont issus du plexus cervical superficiel et des rameaux des nerfs intercostaux.

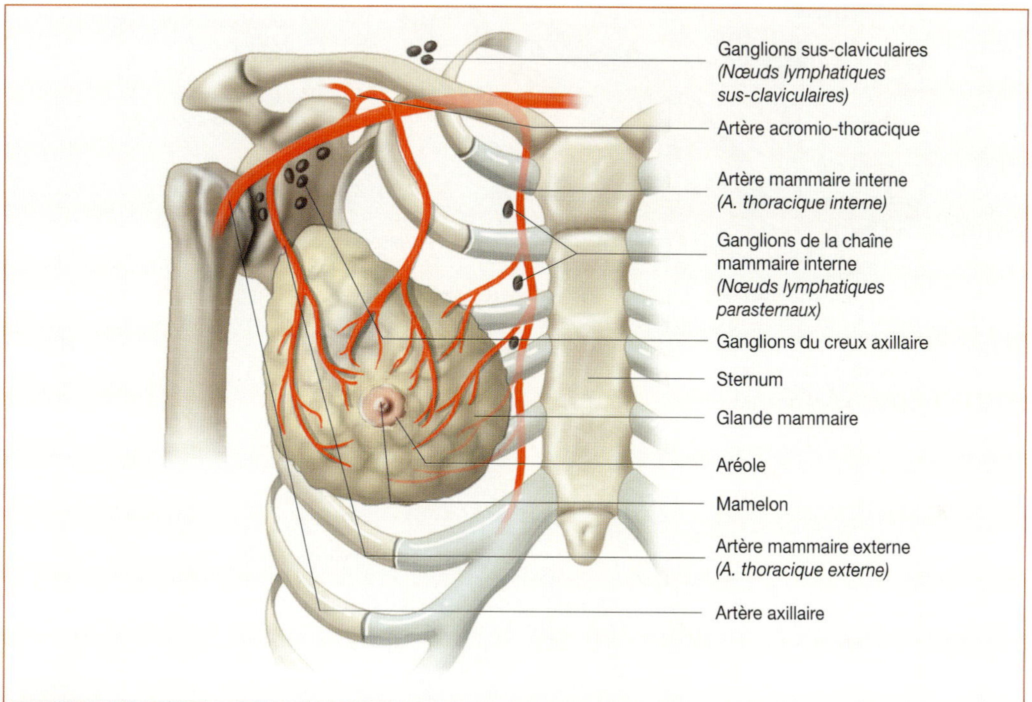


Fig. 12.7 *La vascularisation et les lymphatiques du sein.*

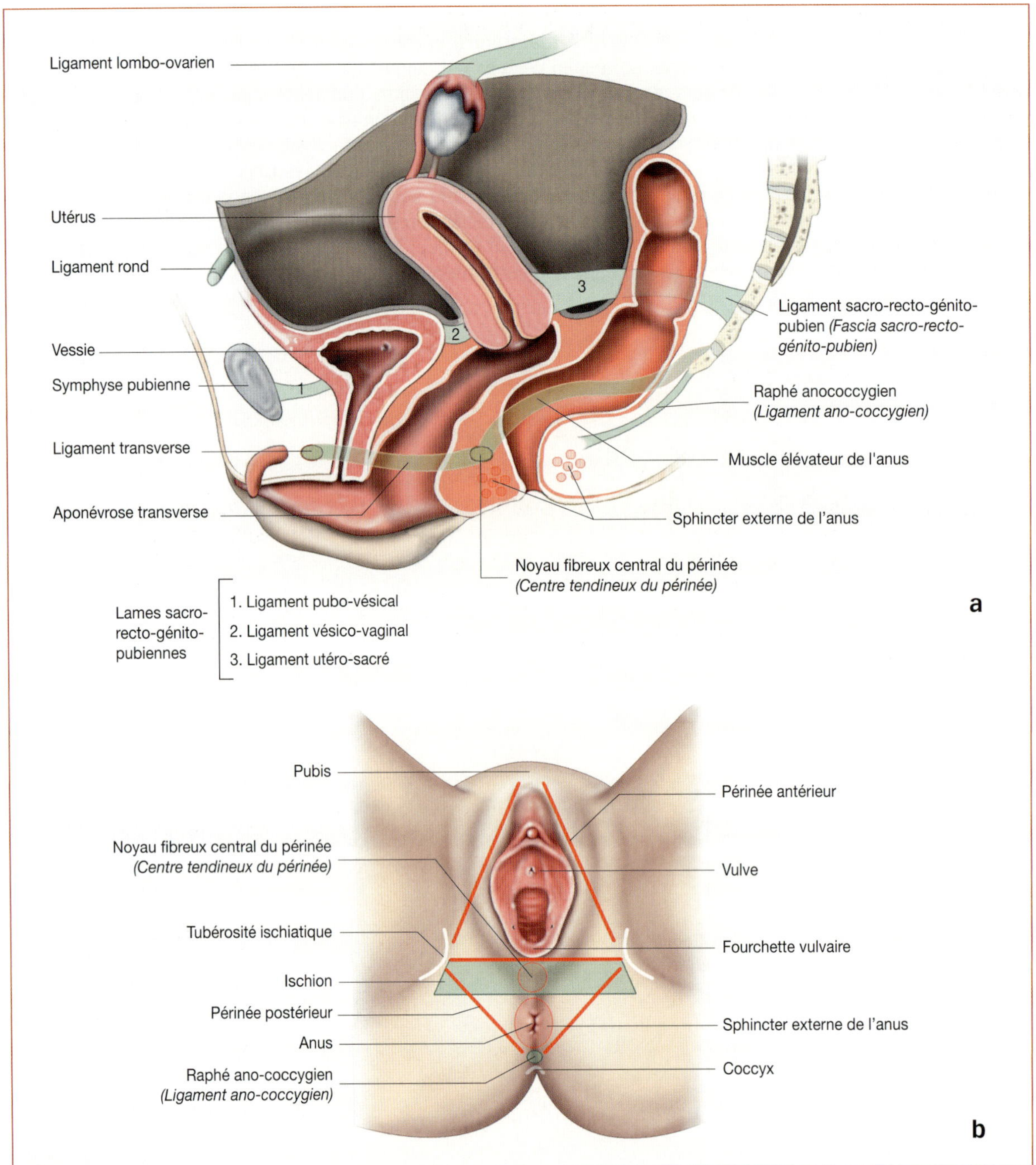


**Fig. 12.8** *Le périnée.*

*a. Coupe schématique du périnée et des organes pelviens.*

*b. Schémas topographiques des différents éléments et des repères anatomiques du périnée externe.*

# Appareil génital masculin

## Anatomie

Il comprend (figures 12.9, 12.10 et 12.11) :

- **les testicules**, glandes élaborant les gamètes mâles (spermatozoïdes) ;
- **l'épididyme, le canal déférent, le canal éjaculateur et l'urètre,** succession de conduits permettant l'excrétion des spermatozoïdes ;
- **les vésicules séminales** contenant le liquide séminal.

### ■ TESTICULES

Ce sont des glandes à double fonction : **exocrine**, production des gamètes mâles et **endocrine**, production d'androgène et principalement la **testostérone**.

#### *Situation*

Les deux testicules sont situés à la racine des cuisses et contenus dans une série d'enveloppes constituant les **bourses** ou **scrotum** (figure 12.11). Une de ces enveloppes, la **vaginale** est une séreuse composée de deux feuillets formant la cavité vaginale et pouvant être le siège d'épanchements liquidiens (hydrocèle, hématocèle). Pendant la vie fœtale, les testicules migrent de la région lombaire vers le pelvis, puis s'extériorisent en traversant le **canal inguinal**. À la naissance, les testicules sont normalement situés dans les bourses mais des anomalies de la migration peuvent donner lieu à des **ectopies testiculaires.**

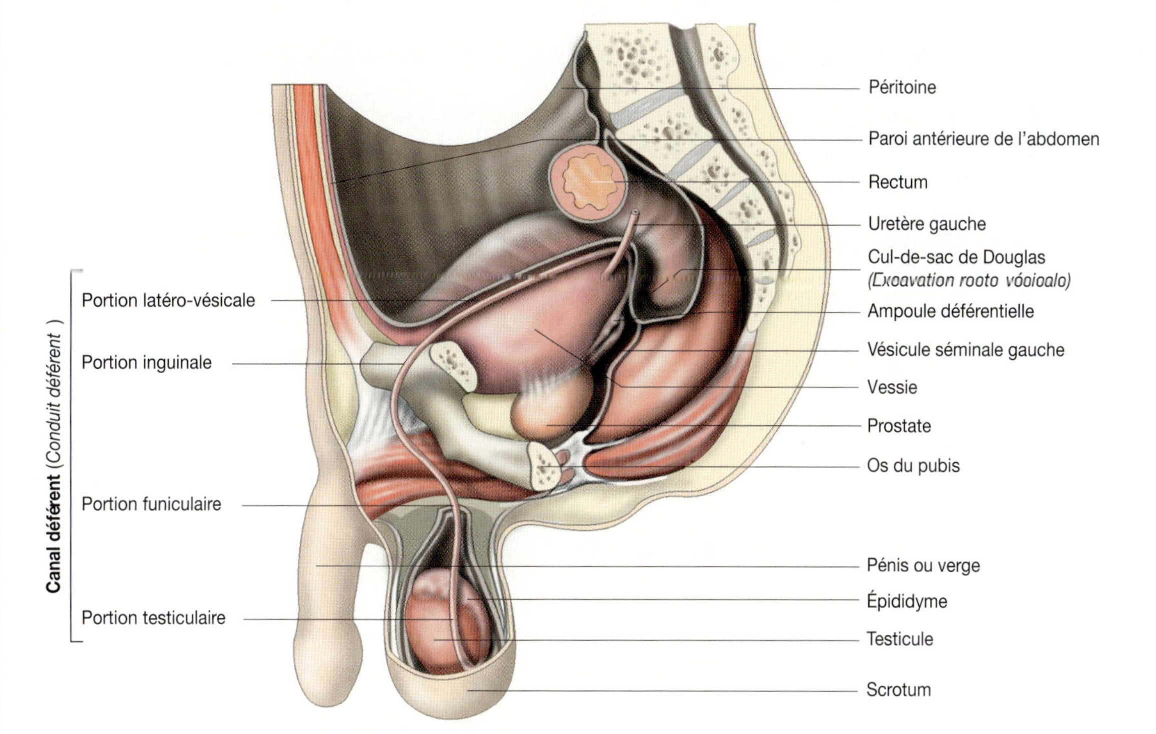


**Fig. 12.9** *Vue générale de l'appareil génital masculin.*

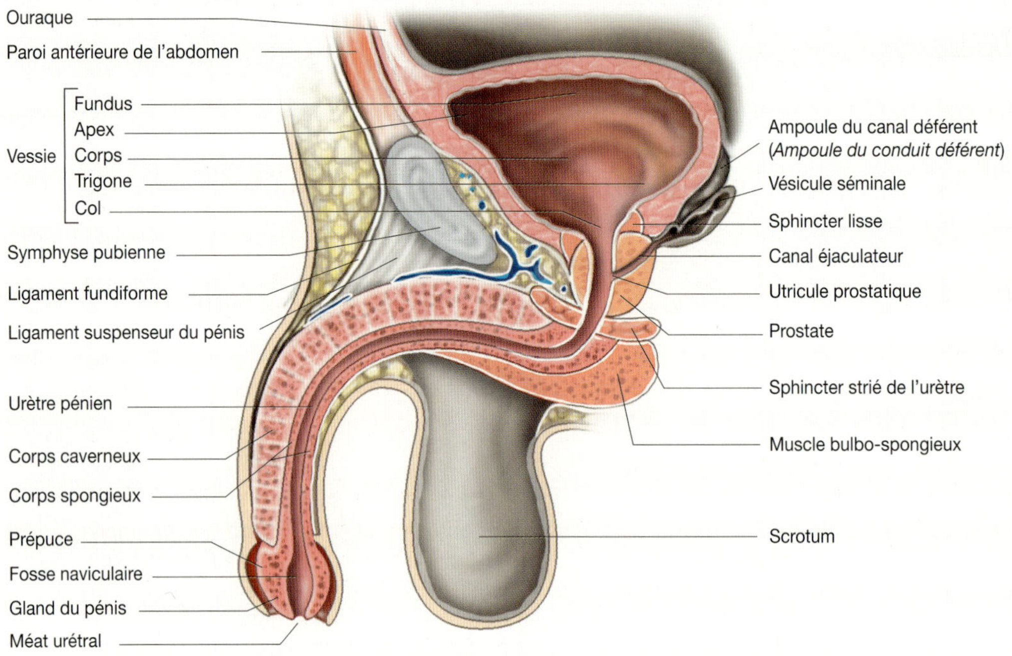


Fig. 12.10 *Coupe longitudinale de l'appareil génital masculin.*

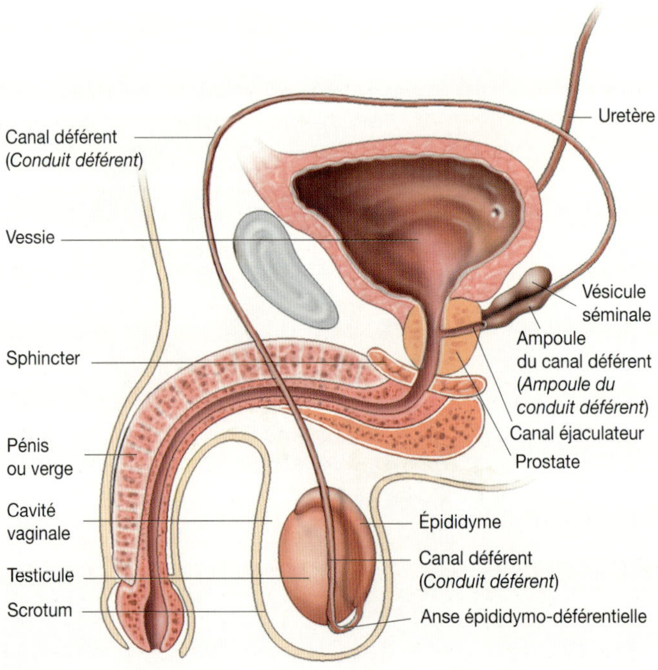


Fig. 12.11 *Appareil génital masculin : testicule et canal déférent.*

### *Structure*

À l'âge adulte, les testicules sont ovoïdes, de la taille d'un œuf de pigeon, mesurant environ 4 cm de longueur et 2,5 cm d'épaisseur. Chaque testicule est recouvert par une enveloppe fibreuse blanchâtre, **l'albuginée** qui entoure un grand nombre de **lobules testiculaires.** Chaque lobule est formé par le regroupement de **tubes séminifères**. Ces tubes sont constitués :

– de cellules épithéliales de soutien, les **cellules de Sertoli,**

– de cellules de la lignée germinale qui donneront les **spermatozoïdes** après la méiose.

Entre les tubes séminifères, on trouve les cellules interstitielles ou **cellules de Leydig** qui possédant une fonction endocrine (testostérone).

Les tubes séminifères évacuent les spermatozoïdes par un réseau de tubes aboutissant au rete testis, lui-même drainé par 10 à 12 canaux, les cônes efférents qui se jettent dans **l'épididyme.**

## ■ VOIES EXCRÉTRICES

**L'épididyme** est un canal fin et très long, appliqué contre le testicule (figure 12.11). On distingue : la tête, volumineuse de la partie supérieure, le corps et enfin la queue, très effilée, située au pôle inférieur du testicule et se poursuivant par le canal déférent. Le **canal déférent** est fin (2 mm de calibre), de consistance ferme et long de 45 cm. Il s'étend de la queue de l'épididyme au canal éjaculateur. Il commence en formant une anse, l'**anse épididymo-déférentielle** puis chemine vers la région inguinale, en compagnie des vaisseaux et des nerfs destinés au testicule en formant le cordon spermatique. À ce niveau, le déférent est facilement palpable. Après la traversée du canal inguinal, il longe la face latérale de la vessie et atteint la base de la prostate. Il se termine en se dilatant, l'**ampoule déférentielle**, qui sert de réservoir aux spermatozoïdes entre les éjaculations. Les canaux éjaculateurs sont formés par la réunion du canal déférent et de la vésicule séminale homolatérale. Ces deux canaux sont très courts et inclus dans la prostate. Ils débouchent dans l'**urètre postérieur prostatique** au niveau d'une saillie postérieure le **veru montanum** et d'un diverticule l'**utricule prostatique** L'urètre présente donc une double fonction : urinaire (véhicule l'urine) et génitale (véhicule le liquide spermatique).

## ■ GLANDES ANNEXES

**Les vésicules séminales** sont deux réservoirs situés en arrière de la prostate et débouchant sur la terminaison du canal déférent homolatéral. Elles sécrètent le **liquide séminal** qui viendra se mélanger aux spermatozoïdes dans l'ampoule déférentiel.

**La prostate** est une glande conique à sommet inférieur et à base supérieure, située sous la vessie. Elle est traversée par la partie initiale de l'urètre, l'utricule prostatique et les canaux déférents. Les cellules glandulaires de la prostate sécrètent un liquide de dilution pour les spermatozoïdes.

## ■ APPAREIL DE L'ÉRECTION

Il est formé par les organes érectiles : les deux **corps caverneux** droit et gauche et le **corps spongieux** médian entourant l'urètre antérieur (figure 12.10). Ces organes érectiles sont enveloppés par l'**albuginée** et sont formés par un amas de capillaires sanguins qui peuvent se dilater. L'érection est déterminée par des muscles (**bulbo-caverneux** et **ischio caverneux**) entourant la partie postérieure des organes érectiles. Ces muscles en se contractant chassent le sang vers la partie antérieure de ces organes.

L'ensemble des organes et des muscles érectiles forme la **verge** ou **pénis** qui représente l'organe de la copulation chez l'homme. Elle est située en avant de la symphyse pubienne et au-dessus des bourses où elle pend en dehors de l'érection. La verge se termine à son extrémité antérieure par une partie renflée, le **gland** où s'abouche le méat urétral. Le gland est entouré par un repli cutané le **prépuce.** Le sillon balano-préputial sépare le gland du prépuce.

La disposition du périnée chez l'homme est comparable à celle du périnée chez la femme. Seules existent quelques modifications dans la disposition des muscles.

# Reproduction

## Physiologie

Le cycle menstruel apparaît à la puberté et disparaît à la ménopause (vers 50 ans). Il dépend de plusieurs facteurs neuro-hormonaux qui se reproduisent avec une périodicité régulière. Le cycle menstruel est ainsi dénommé car il se termine par intervalles réguliers par l'élimination des couches superficielles de la muqueuse utérine (menstruation). Le premier jour des règles détermine le premier jour du cycle (J1).

### CYCLE MENSTRUEL

L'existence d'une ovulation permet théoriquement de définir deux phases dans le cycle, l'une la précédant : **la phase folliculaire**; l'autre lui succédant : **la phase lutéale**. C'est la **courbe de température**, examen peu coûteux mais contraignant pour la patiente qui permet de vérifier l'existence d'une ovulation, d'une insuffisance ovarienne et de choisir les temps essentiels de certains examens paracliniques qui vont suivre (figure 12.12).

La courbe de température normale est biphasique. Elle comprend une première phase hypothermique aux alentours de 36,5 °C qui commence dès le début des règles. La durée de cette première phase est égale à environ 14 jours. Le dernier point bas de la courbe de température est également appelé **nadir**, semble le mieux correspondre au jour de l'ovulation. L'ovulation survient 36 heures après le début de l'ascension du pic de LH et on peut observer une élévation de 0,5 °C sur la courbe ménothermique (passage de 36,5 à 37 °C). Il existe ensuite une deuxième phase hyperthermique postovulatoire; l'élévation thermique prémenstruelle est liée à l'action de la progestérone provenant du corps jaune postovulatoire, cette phase durant à peu près 14 jours. Les variations de longueur du cycle menstruel s'effectuent le plus souvent aux dépens de la phase préovulatoire.

#### *Modifications biologiques du cycle menstruel*

L'ovaire contient à la naissance environ 1 à 2 millions de follicules primordiaux situés au niveau de sa couche périphérique. La plupart d'entre eux s'atrésient après un développement plus ou moins poussé. Cette dégénérescence se poursuit au cours de l'enfance et de l'adolescence pour aboutir à la puberté au nombre de 300 à 500000 follicules primordiaux. Environ 400 à 500 ovulations se produiront pendant la vie génitale. Chaque cycle va permettre de recruter un follicule mûr dominant dit follicule de De Graaf qui réalise une saillie d'aspect kystique de 15 à 20mm de diamètre à la surface de l'ovaire, bien visible en échographie et qui à lui seul assure la totalité de la sécrétion d'œstradiol ($E_2$). Il présente une cavité remplie de liquide folliculaire, bordée successivement par la granulosa et la thèque à l'intérieur de laquelle fait saillie la cellule germinale. L'ovulation est marquée par la rupture de ce follicule dans la cavité péritonéale, la cellule germinale étant alors captée par le pavillon tubaire. À chaque cycle, un seul ovaire donnera naissance au follicule de De Graaf. Dès l'ovulation, des modifications vasculaires et histologiques se produisent au niveau du follicule affaissé et aboutissent à la formation du corps jaune sécrétant. En l'absence de nidation, le corps jaune involue au bout de 12 à 14 jours et laissera une cicatrice au niveau de la surface ovarienne.

- **En ce qui concerne l'endomètre**, la phase folliculaire est une phase de prolifération qui commence dès les règles jusqu'au 14^e^ jour du cycle. La couche superficielle de l'endomètre se régénère à partir de la partie profonde des glandes respectées par la menstruation. La phase lutéale est la phase sécrétoire qui prépare l'endomètre à la nidation. La muqueuse augmente d'épaisseur, les vaisseaux se multiplient et deviennent spiralés. La menstruation survient en l'absence de fécondation 14 jours après l'ovulation.
- **La glaire cervicale** est constituée d'un maillage glycoprotéique et d'eau; ses propriétés physiques varient au cours du cycle menstruel sous l'influence hormonale. En phase folliculaire débutante, le maillage est étroit (l'orifice externe du col est fermé). En phase préovulatoire, sous l'influence de l'œstradiol, la glaire est lâche, ce qui permet l'ascension des spermatozoïdes (l'orifice externe

du col s'ouvre). Elle devient transparente, son abondance et sa filance augmentent prenant l'aspect dit « en feuilles de fougère ». Pendant la phase lutéale, sous l'influence de la progestérone, tous ces critères sont inversés : l'abondance diminue, la viscosité augmente.

### *Modifications hormonales du cycle menstruel*

Pour comprendre la physiologie du cycle menstruel, nous étudierons de haut en bas les différents éléments de l'axe neuro-hormonal que l'on nomme axe hypothalamo-hypophyso-ovarien (figure 12.13).

La menstruation est sous la dépendance des hormones ovariennes (œstrogènes et progestérone) agissant sur le récepteur privilégié : l'endomètre. Mais la fonction ovarienne est elle-même soumise aux stimulations hormonales hypophysaires, l'hypothalamus contrôlant pour sa part les sécrétions hypophysaires.

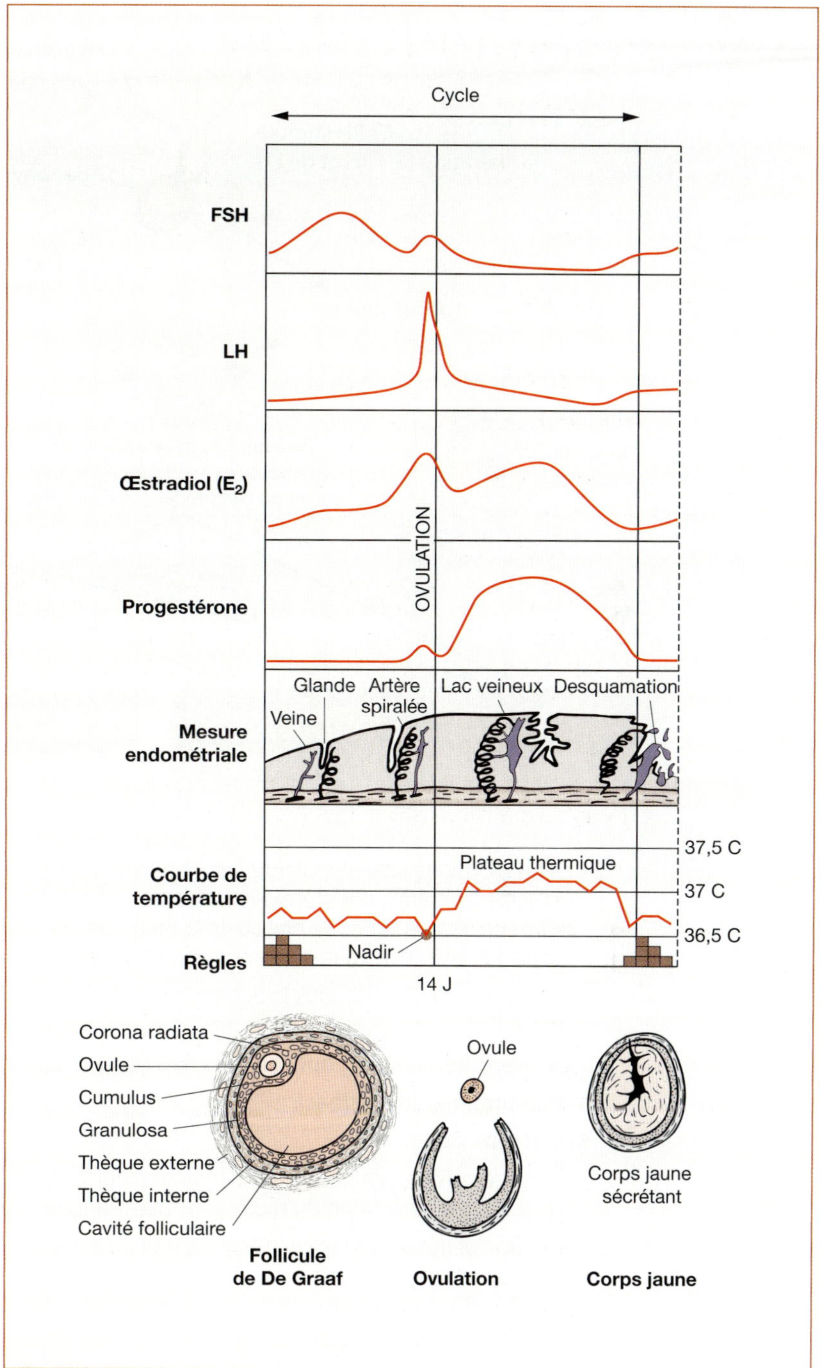


Fig. 12.12 *Schéma du cycle de la femme.*

#### Hypothalamus

C'est une petite région située dans le plancher du troisième ventricule du cerveau ; elle reçoit des informations neuro-hormonales et règle le cycle en agissant sur l'hypophyse par l'intermédiaire des sécrétions hormonales que l'on nomme « *releasing factor* », en particulier la LHRH ou GnRH (*LH Regulating Hormone*). La LHRH tient sous sa dépendance la sécrétion de FSH et de LH. La sécrétion de LHRH est pulsatile. Le rapport de la sécrétion LH/FSH est déterminé par la variation de fréquence de la sécrétion de LHRH. Lorsque sa fréquence diminue, le rapport LH/FSH circulant diminue.

#### Hypophyse

C'est une glande endocrine appendue à la base du cerveau et située dans la selle turcique. Sa partie antérieure sous l'influence des « *releasing factors* » hypothalamiques sécrète trois hormones qui ont un rôle de contrôle : les gonadotrophines (FSH et LH) et la prolactine. Ces hormones passent dans la circulation sanguine et rejoignent les ovaires.

- **La FSH** (hormone folliculostimulante) est sécrétée en continu, mais son taux plus élevé au début du cycle contrôle le développement et la maturation des follicules ovariens par l'intermédiaire des récepteurs spécifiques à FSH des cellules de la granulosa présents sur l'ovaire.

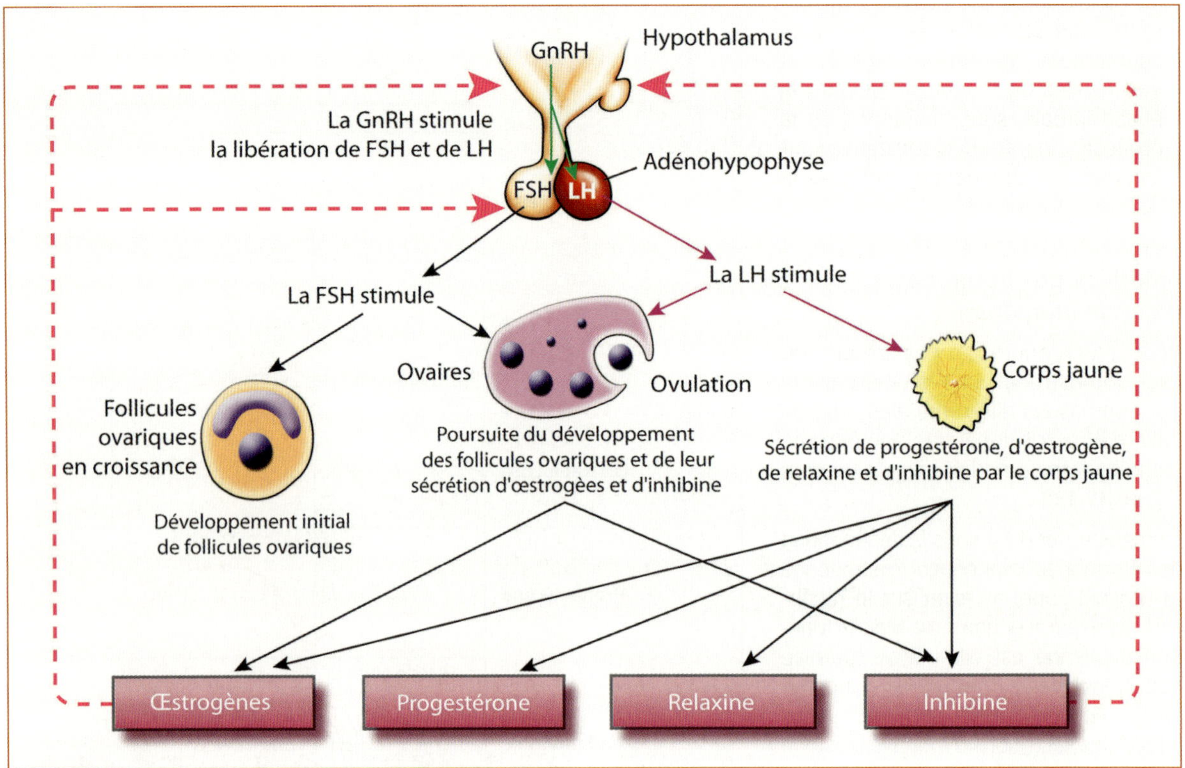


Fig. 12.13 *Schéma de la régulation hormonale ovarienne*

- **La LH** (hormone lutéostimulante) est sécrétée sous forme de pulses. Elle stimule en continu pendant le cycle la sécrétion des stéroïdes ovariens (œstradiol et progestérone) par l'intermédiaire des récepteurs spécifiques situés au niveau de la thèque interne, de la granulosa, puis du corps jaune mais son pic du 14e jour (15 à 25 mU/mL) provoque l'ovulation et la formation du corps jaune sécrétant.
- **La prolactine**. Elle est sous la dépendance d'un « releasing factor » inhibiteur, la *Prolactin Inhibiting Factor* (PIF).
- **La régulation de l'hypophyse**, très mal connue, est dominée par deux ordres de phénomènes :

**1. Phénomène de *feedback***

**Sur le taux de LH**

- La progestérone diminue la fréquence des pulsations de LHRH et augmente leur amplitude aboutissant à une diminution du taux de LH plasmatique.
- L'œstradiol ($E_2$) affecte la sécrétion de gonadotrophines à la fois par une action sur la sécrétion de LHRH et par modification de la sensibilité au décapeptide. Quand le taux d'œstradiol est bas, en phase folliculaire précoce, l'effet biofeedback est négatif. Par contre, en phase folliculaire tardive, lorsque l'œstradiol dépasse un certain seuil, ce biofeedback est interrompu provoquant la décharge préovulatoire de gonadotrophines sans qu'une augmentation de la LHRH soit indispensable.

**Sur le taux de FSH.** L'inhibine sécrétée par les cellules de la granulosa va se fixer sur des récepteurs spécifiques hypophysaires et entraîne une diminution importante de la FSH.

**2. Action du système neuro-central**

L'hypothalamus est pratiquement connecté à tout le système nerveux dont il reçoit des informations. Ainsi, certains agents, dopamine, prostaglandines, endorphines, semblent jouer un rôle dans sa régulation. Certaines fibres nerveuses à médiation chimique (sérotonine, acétylcholine, noradrénaline) sont aussi capables de contrôler non pas la sécrétion mais le déversement des « *releasing factors* » dans la circulation sanguine. Aussi, on comprend le rôle du stress, des perturbations psychologiques, des maladies psychotiques et même des médications psychotropes et le fait qu'ils soient capables de modifier de haut en bas toute la physiologie génitale féminine.

### *Ovaires*

Les glandes sexuelles féminines ont deux fonctions :

- l'une exocrine aboutissant à l'émission de la cellule germinale en vue de la fécondation : c'est la folliculogenèse ;
- l'autre endocrine par la sécrétion de trois types de stéroïdes sexuels : œstrogènes, progestérone, androgènes.
  - Les œstrogènes. C'est essentiellement le 17-β – œstradiol sécrété par les cellules de la thèque interne du follicule ovarien puis en partie par le corps jaune. Leur sécrétion faible au début de la phase folliculaire, augmente rapidement avec un maximum avant l'ovulation, une légère décroissance après l'ovulation et un second maximum plus modéré au cours de la phase lutéale. Les œstrogènes sont responsables de la prolifération endométriale.
  - La progestérone. Elle est sécrétée par le corps jaune ovarien. Absente de la phase folliculaire, elle est sécrétée dans toute la deuxième partie du cycle et son taux s'effondre en période prémenstruelle. Son activité nécessite l'imprégnation œstrogénique préalable et aboutit aux modifications permettant la nidation ovulaire. Il existe donc une synergie d'action entre ces deux hormones. La progestérone agit sur un endomètre préparé par l'action des œstrogènes, et la chute des deux hormones entraîne la menstruation.

### *Conclusion*

On peut ainsi schématiser le cycle menstruel normal : en phase préovulatoire, l'hypothalamus libère dans le système porte du Gn-RH ; l'hypophyse sécrète des quantités croissantes de FSH mais également de LH, ce qui induit la croissance folliculaire et la sécrétion d'œstradiol. L'hyperœstrogénie progressive par rétrocontrôle négatif freine la sécrétion de FSH en fin de phase folli-culaire.

- **Pic préovulatoire.** L'hyperœstrogénie par rétrocontrôle positif entraîne une décharge brusque et importante de LH au 14$^{e}$ jour.
- **Phase postovulatoire.** Les taux circulants élevés d'œstradiol et de progestérone freinent la sécrétion de LH et de FSH.
- **Fin de cycle.** La chute de la sécrétion des hormones est à l'origine des règles et permet la réascension des taux de FSH et de LH et donc le début du cycle suivant.

## FÉCONDATION

La fécondation est le résultat de la fusion du spermatozoïde (gamète mâle) et de l'ovule (gamète femelle).

### *Ovulation*

L'ovulation correspond à la rupture d'un follicule mûr (follicule de De Graaf) (figures 12.12 et 12.14) à la surface d'un des deux ovaires. Elle se produit normalement une fois par mois vers le 14$^{e}$ jour du cycle lorsque les cycles durent 28 jours. L'ovule est ainsi expulsé dans la cavité péritonéale et est recueilli par les franges du pavillon d'une des trompes. Il progresse ensuite dans l'ampoule tubaire grâce aux battements des cils de l'épithélium tubaire et à des ondes péristaltiques tubaires.

Au niveau hormonal, le pic de LH provoque l'ovulation et la formation du corps jaune. L'ovulation a lieu 36 à 40 heures après le pic de la LH.

Chaque follicule contient un **ovocyte** dit **de premier ordre** avec 46 chromosomes bloqués au premier stade de division cellulaire. Un seul follicule arrive à maturation au cours de chaque cycle. Il contient l'ovocyte du premier ordre, et est entouré de plusieurs couches cellulaires, dont la thèque interne, lieu de sécrétion des œstrogènes.

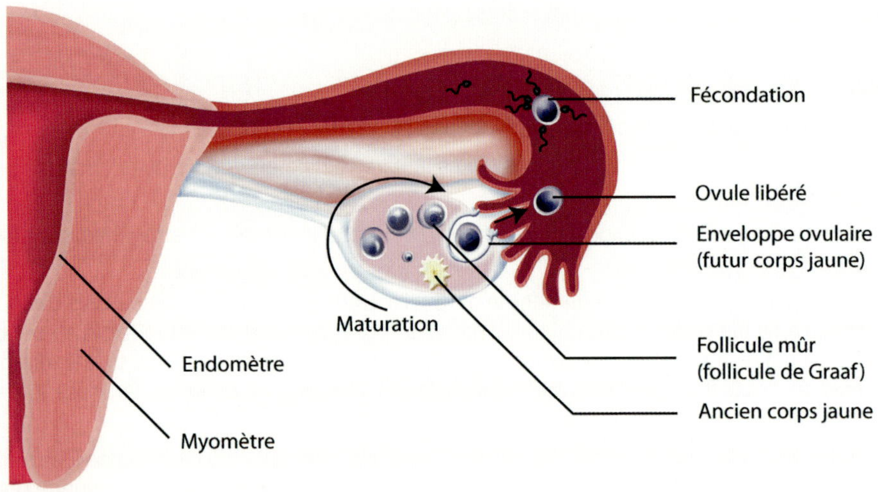


**Fig. 12.14** *De l'ovulation à la fécondation.*

Lors de son expulsion, l'ovocyte de premier ordre termine sa division et donne naissance à deux cellules comportant chacune 23 chromosomes (première phase de la méiose ou mitose réductionnelle) : le premier globule polaire qui va être résorbé, et l'ovocyte de deuxième ordre, prêt pour la fécondation. À partir de son expulsion, l'ovule est fécondable pendant environ 24 heures.

Le corps jaune se développe à partir du follicule rompu. Il est à l'origine de la sécrétion de progestérone, et poursuit la sécrétion d'œstrogènes. En l'absence de fécondation, il régresse dans la période prémenstruelle, alors que l'ovule se résorbe. En cas de fécondation, il s'hypertrophie et poursuit ses sécrétions hormonales, ce qui explique l'absence de règles.

### *Spermatogenèse*

Les testicules ont deux fonctions distinctes :

- une fonction endocrine ou sécrétion hormonale d'androgènes ;
- une fonction exocrine ou spermatogenèse.

La spermatogenèse correspond aux différentes étapes de maturation des cellules de la lignée germinale de l'homme qui aboutissent aux spermatozoïdes. Elle débute chez le garçon à la puberté et peut continuer jusqu'à la sixième décennie environ. La croissance et la maturation du spermatozoïde sont sous la commande de la sécrétion de FSH par l'antéhypophyse, elle-même sous la commande de la sécrétion de LHRH, hormone d'origine hypothalamique. Les spermatozoïdes ainsi produits s'accumulent dans les voies génitales mâles (épididyme et canal déférent). Au moment du coït, ils sont éliminés par l'urètre avec le liquide séminal sécrété par la prostate et les vésicules séminales. L'éjaculat a un volume compris entre 1,5 et 6 mL et un pH compris entre 7,2 et 7,9.

Un spermatozoïde est formé (figure 12.15) :

- d'**une tête** contenant le noyau porteur de 23 chromosomes : 22 autosomes et un chromosome X ou un chromosome Y ;
- d'une **pièce intermédiaire** ;
- d'**un flagelle** qui lui permet une mobilité.

Les spermatozoïdes sont déposés dans les culs-de-sac vaginaux au moment de l'éjaculation, et ont un pouvoir fécondant pendant environ 24 heures. Ils peuvent pénétrer dans la cavité utérine en franchissant le col de l'utérus, grâce à la glaire cervicale.

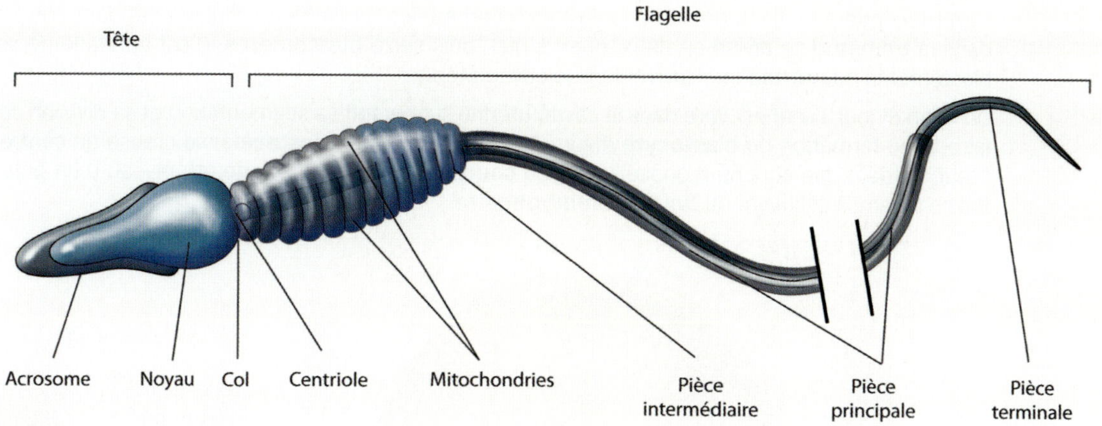


Fig. 12.15 *Le spermatozoïde.*

**Points-clés**

Les **caractéristiques du sperme normal sont** :
- Numération : 20 à 200 millions de spz/mL.
- Mobilité : supérieure à 40 % 1 h après émission > à 40 %, 4 h après.
- Vitalité : plus de 70 % de formes vivantes, 1 h après, plus de 65 %, 4 h après.
- Morphologie : **moins de 60 % de formes anormales**.
- Absence de cellules inflammatoires et de cellules immatures.

### *Fécondation*

La fécondation se produit vers le tiers externe de la trompe, au niveau de l'ampoule tubaire. Elle est le résultat de la fusion du spermatozoïde et de l'ovule.

L'**ovocyte de deuxième ordre** termine sa méiose (deuxième phase de la méiose ou mitose équationnelle) en donnant deux cellules comportant 23 chromosomes chacune (22 autosomes et un chromosome X) : le deuxième globule polaire qui est expulsé, et l'**ovule mature**.

Les spermatozoïdes, en remontant les voies génitales féminines subissent des modifications leur conférant un pouvoir fécondant. Un seul de ces spermatozoïdes pénètre dans l'ovule après avoir perdu son flagelle (figure 12.15).

L'œuf ainsi formé contient 46 chromosomes. En fonction du spermatozoïde, le capital chromosomique ainsi constitué correspond à un sexe génétique mâle (22 paires d'autosomes et les chromosomes sexuels XY) ou un sexe génétique femelle (22 paires d'autosomes et des chromosomes sexuels XX).

## DE LA NIDATION AU DÉVELOPPEMENT DE L'ŒUF

### *Nidation*

La nidation correspond aux modifications aboutissant à la pénétration de l'œuf dans l'endomètre.

#### Muqueuse utérine

La muqueuse utérine se modifie lors de la phase lutéale du cycle, sous l'effet des sécrétions hormonales œstrogéniques et surtout progestatives du corps jaune. Ces modifications touchent surtout les glandes qui s'allongent et se chargent en glycogène, ainsi que la vascularisation du chorion qui se développe. L'endomètre est ainsi prêt à accueillir l'œuf vers le 20$^{e}$ jour du cycle.

**Trajet de l'œuf dans la trompe**

L'œuf fécondé au niveau de l'ampoule tubaire commence sa division cellulaire pendant son trajet dans la trompe. Il se divise en deux, quatre, huit, puis seize **blastomères**. C'est au stade de seize blastomères ou **morula** qu'il arrive dans la cavité utérine.

Du 4e au 6e jour, l'œuf est libre dans la cavité utérine. Il poursuit sa segmentation et sa division cellulaire, avec formation du **blastocyte** (figure 12.16) : une cavité (**blastocèle**) se creuse au centre de l'œuf, bordé d'une couche monocellulaire ou **couronne trophoblastique.** Au niveau d'un pôle, se forme un amas cellulaire ou **bouton embryonnaire**.

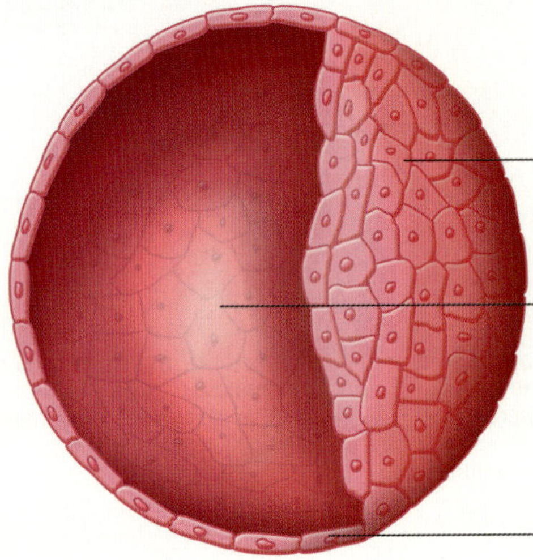


Fig. 12.16 *Le blastocyte.*

**Implantation et nidation**

Vers le 7e jour, le blastocyte se fixe par son pôle embryonnaire à la surface de la muqueuse utérine, généralement vers le fond utérin. Grâce à l'activité protéolytique des cellules de la couche trophoblastique, il pénètre dans l'épaisseur du chorion entre les tubes glandulaires. La partie en profondeur de la muqueuse utérine où s'est enfoui l'œuf s'appelle la **couche déciduale**, alors que la partie superficielle, vers la cavité utérine, est appelée **caduque**. À la fin de la première semaine, l'œuf, au stade de blastocyte, est implanté dans la muqueuse utérine.

### *Embryogenèse*

Après la phase de segmentation et de multiplication cellulaire, c'est la période d'organogenèse qui commence. Elle correspond aux deux premiers mois ou période embryonnaire.

La **deuxième semaine** correspond à la formation du disque embryonnaire (figure 12.17). Le bouton embryonnaire se transforme en **disque embryonnaire** en prenant l'aspect d'un disque plat, formé de deux couches cellulaires superposées : l'**ectoblaste** et l'**endoblaste**, et se creuse pour former la **cavité amniotique**.

Le blastocèle est séparé par une membrane en **lécithocèle** ou **sac vitellin** primaire et en **cœlome externe**, extra-embryonnaire, qui entoure peu à peu le bouton embryonnaire, amorçant ainsi la formation du pédicule embryonnaire.

Le trophoblaste se différencie en **cytotrophoblaste** et **syncytiotrophoblaste.**

La **troisième semaine** ou **gastrulation** correspond à la mise en place du troisième feuillet primitif ou mésoblaste, entre l'ectoblaste et l'endoblaste, par invagination de l'ectoblaste. À la partie caudale de l'embryon, apparaît un diverticule endoblastique : l'allantoïde. Au niveau des annexes, les éléments qui permettent la mise en contact par l'intermédiaire des villosités trophoblastiques des circulations maternelles et fœtales sont en place.

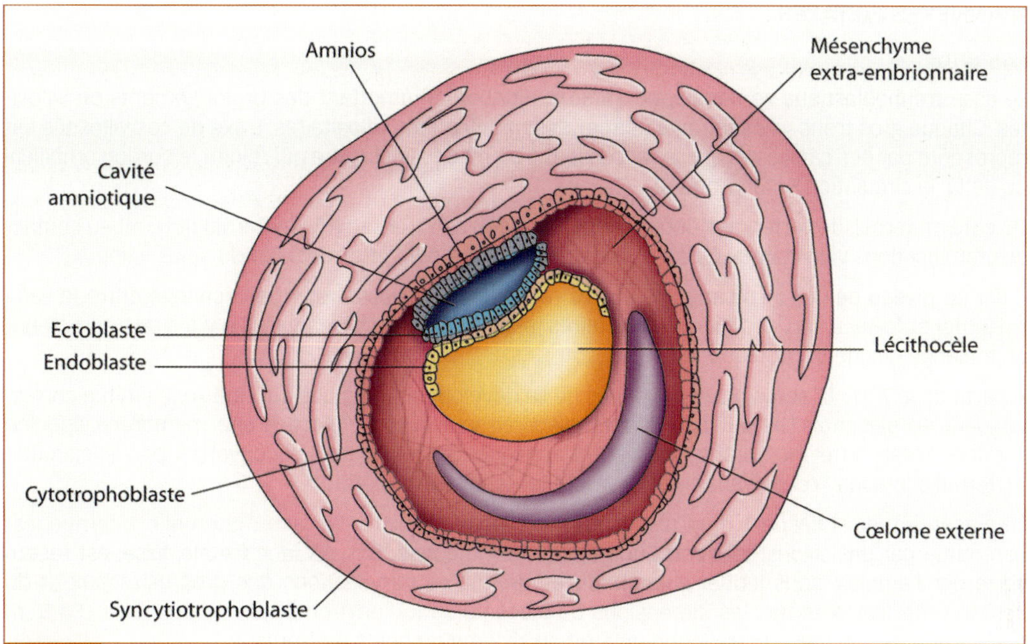


**Fig. 12.17** *Le disque embryonnaire.*

Au cours de la **quatrième semaine** :

- le cœlome externe diminue, refoulé par la cavité amniotique qui s'accroît et qui vient entourer peu à peu tout l'embryon ;
- le lécithocèle s'étrangle : la vésicule ombilicale apparaît reliée à l'intestin primitif par le futur canal vitellin, l'allantoïde s'allonge, accompagné des vaisseaux allantoïdiens ;
- le disque embryonnaire s'enroule petit à petit et prend un aspect d'embryon humain. Cet enroulement isole l'embryon de ses annexes auxquelles il n'est plus relié que par le cordon ombilical.

Pendant le **deuxième mois**, la morphologie externe de l'embryon se modifie avec le développement de la face et des membres pendant que les tissus et les organes prennent leur aspect définitif.

L'**ectoblaste** donne le système nerveux et les téguments, ainsi que les glandes mammaires, les glandes salivaires et l'ébauche dentaire.

Le **mésoblaste** donne le squelette, le tissu conjonctif, les muscles, l'appareil uro-génital et l'appareil cardio-circulatoire.

L'**endoblaste** donne le tube digestif, les glandes qui lui sont attachées (pancréas, foie), et l'appareil respiratoire.

Parallèlement, la cavité amniotique se développe, entraînant la disparition du cœlum externe et la formation du cordon ombilical, contenant les vaisseaux vitellins en régression et les vaisseaux allantoïdiens ou ombilicaux.

La période embryonnaire est la période de risque de tératogenèse. Chaque organe ou appareil est d'autant plus sensible à ce risque que l'agent tératogène fait effet au moment où il se trouve à la phase initiale de sa différenciation.

La période fœtale va du 3$^{e}$ au 9$^{e}$ mois de grossesse. C'est une période de croissance du poids et de la taille fœtale. C'est pendant cette période qu'ont lieu les phénomènes de maturation et de différenciation tissulaire des organes déjà mis en place, en leur donnant leur caractère histologique et fonctionnel. C'est aussi pendant cette période qu'a lieu la poursuite de l'organogenèse du système nerveux et de l'appareil génital, ainsi que la formation du placenta.

## ANNEXES FŒTALES

### Placenta

Le tissu trophoblastique se développe après la nidation en émettant des prolongements ou villosités. Chaque gros tronc villositaire va donner des ramifications villositaires. L'axe de ces villosités est représenté par des capillaires qui se raccordent à un réseau vasculaire qui rejoint le cordon ombilical et, de là, la circulation embryonnaire.

Du côté maternel, des artérioles débouchent au niveau de l'axe sanguin maternel qui sont au contact des ramifications villositaires. Ce sang est ensuite drainé par l'intermédiaire du sinus veineux.

C'est au niveau de ces lacs sanguins et des ramifications villositaires que l'échange entre le sang maternel et fœtal a lieu. Les parois villositaires jouent le rôle de filtre, mais il n'y a à aucun moment un mélange des deux circulations.

À partir de la 7$^{e}$ ou 8$^{e}$ semaine, les villosités ne se développent plus que sur une zone limitée correspondant au placenta. Les autres villosités disparaissent laissant place à une membrane appelée chorion. C'est cette membrane qui vient s'appliquer sur les parois recouvertes par la caduque maternelle lorsque l'œuf, ayant grossi, remplit toute la cavité utérine.

Le placenta a ainsi l'aspect d'un disque plus ou moins ovalaire. Sa face maternelle, charnue, est parcourue par des sillons délimitant une quinzaine de cotylédons. Sa face fœtale, lisse, est recouverte par l'amnios, sous lequel cheminent les premières ramifications des gros vaisseaux et du cordon ombilical. À terme, les dimensions du placenta sont d'environ 20 cm de diamètre, 3 à 5 cm d'épaisseur, et son poids correspond environ au sixième du poids du fœtus.

### Membranes et cavité amniotique

Les membranes (accolement de l'amnios et du chorion) prolongent le placenta en périphérie. Elles forment une poche contenant le fœtus baignant dans le liquide amniotique. Le liquide amniotique provient en partie, surtout au début de la grossesse, de la transudation à travers la peau et le cordon fœtal et à travers la caduque et les membranes. Son origine principale est constituée par les sécrétions bronchopulmonaires et surtout par l'urine fœtale. Elle est renouvelée grâce à la déglutition fœtale et à la réabsorption à travers la circulation maternelle. Proche du terme, la quantité de liquide amniotique est de l'ordre de 500 à 1 000 mL.

### Cordon ombilical

Le cordon ombilical résulte de l'allongement du pédicule embryonnaire. Il s'insère sur la face fœtale. À terme, il comporte deux artères ombilicales qui conduisent le sang désaturé du fœtus au placenta, et une veine ombilicale qui apporte le sang oxygéné du placenta au fœtus.

### Physiologie du placenta

Le placenta, interposé entre la circulation maternelle et fœtale, assure le rôle d'apport d'oxygène et de substances énergétiques de la mère au fœtus et d'élimination des produits de métabolisme du fœtus vers la mère. Ce rôle est assuré grâce à l'organisation et au développement des structures villositaires qui augmentent au fur et à mesure des besoins.

La barrière placentaire est perméable à certains médicaments. Habituellement, les bactéries et les parasites traversent rarement la barrière placentaire en début de la grossesse, plus souvent en fin de grossesse. En revanche, les virus traversent assez facilement, même en début de grossesse. Enfin, les anticorps type IgG traversent la barrière placentaire tandis que les anticorps type IgM ne la traversent pas.

# Les étapes de la vie : de la naissance à la mort 13

## Introduction

Le corps subit de nombreuses transformations tout au long de la vie. Toutes ces modifications sont programmées dès la naissance et emmènent l'homme de ses premiers à ses derniers jours.

## De la naissance à la puberté

La croissance est l'augmentation des dimensions du corps. Ce phénomène, caractéristique de l'enfance, est lié à l'interaction entre des facteurs génétiques et du milieu. Elle est l'un des domaines médicaux les plus spécifiquement pédiatriques. La croissance se mesure par la biométrie. Ces mesures indispensables sont rapportées sur des courbes de référence :

- **Taille** : distance vertex – plante mesurée avec une toise sur le sujet couché avant 2 ans, debout ensuite. Elle s'exprime en centimètres (précision de 0,5 cm) et permet de définir « l'âge statural » (AS), c'est-à-dire l'âge auquel la taille moyenne est celle retrouvée pour le sujet mesuré. L'âge chronologique (AC) est l'âge réel du sujet. On peut aussi calculer la vitesse de croissance : nombre de centimètres par année. (figure 13.2)
- **Poids** : avec un pèse-bébé chez le nourrisson (précision de 10 g), avec une bascule ensuite (précision à 100 g). (figure 13.1)
- **Périmètre crânien** : mesure à répéter deux à trois fois. La mesure englobe les bosses frontale et occipitale avec un mètre-ruban (précision 0,5 cm). (figure 13.3)
- **Les segments inférieur et supérieur** : le segment inférieur représente les membres inférieurs (distance pubis-sol). Le segment supérieur constitue le reste : tête, cou et tronc.

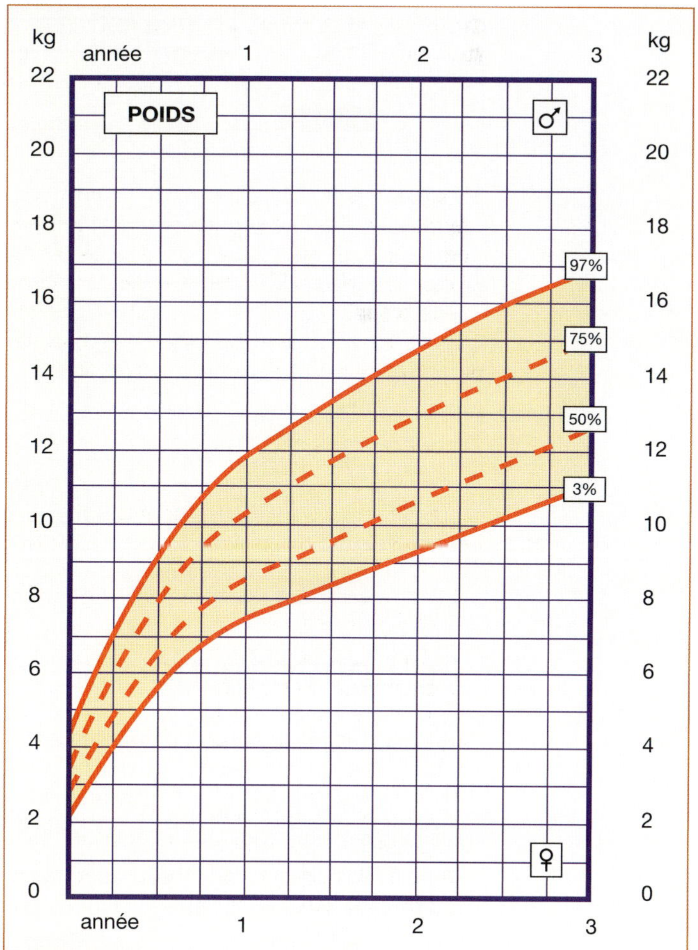


Fig. 13.1 Courbe de poids des enfants de 0 à 3 ans.

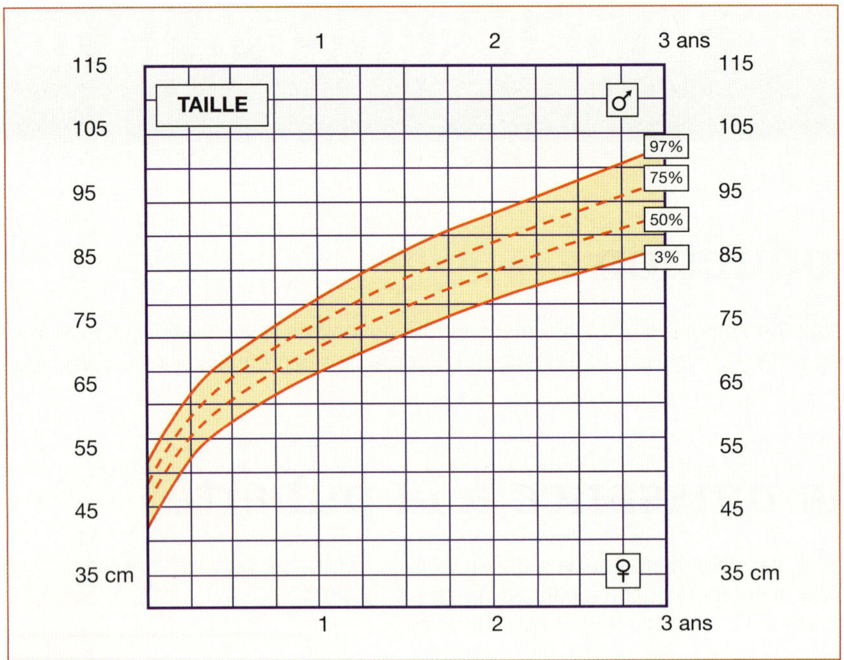


Fig. 13.2 *Courbe de taille des enfants de 0 à 3 ans.*

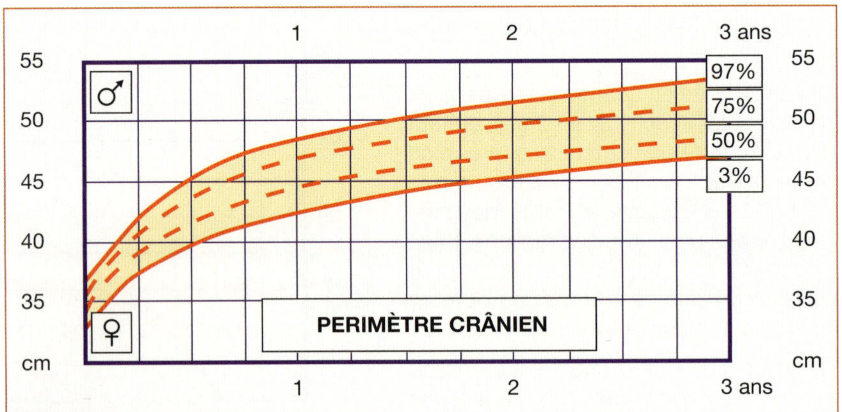


Fig. 13.3 *Courbe de périmètre crânien des enfants de 0 à 3 ans.*

# Le nouveau-né

Le fœtus reçoit par le cordon ombilical et le placenta le sang maternel riche en oxygène. À la naissance, les poumons, jusqu'alors vides d'air, se remplissent à la première respiration et le circuit suivi par le sang se modifie avec l'installation de la petite et de la grande circulation.

Les mouvements respiratoires et la circulation sont plus rapides que chez l'adulte.

Le froid à la naissance peut provoquer une destruction des hématies en excès, ce qui peut entraîner l'ictère (appelée communément jaunisse du nouveau-né).

À la naissance, l'intestin contient le méconium que le nouveau-né élimine en quelques jours.

Il a des joues épaisses adaptées à la succion, un œsophage très court (risque de régurgitations), un estomac très petit, des intestins très longs.

L'enfant ne peut pas encore assurer correctement sa régulation thermique. Il doit être réchauffé et couvert.

### EXAMENS PRATIQUÉS À LA NAISSANCE

- Indice ou score d'Apgar : état du nouveau-né dans les premières minutes suivant sa naissance (coloration de la peau, tonus, vitalité du cri, qualité de la respiration, fréquence cardiaque; sur 10).
- Le médecin ou la sage-femme doit appréhender le terme de l'enfant : poids (3 à 3,5 kg), taille (46 à 54 cm), périmètre crânien (32 à 36 cm), tests de dépistage sur deux maladies rares entraînant un retard mental : la phénylalaninémie, l'hyperthyroïdie. À la sortie de la maternité, un second examen clinique est pratiqué : il est complet et neurologique, avec en particulier la recherche des réflexes archaïques.

## L'enfant

Le corps se transforme fortement au cours de l'enfance. La croissance est particulièrement élevée, notamment pendant les premières années de vie.

Les proportions du corps se modifient de façon majeure. À la naissance, la tête constitue 25 % de la longueur totale du corps, alors que le cerveau ne représente que 25 % de ce qu'il pèsera chez l'adulte, contre 50 % à 6 mois seulement. Tous les organes ne grandissent pas à la même vitesse. On parle d'allométrie pour décrire la corrélation négative entre la taille du corps et celle du cerveau.

Trois maturations vont être observées : la maturation dentaire, la maturation osseuse puis la maturation sexuelle.

### MODIFICATIONS OBSERVÉES

- **Croissances structurale et pondérale** : courbes de taille et de poids du carnet de santé (75 cm à 1 an à 94 cm à 3 ans et 7 kg à 6 mois et 14 kg à 2 ans).
- **Maturation dentaire** : la dentition de lait comporte vingt dents. Elles apparaissent entre 6 mois et 2 ans ½. La deuxième dentition commence à 6 ans, pour se terminer vers 25 ans.
- **Sommeil** : à la naissance, l'enfant dort dix-neuf heures par jour. La période de sommeil nocturne s'allonge petit à petit et la période de sommeil diurne diminue. Lors de la mort subite du nourrisson, l'enfant arrête de respirer pendant son sommeil. Il est actuellement conseillé de coucher l'enfant sur le dos, sans oreiller ni couverture.
- **Maturation osseuse** : basée sur l'étude de l'apparition progressive du centre d'ossification des cartilages épiphysaires ou des os courts. Il existe une variation normale autour de l'âge moyen d'apparition (ou de l'aspect moyen à un âge donné). Par convention (Monaco 1906), on étudie le squelette gauche :
  - jusqu'à 6 mois environ, on utilise une méthode de cotation d'une radiographie du membre inférieur (gauche) de profil qui consiste à repérer et coter différents points d'ossification des cartilages; on se reporte ensuite à des tables de « notes » totales donnant l'âge osseux (méthode d'Acheson);
  - de 6 mois à la fin de la puberté, on utilise la radiographie du poignet et de la main gauches en comparant, globalement et os par os, l'aspect du cliché à des radiographies caractéristiques des différents âges (dans chacun des deux sexes) qui sont répertoriées dans un atlas de Greulich et Pyle;
  - on détermine ainsi l'âge osseux (AO), c'est-à-dire l'âge noté pour la radiographie se rapprochant le plus de celle du sujet étudié.
- **Marche** : acquisition assise puis position debout; il marche vers 12 mois.
- **Langage** : vers 9 mois, utilisation de quelques mots; à 18 mois, l'enfant parle de lui à la troisième personne; vers 2 ans, il utilise le « je ».
- **Propreté** : vers 18 mois, il commence à acquérir le contrôle du sphincter vésical et du sphincter anal; vers 2 ans, il est propre le jour mais porte des couches la nuit. Propreté nocturne vers 3 ans.
- **Maturation sexuelle** : étudiée à partir des caractères sexuels secondaires, par comparaison avec des aspects répertoriés selon les stades de Tanner.
- **Développement psycho-affectif** : la personnalité doit évoluer en même temps que le corps.

## FACTEURS IMPLIQUÉS DANS LA CROISSANCE

De nombreux facteurs sont impliqués dans la croissance humaine. D'un côté les facteurs qui dépendent de l'environnement de l'individu ou de son vécu, appelés facteurs extrinsèques ; d'autre part ceux qui dépendent de l'individu lui-même, les facteurs intrinsèques.

### *Facteurs extrinsèques*

#### Alimentation

Des apports caloriques et vitaminiques suffisants, de même qu'une ration protidique correcte, sont nécessaires à une croissance normale. Ceci est démontré dans les cas de restriction alimentaire à l'échelon individuel (anorexie mentale) ou à l'échelon de populations (malnutrition endémique des pays du Tiers-monde). Dans ces deux cas, les enfants atteints ont un développement physique et parfois intellectuel très ralenti, avec un retard de croissance important. De même, on a pu repérer des différences significatives entre des enfants de même ethnie alimentés dans des conditions différentes (adoptions).

#### Facteurs socio-économiques

Le développement staturo-pondéral est statistiquement lié aux conditions socio-économiques : les enfants uniques, habitant une grande ville, issus des milieux aisés, sont en moyenne plus grands et plus lourds que les enfants de familles nombreuses, habitant la campagne, issus de milieux défavorisés. Dans les pays défavorisés, ces facteurs s'additionnent aux facteurs alimentaires et à la plus grande morbidité.

#### Facteurs psycho-affectifs

Ils interviennent dans les cas de carences graves où l'effet délétère de ces mauvaises conditions semble être médié par une insuffisance de sécrétion de l'hormone de croissance (nanisme psychosocial).

### *Facteurs intrinsèques (cf. figure 13.4)*

#### Hormone de croissance (GH pour Growth hormone ou STH Somatotropine)

Sécrétée par l'antéhypophyse sous l'action de deux facteurs hypothalamiques : le GRF ou GHRH (*Growth hormone releasing factor*) – stimulant – et la somatostatine ou SRIF – inhibitrice – (figure 13.5). Elle agit principalement au niveau du cartilage de conjugaison (figure 13.6). Cette action se fait directement et par l'intermédiaire de la somatomédine C (ou IGF 1) qui peut être sécrétée par le foie puis déversée dans la circulation générale ou sécrétée *in situ*. C'est une hormone anabolisante : elle stimule la croissance et la reproduction cellulaire chez les humains et les autres vertébrés. Sa sécrétion est augmentée physiologiquement par le stress, le sommeil et l'exercice musculaire et, lors d'explorations pharmacologiques, par l'hypoglycémie insulinique, l'arginine, la L-Dopa. Elle est diminuée par les corticoïdes ou les œstrogènes à forte concentration et lors de l'hypothyroïdie.

#### Hormones thyroïdiennes

Elles sont nécessaires pendant toute la croissance, dès la naissance. La thyroxine active les métabolismes et accélère la maturation osseuse et cérébrale. Elle a une action coordonnée avec les autres hormones, en particulier la GH. L'hypothyroïdie congénitale est décelable dès les premiers jours par le dosage de TSH, devenu systématique depuis 1979 en France (sang recueilli sur papier buvard au troisième jour pour les dosages de TSH et de phénylalanine). L'insuffisance thyroïdienne peut bloquer la croissance à n'importe quel moment de son évolution.

#### Androgènes

Chez le garçon, ils entraînent, à la puberté, une accélération notable de la vitesse de croissance, mais leur action en accélérant la soudure des épiphyses est surtout de mobiliser rapidement le potentiel de croissance (en leur absence – hypogonadismes – la taille définitive, atteinte tardivement, est sensiblement identique ou plus grande).

## Autres hormones

Les œstrogènes et les glucocorticoïdes ont une action biphasique stimulant la croissance à faible concentration, la ralentissant à des taux élevés. Cette action se fait directement et par interaction avec les autres hormones, la GH en particulier. L'insuline augmente l'action de la GH sur l'anabolisme protéique et a peut-être une action propre sur la croissance staturo-pondérale.

Toutes ces hormones interagissent les unes avec les autres et ont des actions synergiques ou antagonistes. Comme pour toute hormone, leur action dépend en outre de protéines de transport, de récepteurs cellulaires et de l'action de facteurs cellulaires intermédiaires.

## Facteurs génétiques et ethniques

Les différences des tailles moyennes entre les ethnies ne dépendent pas seulement du milieu, mais également des prédispositions génétiques. La taille des parents a une influence évidente sur celle de l'enfant. Un individu sain peut être plus petit que ne le laisseraient supposer les tailles familiales : petite taille constitutionnelle.

| | |
|---|---|
| **L'antéhypophyse** produit l'hormone thyréotrope (TSH), la corticotropine (ACTH), la FSH, la LH, la prolactine et l'hormone somatotrope (GH). | **La posthypophyse** produit l'ocytocine qui induit le « travail » à l'accouchement et déclenche la sécrétion lactée, et la vasopressine (ADH), qui favorise la rétention d'eau par les reins. |
| **La thyroïde** produit la triiodotyronine et la thyroxine, qui stimulent l'activité métabolique. | **Les parathyroïdes** produisent la parathormone (PTH) qui élève le niveau sanguin du calcuim |
| **Le pancréas** produit l'insuline qui fait baisser la glycémie et le glucagon qui a l'effet inverse. | 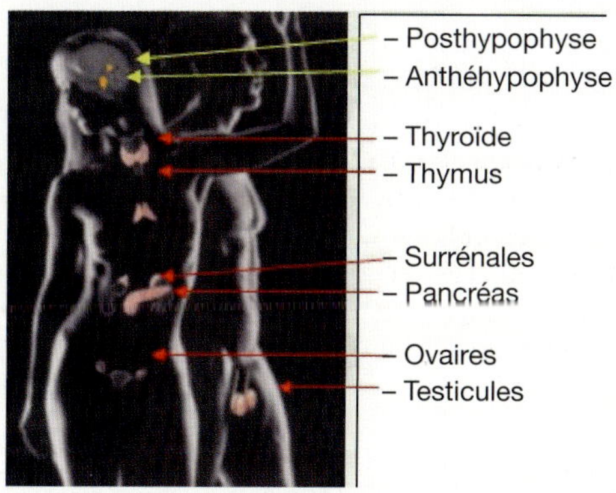  |
| **La corticosurrénale** produit les glucocorticoïdes, qui influent sur les métabolismes protéiques et glucidiques, les minéralocorticoïdes, qui régulent la balance minérale et hydrique, et des hormones sexuelles. | |
| **La médullosurrénale** produit l'adrénaline et la noradrénaline qui préparent l'organisme à réagir dans des situations d'agression de tous ordres. | |
| **Les testicules** produisent la testostérone qui est responsable des caractères sexuels secondaires mâles. | **Les ovaires** produisent la progestérone qui prépare la musqueuse utérine à la gestation, en commun avec les oestrogènes qui sont aussi responsables des caractères sexuels secondaires femelles. |

Fig. 13.4 *Organes et hormones intervenant dans la croissance.*

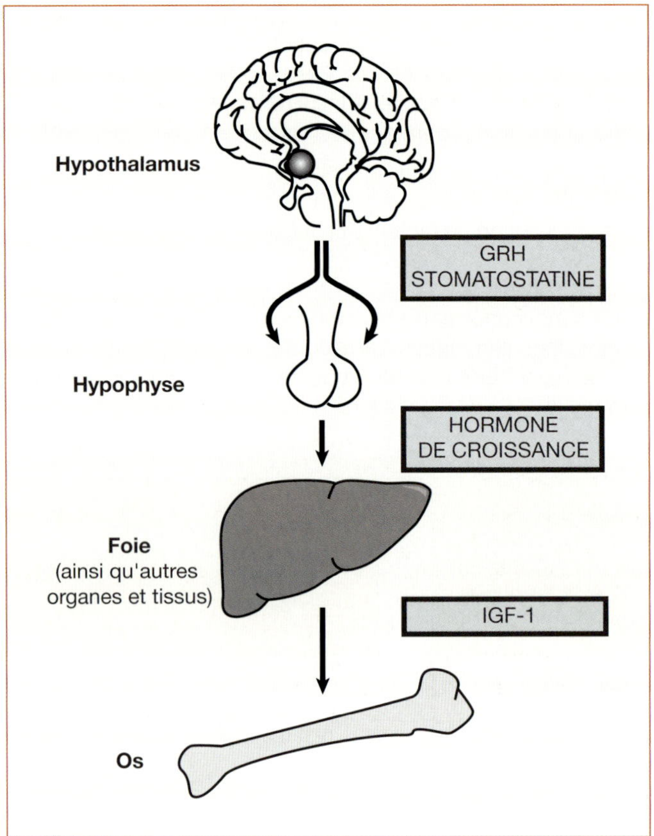


**Fig. 13.5** *Représentation schématique du contrôle hormonal de la croissance.*

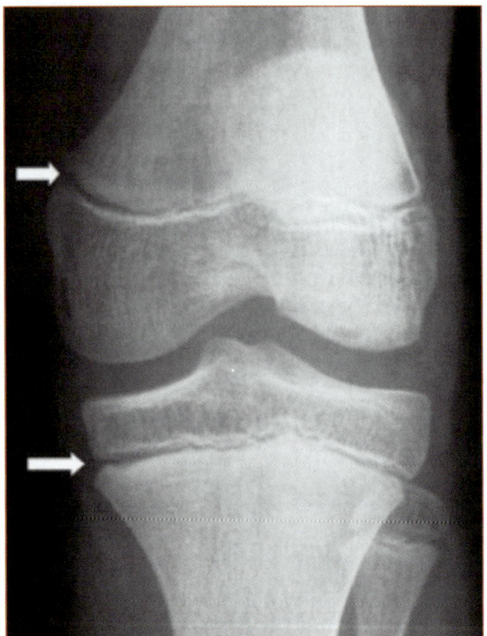

**Fig. 13.6** *Cartilages de croissance du genou gauche vus de face.*

## ■ ÉVOLUTION DE LA CROISSANCE

### *Échelon de l'individu*

La croissance d'un enfant subit des variations normales qui peuvent être schématisées comme suit :

#### Variations dans le temps

Les différents facteurs qui interviennent dans la croissance n'ont pas la même prépondérance à chaque période. L'aspect dynamique de cette croissance varie également avec l'âge. Certains auteurs ont rapproché ces deux informations en un concept schématisé par les courbes ICP (*Infancy, childhood, puberty*) qui permet d'envisager prioritairement les différents facteurs à mettre en cause en cas de ralentissement.

- De 0 à 2 ans (*infancy*) la croissance est très rapide (25 cm dans la première année, 12 cm dans la deuxième année), elle dépend surtout de l'alimentation et de l'hormone de croissance.
- De 2 ans à la puberté (*childhood*), la vitesse de croissance devient régulière d'environ 5 cm et 2 kg en moyenne par an, elle dépend alors de façon plus prépondérante de la GH que de l'alimentation.
- À la puberté (*puberty*) la croissance s'accélère à nouveau avant de s'achever vers 16 ans chez la fille, 18 ans chez le garçon. Pendant cette période, les facteurs déterminants sont, dans l'ordre : les stéroïdes sexuels (surtout les androgènes), l'hormone de croissance et l'alimentation.

#### Variations selon le sexe

La croissance est moins importante dans le sexe féminin (12 à 15 cm de moins) mais la maturité est atteinte plus rapidement que dans le sexe masculin (en moyenne deux ans de décalage). L'accélération pubertaire de la croissance y est plus brève et de moindre amplitude que chez le garçon.

#### Variations entre les organes

Les différents appareils n'évoluent pas de façon parallèle :

- le cerveau atteint, à 3 ans, 80 % de ses dimensions adultes ;
- le système lymphoïde atteint son maximum de développement vers 6-8 ans (âge de l'hypertrophie amygdalienne, de l'appendicite…) ;
- l'appareil génital ne complète son développement pour acquérir la capacité à la reproduction qu'à la puberté.

#### Variations des proportions du corps

Les rapports entre les différents segments du corps varient avec l'âge. La tête du fœtus est grosse par rapport au reste du corps ; chez le nourrisson, on constate le développement du tronc puis, chez l'enfant plus grand (6 à 12 ans), ce sont les membres qui s'accroissent. Ce rapport établi sera à nouveau modifié par la puberté avec tout d'abord un accroissement des membres (donnant l'aspect macroskèle caractéristique de l'adolescence) puis, en fin de puberté, du tronc, pour aboutir aux proportions définitives de l'adulte (mesurées en pratique par le rapport segment supérieur sur segment inférieur). De la même façon, la proportion entre masse grasse et masse maigre évolue au cours de la croissance (approchée par l'indice de masse corporelle – IMC ou *Body Mass Index* – BMI) : premier pic vers 9-12 mois, puis minimum vers 6-7 ans et deuxième pic à la puberté.

### *Échelon de la population*

La croissance des individus s'est modifiée à partir de la fin du siècle dernier. Cette modification est attribuée à l'utilisation plus complète du potentiel génétique permise par l'amélioration substantielle des conditions de vie dans les pays développés.

Depuis 1900, le Français grandit en moyenne d'un centimètre tous les dix ans.

Entre 1850 et 1950, la fin de la croissance est passée de 25 à 18 ans, l'âge des premières règles de 16 à 13 ans, l'apparition de la première dent de 6 mois à 5 mois et 20 jours.

# L'adolescent

L'**adolescence** est la période de passage entre l'enfance et l'âge adulte. Elle commence par la puberté, ensemble de transformations morphologiques, physiologiques et anatomiques du corps de l'enfant en adulte, individu capable de se reproduire. Ces changements concernent le corps et la personnalité. L'adolescence s'étend sur plusieurs années : entre 13 et 18 ans chez les garçons et entre 11 et 16 ans chez les filles en moyenne. Elle est déclenchée par l'activité de l'hypothalamus et de l'hypophyse. Elle est marquée par l'apparition des caractères sexuels secondaires (poils sous les bras, développement de la poitrine…), le sexe, qui identifie le garçon de la fille à la naissance, étant le caractère sexuel primaire.

## POUSSÉE DE CROISSANCE PUBERTAIRE

- Entre 5 et 10 ans, croissance de 5 cm/an.
- Vers 11 ans chez la fille, 13 ans chez le garçon, la croissance subit une accélération pubertaire avec une vitesse moyenne passant à 7,5 cm chez la fille (maximum 9) et à 8,5 cm chez le garçon (maximum 11).
- Le gain total est de 20 cm entre 10 et 14 ans, chez la fille et de 25 cm entre 12 et 16 ans, chez le garçon (en moyenne).
- La différence de taille finale entre les deux sexes est de 12 à 15 cm. 1,5 cm provient de la période périnatale, 6 cm sont attribués à l'intensité de la poussée staturale et 6,5 cm au décalage du début de la puberté.
- L'évolution des diamètres biacromiaux et bitrochantériens se fait en même temps que l'allongement corporel.

## DES TRANSFORMATIONS PHYSIQUES BIEN VISIBLES

Les organes génitaux contiennent les organes reproducteurs qui constituent les caractères sexuels primaires. Ils se composent des testicules pour les garçons et des ovaires pour les filles. Les changements progressifs du corps de l'enfant à l'adulte font se développer des caractères visibles qui permettent la distinction homme/femme ; ce sont les caractères sexuels secondaires : pilosité, forme du corps, voix, seins, masse musculaire…

**Tableau 13.1. Stades du développement pubertaire. Filles (Classification de Tanner).**

| Stade | Âge osseux (moyen-ans) | Développement mammaire | Pilosité pubienne |
|---|---|---|---|
| 1 | < 10,75 | Pas de tissu glandulaire. | Pas de pilosité. |
| 2 | 10,75 | Tissu glandulaire palpable. | Quelques poils fins le long des grandes lèvres. |
| 3 | 11,75 | Augmentation de la taille des seins ; profil arrondi de l'aréole et du mamelon. | Poils pubiens plus pigmentés. |
| 4 | 12,8 | Augmentation de la taille des seins ; le mamelon est surélevé par rapport au sein. | Poils plus durs, recouvrant le mont de Vénus. |
| 5 | 14,8 | Augmentation de la taille des seins ; profil arrondi de l'aréole et du mamelon. | Poils de type adulte, s'étendant vers les cuisses. |

Tableau 13.2. Stades du Développement Pubertaire. Garçons (classification de Tanner).

| Stade | Âge osseux (moyen-ans) | Testicules (longueur moyenne) | Pilosité pubienne |
|---|---|---|---|
| 1 | < 10,00 | < 2,5 cm. | Pas de pilosité. |
| 2 | 11,75 | Augmentation (> 2,5 cm) des testicules ; amincissement du scrotum. | Quelques poils sur le scrotum. |
| 3 | 12,8 | 3,0 à 3,5 cm ; épaississement du pénis. | Poils plus pigmentés, contournés sur le pubis. |
| 4 | 14,5 | 3,5 à 4 cm. | Poils plus durs sur le pubis. |
| 5 | 16,2 | > 4 cm ; taille adulte du pénis. | Pilosité de type adulte, s'étendant vers les cuisses et la paroi abdominale. |

### LES SIGNES D'UN NOUVEAU FONCTIONNEMENT DU CORPS

Chez les filles, les menstruations (règles) surviennent pour la première fois entre 9 et 16 ans. En moyenne, deux ans après les premiers signes pubertaires, ce sont des hémorragies de privation.

Chez les garçons, la première éjaculation se situe vers 14 ans.

### DES CHANGEMENTS DE COMPORTEMENT

À la puberté, les relations avec les parents deviennent différentes. L'adolescent émet des jugements critiques à leur égard et entre souvent en conflit avec eux. Un besoin d'indépendance, d'autonomie, se fait sentir.

Au cours de cette période, les adolescents acceptent parfois difficilement l'image de leur corps et adoptent des comportements excessifs : régime alimentaire sévère, musculation intensive… Ils commencent par chercher à ressembler à un modèle, puis finissent par se forger une personnalité qui leur est propre.

Lorsque leur corps se transforme, les adolescents ont des sautes d'humeur, des sentiments d'incertitude et d'impatience. Garçons et filles s'intéressent davantage les uns aux autres. Ils ressentent un trouble en présence d'une personne de l'autre sexe.

### PROCESSUS DE LA PUBERTÉ

Trois régions du cerveau sont impliquées dans les processus aboutissant à la puberté : l'hypophyse (GH, TSH), l'hypothalamus et le cortex, qui influence le système hypothalamo-hypophysaire par l'intermédiaire de neuro-transmetteurs (mélatonine, endorphines…) en médiant les stimulations du milieu extérieur.

Les organes génitaux sont bien entendu impliqués dans le processus pubertaire. Les organes reproducteurs mâle et femelle sont peu développés jusqu'à la puberté, par contre les glandes endocrines qu'ils comportent (ovaires et testicules) sont fonctionnelles très tôt.

Les glandes surrénales interviennent également dans ces processus par leur portion corticale. Les deux types de gonades sécrètent les mêmes hormones à des taux différents, de même que la surrénale : androgènes, œstrogènes, progestérone.

# L'âge adulte
## Vieillissement, vieillesse et grand âge

### DÉFINITIONS

Le **vieillissement** est un processus de détérioration du corps humain, qui se conclut par la mort de l'individu. Il débute dès la fin de la maturation, c'est-à-dire vers 23 ans chez l'homme.

La vieillesse n'a pas de définition claire. Elle peut être définie par un âge donné, par une déficience particulière ou par des altérations visibles de fonctions. La vieillesse est propre à l'homme et aux animaux domestiques.

La gérontologie est l'étude biologique du vieillissement.

La gériatrie est l'étude des maladies qui peuvent accompagner le vieillissement.

L'espérance de vie sans handicap augmente d'environ quatre mois par an de vie vécue. Ceci est dû à un recul de la maladie (meilleure hygiène, surveillance de santé, meilleure alimentation, diminution de la mortalité infantile et l'apparition de nouveaux traitements), à un recul de la dépendance et à un recul de la mort. Actuellement, l'espérance de vie à la naissance en France est de 84,5 ans pour les femmes et de 77,8 ans pour les hommes.

Il existe aujourd'hui des facteurs connus de longévité, facteurs pour la plupart acquis :

- être une femme, mariée avec enfants ;
- être à l'abri des infections de l'enfance et de l'adolescence +++ ;
- avoir un bon niveau d'éducation ;
- avoir une nourriture variée (méditerranéenne) sans excès, ni carence ;
- boire un peu de vin, ne pas fumer ;
- être actif (physique, psychique, sociale) et de bonne humeur ;
- avoir de la chance.

## THÉORIES DU VIEILLISSEMENT BIOLOGIQUE

Il existe de nombreuses théories du vieillissement. Le vieillissement est multifactoriel. Il est la répercussion du vécu (événements de vie), des horloges génétiques et biologiques de la personne et des maladies qu'elle a présentées ou qu'elle présente au long cours, sur son organisme.

Trois grandes théories du vieillissement biologique sont reconnues. D'autres existent et s'additionnent à ces trois théories, sans toutefois être toujours aussi bien connues et expliquées.

### *Accumulation d'AGE products* (Age glycation end products) *(figure 13.7)*

La glycation non enzymatique des protéines est une réaction naturelle qui a lieu notamment lors d'une hyperglycémie. La glycation a des conséquences dans tout l'organisme et joue notamment un rôle important dans certaines maladies en provoquant des lésions cellulaires, tissulaires, et un vieillissement vasculaire. Elle est l'un des facteurs de vieillissement accéléré des tissus. Les produits de Maillard ou PTG (Produits terminaux de glycation) ou *AGE products*, issus de la glycation sont hautement dangereux pour l'organisme et s'accumulent avec l'âge, et plus particulièrement lors du diabète. Les PTG participent ainsi au développement de plusieurs maladies, telles que l'artériosclérose, l'insuffisance rénale, la rétinopathie diabétique et la cataracte. Ce sont ces mêmes PTG qui sont pour la plupart responsables des complications du diabète (principalement des complications microvasculaires).

### *Rôle néfaste des radicaux libres (figure 13.8)*

Les radicaux libres sont des molécules instables qui, lorsqu'elles ne sont pas neutralisées par des anti-oxydants (vitamines, enzymes, minéraux), endommagent de manière irréversible les principaux constituants des cellules de l'organisme (membranes lipidiques, protéines et ADN) et sont à l'origine de maladies et de cancers. La vieillesse, la maladie, le mode de vie (tabac, pollution, soleil, pesticides, stress, alimentation déséquilibrée riche en sucres et graisses...) favorisent la fabrication de radicaux libres en excès. Les moyens de lutte sont : une alimentation équilibrée et de qualité et des suppléments nutritionnels riches en antioxydants.

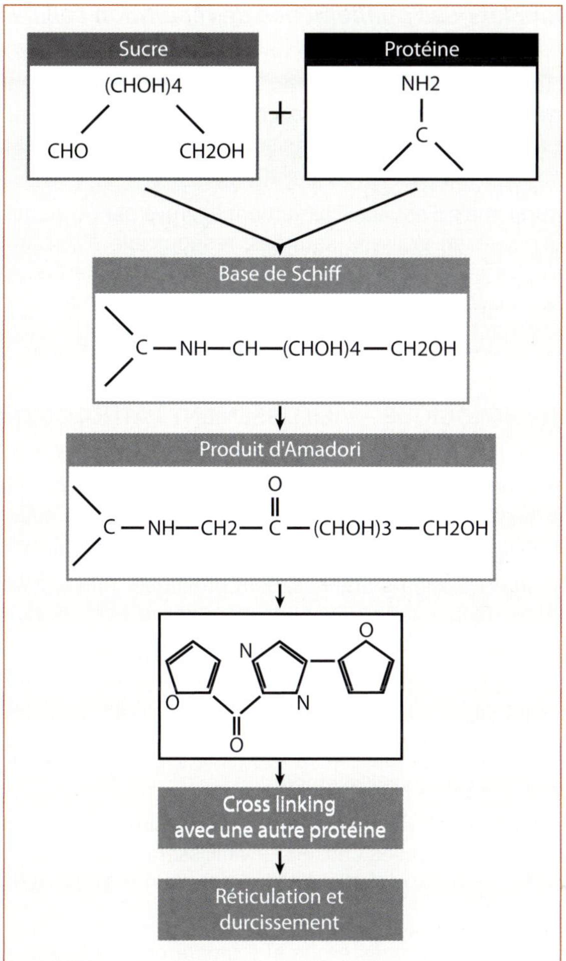


**Fig. 13.7** *Processus de Glycation, d'après D Ballas.*

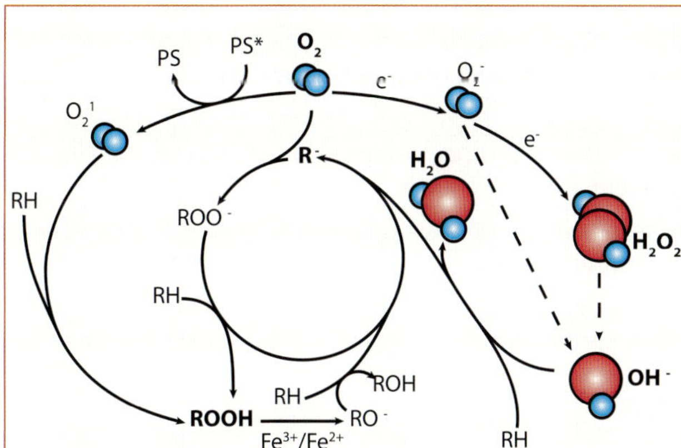


Représentation simplifiée de l'activation de l'oxygène, des voies d'altération pro-oxydante et des besoins en protection antioxydante La figure montre que la voie d'activation réductrice de l'oxygène est la source la plus fréquente d'initiateur de réactions radicalaires. Les nombreuses protections que la nature a développé au cours de l'évolution pour permettre aux organismes aérobies de faire face aux radicaux libres et aux peroxydes, peuvent se décomposer en 3 stratégies complémentaires :

1. Dégradation enzymatique des principales sources d'initiateurs :
   - L'ion superoxyde $O_2^-$, SOO-Cu/Zn, SOO-Mn ;
   - Le peroxyde d'hydrogène $H_2O_2^-$ GSH en Glucathion peroxydase (Se-GPx), Catalase ;
   - Les hydroperoxydes organiques ROOH : GSH et Glucathion peroxydase (Se-GPx) ;
2. Inhibition de la peroxydation lipidique par piègeage des radicaux peroxyl ROO : Vt E. recyclé en partie par l'ascorbate (Vt C).
3. Inactivation des sels de fer par chélation et maintien sous la forme ferrique, pour minimiser la décomposition des peroxydes pré-formés en radicaux libres ferritine, céruloplasmine

**Fig. 13.8** *Radicaux libres.*

### *Accumulation d'erreurs lors des phénomènes de réparation cellulaire*

Le vieillissement entraîne une augmentation des erreurs génétiques non corrigées au sein de l'ADN cellulaire avec un raccourcissement des télomères. Un télomère est une région non codante d'ADN à l'extrémité d'un chromosome. Les télomères raccourcissent avec l'âge, l'inflammation et le stress. Des études ont montré que des télomères courts sont associés à un risque plus élevé de maladies liées à l'âge et que les centenaires avaient des télomères normaux.

Le vieillissement est naturel, mais il est aussi largement aggravé par notre mode de vie : une alimentation trop riche en sucres et en graisses saturées, responsable d'obésité et de troubles métaboliques (hypercholestérolémie, diabète…), le tabac, l'alcool, la sédentarité, le soleil, la pollution, l'utilisation de pesticides, insecticides, la présence de métaux lourds dans notre environnement favorisent le stress oxydant et l'accumulation *d'AGE products*.

## VIEILLISSEMENT PHYSIOLOGIQUE – VIEILLISSEMENT PATHOLOGIQUE

Le vieillissement provoque une diminution progressive de chacune de nos fonctions sans jamais conduire au dysfonctionnement. Le vieillard en bonne santé marche moins vite, s'essouffle plus rapidement, a plus de mal à apprendre de nouvelles choses qu'auparavant, mais il peut faire toutes ces activités de façon autonome. Ce ralentissement général est appelé vieillissement physiologique.

La maladie, en touchant un ou plusieurs organes, peut provoquer une aggravation de ce ralentissement, allant jusqu'à la perte de la fonction. On parle alors de vieillissement pathologique.

Par exemple, chez un vieillard en bonne santé, le cœur répond moins bien à l'effort mais il n'y a pas d'insuffisance cardiaque. En cas d'hypertension artérielle, il y a un vieillissement pathologique et une insuffisance cardiaque se développe. Elle peut se développer très tôt, le vieillissement chronologique n'est pas en relation avec l'âge chronologique.

Tous les organes sont touchés par le vieillissement :

- le **système nerveux central** : le vieillissement physiologique s'accompagne de difficultés à se concentrer et à apprendre de nouvelles choses. Le vieillissement pathologique entraîne des maladies neurodégénératives comme la maladie d'Alzheimer ou la maladie de Parkinson ;
- la **production d'hormones** diminue, notamment les hormones thyroïdiennes, surrénales (DHEA, cortisol) et sexuelles (œstrogène, progestérone et testostérone) ;
- l'**activité cardiaque** : le cœur est un muscle qui fait office de pompe envoyant le sang (et donc l'oxygène) à toutes les cellules de notre corps. La diminution de l'activité du cœur et la rigidification des artères agissent sur la vascularisation des tissus de l'organisme (qui sont alors moins bien oxygénés). Lors du vieillissement pathologique, par exemple en cas d'hypertension artérielle associée, une ischémie du cœur (infarctus du myocarde) ou du cerveau (accident vasculaire cérébral) peut survenir ;
- la **capacité respiratoire** : elle entraîne une baisse des performances à l'effort. Une insuffisance n'apparaît que dans le cadre du vieillissement pathologique ;
- la **capacité de digestion** : avec le vieillissement, on observe une moins bonne assimilation des nutriments essentiels, d'où des carences nutritionnelles ;
- l'**ostéoporose** fait partie du vieillissement physiologique, lié à la carence hormonale, chez les hommes et les femmes. Elle s'accompagne de sarcopénie, c'est-à-dire d'une diminution physiologique de la masse musculaire. Si elle n'est pas compensée, l'ostéoporose se complique de douleurs et de fractures (vieillissement pathologique).

Application clinique

## DEUX EXEMPLES DE VIEILLISSEMENT PATHOLOGIQUE

### La maladie d'Alzheimer

Mme D., 92 ans, a des trous de mémoire : elle doit faire une liste très précise pour ses courses, qu'elle ne retrouve souvent pas, arrivée au magasin. Elle oublie certains rendez-vous et même certains visages. Quand on le lui demande, elle n'arrive plus à se souvenir des prénoms de tous ses petits-enfants. Elle ne sort plus de son quartier car il lui est arrivé de se sentir perdue dans des rues auparavant familières.

Certaines personnes développent des troubles de mémoire qui touchent initialement la mémoire dite «immédiate», c'est-à-dire des faits les plus récents, puis petit à petit la mémoire plus ancienne. Ces troubles s'associent alors à des troubles du langage (aphasie), du faire (apraxie) et des connaissances (agnosie). Cette maladie idiopathique est appelée maladie d'Alzheimer et s'accompagne de troubles du comportement plus ou moins importants en fonction des patients : troubles du sommeil, de l'alimentation, apathie, agressivité… Son évolution est inéluctable. La mort survient en une douzaine d'année. Il n'y a actuellement aucun traitement curatif connu, mais certains traitements peuvent ralentir la survenue des troubles du comportement et soulager la famille.

### L'insuffisance rénale

M. J., 85 ans, bon état général, se présente aux urgences car il ne se sent pas bien. Il a une bronchite depuis plusieurs jours. Comme elle ne cédait pas spontanément, son médecin l'a mis sous antibiotiques (fluoroquinolones). La fièvre a cédé mais son état général continue de s'altérer. Il ne mange plus depuis deux jours et ne boit quasiment rien.

Ses antécédents comprennent une hypertension artérielle bien équilibrée sous inhibiteurs de l'enzyme de conversion, un diabète sous biguanides et une arythmie complète par fibrillation auriculaire (ACFA) sous digitaliques.

L'examen clinique retrouve une pression artérielle basse, un pouls lent, à 40/mn (bradycardie), et des signes de déshydratation franche. Les examens complémentaires montrent une ACFA très lente, une insuffisance rénale sévère avec clairance de la créatinine à 25 ml/mn, un potassium bas et un surdosage en digitaliques et en fluoroquinolones.

M. J. a été réhydraté. Les digitaliques, les antibiotiques et tout son traitement habituel ont été arrêtés. Son état s'est amélioré rapidement et en sept jours il a pu reprendre une fonction rénale satisfaisante (clairance à 50 ml/mn). Son traitement habituel a été repris et il a pu rentrer chez lui.

M. J. présente une altération de sa fonction rénale liée à son hypertension et à son diabète : une clairance entre 50 et 60 ml/mn correspond à une insuffisance rénale modérée. L'âge en lui-même ne donne pas d'insuffisance rénale, mais beaucoup de maladies la provoquent. La fièvre et la déshydratation liées à la bronchite ont aggravé cette insuffisance rénale ; les médicaments du traitement habituel et les antibiotiques pris sont contre-indiqués en cas d'insuffisance rénale modérée et l'ont aussi aggravée. En plus, l'insuffisance rénale a favorisé le stockage de ces médicaments qui n'ont pas pu être évacués correctement par le rein : c'est alors un cercle vicieux de réaggravation perpétuelle. La bradycardie a été favorisée par le surdosage en digitaliques, lui-même déclenché par l'insuffisance rénale aggravée.

L'insuffisance rénale s'évalue par le calcul de la fonction rénale ou débit de filtration glomérulaire (DFG), qui est normalement de 90 à 120 ml/mn chez l'adulte. Le DFG est estimé grâce à la formule de Cockroft et Gault, qui a cependant tendance à sous-estimer le DFG dans cette population. L'autre formule est la MDRD (*Modification of the diet in renal disease*), utilisée chez l'adulte et l'enfant mais pas chez le patient de plus de 80 ans en raison de sa tendance à surestimer le DFG et donc à passer à coté du diagnostic d'insuffisance rénale dans cette population (figures 13.9).

- **Formule de Cockroft**

Clairance créatinine (ml/mn) = [(140 – âge (ans)) x Poids (kg) x A] / créatininémie (µmol/l)
A = 1,23 chez l'homme et 1,04 chez la femme.

- **Formule de MDRD**

DFG (ml/mn/1,73 $m^2$) = 186.3 x créatininémie (mg/dL)$^{-1.154}$ x Âge (ans)$^{-0.203}$ x (1.212 si race noire) x (0.742 si sexe féminin).
Pour convertir la créatinine plasmatique de micromoles/l en mg/dl, diviser par 88.

- **Scores de gravité de l'insuffisance rénale**

Insuffisance rénale :
  - **débutante** entre 60 et 90 ml/min ;
  - **modérée** lorsque la clairance de la créatinine est comprise entre 30 et 60 ml/min ;
  - **sévère** entre 10 et 30 ml/min, entre 15 et 30 chez le diabétique ;
  - **grave** ou **terminale** au-dessous de 10 ml/min et inférieure a 15 chez le diabétique ;
  - impose l'épuration extrarénale au-dessous de 10 ml/min.

Fig. 13.9

### VIEILLISSEMENT PSYCHOLOGIQUE

Lors de l'avancée en âge, l'humain rencontre plusieurs ruptures :

– La retraite, avec la perte du statut social et parfois l'apparition d'un isolement social;

– le départ des enfants puis le remaniement de la famille avec des enfants devenus grands qui s'occupent de leurs parents;

– la séparation par éclatement familial, le deuil par décès du conjoint.

Par ailleurs, le vieillissement corporel s'accompagne de modifications physiques ayant une répercussion sur l'image offerte à autrui et à soi-même, avec altération possible de l'estime de soi. Si à ces modifications physiologiques s'ajoutent des pertes d'autonomie motrice, avec difficultés à se déplacer, ou des troubles intellectuels, avec des troubles de la mémoire, un syndrome dépressif apparaît souvent. Au plan émotionnel, plusieurs sentiments peuvent alors apparaître, comme par exemple le sentiment d'inutilité, la sensation d'être une charge pour les autres, la solitude et l'abandon, la sensation de posséder un corps devenant incontrôlable. Il n'est pas normal d'être dépressif lorsqu'on est âgé : la dépression fait partie du vieillissement pathologique. Il s'agit toujours d'un symptôme important à prendre en charge, à traiter et à surveiller.

Les troubles sensoriels sévères augmentent l'isolement et peuvent conduire à un syndrome dépressif, puis, petit à petit, ils modifient le psychisme de la personne. Les principaux troubles sensoriels en cause sont la surdité (vieillissement physiologique pouvant être majoré par une composante pathologique) et la cécité (cataracte, DMLA, qui font partie du vieillissement pathologique). Trois aspects se dégagent chez le grand vieillard ayant perdu ses contacts sensoriels : la personne âgée tend vers une maîtrise passive de l'environnement, une réduction de son activité et une préoccupation grandissante de son monde intérieur. On observe classiquement un désinvestissement de la réalité extérieure et un investissement de soi, accentués par l'approche de la mort.

# La mort

La mort est la cessation complète et définitive de la vie. Elle est due à l'arrêt des fonctions cardiaques, respiratoires et nerveuses. L'absence d'oxygène au niveau des tissus rend la vie impossible.

Il suffit d'un organe touché pour entraîner la mort.

On ne meurt pas de vieillesse : les vieillards présentent tous plusieurs maladies létales associées, bien tolérées jusqu'à leurs derniers jours.

# Cahier d'entraînement

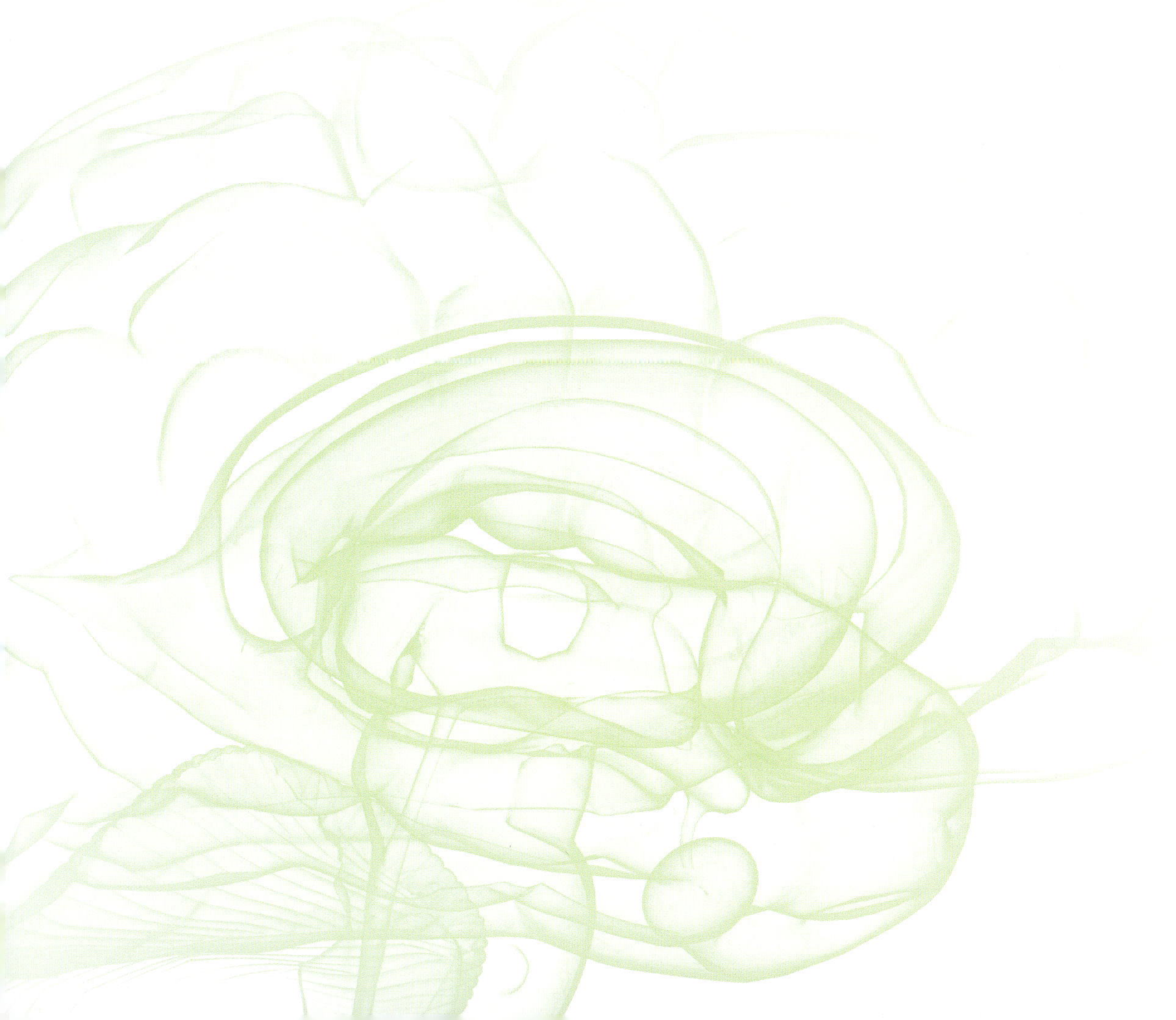

# Sujets

## Questions

### CHAPITRE 1 – LES RYTHMES DE VIE

1. **Définissez ce qu'est le rythme circadien. Quels sont les rythmes non circadiens ? Donnez un exemple pour chacun de ces rythmes.**
2. **Citez deux hormones impliquées dans le rythme circadien en donnant leurs caractéristiques principales.**
3. **Définir anabolisme et catabolisme.**
4. **Quelles sont les voies permettant le stockage d'ATP sous forme de molécules complexes ? Cochez les bonnes réponses.**

a. Lipolyse
b. Lipogenèse
c. Gluconéogenèse
d. Cétogenèse
e. Glycogénogenèse
f. Glycogénolyse

5. **Décrivez en quatre étapes la glycolyse.**
6. **Quels sont les différents moyens d'échanges de chaleur ? Cochez les bonnes réponses.**

a. Convection
b. Conduction
c. Déshydratation
d. Évaporation
e. Hydratation
f. Rayonnement

7. **Citez les deux moyens immédiats de l'organisme pour combattre le froid et la chaleur.**

### CHAPITRE 2 – L'HOMÉOSTASIE

1. **Qu'est-ce que l'homéostasie ?**
2. **Quels sont les paramètres biologiques concernés par l'homéostasie ?**
3. **Quels sont les moyens de communication pour maintenir l'homéostasie ?**
4. **Qu'est-ce qu'un sel ?**
5. **Quel est le pH normal du corps humain ?**

### CHAPITRE 3 – SQUELETTE ET SYSTÈME LOCOMOTEUR

#### Anatomie

1. **Énumérer les structures qui constituent une articulation mobile (diarthrose) comme le genou et indiquer leur rôle essentiel.**
2. **Annoter le schéma d'une coupe de l'axe vertébral à la hauteur du corps de la 5e vertèbre lombaire (L5).**

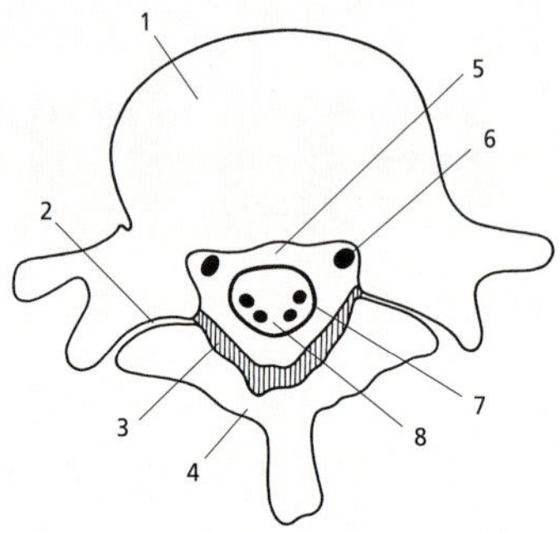


3. **Au niveau de quelle vertèbre et comment se termine la moelle épinière ?**

#### Physiologie

1. **À quoi sert le cartilage de conjugaison ?**
2. **Indiquer sommairement le rôle essentiel sur le tissu osseux de :**

- L'hormone parathyroïdienne.
- La thyrocalcitonine.
- L'hormone somatotrope hypophysaire.
- Les hormones surrénaliennes et les médicaments dérivés de la cortisone.
- La carence œstrogénique.
- La vitamine D.
- THS (Traitement hormonal substitutif de la ménopause).

### CHAPITRE 4 – SYSTÈME CIRCULATOIRE

#### Anatomie

1. **Cocher les propositions exactes concernant l'anatomie du cœur.**

a. Le cœur a quatre cavités. ❑
b. Le cœur se contracte pendant la diastole. ❑
c. La veine cave inférieure s'abouche dans l'oreillette gauche (*Atrium gauche*). ❑

d. L'aorte commence au niveau du ventricule gauche. ❑

e. Le cœur est irrigué par les artères coronaires. ❑

2. **Cocher les propositions exactes concernant l'anatomie cardio-vasculaire.**

a. La valve aortique est composée de deux sigmoïdes : antérieure et postérieure. ❑

b. La valve mitrale comporte deux feuillets : valve antérieure et valve postérieure. ❑

c. Le sinus coronaire s'abouche dans l'oreillette gauche (*atrium gauche*). ❑

d. Les artères coronaires sont les premières branches de l'artère pulmonaire. ❑

e. La carotide primitive gauche naît directement de l'aorte thoracique. ❑

3. **Qu'est-ce qu'une artère et comment s'appellent ses ramifications ?**
4. **Qu'est-ce qu'une veine et comment s'appellent ses ramifications ?**
5. **Comment s'appellent les vaisseaux situés entre les veines et les artères ?**
6. **Quelles sont les conséquences d'une obstruction d'une artère coronaire ?**

### Physiologie

1. **Cocher les propositions exactes concernant l'ECG :**

a. L'électrode V1 se place dans le quatrième espace intercostal gauche ❑

b. L'électrode V1 se place dans le quatrième espace intercostal droit. ❑

c. L'électrode V4 se place sous le mamelon gauche. ❑

d. L'électrode V3 se place après avoir placé V4, entre V2 et V4. ❑

e. Les électrodes précordiales à poire ne doivent pas être maintenues en place de façon prolongée car elles peuvent provoquer des phlyctènes cutanées. ❑

2. **Citer les deux principales méthodes de mesure du débit cardiaque.**
3. **Qu'est-ce qu'un rythme cardiaque sinusal ? Quelle est sa fréquence ? Qu'est-ce qu'un rythme cardiaque jonctionnel ? Quelle est sa fréquence ?**
4. **Définir les termes suivants : systole ventriculaire, diastole, contraction isovolumétrique, relaxation isovolumétrique.**
5. **Comment la pression artérielle est-elle régulée ?**
6. **Un patient est hospitalisé pour infarctus du myocarde ; quelles sont les deux principales méthodes de mesure du débit cardiaque et de la fraction d'éjection du ventricule gauche et quelles sont les valeurs moyennes de ces paramètres chez l'adulte sain ?**

## ■ CHAPITRE 5 – SYSTÈME RESPIRATOIRE

### Anatomie

1. **Qu'est-ce qu'une dysphonie ?**
2. **Une dysphonie peut être la conséquence de la paralysie d'une corde vocale. Quel est le nerf en cause ? (cocher la ou les bonnes réponses)**

a. Phrénique. ❑

b. Récurrent. ❑

c. Sciatique. ❑

d. Ophtalmique. ❑

e. Aucun de ceux-là. ❑

3. **Parmi les muscles suivants, quel est celui qui est le plus important pour la respiration ? (cocher la bonne réponse)**

a. Intercostal. ❑

b. Sterno-cleido-mastoïdien. ❑

c. Pectoral. ❑

d. Diaphragme. ❑

e. Grand dentelé. ❑

4. **Compléter le schéma suivant ; nommer les organes dessinés.**

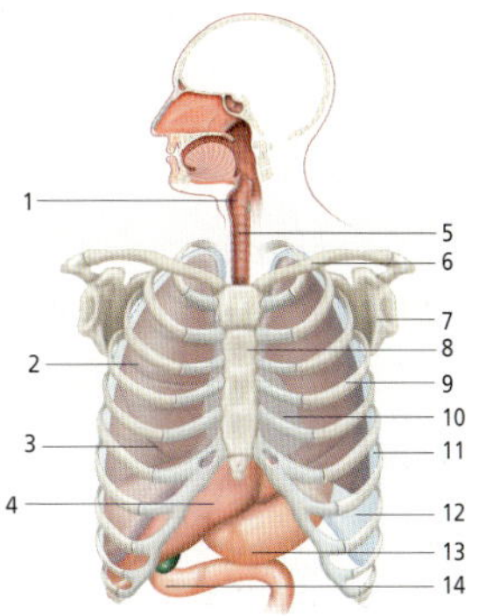

### Physiologie

1. **Chez un malade souffrant d'une bronchite chronique avec emphysème, une hypoxémie est possible. Quel est le mécanisme le plus important et le plus souvent en cause ? (cocher la bonne réponse)**
   - a. Une baisse de la $FiO_2$. ❑
   - b. Une altération du rapport ventilation/perfusion. ❑
   - c. L'effet *shunt*. ❑
   - d. Un trouble de la diffusion de l'oxygène. ❑
2. **Lors d'un exercice musculaire, citer les trois systèmes physiologiques qui sont mis en jeu.**
3. **Un homme, âgé de 65 ans, éthylotabagique, souffre d'un cancer de l'œsophage. Quelles sont les plaintes respiratoires que peut avoir le patient ?**
4. **Quelles peuvent être les conséquences d'une émotion forte sur le plan ventilatoire ?**

## CHAPITRE 6 – SYSTÈME DIGESTIF

### Anatomie

1. **Annoter le schéma suivant.**

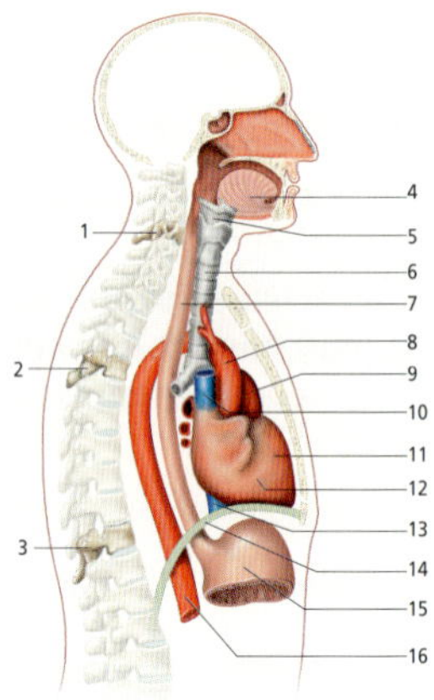


2. **Concernant la vascularisation du foie : (cocher la ou les bonnes réponses)**
   - a. Le sang arrive au foie à la fois par une artère et par une veine. ❑
   - b. Le drainage sanguin du foie se fait à la fois par une artère et par une veine. ❑
   - c. Le terme « porte » signifie : « situé entre deux réseaux capillaires ». ❑
   - d. La veine porte (tronc porte) apporte au foie les nutriments absorbés par le tube digestif. ❑
   - e. L'artère hépatique apporte 75 % du débit sanguin hépatique. ❑
3. **Quels sont les organes situés en totalité sous le diaphragme ? (cocher la ou les bonnes réponses)**
   - a. L'œsophage. ❑
   - b. L'estomac. ❑
   - c. Le pancréas. ❑
   - d. La vésicule biliaire. ❑
   - e. Le foie. ❑

### Physiologie

1. **Concernant la digestion : (cocher la ou les bonnes réponses)**
   - a. La digestion des glucides commence dans la bouche. ❑
   - b. L'absorption des protides est maximale dans l'estomac. ❑
   - c. Le côlon est le segment du tube digestif où l'absorption des nutriments est la plus importante. ❑
   - d. Les protéines sont transformées par la digestion en acides aminés. ❑
   - e. La bile permet de solubiliser les graisses. ❑
2. **Résumer en quelques lignes les fonctions des différents organes du tube digestif : bouche, œsophage, estomac, pancréas exocrine, foie, vésicule biliaire, intestin grêle, côlon.**
3. **De quoi un patient peut-il se plaindre lorsque les nutriments ne sont pas absorbés par l'intestin ?**

## CHAPITRE 7 – SYSTÈME URINAIRE

### Anatomie

1. **Annoter le schéma suivant du système urinaire chez la femme.**

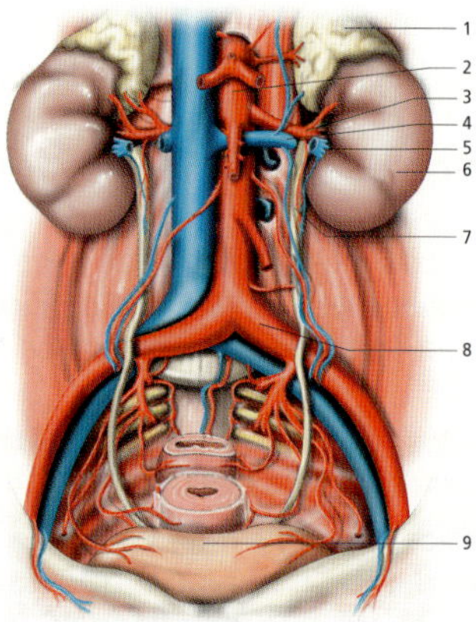

2. **Compléter le texte suivant à propos du rein :**

   Les deux reins sont situés de part et d'autre de la colonne vertébrale … . Chaque rein a la forme d'un grain de haricot. Le bord interne présente en son milieu un orifice appelé … . C'est le point de pénétration ou de sortie des … et des … . Chaque rein a une hauteur de … centimètres, une largeur de … centimètres et une épaisseur de … centimètres. Le poids chez l'adulte est de … à … grammes. Les reins sont plaqués contre la paroi abdominale postérieure, en avant des …. Ils sont séparés des viscères digestifs par le péritoine …, ce sont donc des organes … .

3. **Annoter ce schéma du système urinaire chez l'homme.**

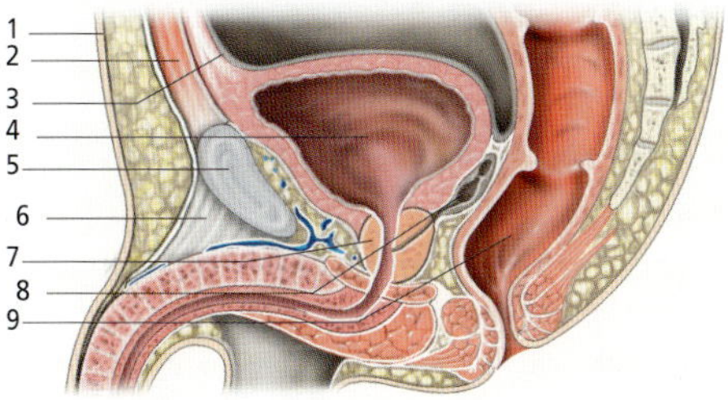


4. **Décrire brièvement les trois couches de la paroi vésicale.**
5. **Quelle particularité anatomique caractérise l'abouchement de l'uretère dans la vessie ?**

### Physiologie

1. **Quelle est l'unité fonctionnelle du rein ?**
2. **Annoter le schéma suivant du néphron.**

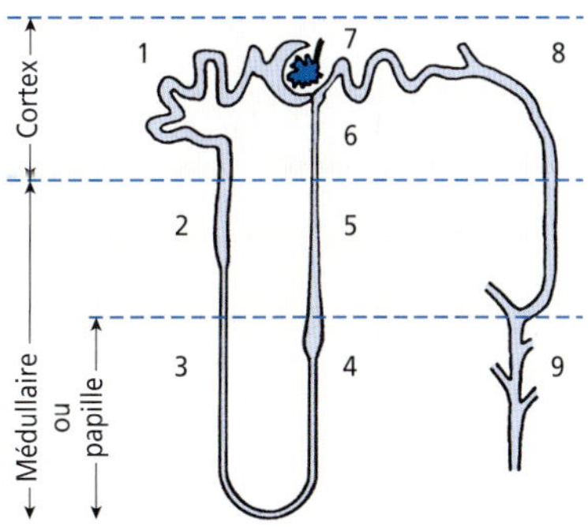


3. **Quel est le nombre approximatif de néphrons dans un rein normal ?**
4. **Quelle est la proportion du débit cardiaque destinée aux reins ? Donner une estimation de la quantité totale de sang qui traverse les reins chaque jour.**
5. **Définir la fonction du glomérule rénal.**
6. **Quelle est la quantité d'urine primitive (= débit de filtration glomérulaire) formée par minute et par jour ?**
7. **Définir la fonction du tubule rénal.**
8. **Quelles sont les autres fonctions des reins, non directement en relation avec la formation de l'urine ? (cocher la ou les bonnes réponses)**

   a. La synthèse de dérivés actifs de la vitamine D. ❑

   b. La production d'aldostérone. ❑

   c. La production de rénine. ❑

   d. La synthèse d'érythropoïétine. ❑

## ■ CHAPITRE 8 – SYSTÈME NERVEUX

### Anatomie

1. **Combien dénombre-t-on de racines nerveuses cervicales, dorsales, lombaires et sacrées ?**
2. **Annoter le schéma suivant d'une coupe frontale du cerveau : les thalamus et les noyaux gris centraux.**

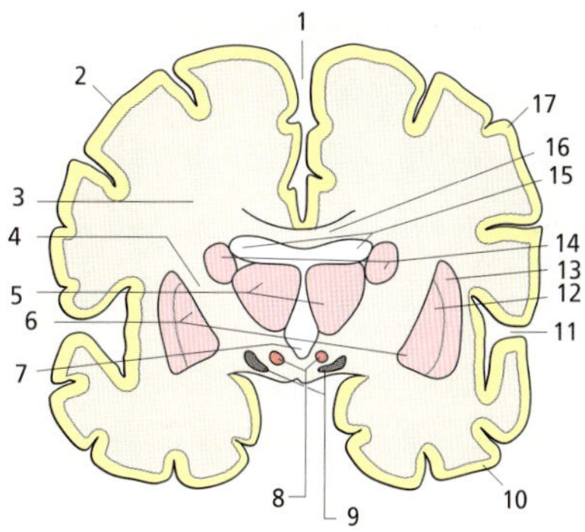


3. **Quels sont les quatre lobes cérébraux ?**

### Physiologie

1. **La conduction de l'influx le long d'une fibre nerveuse : (cocher la ou les bonnes réponses)**

   a. Se fait à vitesse constante quel que soit le type de fibre. ❑

   b. Est liée à des phénomènes de transports ioniques. ❑

   c. Fait intervenir une pompe à sodium qui fonctionne sans consommer d'ATP. ❑

   d. Est liée à la transmission d'une substance chimique appelée neurotransmetteur. ❑

   e. Peut être étudiée par l'EMG de stimulo-détection. ❑

2. **Le système nerveux central : (cocher la ou les bonnes réponses)**
   a. Fonctionne de manière totalement indépendante du système nerveux périphérique. ❑
   b. Peut être subdivisé en systèmes anatomiquement et fonctionnellement distincts. ❑
   c. La distinction entre substance grise et substance blanche repose sur des caractéristiques tinctoriales lors de l'examen macroscopique du cerveau. ❑
   d. La substance grise renferme les oligodentrocytes. ❑
3. **Quelles sont les conséquences d'une obstruction de l'artère cérébrale moyenne ou artère sylvienne ?**

## CHAPITRE 9 – VIE DE RELATION : ORGANES DES SENS

### Anatomie

1. **Annoter le schéma suivant d'une coupe sagittale du globe oculaire.**

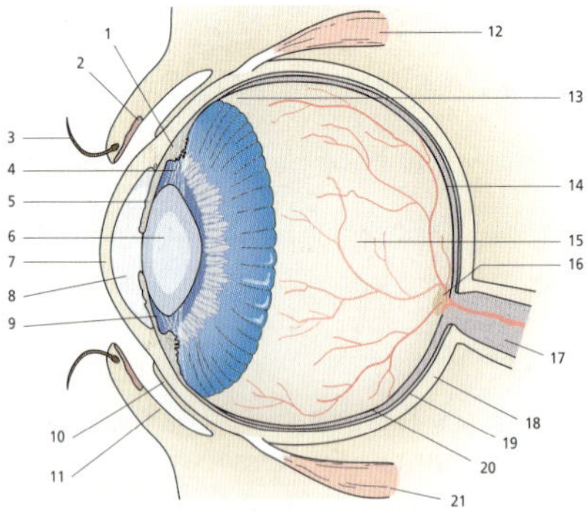


2. **Les deux zones ayant un aspect particulier au fond d'œil sont : (cocher la ou les bonnes réponses)**
   a. La cornée. ❑
   b. La papille. ❑
   c. Le chiasma optique. ❑
   d. Le corps ciliaire. ❑
   e. La macula. ❑
3. **Cocher parmi les propositions suivantes celles qui sont vraies :**
   a. Le cristallin est une lentille biconcave d'une puissance de 20 dioptries. ❑
   b. La macula assure l'acuité visuelle. ❑
   c. L'iris est percé d'un orifice central appelé la pupille. ❑
   d. L'uvée est composée de la choroïde, du corps ciliaire et de l'iris. ❑
   e. Le vitré est un gel opaque qui remplit la partie postérieure du globe oculaire. ❑
4. **Les cellules suivantes sont-elles présentes au sein de l'épiderme ? (cocher la ou les bonnes réponses)**
   a. Fibroblastes. ❑
   b. Kératinocytes. ❑
   c. Cellules de Merkel. ❑
   d. Mélanocytes. ❑
   e. Cellules de Langerhans. ❑
   f. Adipocytes. ❑
5. **La jonction dermo-épidermique comprend : (cocher la ou les bonnes réponses)**
   a. Les hémi-desmosomes des kératinocytes basaux. ❑
   b. Les cornéocytes. ❑
   c. Les fibres d'ancrage (collagène VII). ❑
   d. La lamina densa. ❑
   e. La lamina lucida. ❑
6. **Compléter le schéma ci-contre d'une coupe histologique de peau.**

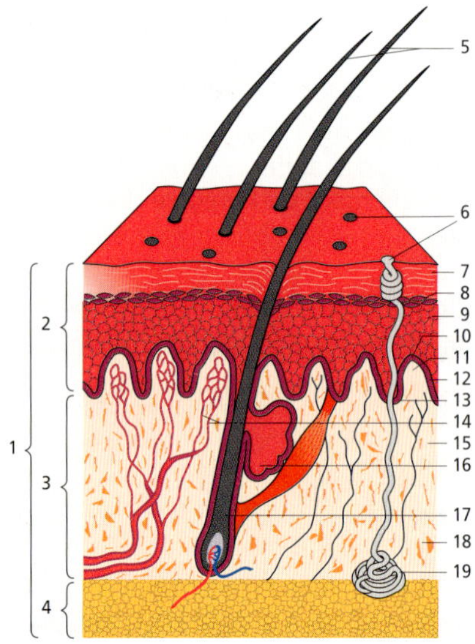


7. **Compléter le schéma suivant à propos de l'oreille.**

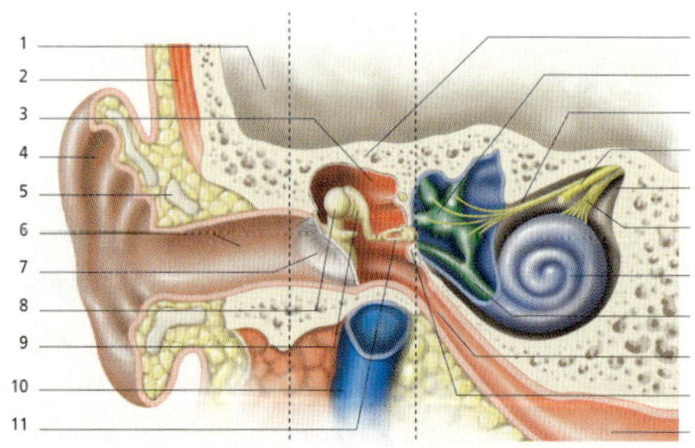

8. **Quels sont les éléments anatomiques qui font partie de l'oreille interne ? (cocher la ou les bonnes réponses)**
   - a. Le vestibule (saccule et utricule). ❑
   - b. L'organe de Corti (*organe spinal*). ❑
   - c. La trompe d'Eustache (*trompe auditive*). ❑
   - d. Le labyrinthe membraneux. ❑
   - e. L'enclume (*incus*). ❑
9. **Le méat moyen draine : (cocher la ou les bonnes réponses)**
   - a. Le sinus sphénoïdal. ❑
   - b. Le sinus maxillaire. ❑
   - c. Le sinus frontal. ❑
   - d. Le sinus ethmoïdal antérieur. ❑
   - e. Le sinus ethmoïdal postérieur. ❑
10. **Annoter le schéma suivant du larynx.**

### Physiologie

1. **L'humeur aqueuse : (cocher la ou les bonnes réponses)**
   - a. Est sécrétée par le cristallin. ❑
   - b. Passe de la chambre postérieure à la chambre antérieure par la pupille. ❑
   - c. Est évacuée dans l'angle irido-cornéen. ❑
   - d. Occupe l'espace situé entre la cornée et le cristallin. ❑
   - e. Lorsqu'elle ne s'évacue pas, elle est responsable de la cataracte. ❑
2. **L'épiderme est : (cocher la ou les bonnes réponses)**
   - a. Un épithélium. ❑
   - b. En constant renouvellement. ❑
   - c. Vascularisé. ❑
   - d. Innervé. ❑
   - e. Un tissu qui se différencie de la profondeur vers la superficie. ❑
3. **Citer les six principaux rôles de la peau.**
4. **Le système naso-sinusien a plusieurs fonctions physiologiques. Quelles sont-elles ? (cocher la ou les bonnes réponses)**
   - a. Filtration de l'air. ❑
   - b. Reconnaissance des sensations acides. ❑
   - c. Reconnaissance de l'arôme. ❑
   - d. Reconnaissance des molécules odoriférantes. ❑
   - e. Humidification et réchauffement de l'air. ❑
5. **Citer les deux types de photorécepteurs contenus dans la rétine, ainsi que leurs rôles respectifs.**
6. **Quels sont les trois systèmes sensoriels qui assurent l'équilibre ?**

## ■ CHAPITRE 10 – SYSTÈME ENDOCRINIEN

### Anatomie

1. **À quel niveau vertébral sont situées les glandes surrénales (*glandes suprarénales*) ?**
2. **Quels sont les dimensions et le poids d'une glande thyroïde normale ?**
3. **Citer les deux principaux organes qui risquent d'être lésés au cours d'une intervention chirurgicale sur la thyroïde.**
4. **Quelles sont les deux principales hormones sécrétées par la glande thyroïde ?**
5. **Quel est le rapport anatomique de l'hypophyse le plus important lorsqu'il existe une tumeur de la glande ?**
6. **Annoter le schéma suivant.**

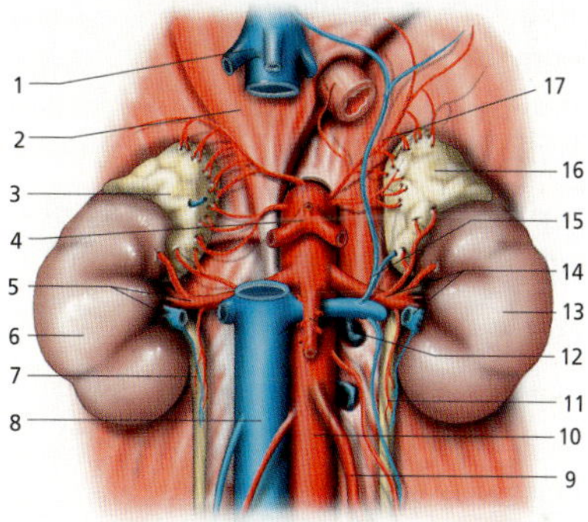


### Physiologie

1. **Quelles sont les hormones produites par l'antéhypophyse ?**
2. **Quelle quantité de glucose produit le foie en vingt-quatre heures (même à l'état de jeûne) ?**
3. **Quels sont les effets de la parathormone (PTH) sur l'intestin, le rein et l'os qui expliquent l'effet hypercalcémiant de l'hormone ?**
4. **Quelle est (quelles sont) l'hormone (ou les hormones) qui provoque(nt) l'hypoglycémie ?**

## ■ CHAPITRE 11 – SANG ET SYSTÈME IMMUNITAIRE

### Sang

1. **Les cellules sanguines produites dans la moelle osseuse sont de trois catégories :**
   - a. Les globules rouges ou hématies ou érythrocytes
   - b. Les globules blancs ou leucocytes
   - c. Les plaquettes

Préciser leur rôle en notant la lettre correspondant à la réponse exacte :

... transportent l'hémoglobine. ❑

... jouent un rôle dans la coagulation. ❑

... interviennent dans la défense de l'organisme. ❑

2. **La maturation des hématies se caractérise par (cocher la ou les bonnes réponses)**

a. La perte de leur noyau. ❑

b. Leur charge en hémoglobine. ❑

c. La présence de fer. ❑

d. La couleur du noyau. ❑

e. La présence de facteurs vitaminiques. ❑

f. Le rôle de la vitamine $B_{12}$. ❑

3. **La durée de vie des cellules : (mettre une flèche vers la réponse exacte)**

a. Hématies 3 à 4 jours.

b. Granulocytes 60 jours.

c. Plaquettes 10 jours.

4. **Citer les trois temps de l'hémostase et les examens permettant de l'explorer.**

### Système immunitaire

1. **Le système lymphatique est constitué de : (cocher la ou les bonnes réponses)**

a. Vaisseaux lymphatiques. ❑

b. Ganglions lymphatiques. ❑

c. Lymphe. ❑

d. Cellules cancéreuses. ❑

e. Hématies. ❑

f. Sang. ❑

2. **Compléter le schéma ci-contre du système lymphatique.**

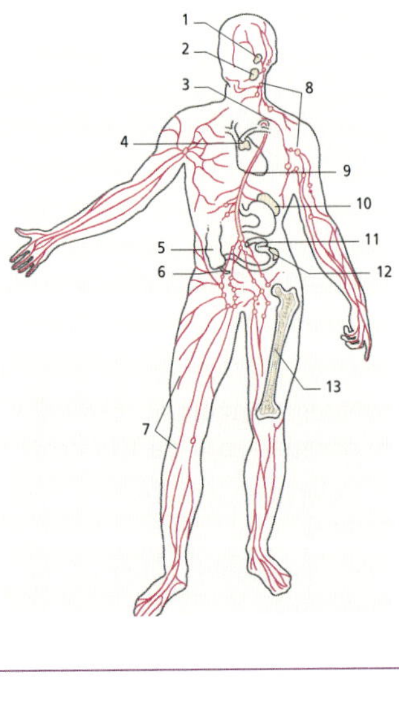


3. **Une jeune fille présente une douleur dans l'aisselle droite où existe une tuméfaction inflammatoire évoquant une adénopathie. Quelle peut en être l'origine ?**

## ■ CHAPITRE 12 – APPAREIL REPRODUCTEUR

### Anatomie

1. **Annoter le schéma suivant du périnée et des organes pelviens chez la femme.**

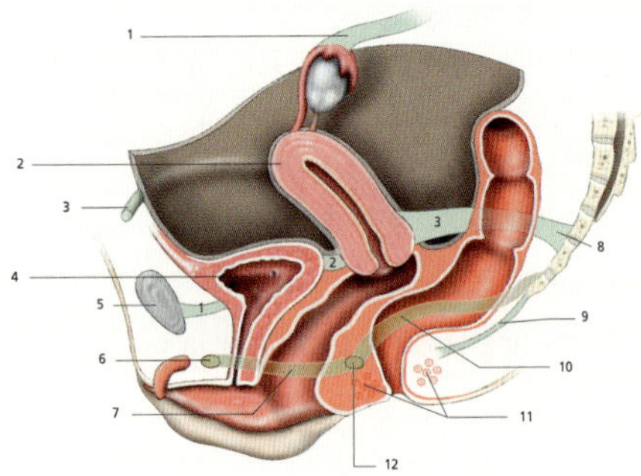


2. **Les trompes présentent quatre parties (cocher la ou les bonnes réponses) :**

a. Les caroncules. ❑

b. Le pavillon. ❑

c. L'ampoule. ❑

d. L'isthme. ❑

e. L'aponévrose (*fascia*). ❑

f. La portion interstitielle. ❑

3. **Le sein est composé de trois éléments anatomiques (cocher la ou les bonnes réponses) :**

a. La glande mammaire. ❑

b. Le muscle mammaire. ❑

c. Le tissu fibreux. ❑

d. Le tissu adipeux. ❑

e. L'albuginée. ❑

### Physiologie

1. **À propos du cycle menstruel (cocher la ou les bonnes réponses) :**

a. Le premier jour du cycle correspond au dernier jour des règles. ❑

b. La durée d'un cycle est de vingt-huit jours. ❑

c. L'âge de la ménarche se situe entre 10 et 16 ans. ❑

d. La ménopause correspond à l'apparition des bouffées de chaleur. ❑

e. Les menstruations sont appelées dyspareunies. ❑

2. **Les annexes fœtales : décrire rapidement le rôle et l'anatomie du cordon ombilical.**
3. **Mme B., 70 ans, se présente en consultation avec la sensation de boule au niveau du périnée. Il s'agit d'un prolapsus complet extériorisé.**

   a. Quel est à votre avis probablement l'organe médian intéressé dans ce prolapsus ?

   b. Quel est l'organe situé en avant au niveau du périnée pouvant être intéressé par ce prolapsus ?

   c. Une hystérectomie totale voie basse est réalisée avec une annexectomie droite : quels sont les organes pelviens qui ont été retirés ?
4. **Une patiente âgée de 30 ans, accouche à domicile. Après clampage du cordon ombilical, la délivrance se fait naturellement.**

   a. Juste avant d'accoucher la patiente a perdu les eaux, de quel liquide s'agit-il ?

   b. Quels sont les éléments que vous examinez sur la face maternelle du placenta pour vous assurer que le placenta est complet ?

   c. Combien d'artères et de veines devez-vous retrouver au niveau du cordon ?

## CHAPITRE 13 – LES ÉTAPES DE LA VIE

1. **Quels sont les facteurs impliqués dans la croissance ?**
2. **Quels sont les facteurs connus de longévité ?**
3. **Quelles sont les trois grandes théories reconnues dans le vieillissement biologique ?**

# Corrigés

## Questions

### CHAPITRE 1 – LES RYTHMES DE VIE

1. **Définissez ce qu'est le rythme circadien. Quels sont les rythmes non circadiens ?**

Le rythme circadien, ou rythme nycthéméral, dure environ vingt-quatre heures et va comporter un jour et une nuit. Les sécrétions de cortisol et de mélatonine suivent un rythme circadien.
On parle de rythme infradien pour ceux qui durent plus de vingt-quatre heures, comme le cycle menstruel (environ vingt-huit jours), et de rythme supradien pour ceux qui durent moins de vingt-quatre heures, comme le rythme cardiaque.

2. **Citez deux hormones impliquées dans le rythme circadien en donnant leurs caractéristiques principales.**

Le cortisol qui est sécrété par la glande surrénale et qui est une hormone de veille permettant l'utilisation des réserves énergétiques. Sa sécrétion est maximale dans la journée et chute en fin de journée. Il joue un rôle majeur dans l'établissement du rythme circadien.
La mélatonine est sécrétée par la glande pinéale. Sa sécrétion est inverse par rapport à celle du cortisol, c'est-à-dire maximale durant la nuit. La mélatonine joue un rôle de synchronisateur du rythme circadien.

3. **Définir anabolisme et catabolisme.**

L'anabolisme comprend l'ensemble des réactions qui permettent l'élaboration de grosses molécules à partir de plus petites. Le catabolisme consiste à transformer des molécules complexes en substances simples, faciles à utiliser par les cellules.

4. **Quelles sont les voies permettant le stockage d'ATP ?**

Réponses b et e.

5. **Décrivez en quatre étapes la glycolyse.**

1. Le glucose est dégradé en pyruvate dans le cytosol de la cellule.
2. Le pyruvate est transporté dans la mitochondrie.
3. Le pyruvate rentre dans le cycle de Krebs. Il y a production d'ATP et de coenzymes réduits.
4. Les coenzymes réduits permettent la synthèse d'ATP grâce à la chaîne respiratoire.

6. **Quels sont les différents moyens d'échanges de chaleur ?**

Réponses a, b, e et f.

7. **Citez les deux moyens immédiats de l'organisme pour combattre le froid et la chaleur.**

La vasoconstriction et le frisson musculaire dans le cas de la thermogenèse. La vasodilatation et la sudation dans le cas de la thermolyse.

### CHAPITRE 2 – L'HOMÉOSTASIE

1. **Qu'est-ce que l'homéostasie ?**

L'homéostasie est la capacité du corps humain à maintenir une stabilité relative du milieu interne malgré les changements constants de l'environnement.

2. **Quels sont les paramètres biologiques concernés par l'homéostasie ?**

– Les ions (sodium $Na^+$, calcium $Ca^{++}$, potassium $K^+$) ;
– le sucre : la glycémie ;
– le pH, l'acidité, le gaz carbonique ;
– l'osmolarité ;
– la circulation sanguine ;
– la circulation corporelle.

3. **Quels sont les moyens de communication pour maintenir l'homéostasie ?**

Les deux moyens principaux sont :
– le système nerveux qui utilise les nerfs,
– le système endocrinien qui utilise les hormones.
Quelle que soit la variable régulée (glycémie, calcémie, hormones thyroïdiennes, etc.), le mécanisme de régulation comporte trois éléments : le centre de régulation, le récepteur et un effecteur.

4. **Qu'est-ce qu'un sel ?**

Un sel est un composé ionique formé de cations (sauf ion $H^+$) et d'anions (sauf ion hydroxyle $OH^-$). Les sels dissous dans l'eau se dissocient en chacun des ions qui le composent.

5. **Quel est le pH normal du corps humain ?**

7,4 (7,38 à 7,42).

### CHAPITRE 3 – SQUELETTE ET SYSTÈME LOCOMOTEUR

#### Anatomie

1. **Énumérer les structures qui constituent une articulation mobile (diarthrose) comme le genou et indiquer leur rôle essentiel.**

Ces structures sont les suivantes :
– le cartilage articulaire, qui recouvre les extrémités osseuses et permet le glissement des surfaces au contact, et les ménisques qui améliorent la congruence articulaire ;

– la capsule articulaire, renforcée par des ligaments, qui maintient en contact les deux os ;
– la membrane synoviale, qui recouvre l'intérieur de la capsule et délimite la cavité articulaire là où elle sécrète le liquide synovial.

2. **Annoter le schéma d'une coupe de l'axe vertébral à la hauteur du corps de la 5e vertèbre lombaire (L5).**

1. Corps de la vertèbre L5. 2. Articulation interapophysaire L4-L5. 3. Ligament jaune. 4. Arc postérieur de la vertèbre L4. 5. Espace épidural ou péridural. 6. Racine L5. 7. Dure-mère. 8. Espace intradural ou sous-arachnoïdien (contenant le LCR et les racines de la queue de cheval).

3. **Au niveau de quelle vertèbre et comment se termine la moelle épinière ?**

La moelle épinière se termine à la hauteur de la 2e vertèbre lombaire, par une partie rétrécie appelée le cône terminal ; elle est prolongée par le filum terminale, qui forme avec les dernières racines lombaires et sacrées la « queue de cheval ».

### Physiologie

1. **À quoi sert le cartilage de conjugaison?**

Le cartilage de conjugaison est responsable de l'accroissement en longueur des os.

2. **Indiquer sommairement le rôle essentiel sur le tissu osseux de:**

– L'hormone parathyroïdienne: elle est responsable de la résorption osseuse par les ostéoclastes.
– La thyrocalcitonine: elle freine la résorption osseuse (utilisation thérapeutique).
– L'hormone somatotrope hypophysaire: elle stimule la croissance en longueur et en épaisseur des os.
– Les hormones surrénaliennes et les médicaments dérivés de la cortisone: ils freinent la construction osseuse et ralentissent la croissance chez le jeune.
– La carence œstrogénique: elle suit la ménopause et favorise la déminéralisation squelettique.
– La vitamine D: elle entraîne une calcification rapide du tissu ostéoïde (tissu «pré-osseux») et elle exalte aussi la résorption osseuse.
– Le THS, en comprenant la carence œstrogénique post-ménopausique, freine la déminéralisation squelettique.

## CHAPITRE 4 – SYSTÈME CIRCULATOIRE

### Anatomie

1. **Cocher les propositions exactes concernant l'anatomie du cœur.**

Réponses a, d et e.

2. **Cocher les propositions exactes concernant l'anatomie cardio-vasculaire.**

Réponses b et e.

3. **Qu'est-ce qu'une artère et comment s'appellent ses ramifications ?**

Une artère est un vaisseau sanguin qui part du cœur et qui apporte le sang vers les organes. Les ramifications s'appellent les artérioles.

4. **Qu'est-ce qu'une veine et comment s'appellent ses ramifications ?**

Une veine est un vaisseau qui va s'aboucher au cœur. Il apporte le sang des organes vers le cœur. Ses ramifications s'appellent les veinules.

5. **Comment s'appellent les vaisseaux situés entre les veines et les artères**

Les capillaires.

6. **Quelles sont les conséquences de l'obstruction d'une artère coronaire**

L'obstruction d'une artère coronaire va entraîner un manque d'oxygène au niveau du cœur (ischémie). Le patient va avoir très mal dans la poitrine et le bras gauche ; il peut avoir une sensation de mort imminente. Au mieux, cela provoque une angine de poitrine, réversible ; au pire, le patient aura un infarctus du myocarde, c'est-à-dire des lésions ischémiques irréversibles du muscle cardiaque.

### Physiologie

1. **Cocher les propositions exactes concernant l'ECG :**

Réponses b, c, d et e.

2. **Citer les deux principales méthodes de mesure du débit cardiaque.**

a. Mesure invasive par un cathéter de Swan-Ganz (méthode de thermodilution).
Mesure non-invasive par écho-Doppler cardiaque.

3. **Qu'est-ce qu'un rythme cardiaque sinusal ? Quelle est sa fréquence ? Qu'est-ce qu'un rythme cardiaque jonctionnel ? Quelle est sa fréquence ?**

Le rythme cardiaque sinusal est sous la dépendance du nœud de Keith et Flack. Sa fréquence est de 60 à 80 battements par minute. Le rythme jonctionnel est sous la dépendance du nœud auriculo-ventriculaire ; sa fréquence est de 45 à 50 battements par minute.

4. **Définir les termes suivants : systole ventriculaire, diastole, contraction isovolumétrique, relaxation isovolumétrique.**

**Systole ventriculaire** : temps d'éjection des ventricules à travers les valves pulmonaire et aortique ; la systole ventriculaire comporte également la contraction isovolumétrique et la relaxation isovolumétrique.

**Diastole** : la diastole est le temps de remplissage des ventricules, avec un premier temps de remplissage « passif » et un deuxième temps « actif » grâce à la contraction des oreillettes en fin de diastole.

**Contraction isovolumétrique** : premier temps de la systole, la contraction isovolumétrique comprend la fermeture des valves auriculo-ventriculaires et l'ouverture des sigmoïdes aortiques et pulmonaires.

**Relaxation isovolumétrique** : c'est un phénomène actif qui termine la systole, entre la fermeture des sigmoïdes aortiques et pulmonaires et l'ouverture des valves mitrale et tricuspide.

5. **Comment la pression artérielle est-elle régulée ?**

La pression artérielle a une double régulation : neurologique et hormonale.

Les barorécepteurs envoient des influx nerveux au niveau du cœur lorsque la pression artérielle varie.

Plusieurs systèmes hormonaux vont modifier le diamètre des artères et la rétention de sel pour réguler la pression artérielle.

6. **Un patient est hospitalisé pour infarctus du myocarde ; quelles sont les deux principales méthodes de mesure du débit cardiaque et de la fraction d'éjection du ventricule gauche et quelles sont les valeurs moyennes de ces paramètres chez l'adulte sain ?**

– Le débit cardiaque peut être mesuré de manière invasive, en réanimation ou au bloc opératoire par cathétérisme des cavités droites par une sonde de Swan-Ganz. Cette sonde est habituellement mise en place par voie veineuse centrale (veine jugulaire interne) et positionnée dans l'artère pulmonaire ; elle permet de mesurer le débit cardiaque par méthode de thermodilution. Cette méthode consiste à injecter du sérum physiologique froid par l'orifice proximal de la sonde situé dans l'oreillette droite, et à mesurer la différence de température par l'orifice distal de la sonde situé dans l'artère pulmonaire.

– Le débit cardiaque peut également être mesuré de manière non invasive par échographie-Doppler cardiaque. Le volume d'éjection systolique est calculé en mesurant le diamètre de l'anneau aortique (par échographie bidimensionnelle) et les vitesses du flux sanguin pendant l'éjection aortique (par Doppler), ce qui permet de calculer le débit cardiaque en multipliant le volume d'éjection systolique par la fréquence cardiaque.

– La fraction d'éjection ventriculaire gauche peut être calculée de manière invasive, au cours de l'angiographie ventriculaire gauche réalisée lors d'une coronarographie. La fraction d'éjection peut également être calculée de manière non invasive par échographie cardiaque bidimensionnelle par voie apicale.

Les valeurs moyennes chez l'adulte sont :

– débit cardiaque = 5 à 6 L/min ;

– fraction d'éjection ventriculaire gauche = 55 à 65 %.

## CHAPITRE 5 – SYSTÈME RESPIRATOIRE

### Anatomie

1. **Qu'est-ce qu'une dysphonie ?**

La dysphonie est une modification de la voix. C'est la difficulté à émettre un son.

2. **Une dysphonie peut être la conséquence de la paralysie d'une corde vocale. Quel est le nerf en cause ?**

Réponse b.

3. **Parmi les muscles suivants, quel est celui qui est le plus important pour la respiration ?**

Réponse d.

4. **Compléter le schéma ; nommer les organes dessinés.**

**1.** Larynx. **2.** Poumon. **3.** Scissure. **4.** Foie. **5.** Trachée. **6.** Clavicule. **7.** Omoplate (Scapula). **8.** Sternum. **9.** Côtes. **10.** Cœur. **11.** Plèvre. **12.** Cul-de-sac pleural. **13.** Estomac. **14.** Duodénum.

### Physiologie

1. **Chez un malade souffrant d'une bronchite chronique avec emphysème, une hypoxémie est possible. Quel est le mécanisme le plus important et le plus souvent en cause ?**

Réponse b.

2. **Lors d'un exercice musculaire, citer les trois systèmes physiologiques qui sont mis en jeu.**

Réponses : les systèmes respiratoire, cardio-vasculaire et musculaire.

3. **Un homme, âgé de 65 ans, éthylotabagique, souffre d'un cancer de l'œsophage. Quelles sont les plaintes respiratoires que peut avoir le patient ?**

Toux par envahissement de la bronche ; puis dyspnée si atélectasie (rétraction) pulmonaire gauche en raison de l'obstruction complète de la bronche.

4. **Quelles peuvent être les conséquences d'une émotion forte sur le plan ventilatoire ?**

Une hyperventilation, qui entraîne une hypocapnie et donc une alcalose respiratoire ; une sensation vertigineuse est fréquemment ressentie par le malade.

## ■ CHAPITRE 6 – SYSTÈME DIGESTIF

### Anatomie

1. **Annoter le schéma de l'œsophage.**

**1.** C4. **2.** D4. **3.** D10. **4.** Langue. **5.** Larynx. **6.** Trachée. **7.** Œsophage. **8.** Aorte. **9.** Artère pulmonaire. **10.** Veine cave supérieure. **11.** Cœur. **12.** Ventricule droit. **13.** Veine cave inférieure. **14.** Diaphragme. **15.** Estomac (grosse tubérosité). **16.** Aorte abdominale.

2. **Concernant la vascularisation du foie :**

Réponses a, c et d.

NB : Question a. Le sang qui arrive au foie provient :

– de la veine porte (75 %), qui apporte du sang veineux provenant de l'ensemble du tube digestif et qui véhicule les nutriments absorbés.

– de l'artère hépatique (25 %), qui apporte le sang oxygéné.

Question b. Le drainage se fait par les veines sus-hépatiques.

3. **Quels sont les organes situés en totalité sous le diaphragme ?**

Réponses b, c, d et e.

NB : Question a. La majeure portion de l'œsophage est située dans le thorax (donc sus-diaphragmatique) ; seule son extrémité inférieure est sous-diaphragmatique.

### Physiologie

1. **Concernant la digestion :**

Réponses a, d et e.

NB : Réponse a. Oui, l'amylase salivaire (ou ptyaline) transforme l'amidon et le glycogène en maltose.

Réponse b. Aucun aliment n'est absorbé dans l'estomac.

Réponse c. Non, c'est l'intestin grêle ; le côlon a surtout la fonction de former et stocker les selles pour avoir des déchets en quantité limitée.

Réponse e. La bile est déversée dans le duodénum et permet de digérer les graisses en les solubilisant.

2. **Résumer en quelques lignes les fonctions des différents organes du tube digestif : bouche, œsophage, estomac, pancréas exocrine, foie, vésicule biliaire, intestin grêle, côlon.**

**La bouche** a une double fonction. Sa fonction mécanique est la mastication pour permettre la déglutition. Sa fonction chimique est l'insalivation, c'est-à-dire l'imprégnation des aliments par la salive. Comme la salive comporte de l'amylase dans sa composition, la digestion des glucides commence dans la bouche (transformation de l'amidon et du glycogène en maltose).

**L'œsophage** a uniquement une fonction mécanique. Il permet au bol alimentaire de transiter de la bouche vers l'estomac.

**L'estomac** a une double fonction. Sa fonction mécanique est de broyer, brasser, malaxer et homogénéiser le bol alimentaire en le mélangeant au suc gastrique. Les contractions entraînent les aliments de l'estomac « proximal » vers l'estomac « distal ». Les fonctions chimiques de l'estomac sont la bactéricidie, liée à l'acidité gastrique, et le début de la digestion des protéines grâce aux pepsines. L'estomac sécrète également le facteur intrinsèque indispensable à l'absorption de la vitamine $B_{12}$.

**Le pancréas** exocrine a uniquement une fonction chimique. Le pancréas est une double glande, à la fois endocrine et exocrine. Seule la fonction exocrine est utile à la digestion. Le suc pancréatique sécrété comporte :

– des enzymes protéolytiques pour la digestion des protides ; les polypeptides sont coupés en peptides ;

– de l'amylase pour la digestion des glucides ; les polysaccharides sont transformés en disaccharides et en doses absorbables ;

– des enzymes lipolytiques, la lipase notamment, qui transforment les triglycérides en monoglycérides et en acides gras libres absorbables.

**Le foie** synthétise la bile. La bile est déversée dans le duodénum et permet de digérer les graisses en les solubilisant. De plus, en émulsifiant le chyme d'origine gastrique, elle favorise l'action des enzymes pancréatiques. La bile permet aussi l'excrétion de produits de dégradation de l'organisme (cholestérol, bilirubine, cuivre, etc.). Le foie synthétise de nombreuses protéines de l'organisme (albumine, facteurs de coagulation, etc.). Il est le lieu de stockage des glucides (réserves énergétiques). Il est également le lieu de métabolisme de nombreux médicaments. Il n'a aucune action mécanique dans la digestion.

**La vésicule biliaire** permet de stocker la bile synthétisée par le foie. La vésicule excrète la bile dans le tube digestif au moment des repas.

**L'intestin grêle** a schématiquement quatre fonctions :

– La **fonction motrice**, qui permet : 1) d'établir un contact étroit entre le chyme et les villosités des cellules pour permettre l'absorption des nutriments ; 2) de brasser le chyme ; 3) de faire progresser le chyme vers le côlon.

– La **digestion** se poursuit dans l'intestin grêle. Les enzymes des cellules intestinales (entérocytes) assurent la fin de la digestion des glucides (les oligo- et disaccharides sont transformées en monosaccharides ou oses) et des protides (les tri- et di-peptides sont transformés en acides aminés). Les lipides ont déjà été entièrement digérés après la phase pancréatique.

– L'**absorption** des nutriments a lieu dans l'intestin grêle. Sont également réabsorbés de l'eau, les sels minéraux et les vitamines. 6 à 8 litres sont absorbés chaque jour.

– Le **métabolisme** de certains nutriments absorbés (les lipides) commence dans l'entérocyte. Les acides gras et monoglycérides sont synthétisés en triglycérides, et ceux-ci vont former avec les lipoprotéines les chylomicrons. Ceux-ci vont passer dans la lymphe. Les oses et les acides aminés ressortent de l'entérocyte sans métabolisme intermédiaire.

**Le côlon** a la fonction de former et de stocker les selles. Il réabsorbe de l'eau pour obtenir des déchets en quantité limitée et détruit grâce aux bactéries coliques les quelques composés qui n'ont pas été digérés. Le stockage des selles a surtout lieu dans le sigmoïde.

3. **De quoi un patient peut-il se plaindre lorsque les nutriments ne sont pas absorbés par l'intestin ?**

Les carences vont entraîner : fatigue, amaigrissement, anémie (essoufflement), diarrhée.

## CHAPITRE 7 – SYSTÈME URINAIRE

### Anatomie

1. **Annoter le schéma du système urinaire de la femme.**

**1.** Glande surrénale gauche (*glande suprarénale gauche*). **2.** Aorte (abdominale). **3.** Artère rénale (gauche). **4.** Veine rénale (gauche). **5.** Hile du rein. **6.** Rein gauche. **7.** Uretère et vaisseaux urétéraux. **8.** Artère iliaque primitive (*artère iliaque commune*). **9.** Vessie.

2. **Compléter le texte suivant à propos du rein :**

Les deux reins sont situés de part et d'autre de la colonne vertébrale **thoraco-lombaire**. Chaque rein a la forme d'un grain de haricot. Le bord interne présente en son milieu un orifice appelé **hile**. C'est le point de pénétration ou de sortie des **vaisseaux** et des **canaux excréteurs intrarénaux**. Chaque rein a une hauteur de **12** centimètres, une largeur de **6** centimètres et une épaisseur de **3** centimètres. Le poids chez l'adulte est de **110** à **160** grammes. Les reins sont plaqués contre la paroi abdominale postérieure, en avant des **dernières côtes**. Ils sont séparés des viscères digestifs par le péritoine **pariétal postérieur**, ce sont donc des organes **rétropéritonéaux**.

3. **Annoter le schéma du système urinaire de l'homme.**

**1.** Peau. **2.** Muscle. **3.** Péritoine. **4.** Vessie. **5.** Pubis. **6.** Ligament suspenseur du pénis. **7.** Prostate. **8.** Vésicule séminale. **9.** Rectum.

4. **Décrire brièvement les trois couches de la paroi vésicale.**

Les trois couches de la paroi vésicale sont :
– une couche muqueuse, constituée d'un épithélium (ou urothélium) et d'une sous-muqueuse conjonctive ;
– une couche musculaire avec des fibres orientées selon 3 axes ;
– une couche adventitielle, fibro-élastique.

5. **Quelle particularité anatomique caractérise l'abouchement de l'uretère dans la vessie ?**

La particularité anatomique qui caractérise l'abouchement de l'uretère dans la vessie est l'existence d'un trajet sous-muqueux réalisant un dispositif anti-reflux.

### Physiologie

1. **Quelle est l'unité fonctionnelle du rein ?**

Le néphron, composé du glomérule et des différents segments du tubule rénal.

2. **Annoter le schéma du néphron.**

**1.** Tube proximal, partie contournée corticale. **2.** Tube proximal, partie droite. **3.** Anse de Henlé, partie descendante. **4.** Anse de Henlé, partie ascendante. **5.** Segment large de la branche ascendante. **6.** *Macula densa*. **7.** Tube contourné distal. **8.** Segment connecteur. **9.** Tube collecteur.

3. **Quel est le nombre approximatif de néphrons dans un rein normal ?**

Dans un rein normal, on dénombre environ un million de néphrons.

4. **Quelle est la proportion du débit cardiaque destinée aux reins ? Donner une estimation de la quantité totale de sang qui traverse les reins chaque jour.**

Un quart du débit cardiaque, soit environ 1700 litres de sang par jour, est destiné aux reins.

5. **Définir la fonction du glomérule rénal.**

Le glomérule rénal est une chambre de filtration où se forme l'urine primitive, ultrafiltrat du plasma filtré à travers les capillaires glomérulaires.

6. **Quelle est la quantité d'urine primitive (= débit de filtration glomérulaire) formée par minute et par jour ?**

La quantité d'urine primitive formée est de 120 millilitres par minute, soit environ 180 litres par jour.

7. **Définir la fonction du tubule rénal.**

Le tubule rénal réabsorbe l'eau et différents solutés et électrolytes (urée, NaCl, potassium, bicarbonates, calcium), et sécrète également certains de ces solutés (acide urique, potassium, ions $H^+$), afin d'adapter la composition de l'urine émise aux apports et aux pertes pour maintenir constante la composition des liquides de l'organisme.

8. **Quelles sont les autres fonctions des reins, non directement en relation avec la formation de l'urine ?**

Réponses a, c et d.

## CHAPITRE 8 – SYSTÈME NERVEUX

### Anatomie

1. **Combien dénombre-t-on de racines nerveuses cervicales, dorsales, lombaires et sacrées ?**
8 cervicales, 12 dorsales, 5 lombaires et 5 sacrées.

2. **Annoter le schéma d'une coupe frontale du cerveau : les thalamus et les noyaux gris centraux.**
**1.** Grande scissure interhémisphérique. **2.** Cortex. **3.** Substance blanche. **4.** Capsule interne. **5.** Thalamus. **6.** Noyaux lenticulaires (noyaux lentiformes). **7.** Troisième ventricule. **8.** Noyaux rouges. **9.** *Locus niger?* : substance noire (*substantia nigra*). **10.** Lobe temporal. **11.** Vallée sylvienne. **12.** Pallidum. **13.** Putamen. **14.** Noyaux caudés. **15.** Ventricules latéraux. **16.** Corps calleux. **17.** Lobe pariétal.

3. **Quels sont les quatre lobes cérébraux ?**
Les lobes frontal, pariétal, temporal et occipital.

### Physiologie

1. **La conduction de l'influx le long d'une fibre nerveuse :**
Réponses b et e.

2. **Le système nerveux central :**
Réponses b, c et e.
NB : les oligodentrocytes sont situés dans la substance blanche, et synthétisent la myéline.

3. **Quelles sont les conséquences d'une obstruction de l'artère cérébrale moyenne ou artère sylvienne ?**
Un infarctus dans le territoire cérébral vascularisé par l'artère sylvienne : une grande partie du cortex frontal, du cortex pariétal, du cortex temporal, la capsule interne, le noyau lenticulaire. Les conséquences cliniques sont une hémiplégie (déficit moteur et sensitif de l'hémicorps controlatéral : si la veine gauche est obstruée, le côté droit sera paralysé) et des troubles neuro-psychologiques selon le côté atteint (chez le droitier, aphasie si AVC gauche, apraxie si AVC droit).

## CHAPITRE 9 – VIE DE RELATION : ORGANES DES SENS

### Anatomie

1. **Annoter le schéma d'une coupe sagittale du globe oculaire.**
**1.** Procès ciliaire. **2.** Tarse. **3.** Cil. **4.** Zonule. **5.** Iris. **6.** Cristallin. **7.** Cornée. **8.** Chambre antérieure. **9.** Chambre postérieure. **10.** Conjonctive bulbaire. **11.** Conjonctive palpébrale. **12.** Muscle droit supérieur. **13.** Hyaloïde antérieure. **14.** Hyaloïde postérieure. **15.** Vitré. **16.** Papille. **17.** Nerf optique. **18.** Sclère. **19.** Choroïde. **20.** Rétine. **21.** Muscle droit inférieur.

2. **Les deux zones ayant un aspect particulier au fond d'œil sont :**
Réponses b et e.
NB : pour plus de compléments, voir l'encadré «Retenir» p. 137.

3. **Cocher parmi les propositions suivantes celles qui sont vraies :**
Réponses b, c et d.
NB : Réponse a. Lentille biconvexe convergente.
Réponse e. Transparent, sinon il n'y aurait pas de vision possible.

4. **Les cellules suivantes sont-elles présentes au sein de l'épiderme ?**
Réponses b, c, d et e.
NB : Réponse a. Cellules du derme.
Réponse f. Cellules de l'hypoderme.

5. **La jonction dermo-épidermique comprend :**
Réponses a, c, d et e.
NB : Réponse b. Cellules de la couche cornée.

6. **Compléter le schéma d'une coupe histologique de peau.**
**1.** Peau. **2.** Épiderme. **3.** Derme. **4.** Hypoderme. **5.** Poils. **6.** Ouvertures des canaux excréteurs des glandes sudoripares. **7.** Couche cornée. **8.** Couche granuleuse. **9.** Corps muqueux de Malpighi. **10.** Couche basale. **11.** Papille dermique. **12.** Lame basale. **13.** Crête épidermique. **14.** Vaisseaux sanguins. **15.** Derme papillaire. **16.** Glande sébacée. **17.** Follicule pileux. **18.** Derme réticulaire. **19.** Glande sudoripare.

7. **Compléter le schéma à propos de l'oreille.**
**1.** Fosse temporale. **2.** Muscle temporal. **3.** Caisse du tympan (*cavité tympanique*). **4.** Pavillon. **5.** Fibro-cartilage. **6.** Conduit auditif externe (*méat acoustique externe*). **7.** Membrane du tympan. **8.** Marteau (*malleus*). **9.** Enclume (*incus*). **10.** Golfe jugulaire. **11.** Étrier. **12.** Tegmen tympani. **13.** Vestibule. **14.** Nerf vestibulaire. **15.** Nerf facial. **16.** Conduit auditif interne (*méat acoustique interne*). **17.** Nerf cochléaire (VIII). **18.** Cochlée. **19.** Organe de Corti (*organe spinal*). **20.** Trompe d'Eustache (*trompe auditive*). **21.** Fenêtre ronde (*fenêtre de la cochlée*). **22.** Nasopharynx.

8. **Quels sont les éléments anatomiques qui font partie de l'oreille interne ?**
Réponses a, b et d.

9. **Le méat moyen draine :**
Réponses b, c et d.

### Physiologie

1. **L'humeur aqueuse...**
Réponses b, c et d.
NB : Réponse a. Par les procès ciliaires du corps ciliaire.
Réponse e. Est responsable du glaucome par augmentation du tonus oculaire.

2. **L'épiderme est…**

Réponses a, b et e.

NB : l'épiderme n'est ni vascularisé (il est nourri à partir du derme), ni innervé.

3. **Citer les six principaux rôles de la peau.**

Les principaux rôles de la peau sont :
- un rôle de barrière en s'opposant à la pénétration des molécules externes (allergènes, agents infectieux, corps étrangers, etc.);
- un rôle de protection immunitaire par la présence des cellules de Langerhans au sein de l'épiderme, cellules présentatrices de l'antigène aux lymphocytes T;
- un rôle de protection mécanique par absorption des chocs par les constituants du derme;
- un rôle de protection contre le rayonnement solaire essentiellement assuré par les mélanocytes;
- un rôle de protection thermique en luttant contre le chaud et le froid, essentiellement grâce à la vascularisation du derme;
- un rôle sensoriel grâce aux nombreux récepteurs nerveux situés dans le derme.

4. **Le système naso-sinusien a plusieurs fonctions physiologiques. Quelles sont-elles ?**

Réponses a, c, d et e.

5. **Citer les deux types de photorécepteurs contenus dans la rétine, ainsi que leurs rôles respectifs.**

On distingue deux types de photorécepteurs : les cônes (responsables de la vision diurne et de la vision des détails et des couleurs) et les bâtonnets (utilisés pour la vision dans l'obscurité).

6. **Quels sont les trois systèmes sensoriels qui assurent l'équilibre ?**

- Le système vestibulaire périphérique (vestibule, canaux semi-circulaires, nerf vestibulaire) et central;
- le système proprioceptif : c'est le repérage de la position des membres dans l'espace;
- la vision : le système visuel donne des informations visuelles quant à l'environnement et à la position du corps dans cet environnement.

## CHAPITRE 10 – SYSTÈME ENDOCRINIEN

### Anatomie

1. **À quel niveau vertébral sont situées les glandes surrénales (*glandes suprarénales*) ?**

Au niveau des douzièmes vertèbres dorsales.

2. **Quels sont les dimensions et le poids d'une glande thyroïde normale ?**

6 cm de haut, 6 cm de large, 1,5 cm d'épaisseur. 12 à 15 g suivant la taille et le sexe.

3. **Citer les deux principaux organes qui risquent d'être lésés au cours d'une intervention chirurgicale sur la thyroïde.**

Les glandes parathyroïdes et les nerfs récurrents.

4. **Quelles sont les deux principales hormones sécrétées par la glande thyroïde ?**

- La tétraiodothyronine, ou thyroxine, ou $T_4$;
- la triiodothyronine, ou $T_3$.

5. **Quel est le rapport anatomique de l'hypophyse le plus important lorsqu'il existe une tumeur de la glande ?**

Le chiasma optique.

6. **Annoter le schéma.**

### Physiologie

1. **Quelles sont les hormones produites par l'antéhypophyse ?**

- GH : hormone de croissance;
- FSH : hormone folliculo-stimulante;
- LH : hormone lutéostimulante;
- TSH : hormone thyréo-stimulante;
- PRL : prolactine;
- ACTH : hormone corticotrope.

2. **Quelle quantité de glucose produit le foie en vingt-quatre heures (même à l'état de jeûne) ?**

Environ 2 mg/kg/min, soit 250 à 300 g/24 h.

3. **Quels sont les effets de la parathormone (PTH) sur l'intestin, le rein et l'os qui expliquent l'effet hypercalcémiant de l'hormone ?**

- Sur l'intestin : augmentation de l'action de la vitamine D;
- sur le rein : augmentation de la réabsorption calcique;
- sur l'os : augmentation de la résorption (destruction) osseuse.

4. **Quelle est (quelles sont) l'hormone (ou les hormones) qui provoque(nt) l'hypoglycémie ?**

L'insuline.

## CHAPITRE 11 – SANG ET SYSTÈME IMMUNITAIRE

### Sang

1. **Les cellules sanguines produites dans la moelle osseuse sont de trois catégories :**

a. Les globules rouges ou hématies ou érythrocytes.
b. Les globules blancs ou leucocytes.
c. Les plaquettes.

**Préciser leur rôle en notant la lettre correspondant à la réponse exacte :**

- Transportent l'hémoglobine : a.
- Jouent un rôle dans la coagulation : c.
- Interviennent dans la défense de l'organisme : b.

2. **La maturation des hématies se caractérise par :**

Réponses a, b, c, e et f.

3. **La durée de vie des cellules :**

- Hématies : 60 jours.
- Granulocytes : 10 jours.
- Plaquettes : 3 à 4 jours.

4. **Citer les trois temps de l'hémostase et les examens permettant de l'explorer.**

Hémostase primaire :
- temps de saignement (méthode d'Ivy)
- numération plaquettaire.

Coagulation sanguine :
- temps de Quick,
- temps de céphaline-kaolin.

Fibrinolyse :
- fibrinogène,
- produits de dégradation de la fibrine (PDF).

### Système immunitaire

1. **Le système lymphatique est constitué de :**

Réponses a, b et c.

2. **Compléter le schéma du système lymphatique.**

**1.** Végétations. **2.** Amygdales (*tonsilles*). **3.** Veine sous-clavière gauche (*veine subclavière*). **4.** Thymus. **5.** Côlon. **6.** Appendice. **7.** Lymphatiques tissulaires. **8.** Ganglions lymphatiques (*nœuds lymphatiques*). **9.** Canal thoracique (*conduit thoracique*). **10.** Rate. **11.** Intestin grêle. **12.** Plaques de Peyer. **13.** Moelle osseuse.

3. **Une jeune fille présente une douleur sous l'aisselle droite, où existe une tuméfaction inflammatoire évoquant une adénopathie. Quelle peut en être l'origine ?**

L'inspection du membre supérieur dont la lymphe se draine dans les ganglions de l'aisselle permet d'observer des traces de griffures de chat faisant évoquer une maladie des griffes du chat.

## CHAPITRE 12 – APPAREIL REPRODUCTEUR

### Anatomie

1. **Annoter le schéma du périnée et des organes pelviens chez la femme.**

**1.** Ligament lombo-ovarien. **2.** Utérus. **3.** Ligament rond. **4.** Vessie. **5.** Symphyse pubienne. **6.** Ligament transverse. **7.** Aponévrose transverse. **8.** Ligament sacro-recto-génito-pubien (*fascia sacro-recto-genito-pubien*). **9.** Raphé ano-coccygien (ligament ano-coccygien). **10.** Muscle élévateur de l'anus. **11.** Sphincter externe de l'anus. **12.** Noyau fibreux central du périnée (centre tendineux du périnée).

2. **Les trompes présentent quatre parties :**

Réponses b, c, d et f.

3. **Le sein est composé de trois éléments anatomiques :**

Réponses a, c et d.

### Physiologie

1. **À propos du cycle menstruel :**

Réponses b et c.

NB : pour plus de précisions, voir *op. cit.*, p. 35.

2. **Les annexes fœtales : décrire rapidement le rôle et l'anatomie du cordon ombilical.**

Le cordon ombilical résulte de l'allongement du pédicule embryonnaire. Il s'insère sur la face fœtale. À terme il comporte deux artères ombilicales qui amènent le sang désaturé du fœtus au placenta, et une veine ombilicale qui apporte le sang oxygéné du placenta au fœtus.

NB : pour plus de précisions, voir *op. cit.*, p. 43.

3. **Mme B., 70 ans, se présente en consultation avec la sensation de boule au niveau du périnée. Il s'agit d'un prolapsus complet extériorisé.**

a. Quel est à votre avis probablement l'organe médian intéressé dans ce prolapsus ?

a. L'utérus.

b. Quel est l'organe situé en avant au niveau du périnée pouvant être intéressé par ce prolapsus ?

b. La vessie.

c. Une hystérectomie totale voie basse est réalisée avec une annexectomie droite : quels sont les organes pelviens qui ont été retirés ?

c. L'utérus et le col de l'utérus, l'ovaire droit et la trompe droite.

4. **Une patiente âgée de 30 ans accouche à domicile. Après clampage du cordon ombilical, la délivrance se fait naturellement.**

a. Juste avant d'accoucher la patiente a perdu les eaux, de quel liquide s'agit-il ?

a. Le liquide amniotique.

b. Quels sont les éléments que vous examinez sur la face maternelle du placenta pour vous assurer que le placenta est complet ?

b. Les cotylédons.

c. Combien d'artères et de veines devez-vous retrouver au niveau du cordon ?

c. Deux artères ombilicales et une veine ombilicale.

## CHAPITRE 13 – LES ÉTAPES DE LA VIE

1. **Quels sont les facteurs impliqués dans la croissance ?**

Les facteurs qui dépendent de l'environnement, ou facteurs extrinsèques :
- l'alimentation ;
- les facteurs socio-économiques ;
- les facteurs psychoaffectifs.

Les facteurs qui dépendent de l'individu lui-même, ou facteurs intrinsèques :
- l'hormone de croissance (GH pour *Growth Hormone* ou STH *Somatotropine*) ;
- les hormones thyroïdiennes ;
- les androgènes ;
- les autres hormones : œstrogènes et glucocorticoïdes ;
- les facteurs génétiques et ethniques.

2. **Quels sont les facteurs connus de longévité ?**

– Être une femme, mariée avec enfants.
– Être à l'abri des infections de l'enfance et de l'adolescence +++.
– Avoir un bon niveau d'éducation.
– Avoir une nourriture variée (méditerranéenne) sans excès, ni carence.
– Boire un peu de vin, ne pas fumer.
– Être actif (physique, psychique, sociale) et de bonne humeur.
– Avoir de la chance.

3. **Quelles sont les trois grandes théories reconnues dans le vieillissement biologique ?**

Il semble que le vieillissement résulte des trois phénomènes biologiques suivants :
– L'accumulation d'*AGE products* (*age glycation end*) ; ce phénomène résulte de la glycation (accumulation de sucre) des protéines.
– Le rôle néfaste des radicaux libres : hautement réactifs, ils vont léser l'ADN et les membranes cellulaires.
– L'accumulation d'erreurs lors des phénomènes de réparation cellulaire ; ces erreurs vont entraîner une destruction cellulaire ou une transformation en cellule cancéreuse.

# Table de correspondance

| Ancienne nomenclature | Nouvelle nomenclature |
|---|---|
| Aileron rotulien externe | Rétinaculum patellaire latéral |
| Aileron rotulien interne | Rétinaculum patellaire médial |
| Amygdale cérébelleuse | Noyau amygdalien |
| Amygdale palatine | Tonsille palatine |
| Angle du pubis | Corps du pubis |
| Aponévrose cervicale moyenne | Fascia cervical moyen |
| Aponévrose cervicale superficielle | Fascia cervical superficiel |
| Aponévrose prépectorale | Fascia superficalis |
| Aponévrose prostato-péritonéale de Denonvilliers | Fascia péritonéo-périnéal |
| Apophyse articulaire inférieure | Processus articulaire inférieur |
| Apophyse articulaire supérieure | Processus articulaire supérieur |
| Apophyse coronoïde | Processus coronoïde |
| Apophyse épineuse | Processus épineux |
| Apophyse transverse | Processus transverse |
| Aqueduc de Sylvius | Aqueduc du mésencéphale / aqueduc cérébral |
| Arcade crurale | Ligament inguinal |
| Arrière-fond du cotyle | Fosse acétabulaire |
| Artère carotide primitive | Artère carotide commune |
| Artère coronaire stomachique | Artère gastrique gauche |
| Artère cubitale | Artère ulnaire |
| Artère humérale | Artère brachiale |
| Artère humérale profonde | Artère brachiale profonde |
| Artère iliaque primitive | Artère iliaque commune |
| Artère mammaire externe | Artère thoracique externe |
| Artère mammaire interne | Artère thoracique interne |
| Artère pédieuse | Artère dorsale du pied |
| Artère péronière | Artère fibulaire |
| Artère sous-clavière | Artère subclavière |
| Artère surrénale supérieure | Artère suprarénale supérieure |
| Articulation astragalo-calcanéenne | Articulation subtalaire |
| Astragale | Talus |
| | |
| Bandelette optique | Tractus optique |
| Bassinet | Pelvis rénal |
| Bourrelet | Labrum |
| Bourrelet cotyloïdien | Labrum acétabulaire |
| Bourse séreuse | Bourse synoviale |

| | |
|---|---|
| Branche marginale droite de la coronaire | Artère atriale antérieure |
| Bulbe | Moelle allongée / Bulbe |
| Calcanéum | Calcanéus |
| Caisse du tympan | Cavité tympanique |
| Canal cholédoque | Conduit cholédoque |
| Canal cystique | Conduit cystique |
| Canal de Wirsung | Conduit pancréatique |
| Canal galactophorique | Conduit lactifère |
| Canal hépatique | Conduit hépatique |
| Canal hépatique droit | Conduit hépatique droit |
| Canal hépatique gauche | Conduit hépatique gauche |
| Canal lacrymo-nasal | Conduit lacrymo-nasal |
| Canal pancréatique | Conduit pancréatique |
| Canal rachidien | Foramen vertébral |
| Canalicules lacrymaux | Conduits lacrymaux supérieurs et inférieurs |
| Canaux galactophoriques | Conduits lactifères |
| Capuchon du clitoris | Prépuce du clitoris |
| Cartilage de la cloison nasale | Cartilage septal du nez |
| Cervelet | Cérébellum / Cervelet |
| Cloison recto-vaginale | Septum recto-vaginal |
| Col du péroné | Col de la fibula |
| Colonne vertébrale | Rachis |
| Condyle externe | Condyle latéral |
| Condyle interne | Condyle médial |
| Convergence biliaire supérieure | Racine gauche du conduit hépatique |
| Corne de la cavité cotyloïdienne | Corne de la surface semi-lunaire |
| Cotyle | Acétabulum |
| Coulisse bicipitale | Sillon intertuberculaire |
| Crête de Duret | Crête fibreuse |
| Cristallin | Lens |
| Cubitus | Ulna |
| Cul-de-sac de Douglas | Excavation recto-utérine |
| Cul-de-sac recto-vésical | Excavation recto-vésicale |
| Cul-de-sac vésico-utérin | Fosse paravésicale |
| Cupule radiale | Fovéa radiale |
| Deuxième duodénum | Partie descendante du duodénum |
| Échancrure intercondylienne | Fosse intercondylaire |
| Enclume | Incus |
| Épendyme | Canal central de la moelle spinale |
| Épicondyle | Épicondyle latéral |
| Épines tibiales | Tubercules intercondylaires |
| Épineuse | Processus épineux |

| | |
|---|---|
| Épiploon | Omentum |
| Épitrochlée | Épicondyle médial |
| Espace de Retzius | Espace rétro-pubien |
| Étrier | Stapes |
| | |
| Faisceau de Goll et Burdach | Faisceaux gracile et cunéiforme |
| Faisceau pyramidal | Tractus cortico-spinal latéral |
| Faisceau spino-cérébelleux | Tractus spino-cérébelleux dorsal |
| Faisceau spino-thalamique | Tractus spino-thalamique |
| Fenêtre ovale | Fenêtre du vestibule |
| Fenêtre ronde | Fenêtre de la cochlée |
| Feuillet antérieur de la tricuspide | Cuspide droite de la valve atrio-ventriculaire droite |
| Feuillet postérieur de la tricuspide | Cuspide gauche de la valve atrio-ventriculaire droite |
| Feuillet septal de la tricuspide | Cuspide septale de la valve atrio-ventriculaire droite |
| Fosse sous-épineuse | Fosse infra-épineuse |
| Fosse sous-scapulaire | Fosse subscapulaire |
| Fosse sus-épineuse | Fosse supra-épineuse |
| Frange de Richard | Frange ovarienne |
| | |
| Gaine digito-carpienne interne | Gaine des fléchisseurs du carpe |
| Ganglions de la chaîne mammaire interne | Nœuds lymphatiques parasternaux |
| Ganglions sus-claviculaires | Nœuds lymphatiques sus-claviculaires |
| Glande de Skene | Glandes para-urétrales |
| Glande surrénale droite | Glande suprarénale droite |
| Glande surrénale gauche | Glande suprarénale gauche |
| Golfe jugulaire | Bulbe supérieur de la jugulaire |
| Grand calice | Calice majeur |
| Grand épiploon | Grand omentum |
| Grand os | Capitatum |
| Grande apophyse du calcanéum | Processus antérieur du calcanéus |
| Grande cavité sigmoïde du cubitus | Incisure trochléaire de l'ulna |
| Grande échancrure sciatique | Grande incisure sciatique |
| Grande valve mitrale | Cuspide droite de la valve atrio-ventriculaire gauche |
| | |
| Ligament annulaire du carpe | Rétinaculum des muscles fléchisseurs du carpe |
| Ligament de Bertin | Ligament ilio-fémoral |
| Ligament interosseux | Membrane interosseuse |
| Ligament latéral externe de la malléole | Ligament collatéral fibulaire |
| Ligament latéral interne de la malléole | Ligament collatéral tibial |
| Ligament péronéo-tibial | Ligament tibio-fibulaire |
| Ligament péronéo-tibial antérieur | Ligament tibio-fibulaire antérieur |
| Ligament péronéo-tibial postérieur | Ligament tibio-fibulaire postérieur |
| Ligament sacro-recto-génito-pubien | Fascia sacro-recto-génito-pubien |
| Ligament utéro-sacré | Repli utéro-sacral |
| Ligament vertébral commun antérieur (LVCA) | Ligament longitudinal antérieur du rachis |

| | |
|---|---|
| Ligament vertébral commun postérieur (LVCP) | Ligament longitudinal postérieur du rachis |
| Locus niger: substance noire | Substantia nigra |
| Loge adipeuse | Fosse adipeuse |
| Malléole externe | Malléole latérale |
| Malléole interne | Malléole médiale |
| Manche du marteau | Manche du malleus |
| Marteau | Malleus |
| Maxillaire inférieur | Mandibule |
| Maxillaire supérieur | Maxillaire |
| Ménisque externe | Ménisque latéral |
| Ménisque interne | Ménisque médial |
| Mésovarium | Époophoron |
| Mont de Vénus | Mont du pubis |
| Muscle 1er radial | Muscle long extenseur radial du carpe |
| Muscle 2e radial | Muscle court extenseur radial du carpe |
| Muscle biceps crural | Muscle biceps fémoral |
| Muscle couturier | Muscle sartorius |
| Muscle cubital antérieur | Muscle fléchisseur ulnaire du carpe |
| Muscle cubital postérieur | Muscle extenseur ulnaire du carpe |
| Muscle droit antérieur | Muscle droit fémoral |
| Muscle droit externe | Muscle droit latéral |
| Muscle droit interne | Muscle droit médial |
| Muscle extenseur commun | Muscle long extenseur des orteils |
| Muscle extenseur propre du gros orteil | Muscle long extenseur de l'hallux |
| Muscle fascia lata | Muscle tenseur du fascia lata |
| Muscle fléchisseur commun | Muscle long fléchisseur des orteils |
| Muscle fléchisseur propre du gros orteil | Muscle long fléchisseur de l'hallux |
| Muscle grand dentelé | Muscle dentelé antérieur |
| Muscle grand droit | Muscle droit |
| Muscle grand oblique | Muscle oblique supérieur |
| Muscle grand oblique de l'abdomen | Muscle oblique externe de l'abdomen |
| Muscle grand palmaire | Muscle fléchisseur radial du carpe |
| Muscle jambier antérieur | Muscle tibial antérieur |
| Muscle jumeau | Muscle gastrocnémien |
| Muscle jumeau externe | Muscle gastrocnémien latéral |
| Muscle jumeau interne | Muscle gastrocnémien médial |
| Muscle long péronier latéral | Muscle long fibulaire |
| Muscle orbiculaire des lèvres | Muscle orbiculaire de la bouche |
| Muscle pédieux | Muscle court extenseur des orteils |
| Muscle petit oblique | Muscle petit oblique inférieur |
| Muscle plantaire externe | Muscle plantaire latéral |
| Muscle plantaire interne | Muscle plantaire médial |
| Muscle radial externe | Muscle long extenseur radial du carpe |
| Muscle sous-clavier | Muscle subclavier |

| | |
|---|---|
| Muscle vaste externe | Muscle vaste latéral |
| Muscle vaste interne | Muscle vaste médial |
| Muscles péroniers latéraux | Muscles fibulaires |
| | |
| Nerf accessoire du brachial cutané interne | Nerf cutané médial du bras |
| Nerf brachial cutané interne | Nerf cutané médial de l'avant-bras |
| Nerf circonflexe | Nerf axillaire |
| Nerf crural | Nerf fémoral |
| Nerf cubital | Nerf ulnaire |
| Nerf fémoro-cutané | Nerf cutané latéral de la cuisse |
| Nerf grand sciatique | Nerf sciatique |
| Nerf petit sciatique | Nerf glutéal inférieur |
| Nerf rachidien | Nerf spinal |
| Nerf sciatique poplité externe (SPE) | Nerf fibulaire commun |
| Nerf sciatique poplité interne (SPI) | Nerf tibial |
| Nerfs rachidiens dorsaux | Nerf rachidiens thoraciques |
| Noyau lenticulaire | Noyau lentiforme |
| | |
| Omoplate | Scapula |
| Oreillette | Atrium |
| Oreillette droite (OD) | Atrium droit |
| Oreillette gauche (OG) | Atrium gauche |
| Organe de Corti | Organe spiral |
| Orifice de la trompe d'Eustache | Orifice de la trompe auditive |
| Orifice du canal de la glande de Bartholin | Orifice du canal excréteur de la glande vestibulaire |
| Os crochu | Hamatum |
| Os iliaque | Os coxal |
| Os propre du nez | Os nasal |
| | |
| Péroné | Fibula |
| Petit calice | Calice mineur |
| Petit épiploon | Petit omentum |
| Petite cavité sigmoïde | Incisure radiale de l'ulna |
| Petite valve mitrale | Cuspide gauche de la valve atrio-ventriculaire gauche |
| Plateaux tibiaux | Condyles tibiaux |
| Poulie astragalienne | Poulie talaire |
| Premier duodénum | Partie supérieure du duodénum |
| Pyramidal | Triquetrum |
| | |
| Quatrième duodénum | Partie ascendante du duodénum |
| | |
| Racine antérieure | Racine ventrale |
| Racine postérieure | Racine dorsale |
| Raphé ano-coccygien | Ligament ano-coccygien |
| Rotule | Patella |

| | |
|---|---|
| Scaphoïde du tarse | Os naviculaire |
| Scissure calcarine | Sillon calcarin |
| Scissure de Sylvius | Sillon latéral |
| Semi-lunaire | Lunatum |
| Septum interauriculaire | Septum inter-atrial |
| Sigmoïde antérieure droite | Valvule antérieure droite |
| Sigmoïde postérieure | Valvule postérieure |
| Sigmoïdes aortiques | Valvules aortiques |
| Sillon de Rolando | Sillon central |
| Sinus latéral | Sinus sigmoïde |
| Sourcil cotyloïdien | Limbus acétabulaire |
| Sus épineux | Supon épineux |
| Tendon d'Achille | Tendon calcanéen |
| Tendon des péroniers latéraux | Tendon des fibulaires |
| Tendon du jambier postérieur | Tendon du tibial postérieur |
| Tendon du muscle droit antérieur | Tendon du muscle droit fémoral |
| Tendon rotulien | Tendon patellaire |
| Tête cubitale | Tête ulnaire |
| Tête du péroné | Tête de la fibula |
| Triangle lumineux | Cône lumineux |
| Trochin | Tubercule mineur |
| Trochiter | Tubercule majeur |
| Trompe d'Eustache | Trompe auditive |
| Trompe de Fallope | Trompe utérine |
| Tronc basilaire | Artère basilaire |
| Tronc lombo-sacré | Tronc lombo-sacral |
| Trou de conjugaison | Foramen intervertébral |
| Trou obturateur | Foramen obturé |
| Tubérosité antérieure du tibia | Tubérosité tibiale |
| Tubérosité bicipitale | Tubérosité radiale |
| Valve tricuspide | Valve atrio-ventriculaire droite |
| Valvule sigmoïde pulmonaire | Valvule du tronc pulmonaire |
| Valvule d'Eustachi | Valvule de la veine cave inférieure |
| Valvules sigmoïdes aortiques | Valvules de l'ostium aortique |
| Veine coronaire stomachique | Veine gastrique droite |
| Veine cubitale superficielle | Veine ulnaire superficielle |
| Veine mésentérique inférieure | Petite veine mésentérique |
| Veine mésentérique supérieure | Grande veine mésentérique |
| Veine porte | Tronc porte |
| Veine sous-clavière | Veine subclavière |
| Veine sus-hépatique droite | Veine hépatique droite |
| Veine sus-hépatique gauche | Veine hépatique gauche |
| Veine sus-hépatique sagittale | Veine sagittale |

| Nouvelle nomenclature | Ancienne nomenclature |
|---|---|
| Acétabulum | Cotyle |
| Aqueduc du mésencéphale / aqueduc cérébral | Aqueduc de Sylvius |
| Artère atriale antérieure | Branche marginale droite de la coronaire |
| Artère basilaire | Tronc basilaire |
| Artère brachiale | Artère humérale |
| Artère brachiale profonde | Artère humérale profonde |
| Artère carotide commune | Artère carotide primitive |
| Artère dorsale du pied | Artère pédieuse |
| Artère fibulaire | Artère péronière |
| Artère gastrique gauche | Artère coronaire stomachique |
| Artère iliaque commune | Artère iliaque primitive |
| Artère subclavière | Artère sous-clavière |
| Artère suprarénale supérieure | Artère surrénale supérieure |
| Artère thoracique externe | Artère mammaire externe |
| Artère thoracique interne | Artère mammaire interne |
| Artère ulnaire | Artère cubitale |
| Articulation subtalaire | Articulation astragalo-calcanéenne |
| Atrium | Oreillette |
| Atrium droit | Oreillette droite (OD) |
| Atrium gauche | Oreillette gauche (OG) |
| Bourse synoviale | Bourse séreuse |
| Bulbe supérieur de la jugulaire | Golfe jugulaire |
| Calcanéus | Calcanéum |
| Calice majeur | Grand calice |
| Calice mineur | Petit calice |
| Canal central de la moelle spinale | Épendyme |
| Capitatum | Grand os |
| Cartilage septal du nez | Cartilage de la cloison nasale |
| Cavité tympanique | Caisse du tympan |
| Cérébellum / Cervelet | Cervelet |
| Col de la fibula | Col du péroné |
| Conduit cholédoque | Canal cholédoque |
| Conduit cystique | Canal cystique |
| Conduit hépatique | Canal hépatique |
| Conduit hépatique droit | Canal hépatique droit |
| Conduit hépatique gauche | Canal hépatique gauche |
| Conduit lacrymo-nasal | Canal lacrymo-nasal |
| Conduit lactifère | Canal galactophorique |
| Conduit pancréatique | Canal de Wirsung |
| Conduit pancréatique | Canal pancréatique |
| Conduits lacrymaux supérieurs et inférieurs | Canalicules lacrymaux |

| | |
|---|---|
| Conduits lactifères | Canaux galactophoriques |
| Condyle latéral | Condyle externe |
| Condyle médial | Condyle interne |
| Condyles tibiaux | Plateaux tibiaux |
| Cône lumineux | Triangle lumineux |
| Corne de la surface semi-lunaire | Corne de la cavité cotyloïdienne |
| Corps du pubis | Angle du pubis |
| Crête fibreuse | Crête de Duret |
| Cuspide droite de la valve atrio-ventriculaire droite | Feuillet antérieur de la tricuspide |
| Cuspide droite de la valve atrio-ventriculaire gauche | Grande valve mitrale |
| Cuspide gauche de la valve atrio-ventriculaire droite | Feuillet postérieur de la tricuspide |
| Cuspide gauche de la valve atrio-ventriculaire gauche | Petite valve mitrale |
| Cuspide septale de la valve atrio-ventriculaire droite | Feuillet septal de la tricuspide |
| Épicondyle latéral | Épicondyle |
| Épicondyle médial | Épitrochlée |
| Époophoron | Mésovarium |
| Espace rétro-pubien | Espace de Retzius |
| Excavation recto-utérine | Cul-de-sac de Douglas |
| Excavation recto-vésicale | Cul-de-sac recto-vésical |
| Faisceaux gracile et cunéiforme | Faisceau de Goll et Burdach |
| Fascia cervical moyen | Aponévrose cervicale moyenne |
| Fascia cervical superficiel | Aponévrose cervicale superficielle |
| Fascia péritonéo-périnéal | Aponévrose prostato-péritonéale de Denonvilliers |
| Fascia sacro-recto-génito-pubien | Ligament sacro-recto-génito-pubien |
| Fascia superficalis | Aponévrose prépectorale |
| Fenêtre de la cochlée | Fenêtre ronde |
| Fenêtre du vestibule | Fenêtre ovale |
| Fibula | Péroné |
| Foramen intervertébral | Trou de conjugaison |
| Foramen obturé | Trou obturateur |
| Foramen vertébral | Canal rachidien |
| Fosse acétabulaire | Arrière-fond du cotyle |
| Fosse adipeuse | Loge adipeuse |
| Fosse infra-épineuse | Fosse sous-épineuse |
| Fosse intercondylaire | Échancrure intercondylienne |
| Fosse paravésicale | Cul-de-sac vésico-utérin |
| Fosse subscapulaire | Fosse sous-scapulaire |
| Fosse supra-épineuse | Fosse sus-épineuse |
| Fovéa radiale | Cupule radiale |
| Frange ovarienne | Frange de Richard |
| Gaine des fléchisseurs du carpe | Gaine digito-carpienne interne |
| Glande suprarénale droite | Glande surrénale droite |

| | |
|---|---|
| Glande suprarénale gauche | Glande surrénale gauche |
| Glandes para-urétrales | Glande de Skene |
| Grand omentum | Grand épiploon |
| Grande incisure sciatique | Grande échancrure sciatique |
| Grande veine mésentérique | Veine mésentérique supérieure |
| | |
| Hamatum | Os crochu |
| Incisure radiale de l'ulna | Petite cavité sigmoïde |
| Incisure trochléaire de l'ulna | Grande cavité sigmoïde du cubitus |
| Incus | Enclume |
| | |
| Labrum | Bourrelet |
| Labrum acétabulaire | Bourrelet cotyloïdien |
| Lens | Cristallin |
| Ligament ano-coccygien | Raphé ano-coccygien |
| Ligament collatéral fibulaire | Ligament latéral externe de la malléole |
| Ligament collatéral tibial | Ligament latéral interne de la malléole |
| Ligament ilio-fémoral | Ligament de Bertin |
| Ligament inguinal | Arcade crurale |
| Ligament longitudinal antérieur du rachis | Ligament vertébral commun antérieur (LVCA) |
| Ligament longitudinal postérieur du rachis | Ligament vertébral commun postérieur (LVCP) |
| Ligament tibio-fibulaire | Ligament péronéo-tibial |
| Ligament tibio-fibulaire antérieur | Ligament péronéo-tibial antérieur |
| Ligament tibio-fibulaire postérieur | Ligament péronéo-tibial postérieur |
| Limbus acétabulaire | Sourcil cotyloïdien |
| Lunatum | Semi-lunaire |
| | |
| Malléole latérale | Malléole externe |
| Malléole médiale | Malléole interne |
| Malleus | Marteau |
| Manche du malleus | Manche du marteau |
| Mandibule | Maxillaire inférieur |
| Maxillaire | Maxillaire supérieur |
| Membrane interosseuse | Ligament interosseux |
| Ménisque latéral | Ménisque externe |
| Ménisque médial | Ménisque interne |
| Moelle allongée / Bulbe | Bulbe |
| Mont du pubis | Mont de Vénus |
| Muscle biceps fémoral | Muscle biceps crural |
| Muscle court extenseur des orteils | Muscle pédieux |
| Muscle court extenseur radial du carpe | Muscle 2e radial |
| Muscle dentelé antérieur | Muscle grand dentelé |
| Muscle droit | Muscle grand droit |
| Muscle droit fémoral | Muscle droit antérieur |
| Muscle droit latéral | Muscle droit externe |

| | |
|---|---|
| Muscle droit médial | Muscle droit interne |
| Muscle extenseur ulnaire du carpe | Muscle cubital postérieur |
| Muscle fléchisseur radial du carpe | Muscle grand palmaire |
| Muscle fléchisseur ulnaire du carpe | Muscle cubital antérieur |
| Muscle gastrocnémien | Muscle jumeau |
| Muscle gastrocnémien latéral | Muscle jumeau externe |
| Muscle gastrocnémien médial | Muscle jumeau interne |
| Muscle long extenseur de l'hallux | Muscle extenseur propre du gros orteil |
| Muscle long extenseur des orteils | Muscle extenseur commun |
| Muscle long extenseur radial du carpe | Muscle 1er radial |
| Muscle long extenseur radial du carpe | Muscle radial externe |
| Muscle long fibulaire | Muscle long péronier latéral |
| Muscle long fléchisseur de l'hallux | Muscle fléchisseur propre du gros orteil |
| Muscle long fléchisseur des orteils | Muscle fléchisseur commun |
| Muscle oblique externe de l'abdomen | Muscle grand oblique de l'abdomen |
| Muscle oblique supérieur | Muscle grand oblique |
| Muscle orbiculaire de la bouche | Muscle orbiculaire des lèvres |
| Muscle petit oblique inférieur | Muscle petit oblique |
| Muscle plantaire latéral | Muscle plantaire externe |
| Muscle plantaire médial | Muscle plantaire interne |
| Muscle sartorius | Muscle couturier |
| Muscle subclavier | Muscle sous-clavier |
| Muscle tenseur du fascia lata | Muscle fascia lata |
| Muscle tibial antérieur | Muscle jambier antérieur |
| Muscle vaste latéral | Muscle vaste externe |
| Muscle vaste médial | Muscle vaste interne |
| Muscles fibulaires | Muscles péroniers latéraux |
| | |
| Nerf axillaire | Nerf circonflexe |
| Nerf cutané latéral de la cuisse | Nerf fémoro-cutané |
| Nerf cutané médial de l'avant-bras | Nerf brachial cutané interne |
| Nerf cutané médial du bras | Nerf accessoire du brachial cutané interne |
| Nerf fémoral | Nerf crural |
| Nerf fibulaire commun | Nerf sciatique poplité externe (SPE) |
| Nerf glutéal inférieur | Nerf petit sciatique |
| Nerf rachidiens thoraciques | Nerfs rachidiens dorsaux |
| Nerf sciatique | Nerf grand sciatique |
| Nerf spinal | Nerf rachidien |
| Nerf tibial | Nerf sciatique poplité interne (SPI) |
| Nerf ulnaire | Nerf cubital |
| Nœuds lymphatiques parasternaux | Ganglions de la chaîne mammaire interne |
| Nœuds lymphatiques sus-claviculaires | Ganglions sus-claviculaires |
| Noyau amygdalien | Amygdale cérébelleuse |
| Noyau lentiforme | Noyau lenticulaire |

| | |
|---|---|
| Omentum | Épiploon |
| Organe spiral | Organe de Corti |
| Orifice de la trompe auditive | Orifice de la trompe d'Eustache |
| Orifice du canal excréteur de la glande vestibulaire | Orifice du canal de la glande de Bartholin |
| Os coxal | Os iliaque |
| Os nasal | Os propre du nez |
| Os naviculaire | Scaphoïde du tarse |
| | |
| Partie ascendante du duodénum | Quatrième duodénum |
| Partie descendante du duodénum | Deuxième duodénum |
| Partie supérieure du duodénum | Premier duodénum |
| Patella | Rotule |
| Pelvis rénal | Bassinet |
| Petit omentum | Petit épiploon |
| Petite veine mésentérique | Veine mésentérique inférieure |
| Poulie talaire | Poulie astragalienne |
| Prépuce du clitoris | Capuchon du clitoris |
| Processus antérieur du calcanéus | Grande apophyse du calcanéum |
| Processus articulaire inférieur | Apophyse articulaire inférieure |
| Processus articulaire supérieur | Apophyse articulaire supérieure |
| Processus coronoïde | Apophyse coronoïde |
| Processus épineux | Apophyse épineuse |
| Processus épineux | Épineuse |
| Processus transverse | Apophyse transverse |
| | |
| Rachis | Colonne vertébrale |
| Racine dorsale | Racine postérieure |
| Racine gauche du conduit hépatique | Convergence biliaire supérieure |
| Racine ventrale | Racine antérieure |
| Repli utéro-sacral | Ligament utéro-sacré |
| Rétinaculum des muscles fléchisseurs du carpe | Ligament annulaire du carpe |
| Rétinaculum patellaire latéral | Aileron rotulien externe |
| Rétinaculum patellaire médial | Aileron rotulien interne |
| | |
| Scapula | Omoplate |
| Septum inter-atrial | Septum interauriculaire |
| Septum recto-vaginal | Cloison recto-vaginale |
| Sillon calcarin | Scissure calcarine |
| Sillon central | Sillon de Rolando |
| Sillon intertuberculaire | Coulisse bicipitale |
| Sillon latéral | Scissure de Sylvius |
| Sinus sigmoïde | Sinus latéral |
| Stapes | Étrier |
| Substantia nigra | Locus niger: substance noire |

| | |
|---|---|
| Talus | Astragale |
| Tendon calcanéen | Tendon d'Achille |
| Tendon des fibulaires | Tendon des péroniers latéraux |
| Tendon du muscle droit fémoral | Tendon du muscle droit antérieur |
| Tendon du tibial postérieur | Tendon du jambier postérieur |
| Tendon patellaire | Tendon rotulien |
| Tête de la fibula | Tête du péroné |
| Tête ulnaire | Tête cubitale |
| Tonsille palatine | Amygdale palatine |
| Tractus cortico-spinal latéral | Faisceau pyramidal |
| Tractus optique | Bandelette optique |
| Tractus spino-cérébelleux dorsal | Faisceau spino-cérébelleux |
| Tractus spino-thalamique | Faisceau spino-thalamique |
| Triquetrum | Pyramidal |
| Trompe auditive | Trompe d'Eustache |
| Trompe utérine | Trompe de Fallope |
| Tronc lombo-sacral | Tronc lombo-sacré |
| Tronc porte | Veine porte |
| Tubercule majeur | Trochiter |
| Tubercule mineur | Trochin |
| Tubercules intercondylaires | Épines tibiales |
| Tubérosité radiale | Tubérosité bicipitale |
| Tubérosité tibiale | Tubérosité antérieure du tibia |
| Ulna | Cubitus |
| Ulnaire | Nerf cubital |
| Valve atrio-ventriculaire droite | Valve tricuspide |
| Valvule antérieure droite | Sigmoïde antérieure droite |
| Valvule de la veine cave inférieure | Valvule d'Eustachi |
| Valvule du tronc pulmonaire | Valvule sigmoïde pulmonaire |
| Valvule postérieure | Sigmoïde postérieure |
| Valvules aortiques | Sigmoïdes aortiques |
| Valvules de l'ostium aortique | Valvules sigmoïdes aortiques |
| Veine gastrique droite | Veine coronaire stomachique |
| Veine hépatique droite | Veine sus-hépatique droite |
| Veine hépatique gauche | Veine sus-hépatique gauche |
| Veine sagittale | Veine sus-hépatique sagittale |
| Veine subclavière | Veine sous-clavière |
| Veine ulnaire superficielle | Veine cubitale superficielle |

# Index

## O



## P



## R



## S

## T



## U



## V

470802 – (I) – (4,5) – CSB100 – NOC

Elsevier Masson S.A.S – 62, rue Camille-Desmoulins, 92442 Issy-les-Moulineaux Cedex
Dépôt Légal : novembre 2010

*Imprimé en Italie par Printer Trento*